青海省科学技术厅青海省科学技术学术著作出版资金资助出版

Hotspots and Frontiers in
Prostate Cancer Research

前列腺癌
研究热点与前沿

主　审　叶章群　王少刚

主　编　王志华　高　旭

副主编　晁　正　陈国俊　刘　博　王保军

人民卫生出版社
·北　京·

图书在版编目（CIP）数据

前列腺癌研究热点与前沿 / 王志华,高旭主编 . —
北京：人民卫生出版社, 2024.2
ISBN 978-7-117-36070-8

Ⅰ. ①前…　Ⅱ. ①王…　②高…　Ⅲ. ①前列腺疾病 –
癌 – 诊疗　Ⅳ. ①R737.25

中国国家版本馆 CIP 数据核字（2024）第 048721 号

人卫智网	www.ipmph.com	医学教育、学术、考试、健康， 购书智慧智能综合服务平台
人卫官网	www.pmph.com	人卫官方资讯发布平台

前列腺癌研究热点与前沿
Qianliexian'ai Yanjiu Redian yu Qianyan

主　　编：王志华　高　旭
出版发行：人民卫生出版社（中继线 010-59780011）
地　　址：北京市朝阳区潘家园南里 19 号
邮　　编：100021
E - mail：pmph @ pmph.com
购书热线：010-59787592　010-59787584　010-65264830
印　　刷：北京华联印刷有限公司
经　　销：新华书店
开　　本：787 × 1092　1/16　印张：20
字　　数：499 千字
版　　次：2024 年 2 月第 1 版
印　　次：2024 年 3 月第 1 次印刷
标准书号：ISBN 978-7-117-36070-8
定　　价：118.00 元

打击盗版举报电话：**010-59787491**　**E-mail：WQ @ pmph.com**
质量问题联系电话：**010-59787234**　**E-mail：zhiliang @ pmph.com**
数字融合服务电话：**4001118166**　**E-mail：zengzhi @ pmph.com**

编　委（以姓氏笔画为序）

卫功宏　　复旦大学基础医学院
马学友　　浙江大学医学院附属第一医院
王　杭　　复旦大学附属中山医院
王　勇　　天津医科大学第二医院
王　莹　　华中科技大学同济医学院附属同济医院
王　晶　　华中科技大学同济医学院附属同济医院
王　燕　　中国人民解放军海军军医大学第一附属医院
王志华　　华中科技大学同济医学院附属同济医院
王保军　　中国人民解放军总医院第三医学中心
卢宇超　　华中科技大学同济医学院附属同济医院
曲发军　　上海交通大学医学院附属新华医院
朱　耀　　复旦大学附属肿瘤医院
朱小华　　华中科技大学同济医学院附属同济医院
朱宏刚　　湖北省中西医结合医院
刘　冰　　中国人民解放军海军军医大学第三附属医院
刘　博　　华中科技大学同济医学院附属同济医院
刘冉录　　天津医科大学第二医院
刘秋礼　　中国人民解放军陆军特色医学中心
李　晶　　中国人民解放军海军军医大学转化医学研究中心
李　震　　华中科技大学同济医学院附属同济医院
杨　帆　　华中科技大学同济医学院附属同济医院
杨　俊　　华中科技大学同济医学院附属同济医院
杨　斌　　上海市第十人民医院
杨　璐　　四川大学华西医院
杨官杰　　上海市第十人民医院
杨春光　　华中科技大学同济医学院附属同济医院
余　扬　　华中科技大学同济医学院附属同济医院
邹思娟　　华中科技大学同济医学院附属同济医院
宋　刚　　中国医学科学院肿瘤医院
陈　歆　　华中科技大学同济医学院附属同济医院
陈　露　　上海交通大学医学院附属瑞金医院
陈从波　　十堰市太和医院
陈国俊　　青海大学附属医院
邰　胜　　安徽医科大学第一附属医院

主编简介

王志华，医学博士，教授，主任医师，医学及生物工程学双博士研究生导师。华中科技大学同济医学院附属同济医院泌尿外科副主任，第20批中组部博士服务团"优秀援青博士"，哈佛大学医学院全球临床研究学者，美国西北大学访问学者，师从世界著名泌尿外科专家"PSA之父"CATALONA教授，曾任青海大学附属医院副院长。任中华医学会泌尿外科学分会青年学组副组长，中国医师协会泌尿外科医师分会青年委员会副主任委员，中国性学会前列腺疾病专业委员会副主任委员，中国抗癌协会中西整合前列腺癌专业委员会常务委员，*Oncology and Translational Medicine* 编委，*Chinese Medical Journal* 编委等多项学术职务。

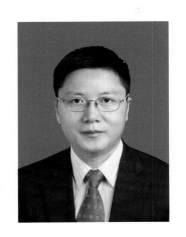

从事微创泌尿外科专业20余年，完成各类手术逾万例，2015年在美国完成机器人辅助腔镜技术系统训练并获培训证书，近年一直致力于不同路径腹腔镜微创技术的改良与创新，在泌尿系肿瘤微创治疗的研究方面有较深造诣。此外，在前列腺癌、肾癌及膀胱癌的个体化治疗和多学科综合诊治等方面也积累了丰富的临床经验。

目前主持国家自然科学基金及省部级课题共16项，合作参与其他各类课题10余项。发表专业论文46篇，以第一或通信作者在 *Lancet Oncology*、*Journal of Clinical Investigation*、*Advanced Science* 等主流学术期刊发表SCI论文18篇（总影响因子大于120，单篇最高影响因子51.1，进入ESI前1%被引论文）。主编科普书1部《"男"言之隐——前列腺疾病的防与治》（人民卫生出版社），参编《前列腺癌诊断治疗学》等7部专著。

个人荣获2017年首届华中科技大学同济医学院"研究型临床医师"，2017年湖北省医学会泌尿外科分会第一届杰出青年医师奖——金斧奖，2020年度人民好医生（泌尿肿瘤领域）金山茶花·优秀典范称号等荣誉。

主编简介

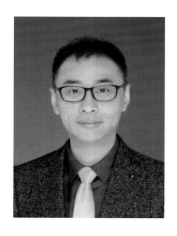

高旭，教授，主任医师，博士研究生导师。中国人民解放军海军军医大学第一附属医院泌尿外科副主任、前列腺癌亚专业学术带头人。

军队高层次科技创新人才工程培养对象，2022年度上海市优秀学术/技术带头人，2018年度上海市卫生计生系统优秀学科带头人，2018年度第二届国家名医盛典"国之名医·优秀风范"荣誉称号获得者。现任中华医学会泌尿外科学分会微创学组副秘书长，中国医学装备协会泌尿外科分会常委，中国医师协会泌尿外科医师分会数字与人工智能学组委员，《中华泌尿外科杂志》编委，《中华腔镜泌尿外科杂志》副总编。

临床主攻前列腺癌的早期诊治、精准治疗及全程管理。主持完成了前列腺个体化精准靶向穿刺，机器人根治性前列腺切除术中原创的"S.U.T.U.R.E.""S.F.U.R."等术式。开发构建了多中心前列腺癌专病队列数据库PC-Follow，以及牵头进行的中国人前列腺癌分子分型体系建立和晚期前列腺癌个体化精准治疗等多项科研成果，有效解决了传统诊疗工作中"系统穿刺漏诊率高""外科手术并发症多"和"晚期患者效果差"等多项关键性难题，在促进患者规范化全程管理与全面提升诊疗效果方面取得突破。

近5年，在 *Nature*，*Developmental Cell*，*British Journal of Urology* 等国际期刊以通信/共同通信作者发表SCI论文17篇，总影响因子130分，主编《前列腺癌全程管理标准数据集》等多部专著。获国家发明专利1项、实用新型专利2项，国家软件著作权6项。

以主要完成人获得国家科学技术进步奖一等奖、二等奖，教育部科学技术进步奖一等奖，上海市科学技术奖二等奖等多个奖项。主持国家重点研发计划子课题、国家自然科学基金等科研课题10余项。

序

当前,随着中国人口老龄化进程加剧,人们生活习惯和饮食结构发生改变,前列腺癌已成为威胁中国老年男性健康的"头号杀手"。如何早期诊断并精准治疗前列腺癌,提高患者的生存期和生活质量一直是泌尿外科医师面临的艰巨任务之一。然而,前列腺癌病因学复杂,其发生发展受年龄、种族及环境等因素的影响,不同个体的肿瘤生物特性及预后差异较大。目前世界范围内开展了大量的临床和基础研究试图阐述前列腺癌的发病机制和疾病特征,但基于亚洲人群的数据颇为缺乏。尤其是近年来,分子生物学、免疫学及生物信息学等基础学科与交叉学科发展从不同角度揭示了前列腺癌的发生发展途径;分子影像诊断技术、液体活检等新兴的肿瘤早期诊断方法层出不穷;前列腺癌的局灶治疗、联合治疗等新兴治疗方案也不断更新。能否将这些研究热点与前沿问题进行系统性的归纳与总结,对前列腺癌的科学研究和全程管理具有重要意义。

主编王志华教授和高旭教授牵头组织国内数十家头部医院的泌尿外科中青年骨干专家编写了这本《前列腺癌研究热点与前沿》。两位主编为中国《前列腺癌诊断治疗指南》的编写组秘书及骨干成员,编委成员均为临床或科研一线的前列腺癌领域专家,他们都长期致力于前列腺癌方面的研究和临床手术技术的创新与普及。基于临床实践探索,深入分析问题现状,引导科学研究前沿,荟萃国内外最新研究成果,并融入编者的科研与临床的实战经验,由浅入深、循序渐进地对前列腺癌诊疗的科学前沿问题展开系统的梳理和深入的探究,分别从分子影像学技术与前列腺癌的早期诊断、根治性前列腺切除术的改良、基因检测与前列腺癌精准治疗、人工智能在前列腺癌诊疗方面的应用等展开论述,提出很多创新性观点,全书内容翔实、表达严谨、图文并茂、通俗易懂,具有科学性和实用性。

在青海省科学技术厅青海省科学技术学术著作出版资金的资助下,《前列腺癌研究热点与前沿》一书适时问世。该专著囊括了绝大部分前列腺癌研究的热点及难点,也为大家提供了一个系统全面、研究前列腺癌的一手资料,无论是临床工作者、科研人员,还是前列腺癌全程管理者,都可以从中获取所需的知识和信息,也有助于青年科研工作者及临床医师迅速掌握前列腺癌的研究现状及前沿动态。同时,我希望这本书能够为前列腺癌患者提供规范化治疗方案并及时传播前列腺癌相关领域的前沿进展,为肿瘤防治工作者、青年医师及研究生等在工作学习中提供参考价值,促进前列腺癌领域相关专家的交流与合作。在此,我一并向广大读者推荐此书。

中国科学院院士

中华医学会泌尿外科学分会候任主任委员

中国人民解放军总医院泌尿外科医学部主任

2023 年 12 月 11 日

前　　言

在全球范围内,前列腺癌发病率在男性所有恶性肿瘤中高居第 2 位,仅次于肺癌。特别是在我国前列腺癌的发病率逐年上升,如今已经成为泌尿生殖系统中最常见的恶性肿瘤,严重影响我国老年男性健康,给个人、家庭和社会造成了沉重负担。因此,前列腺癌的早筛早诊、规范治疗、全程管理,以及相关前沿热点问题的探索就成为当务之急。目前,国内外开展的临床研究涉及前列腺癌的多种治疗方案,包括新型内分泌治疗、化学治疗、免疫治疗、靶向治疗、核素治疗等,在此基础上又拓展为多手段的联合治疗方案,进展迅速;对于国内外临床试验结果的综合探讨及最新研究进展的深入分析仍存在空白,因此,我们有必要出版包含前列腺癌临床诊疗与基础研究中前沿热点的专著,为临床医务工作者及青年科研工作者提供有关前列腺癌热点与前沿问题的系统性参考。

《前列腺癌研究热点与前沿》汇集了 60 余位在前列腺癌临床和科研领域中经验丰富的中青年专家,涵盖泌尿外科、肿瘤内科、病理科、影像科、核医学科、分子生物学、免疫学、生物信息学、智能医学等专业学科。专家们深入讨论并制订了本书的主旨及内容,力求每一章节内容均以较为全面和深入的视角为读者提供前列腺癌领域的最新进展,将最新理论及前沿技术充分展示并与同行分享交流。本书共 22 章,分为四大板块,包括前列腺癌诊断、治疗、基础研究和新技术新方法的探讨。本书从前列腺癌的发病因素开始,在超声、磁共振、正电子发射断层成像等相关章节,论述了影像学技术在前列腺癌诊断中的临床价值;在分子标志物、前列腺穿刺及病理诊断等相关章节加深了读者对前列腺癌多维诊断的理解;在前列腺癌治疗方面详述了根治性手术治疗、放射治疗、内分泌治疗、新型药物治疗、核素治疗和局灶治疗等,阐述了前列腺癌在治疗方案上的个体化选择。最后介绍了前列腺癌相关基础研究进展、基因检测和人工智能应用等,为临床医师和科研人员提供研究前沿及热点进展。全书针对前列腺癌的基础和临床问题进行探讨,希望为广大读者呈现一幅全面而深刻的前列腺癌知识图谱。本书内容连贯,篇幅相近,每一个章节既可以独立成文,也可以前后连贯成一个系统,具备科学性、实用性和可读性。此外,本书配有临床案例和生动有趣的插图,手绘插图均出自中国人民解放军空军军医大学第二附属医院泌尿外科张志明医师之手,让读者一目了然,以便理论和实践相结合。

本书得到了青海省科学技术厅青海省科学技术学术著作出版资金的资助,在申请出版基金的过程中得到了德高望重的陈孝平院士和吴天一院士的极力推荐,也得到了青海省委组织部、青海省委人才办和青海省卫生健康委员会的支持,特别是中组部第 20 批来青博士服务团医学博士们的鼓励。在编写过程中,得到了来自全国 30 多家医院同道及前辈的帮助和指导,在此衷心感谢各位专家的艰辛付出。尤为荣幸的是,导师叶章群教授和科室主任王少刚教授承担本书的主审工作,著名泌尿外科专家张旭院士为本书的编写提供很多宝贵建议并欣然作序。此书在出版过程中还得到了人民卫生出版社的大力支持和帮助,在此一并表示感谢。由于成书时间紧凑,也限于编者的学识和能力,编撰过程中难免疏漏,祈盼广大读者和同行不吝赐教指正。

王志华　高　旭

2023 年 6 月

目　　录

第一章 前列腺癌疾病概况

第一节 前列腺癌基本定义及流行病学

一、基本定义

前列腺癌是一种发生于前列腺的上皮性恶性肿瘤,是世界上第二常见的男性恶性肿瘤,也是男性恶性肿瘤死亡的第五大原因。前列腺癌是一种生长相对缓慢的恶性肿瘤,在疾病的早期阶段是无症状的的,在中晚期阶段以局部症状、转移病灶症状为主。

前列腺癌是欧洲和美国男性最常见的癌症,发病率与年龄密切相关,老年人的发病率最高。前列腺癌在 50 岁以上男性的新发癌症中排名第一,高于肺癌和结直肠癌;在 65 岁以上的男性中更为常见,高发年龄为 70~75 岁。全世界 15% 的病例有前列腺癌阳性家族史。95% 以上的前列腺癌为腺泡腺癌,起源于腺上皮细胞,其他少见类型包括鳞癌、导管腺癌、黏液腺癌、小细胞癌等。尽管前列腺癌可以在整个前列腺中出现,但在外周带更常见。大多数临床前列腺癌为多病灶起源,具有形态和分子异质性。前列腺癌分化程度差异较大,组织结构多表现为腺泡结构紊乱、核间变及浸润生长等现象,其中核间变是病理诊断前列腺癌的重要标准。

前列腺癌的组织学病理对于疾病的诊断、治疗、预后评估具有重要意义。前列腺癌的组织学分级使用 2014 年国际泌尿病理学会(International Society of Urological Pathology, ISUP)修改的 Gleason 分级和新分级组,是目前世界范围内使用最广泛的前列腺癌组织学分级方案。Gleason 分级方法完全基于前列腺癌的结构排列,根据不同形态结构的肿瘤成分占比多少,将肿瘤分成主要分级区和次要分级区,各区的 Gleason 分级为 1~5 级。Gleason 评分为主要及次要肿瘤区分级之和,范围为 2~10 分。患者 Gleason 评分≤6 分为低危组、Gleason 评分 =7 分为中危组、Gleason 评分≥8 分为高危组,评分越高,预后越差。

前列腺癌的临床分期多采用 TNM 分期系统,该系统是病情评估的有效工具,为治疗方案的选择提供重要依据(表 1-1)。

表 1-1 前列腺癌 TNM 分期

临床分期	病理分期(pT)
原发肿瘤(T)	
T_x 原发肿瘤无法评价	
T_0 无原发肿瘤证据	
T_1 临床表现不明显不易发现的肿瘤	没有 pT_1 分级
T_{1a} 组织学检查偶然发现的肿瘤,占切除前列腺组织的 5% 以内	
T_{1b} 组织学检查偶然发现的肿瘤,占切除前列腺组织的 5% 以上	

续表

临床分期		病理分期（pT）	
T_{1c}	组织学活检证实的不易发现的一侧或两侧的肿瘤		
T_2	局限于前列腺内的肿瘤	pT_2	肿瘤局限于前列腺
T_{2a}	肿瘤累及前列腺一叶的 1/2 以内	pT_{2a}	肿瘤限于单叶的 1/2
T_{2b}	肿瘤累及范围大于前列腺一叶的 1/2，但仅累及前列腺一叶	pT_{2b}	肿瘤超过单叶的 1/2 但限于该单叶
T_{2c}	肿瘤累及前列腺两叶	pT_{2c}	肿瘤侵犯两叶
T_3	肿瘤侵犯前列腺外，但无粘连或者浸润邻近结构	pT_3	肿瘤前列腺外侵犯
T_{3a}	前列腺外侵犯（单侧或者双侧）	pT_{3a}	前列腺外侵犯（单侧或者双侧），或者镜下见膀胱颈浸润
T_{3b}	肿瘤侵及精囊腺	pT_{3b}	肿瘤侵及精囊腺
T_4	肿瘤侵犯精囊腺以外邻近组织（包括：膀胱、外括约肌、直肠、肛提肌、骨盆壁等）或与之紧密固定	pT_4	肿瘤侵犯精囊腺以外的邻近组织（包括：膀胱、外括约肌、直肠、肛提肌、骨盆壁等）或与之紧密固定

区域淋巴结（N）

N_x　区域淋巴结无法评估

N_0　无区域淋巴结转移

N_1　区域淋巴结转移

远处转移（M）

M_0　无远处转移

M_1　有远处转移

M_{1a}　有区域淋巴结以外的淋巴结转移

M_{1b}　骨转移

M_{1c}　其他部位转移，伴或不伴骨转移

二、流 行 病 学

据世界卫生组织（World Health Organization，WHO）发布的 2020 年 GLOBOCAN 数据统计，在世界范围内，前列腺癌新发病例为 141 万例，较肺癌少 79 万例，在男性所有实体恶性肿瘤中仅次于肺癌位居第二，是男性泌尿生殖系统中最常见的恶性肿瘤，同时也是男性癌症死亡的第五大原因。前列腺癌的发病率因地理位置不同而有很大差异，北欧和加勒比海地区的发病率和死亡率分别最高，中南亚的发病率和死亡率最低。

据估计前列腺癌全年龄发病率为 31/10 万，终生累积风险为 3.9%。世界各地的全年龄发病率差异很大，北欧最高（83/10 万），其次是西欧（78/10 万）、加勒比海地区（76/10 万）、澳大利亚和新西兰（76/10 万）。中南亚（6.3/10 万）、东南亚（14/10 万）和北非（17/10 万）报道的全年龄发病率较低。根据收入水平和人类发展指数（human development index，HDI）的不同，前列腺癌的发病率因人群而异，在非常高的 HDI 人群中全年龄发病率最高（61/10万）。2020 年前列腺癌估计死亡人数为 375 304 人，是 26%（48/185）国家的第一大癌症死亡原因，估计的全年龄死亡率为 7.7/10 万，不同地理区域差异很大，加勒比地区（28/10

万）、中非（25/10 万）和南部非洲（22/10 万）的全年龄死亡率最高。死亡率最低的是南亚（3.1/10 万）、东亚（4.6/10 万）和东南亚（5.4/10 万）。低 HDI 人群的死亡率最高（17/10 万），在高和极高 HDI 人群中，全年龄死亡率在 7.1/10 万至 9.1/10 万之间。

前列腺癌的发病率和死亡率在许多国家呈下降趋势或趋于稳定，在高收入国家的下降更为明显。在美国、加拿大和澳大利亚，由于广泛采用前列腺特异性抗原（prostate-specific antigen, PSA）检测，使得前列腺癌能够较早地被发现。因此，在 20 世纪 80 年代末和 90 年代初出现前列腺癌发病率的迅速上升，并在急剧增加之后的几年内又急剧下降。在北欧和西欧的许多国家，以及在南美洲、中美洲和亚洲的少数国家，也呈现出不太明显但类似的发病趋势，反映了较晚和更渐进地采用 PSA 检测。

亚洲拥有世界近 60.4% 的人口。然而根据 GLOBOCAN 的估计，2020 年全球仅 26.2% 的新发前列腺癌病例和 32.1% 的死亡病例发生在亚洲。亚洲前列腺癌的全年龄发病率为 11.5/10 万，是全球发病率较高的北欧或北美的 1/6。亚洲地区内的前列腺癌发病率差异高达 5 倍，其中西亚发病率最高，中南亚最低。亚洲前列腺癌全年龄死亡率为 4.4/10 万，约为前列腺癌死亡率较高的非洲或加勒比地区的 1/4。尽管前列腺癌发病率在东亚男性恶性肿瘤中排名第六，但由于庞大的人口规模和老龄化社会，新诊断、死亡的总数很大。东南亚在同一时期的发病率和死亡率与东亚相似。在中国，前列腺癌目前位居男性泌尿生殖系统恶性肿瘤发病率第一位，高于膀胱癌。GLOBOCAN 研究估计，与欧美地区相比（北欧 83.4/10 万，北美 73.0/10 万），东亚地区男性前列腺癌发病率明显更低（16.8/10 万）。在东亚地区当中，日本、韩国等发达国家的前列腺癌发病率显著高于中国（日本 35.4/10 万，韩国 36.2/10 万，中国 10.2/10 万），然而死亡率则差别不大（日本 4.4/10 万，韩国 4.7/10 万，中国 4.6/10 万）。由于经济发展水平及医疗水平的不同，前列腺癌的发病率、死亡率在中国有着较大的地域分布差别。城市地区的前列腺癌发病率高于农村，2015 年中国城市新发男性前列腺癌发病率为 13.44/10 万，为农村发病率（6.17/10 万）的 2.2 倍，调整年龄构成后，城市地区发病率（8.40/10 万）约为农村地区发病率（4.16/10 万）的 2.01 倍；死亡率也同样呈现城市高于农村的现象。但农村地区发病率、死亡率的逐年上升趋势明显，城乡差异正在逐渐减小，表明前列腺癌危险因素的城乡差异正在缩小，如吸烟、不良饮食习惯及空气污染等危险因素广泛存在，导致发病率日趋接近，而农村医疗资源相对不足，防癌意识薄弱，导致农村恶性肿瘤死亡率持续上升。一线城市，如上海、广州等经济发达区域的肿瘤发病情况已逐渐同发达国家较一致。

前列腺癌的发病率随年龄的增加而上升，2017 年全球 70% 以上前列腺癌患者年龄大于 64 岁，80% 的前列腺癌死亡病例大于 65 岁，小于 55 岁患者多发生于有家族遗传背景者。中国前列腺癌平均发病年龄约为 72.35 岁，50 岁以下人群中前列腺癌发病率处于极低水平，50 岁以后开始快速升高，患者主要集中在 65 岁以上，到 80 岁及以上年龄组达到高峰。目前中国前列腺癌发病年龄呈前移趋势，55~65 岁年龄组发病有上升趋势，这表明危险因素的暴露可能发生转变。同时发达地区的发病及死亡年龄都较前移，可能与经济发达地区人群的危险因素暴露增多，以及早期诊断水平较高有关。既往 10 年，中国前列腺癌生存率呈现逐年上升趋势，表明对前列腺癌防治所投入的医疗卫生资源产生了一定的效果，但是与欧美等发达国家相比还有很大差距。分析欧美国家历年的前列腺癌数据可发现，中国晚期前列腺癌患者比例高于欧美等发达国家，这可能与癌症检出率低、治疗方案不规范等因素相关，这也是死亡率高、生存率低的主要原因之一。

第二节　前列腺癌病因及相关危险因素探索

　　诱发前列腺癌的危险因素多种多样,目前只有年龄、种族及家族遗传史是确定的前列腺癌发生的风险因素。高脂饮食可能会增加男性的患病风险。最近,全基因组关联分析(genome wide association study,GWAS)为前列腺癌的遗传易感性提供了额外的证据。年龄与患前列腺癌的风险密切相关,50 岁以下的男性前列腺癌较罕见,50 岁后前列腺癌的发病率急剧上升。吸烟、饮酒、镉暴露、职业传染源、电离辐射、紫外线、体力活动、体重和饮食因素是一系列可能诱发前列腺癌的危险因素。也有研究发现,男性的性伴侣的数量和既往感染淋球菌的病史提示感染因素也会增加前列腺癌的患病风险。此外,较高的血清睾酮水平和较高的胆固醇水平会增加前列腺癌的风险。

一、前列腺癌的家族遗传性

　　流行病学和分子生物学研究发现,家族史、种族差异均与前列腺癌的发病率相关,表明前列腺癌可能具有遗传倾向。直系亲属中前列腺癌患者越多、关系越紧密、发病年龄越早,则本人罹患前列腺癌的相对风险越高。如果有 1 个一级亲属(兄弟或父亲)患有前列腺癌,则本人患前列腺癌的危险性会增加 1 倍以上;2 个及以上一级亲属患前列腺癌,相对危险性会增加 5~11 倍。一般白人男性群体的前列腺癌风险在 50 岁以上明显增加,而对于直系亲属患癌者在 40 岁以上即明显增加。前列腺癌患者群体中仅少部分为真正的遗传性前列腺癌(约 9%),即有 1 个及以上一级亲属患癌或者至少 2 个一级亲属患癌为早期发病(55 岁以前)。相比于非遗传性患者,遗传性前列腺癌患者的发病年龄小于 65 岁的风险显著增加,比一般患者早 6~7 年,但二者的临床特征、疾病进展并无显著差异。有报道认为具有前列腺癌家族史者,单核苷酸多态性与前列腺癌显著相关,目前已经确定一批前列腺癌易感基因,包括:*HPCI/RNASEL*、*HPC2/ELAC* 和 *MSR1*,以及 *PCAP/1g42.2-g43*、*CAPB/1p36* 和 *xg27-928* 等。已证实 *HOXB13* 和 *BRCA1/2* 等基因的突变与前列腺癌患病风险增加相关,对这些基因进行基因检测有助于确定具有高风险的家族。

二、免疫功能和炎症

　　免疫功能及炎症可能是前列腺癌的诱因之一。脂肪组织由脂肪细胞、脂肪干细胞、内皮细胞、免疫细胞和成纤维细胞组成,由于不健康饮食和久坐等生活方式,可刺激脂肪组织分泌一系列激素、生长因子和细胞因子,称为脂肪因子,这些因素的平衡取决于脂肪组织的组成。肥胖的发生被认为是脂肪重塑的结果,它改变了脂肪组织的大小和组成,比如前脂肪细胞增加,成熟脂肪细胞减少。随着体重逐渐增加,脂肪组织的肥大和增生最终导致脂肪组织缺氧,触发缺氧诱导因子 -1(hypoxia inducible factor-1,HIF-1)转录活性。最近的多组学分析表明,HIF-1 转录活性依赖于其辅因子 CDK8,CDK8 间接抑制 *MYC* 靶基因,促进细胞存活的适应性反应。此外,HIF-1 上调其他活性因子,包括促进乳腺癌和前列腺癌细胞血管生成和转移的血管内皮生长因子。HIF-1 活性的增加,以及主要的前脂肪细胞表型,也会增加瘦素水平,同时降低脂联素水平,产生促炎环境。这些激素的失衡改变了脂肪组织的免疫环境,增加了各种促炎免疫细胞(如巨噬细胞)的聚集,导致免疫细胞浸润增加。这些促炎免疫细胞与前脂肪细胞结合,增加炎性脂肪因子的分泌,如肿瘤坏死因子 α(tumour necrosis factor-α，TNF-α）和白细胞介素 -1β（interleukin-1β，IL-1β），形成与肿瘤发生相关的慢性炎症状态。前脂肪细胞表型阻碍成熟脂肪细胞分化，从而维持促炎症状态。然而，这种免疫细胞动员和浸润的增强不仅限于高脂状态，也是前列腺癌的典型特征。除了通过营养过剩导致脂肪组织膨胀，摄入某些营养素，如饱和脂肪酸（saturated fatty acid，SFA），也可能引发炎症。SFA 诱导 Toll 样受体（toll-like receptors，TLR）激活，特别是 TLR4，激活的 TLR 途径导致活化 B 细胞的核因子 κ 轻链增强子（nuclear factor-κ-gene binding，NF-κB）活性增加，负责调节 100 多个促炎基因，进一步维持慢性炎症状态。故营养选择和脂肪组织的积累可能会诱导前列腺癌生长和进展所需的肿瘤微环境。

因此，通过积极增加体育锻炼水平并结合更健康的饮食等生活方式干预，可能会减少与脂肪相关的炎症，改善前列腺癌患者的体内炎症状态。虽然确切机制尚不完全清楚，但有一种假设是运动会减少单核细胞细胞因子的产生。参加体育锻炼，特别是有氧运动，不仅能减少脂肪组织的积累，还能通过激活 β- 肾上腺素受体（β-adrenergic receptor，β-AR）信号来提高免疫力和减少炎症。这可能是由于循环儿茶酚胺与免疫细胞的 β-AR 结合，激活环磷酸腺苷（cyclic adenosine monophosphate，cAMP）信号转导通路，根据免疫细胞亚型的不同产生不同的通路激活结果。还有一种假设机制是运动诱导的 β-AR 信号通路激活减少了 TNF 促炎信号轴，但是这种关系在肥胖个体中并不那么明显。此外，体育锻炼与脂质谱和细胞因子水平的改变有关，适宜的运动可以增加高密度脂蛋白水平和降低低密度脂蛋白水平，并且升高白细胞介素 -10（interleukin-10，IL-10），这种变化与慢性炎症的减少相关。最近的一项研究还应用了多组学和免疫分析来证明高发酵食物饮食的显著好处。这种饮食增加了肠道微生物群的多样性，并降低了炎症标记物水平，如白细胞介素 -6（interleukin-6，IL-6）和 IL-10。虽然这项研究仅在健康成年人中进行，但已有一些体外和体内研究强调了发酵食品对前列腺癌的益处，不过这些研究结果尚未在临床上得到证实。

三、代谢和激素影响

代谢和激素水平变化也可能是前列腺癌的诱因之一。人体自身对生活方式和周围环境的反应最初表现在代谢和激素水平上的改变，可通过表观遗传和转录机制动态改变基因表达。食物消化可刺激激素和代谢产物的释放，如胰岛素和胰岛素样生长因子 -1（insulin like growth factor 1，IGF-1），但营养过剩与这些激素的活性紊乱有关。胰岛素和 IGF-1 活性的增加导致致癌信号通路的激活，并随后促进肿瘤细胞增殖和疾病进展。此外，来自脂质、蛋白质和碳水化合物的代谢底物可以为肿瘤进展至关重要的生化过程（如脂质膜合成）恒定地提供 ATP 和代谢前体。大量证据表明选择性营养吸收与肠道微生物群之间的联系：一方面，肠道微生物群的代谢依赖于从环境中摄取的营养物质，通过复杂的调控网络维持微量营养素的稳态，因此可以通过选择性营养吸收进而调节肠道微生物群的组成；另一方面，肠道微生物群有助于食物中营养物质的分解和吸收，还可以利用未被消化的物质生成短链脂肪酸，进一步参与机体调节。尽管癌症相关的微生物群多样性较低，但目前通过多组学方法已将肠道微生物失调与前列腺癌的进展联系起来。有证据表明，这可能与微生物失调相关代谢产物在慢性炎症、免疫细胞募集和癌细胞扩散中的作用相关。也有学者利用宏基因组学证明微生物失调通过上调磷脂重塑途径中的关键酶溶血磷脂酰胆碱酰基转移酶 1（lysophosphatidylcholine acyltransferase 1，LPCAT1）来加速前列腺癌的进展。此外，肠道微生物组相关代谢产物也可能通过全身效应间接影响癌症进展。在此基础上，营养代谢组学可以提供与某些食物（如酒精和动物脂肪）消耗相关的代谢物详细分析,以预测前列腺癌的风险,例如溶血磷脂酰胆碱 C17：0 和 C18：0 水平升高与前列腺癌风险增加有关。

由于营养物质有可能通过代谢机制促进肿瘤生长,研究发现"短期禁食"等饮食干预可以降低血糖和 IGF-1 水平,改善高胰岛素血症;参加体力活动也可以降低胰岛素和 IGF-1 水平,从而降低其致癌作用。除代谢紊乱外,持续的营养过剩还会导致脂肪组织积聚,虽然饮食、肥胖和精子初潮之间的相关性在男孩中很明显,但鉴于较难确定精子初潮的发生,因此这种关系也较难确定,并且研究表明,肥胖反而与较低的睾丸激素水平有关,故可能无法用睾丸激素水平解释肥胖与精子的潜在关系。另外,青春期的发动由下丘脑促性腺激素释放激素的脉冲释放增加所触发,需要一定的体脂积累,脂肪细胞分泌的瘦素已被证实与体脂量成正相关,即瘦素须达到一定浓度才能兴奋下丘脑 - 垂体 - 性腺轴,因此瘦素被强调为提示青春期发动年龄的重要激素。过往流行病学研究已经观察到性发育过早可以增加前列腺癌患病风险,因此可以表明儿童早期的饮食选择可能会影响其晚年罹患前列腺癌的风险。

四、维生素 D

维生素 D 对前列腺癌的影响尚存在争议。体外研究中,由于维生素 D 具有抗增殖特性和诱导凋亡的潜力,它可能对所有类型的癌症发挥抑制作用。在缺乏维生素 D 的小鼠前列腺癌模型中,癌细胞的增殖和生长速率显著增加。维生素 D 摄入后通过循环系统运至肝脏、肾脏,进而产生维生素 D 的两种代谢 25-（OH）-D 和 1, 25-（OH）$_2$-D,这两种代谢物可能具有化学防癌的潜力。流行病学研究表明,维生素 D 与前列腺癌之间甚至可能存在 U 型关系,其水平极低或极高均与前列腺癌风险增加有关。研究发现,25-（OH）-D 浓度高于 42nmol/L 的人患前列腺癌的风险显著增加。但也有研究表明,维生素 D 在前列腺癌复发或转移的进展中既没有保护作用,也没有致病作用。一项大型 Meta 分析,从多个数据库中纳入了 24 000 篇论文,结果发现,没有文献支持高或低维生素 D 水平在预防前列腺癌发生或进展中发挥重要作用。有学者对 1476 例前列腺癌患者进行了基于凋亡的队列研究,以评估血清 25-（OH）-D 水平与疾病复发、进展和前列腺癌特异性死亡率之间的风险,在平均随访 10.8 年后,发现血清 25-（OH）-D 水平与前列腺癌复发、进展或死亡率风险无关。另一项 Meta 分析,纳入了 34 个研究中 10 267 例患者和 11 489 名对照,对维生素 D 受体（vitamin d receptor, VDR）多态性与维生素 D 的细胞效应和癌症风险之间的关联进行研究,结果显示没有证据支持 VDR 多态性与前列腺癌风险之间存在关联。由于缺乏令人信服的关联分析,因此我们的结论是除非患者缺乏维生素 D,否则不提倡前列腺癌患者额外补充维生素 D。如进行补充维生素 D 治疗,也必须谨慎使用,因为维生素 D 摄入过高可能会存在预后不良的风险。

五、其他危险因素

（一）肉类

红肉、煮熟的和加工过的肉可增加多种癌症的患病风险,尤其是结直肠癌和前列腺癌,其机制涉及杂环胺（heterocyclic amine, HCAs）和血红素化合物催化氧化损伤。高温烹饪会让肉类中的氨基酸与葡萄糖反应产生 HCAs,肉煮得越久,温度越高,产生的 HCAs 越多。HCAs 被证明是使用细菌回复突变试验检测到的强诱变剂。体内研究表明,在喂食高 HCAs 饮食尤其是 2- 氨基 -1- 甲基 -6- 苯并咪唑（4, 5-b）嘧啶的动物中,乳腺癌、结直肠癌和前列腺癌的发病率增加。与白肉相比,红肉中更高的脂肪含量可能是增加致癌风险的另一个因素。在过去20年中,世界各地开展了许多关于肉类摄入的大型队列研究,结果相互矛盾。Alexander 等人纳入了 15 项关于红肉和 11 项关于加工肉的研究,但未发现它们与前列腺癌之间的联系。而 2009 年发表的一项关于熟肉与所有癌症风险的 Meta 分析,研究了 HCAs 摄入与前列腺癌关系,发现与前列腺癌呈正相关。

(二)牛奶

牛奶和乳制品过度食用被认为会增加罹患癌症的风险,这可能是由于脂肪摄入、循环 1,25 二羟基维生素 D_3 的抑制(可抑制细胞增殖和促进凋亡),以及含雌激素牛奶中 IGF-1 增加的共同作用。有媒体报道了一项关于 1907 年至 1935 年间出生的 8 894 名男性的牛奶消耗量的研究表明,青春期每天摄入更多的牛奶,中年或研究时罹患晚期前列腺癌的相关风险达 3.2 倍(95% CI 1.25~8.28)。对 1984 年至 2003 年间发表的研究进行 Meta 分析,得出牛奶摄入与前列腺癌的综合优势比为 1.68。细胞系研究还发现,牛奶可以刺激前列腺癌的生长,而全脂牛奶对癌细胞生长却有抑制作用。但一项前瞻性队列研究结果表明不仅高摄入脱脂/低脂牛奶与非侵袭性前列腺癌风险增加有关,且全脂牛奶始终与较高的致死性前列腺癌发病率和较高的前列腺癌特异性死亡率相关。最近的另一项纳入 3 918 名前列腺癌患者的临床发现,摄入牛奶与早期、晚期或致死性前列腺癌的进展率增加无关。除此之外,一项在欧洲癌症与营养前瞻性调查研究中嵌套的病例对照研究(包括 630 名前列腺癌患者和 873 名匹配对照参与者)调查了乳糖酶基因的遗传多态性与乳制品摄入和前列腺癌风险之间的相关性。研究发现,不同国家的乳糖酶基因型频率差异很大,T(乳糖酶持久性)等位基因的频率在 7%~79% 不等(希腊 7%,意大利 17%,瑞典 75%,丹麦 79%),而乳糖酶变体与男性的牛奶摄入量相关,但与前列腺癌风险没有显著相关性。他们的研究结果还表明牛奶摄入,尤其是发生在青春期,似乎和前列腺癌的风险增加有关,应尽量减少其摄入。但关于摄入牛奶对肿瘤进展的影响,尚无明确数据,且目前也尚无证据表明将牛奶和奶制品排除在饮食之外会对前列腺癌进展产生任何影响。

(三)膳食脂肪

膳食脂肪在致癌过程中起到一定作用,但其确切机制尚不清楚。Huang 等人使用体内和体外模型研究了不同饮食对前列腺癌细胞生长的影响,发现高脂饮食与前列腺癌细胞生长加快有关,且血清单核细胞趋化蛋白 -1(monocyte chemotactic protein-1,MCP-1)和 CC 趋化因子受体 2(CC chemokine receptor 2,CCRC2)信号通路可能参与继发于高脂饮食的前列腺癌进展过程。不同的脂肪亚型可能在前列腺癌的发展中发挥不同的作用。根据最近的一项系统综述,总脂肪摄入,特别是饱和脂肪酸摄入与晚期前列腺癌风险增加显著相关,而单不饱和脂肪、多不饱和脂肪和亚油酸的饮食摄入与晚期前列腺癌风险无关。Perselet 等人最近提出,饮食脂肪对前列腺癌风险的影响可能因前列腺癌的严重程度而异。在美国退休人员协会,有学者分析了饮食脂肪和脂肪酸与前列腺癌风险之间的关系。该研究包括 288 268 名男性,共发生 23 281 例前列腺癌事件(包括 18 934 例非晚期和 2 930 例晚期和 725 例致命病例),中位随访时间为 9 年。研究结果表明,摄入饱和脂肪和 α- 亚油酸(α-linoleic acid,ALA)与晚期或致命性前列腺癌的风险有关,但与非晚期前列腺癌无关。Azradet 等人最近的一项研究表明,ALA 与侵袭性前列腺癌之间可能存在关联,发现高 ALA 水平与更具侵袭性的前列腺癌之间存在正相关,且这与摄入的丙氨酸数量无关,可能是由于与丙氨酸代谢相关的酶的遗传多态性。Brasky 等人在一项大型前瞻性研究中发现,高浓度的血清磷脂长链

ω-3（LCω-3）多不饱和脂肪酸与前列腺癌风险的增加有关，这表明这些脂肪酸在前列腺肿瘤的发生中发挥作用。这一发现与 LCω-3 多不饱和脂肪酸具有许多有益的生理作用并被认为具有抗炎作用的观点相矛盾，但最近的一项病例对照研究也证实 LCω-3 多不饱和脂肪酸与前列腺癌风险相关。除此之外，花生四烯酸作为一种 ω-6 多不饱和脂肪酸，可被环加氧酶 -2 转化为前列腺素，通过促进炎症反应、抑制肿瘤细胞凋亡和氧化损伤组织等形式参与前列腺癌的发病、逆转过程。

第三节　前列腺癌的临床表现

前列腺癌的疾病初期与良性前列腺增生的症状类似或无特殊临床表现，可通过直肠指检（digital rectal examination，DRE）或 PSA 筛查异常时发现。前列腺癌的确诊仍依赖于穿刺活检组织的组织病理学检查。

一、早期前列腺癌

早期前列腺癌在临床上缺乏特异性的症状，可通过筛查 PSA 及 DRE 发现。

（一）体格检查

直肠指检（DRE）：大多数前列腺癌起源于外周带，早期的前列腺癌指诊可无特殊表现，或与前列腺增生的指诊特点具有一定的相似性，但随着疾病的进展，特别是肿瘤突破前列腺包膜之后，直肠指诊时会触及前列腺质地变硬，中央沟变浅或消失，甚至可触及明显结节，且前列腺活动度欠佳。DRE 异常是穿刺活检的指征之一。早期相关辅助检查无法完善的时代，常用"坚如磐石"来形容前列腺癌的质硬。通常，触及到质硬结节应该怀疑前列腺癌，但 DRE 的灵敏度及特异度均不足 60%，且 Morgan E 等学者认为，DRE 假阳性率较高，临床医师易被误导从而采用有创性的检查。因此，触及到质硬结节并不一定提示前列腺癌。同样，DRE 正常并不能排除前列腺癌风险。此外，由于行 DRE 检查可能会影响到 PSA 值，故建议在 PSA 检测后再行 DRE 检查。

（二）肿瘤标志物

1. PSA　PSA 是激肽酶家族蛋白，主要由前列腺腺泡细胞及导管上皮细胞分泌，正常情况下血液中 PSA 水平含量较低，在前列腺出现病变或者受到创伤的情况下，其在血液中测得的含量升高。作为前列腺癌筛查最有价值的指标，其对前列腺癌的灵敏度比直肠指诊及经直肠超声要高，且漏检率低，在临床工作中应用十分普遍，但 PSA 不具有肿瘤特异性，故用于前列腺癌诊断的灵敏度和特异性均不理想。在前列腺癌、良性前列腺增生、前列腺炎以及其他非恶性疾病时都可能升高。中国前列腺癌筛查共识建议 50 岁以上的男性及 45 岁以上并伴有前列腺癌家族史的男性常规行 PSA 检查。前列腺癌的发病风险与 PSA 呈正相关，PSA 值越高，罹患前列腺癌的风险也越高，一般总 PSA（total prostate-specific antigen，t-PSA）的正常值为 <4.0ng/ml，但 t-PSA 正常并不能排除前列腺癌的风险。有研究显示即便是 t-PSA<2.0ng/ml，仍有部分男性可能罹患前列腺癌。血清 PSA 值在 4~10ng/ml 是前列腺癌判定的灰区，当 t-PSA 介于 4~10ng/ml 时，中国人群初次检出前列腺癌的概率为 25.1%，国外为 40%，因而可借助以下 PSA 相关衍生指标进一步判断：

（1）游离 PSA（free prostate-specific antigen，f-PSA）及其与 t-PSA 比值：通常认为，当血清 t-PSA 为 4~10ng/ml 时，f-PSA 水平与前列腺癌的发生率呈负相关，f-PSA 与 t-PSA 比值的

参考界值为≥0.16。

（2）前列腺特异性抗原密度（prostate-specific antigen density，PSAD）：PSAD即血清t-PSA值与前列腺体积（prostate volume，PV）的比值，正常值≤0.15。PSAD弥补了t-PSA的局限性，对于鉴别前列腺癌与前列腺增生具有重要意义，比值越高越有可能为具有临床意义的前列腺癌。在PSA处于灰区时联合PSAD进行判断，有助于避免不必要的穿刺活检。

（3）前列腺特异性抗原速率（prostate specific antigen velocity，PSAV）：在2年内至少检测3次PSA，计算公式为：

$$PSAV=[(PSA2-PSA1)+(PSA3-PSA2)]/2$$

其正常值为<0.75ng/（ml·年）。如果PSAV>0.75ng/（ml·年），应怀疑前列腺癌的可能。

2. 尿液检测标志物 前列腺抗原3（prostate cancer antigen 3，PCA3）作为尿液沉渣中的一种长链非编码RNA（long non-coding RNA，lncRNA），已被美国食品药品监督管理局（Food and Drug Administration，FDA）批准作为诊断前列腺癌的标记物。Aubin等人研究发现，PCA3的mRNA表达与前列腺癌的分化程度呈负相关，PCA3评分增加表明癌症风险增加，并能够预测未来活检结果。PCA3与血清PSA和其他危险因素联合使用显著增加了诊断准确性。

3. 融合基因 *TMPRSS2：ERG* 融合基因 *TMPRSS2：ERG* 也能提高前列腺癌的诊断准确率，其发生率为50%。*TMPRSS2* 基因属于一种Ⅱ型跨膜蛋白，在细胞生长发育和形态维持中发挥着重要作用。*ERG* 基因是常见的致癌基因，对体内生长因子及其受体进行调控，并在易位的过程中起到一定作用，能够诱发白血病等恶性肿瘤。Salami等人通过检测前列腺癌患者尿液中的 *TMPRSS2：ERG* 融合基因，发现其特异度达到了87.0%。因为 *TMPRSS2：ERG* 融合基因可通过尿液检测，具有无创性且易被患者所接受的优势，也为前列腺癌的早期诊断提供了一个新的思路。但 *TMPRSS2：ERG* 融合基因具有人种差异，其在国内并未广泛使用，对于国人前列腺癌具体的诊断价值仍有待于观察。

（三）影像学表现

1. 经直肠前列腺超声 前列腺癌在超声下的典型表现为外周带的低回声结节，可对前列腺的大小、包膜完整性、结节大小进行显示，对肿瘤进行初步的判断。虽然具有安全、廉价、简便、无辐射及图像实时等优点，有助于动态观察疾病进展，但由于部分前列腺的良性病变，如前列腺炎、前列腺增生等，在超声下表现与前列腺癌类似，Sang等学者认为经直肠前列腺超声诊断前列腺癌的灵敏度约为17%~57%，特异度约为40%~63%。因此，经直肠前列腺超声对前列腺癌的诊断能力有一定局限性。

超声造影技术是超声医学方面研究的热点。与普通的超声检测技术相比，其能够提升诊断率。前列腺癌的超声造影特征表现以快速增强、高增强、不均匀增强及快速消退为主。

尽管目前超声在前列腺癌上的诊断存在诸多不足之处，但随着超声技术及设备的改进，其将在前列腺癌的诊疗过程中扮演越来越重要的作用。另外，在超声影像技术基础上的多模态影像融合的开展将为前列腺癌的诊断提供新的依据。

2. 磁共振成像（magnetic resonance imaging，MRI） MRI检查可以显示可疑结节形态特征、前列腺的包膜是否被浸润、肿瘤是否侵犯周围组织以及是否有淋巴结转移，不仅对前列腺癌的早期诊断起到了重要作用，还对疾病后期的疗效及预后的评估方面具有一定帮助。但其对于前列腺包膜内小结节发现的概率较低，结合其检查耗时、费用高的特点，难以成为前列腺癌筛查的常用检查项目。

多参数磁共振成像（multiparameter magnetic resonance imaging，mpMRI）相比其他影像学检查，可以提高对前列腺癌诊断的准确性，在前列腺癌术前分期中发挥着至关重要的作用。De Rooij 等人的一项 Meta 分析研究显示 mpMRI 诊断前列腺癌特异性能达到 88%，但对于晚期病变的判断灵敏度欠佳（61%）。

3. 全身核素骨显像检查（emission computed tomography，ECT） 锝（^{99}mTC）- 亚甲基二磷酸盐（methylene diphos- phonate，MDP）放射性核素骨显像是评价前列腺癌骨转移最常用的方法，具有独特的优势，灵敏度高，可比 X 线提前 3~6 个月发现骨转移灶，不过特异度欠佳，容易因骨慢性感染、陈旧性骨折等出现放射性浓聚灶。

4. 电子计算机断层扫描（computed tomography，CT） 对早期前列腺癌诊断的敏感性低于 MRI。前列腺癌患者进行 CT 检查的主要目的是协助临床医师对肿瘤进行分期，以及判断邻近器官是否浸润或者淋巴结是否转移。

二、晚期以及转移性前列腺癌

与发达国家相比，中国中晚期、转移性前列腺癌患者的比例更高。这可能由于前列腺癌较为隐匿的早期症状易被患者忽视而未及时就诊以及中国偏远地区医疗条件的落后、民众健康体检的意识不强，部分患者就诊时就已经为晚期或者转移性前列腺癌。与局限性前列腺癌相比，晚期及转移性前列腺癌预后差，总生存期相对较低，5 年生存率为 26%~30%。

转移性前列腺癌的患者通常因 PSA 升高、骨痛或病理性骨折被发现，当肿瘤阻塞尿道或侵犯膀胱颈时会产生下尿路症状，如尿频、尿线变细、排尿困难、尿痛等症状，严重者可能出现急性尿潴留、血尿、尿失禁等。转移时可引起骨痛、病理性骨折、脊髓压迫、体重减轻等症状。原发灶或转移病灶经病理确诊后，要通过 CT、MRI、骨扫描等影像学检查，以及肿瘤相关血液生化指标检测等手段积极评估肿瘤负荷状态。

（一）副肿瘤综合征

副肿瘤综合征在比较罕见的前列腺癌患者中会出现，通常在晚期以及转移性前列腺癌中比较常见，大致可分为 6 类：内分泌、血液、皮肤、神经系统、炎症性和其他。近期国外报道了 1 例前列腺癌患者出现了皮肤副肿瘤综合征，患者既往有 25 年的特发性荨麻疹发作史，而自从开始抗前列腺癌治疗以来，患者没有再经历过荨麻疹的发作。

（二）晚期前列腺癌骨转移

骨转移是晚期前列腺癌最常见的转移部位。生理状态下，成骨细胞与溶骨细胞维持在一种平衡状态，当这种平衡状态被前列腺癌细胞打破后，成骨型或溶骨型的骨损伤会随之而来。主流观点认为骨转移发生的主要机制是由于肿瘤细胞、成骨细胞和溶骨细胞之间的相互反馈形成恶性循环。骨转移涉及多个进程，包括①定植：肿瘤细胞从原发肿瘤逃逸并在骨微环境中定植；②休眠：在骨内，这些弥散性的肿瘤细胞可能处于休眠状态，在恢复增殖和引起明显转移之前保持静止；③再活化和进展：最终通过激活破骨细胞介导的骨溶解引起骨破坏；④重建：前列腺肿瘤细胞和目标骨细胞之间的相互作用在这些复杂的过程中都发挥着重要作用。转移病灶可见髂骨、椎体、肋骨、颅骨和长骨近端等，大多发生在骨骼中轴线血运丰富的部位。最常见也是最早见的前列腺癌骨转移临床表现是骨骼的疼痛，主要表现为持续的钝痛，此外还会出现病理性骨折、高钙血症等，影响患者的日常生活质量。如果肿瘤细胞侵犯到脊椎，可能导致椎体塌陷，从而引起脊髓受压，使治疗更加复杂。骨转移是癌症患者常见且致命的并发症，一旦患者发生骨转移，患者的生活质量恶化、预后变差、死亡率增加。近年来,随着骨靶向药物和抗雄激素药物陆续应用于临床,有效延长了患者的生存期,然而,在生存时间延长的过程中也常发生疾病的进展。

(三)前列腺癌侵犯直肠的症状

前列腺癌侵犯直肠的症状主要表现为以下两方面。

(1)直肠刺激症状:早期前列腺癌侵犯直肠,表现为直肠坠胀感觉、便意不断,但是没有真正影响排便。患者经常去厕所,甚至几分钟、十分钟或长期蹲在坐便器上,但是没有排便。

(2)直肠挤压症状:随着病情的进展,肿瘤的增加,前列腺癌侵犯直肠,使直肠的腔隙越来越小,表现为排便困难、大便形态的改变,如大便出现细条样变或特别的干燥。此种情况下病情进一步加重,造成完全梗阻,称为梗阻性肠梗阻,需要手术治疗。

（邰　胜　陈国俊　黄禹栋）

参 考 文 献

[1] CULP M B, SOERJOMATARAM I, EFSTATHIOU J A, et al. Recent global patterns in prostate cancer incidence and mortality rates [J]. Eur Urol, 2020, 77 (1): 38-52.

[2] PICON-RUIZ M, MORATA-TARIFA C, VALLE-GOFFIN J J, et al. Obesity and adverse breast cancer risk and outcome: Mechanistic insights and strategies for intervention [J]. CA Cancer J Clin, 2017, 67 (5): 378-397.

[3] HUANG M, NARITA S, NUMAKURA K, et al. A high-fat diet enhances proliferation of prostate cancer cells and activates MCP-1/CCR2 signaling [J]. Prostate, 2012, 72 (16): 1779-1788.

[4] 易发现,李虹,魏强,等. 融合基因 *TMPRSS2:ERG* 与前列腺癌病理分级关系的研究 [J]. 中华男科学杂志, 2015, 21 (10): 887-891.

[5] 高旭. 中国前列腺癌早期诊断专家共识 [J]. 中华泌尿外科杂志, 2015, 36 (8): 561-564.

[6] 顾秀瑛,郑荣寿,张思维,等. 2000—2014 年中国肿瘤登记地区前列腺癌发病趋势及年龄变化分析 [J]. 中华预防医学杂志, 2018, 52 (6): 586-592.

[7] 李星,曾晓勇. 中国前列腺癌流行病学研究进展 [J]. 肿瘤防治研究, 2021, 48 (1): 98-102.

[8] ANDRYSIK Z, BENDER H, GALBRAITH M D, et al. Multi-omics analysis reveals contextual tumor suppressive and oncogenic gene modules within the acute hypoxic response [J]. Nat Commun, 2021, 12 (1): 1375.

[9] ARMSTRONG A J. Updates in advanced prostate cancer 2018 [J]. Prostate Cancer Prostatic Dis, 2018, 21 (4): 449-450.

[10] LITWIN M S, TAN H-J. The diagnosis and treatment of prostate cancer: a review [J]. JAMA, 2017, 317 (24): 2532-2542.

[11] MORGAN E, DRUMMOND F J, COYLE C, et al. Physical after-effects in men undergoing prostate biopsy in routine clinical practice: Results from the PiCTure study [J]. Urol Oncol, 2017, 35 (10): 604. e11-604. e16.

[12] MORLACCO A, SHARMA V, VIERS B R, et al. The incremental role of magnetic resonance imaging for prostate cancer staging before radical prostatectomy [J]. Eur Urol, 2017, 71 (5): 701-704.

[13] KIFLEMARIAM S, MIGNARDI M, ALI M A, et al. 在前列腺癌中通过原位测序识别 *TMPRSS2-ERG* 融合基因转录体、体细胞点突变和基因表达水平 [J]. 临床与实验病理学杂志, 2015, 31 (1): 9.

［14］SUNG H，FERLAY J，SIEGEL R L，et al. Global cancer statistics 2020：GLOBOCAN estimates of incidence and mortality worldwide for 36 cancers in 185 countries［J］. CA Cancer J Clin，2021，71（3）：209-249.

［15］WU Q，LI B，LI Z，et al. Cancer-associated adipocytes：key players in breast cancer progression［J］. J Hematol Oncol，2019，12（1）：95.

［16］WU S，ZHU W，THOMPSON P，et al. Evaluating intrinsic and non-intrinsic cancer risk factors［J］. Nat Commun，2018，9（1）：3490.

［17］ZHANG X. Interactions between cancer cells and bone microenvironment promote bone metastasis in prostate cancer［J］. Cancer Commun（Lond），2019，39（1）：76.

［18］ZHU Y，MO M，WEI Y，et al. Epidemiology and genomics of prostate cancer in Asian men［J］. Nat Rev Urol，2021，18（5）：282-301.

第二章 超声在前列腺癌诊断中的进展及临床价值

前列腺癌发病隐匿,缺乏典型的临床表现,大多数患者确诊时已处于中晚期。因此,前列腺癌的早期临床诊断和治疗对提高患者的生存率和生活质量具有重要意义。前列腺活检被认为是诊断前列腺癌的金标准,但是系统活检的主要缺点,一方面是侵入性操作,可以引起各种并发症,另一方面,它的取材有一定随机性,从而导致漏诊有临床意义的前列腺癌和过度诊断惰性前列腺癌。因此,研究具有高敏感性和特异性的非侵入性的成像技术如磁共振成像和超声就变得十分重要。

虽然欧洲泌尿外科协会(European Association of Urology, EAU)推荐在前列腺活检前进行 mpMRI 检查,但是超声用于前列腺检查可以克服 MRI 成本高、操作时间长的局限性,可用于幽闭恐怖症、肾衰竭、有盆腔内固定物或心脏植入物的患者。在引导前列腺活检时,除了系统活检,基于磁共振/超声认知融合的靶向活检都可以大大简化整个操作过程。目前,多种超声新技术的出现有望替代 mpMRI 在前列腺癌诊断中的作用。本章节将重点介绍超声在前列腺癌诊断中的应用及进展。

第一节　彩色多普勒超声检查

彩色多普勒超声检查(color Doppler ultrasonography, CDS)在二维灰阶超声的基础上增加彩色多普勒血流成像系统,可用于全身各部位脏器检查。CDS 在泌尿外科有非常广泛的临床应用,是前列腺疾病诊断和治疗指导的重要影像学手段。

泌尿系彩色多普勒超声诊断仪器的功能包括:①二维实时灰阶成像;②彩色及频谱多普勒超声成像;③能量多普勒成像;④组织谐波成像。常用超声探头有以下几种:①凸阵探头;②线阵高频探头;③直肠腔内探头。

二维灰阶超声图像有最黑到最白之间不同亮度的层次级别,可粗略地分为 7 级:黑、浅黑、深灰、灰、浅灰、灰白、白。中间层级越多,所能够呈现的画面效果也就越细腻。

回声(echo)是对灰阶的统称。根据灰阶的不同,回声可大致分为五种类型。①强回声:灰度明亮,后方常伴声影,如结石或钙化灶;②高回声:灰度较明亮,后方不伴声影,如肾窦或血管瘤;③等回声:灰阶强度呈中等水平,如正常的肝脾实质回声;④低回声:透声性较好的暗区,如正常的淋巴结;⑤无回声:均匀的液体,如正常充盈的膀胱或胆囊。

人体不同组织回声强度由强至弱大致为:肺>骨骼>肾窦>胎盘>胰腺>肝>脾>肾实质>皮下脂肪>肾髓质>脑>血液>胆汁>尿液。

多普勒超声技术包括彩色多普勒和频谱多普勒。彩色多普勒分为彩色血流成像及能量多普勒,频谱多普勒又可分为脉冲多普勒、连续多普勒。在彩色多普勒中,常规把迎向声束入射方向的血流显示为红色,背离声束入射方向的血流显示为蓝色。高速血流的色彩显示明亮,低速血流的色彩显示暗淡。将彩色血流信号叠加在二维灰阶超声图像上能帮助确定血管解剖和血流方向。

前列腺是男性生殖系统最大的附属腺,质地比较坚韧,位于膀胱与尿生殖膈之间,包绕尿道根部,形状和大小如同一个倒立的栗子。其上端宽大,下端尖细,体的后面较平坦,贴近直肠,可经直肠指诊触及。一般横径4cm,纵径3cm,前后径2cm,重约20g。前列腺组织分区包括纤维肌肉基质区、外周区、中央区、移行区、尿道周围区。前列腺增生主要发生于移行区,而前列腺癌多发于外周区。

前列腺CDS途径主要包括经腹壁、经会阴及经直肠扫查。经腹壁扫查前列腺要求受检者提前饮水,适度充盈膀胱。膀胱充盈差,前列腺显示不清;膀胱过度充盈也不利于检查,甚至诱发尿潴留。检查时受检者采取仰卧位,探头置于耻骨联合上方,作横切面及纵切面连续扫查,即可得到前列腺各切面图及与周围组织关系(图2-1)。

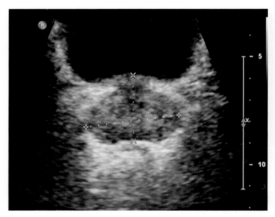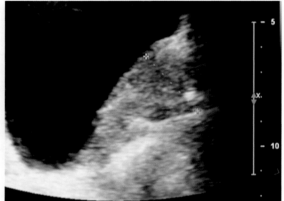

图2-1　经腹前列腺超声横断面和矢状面超声图像

彩色多普勒超声可清晰显现前列腺形态、大小、内部回声、周围组织及血流状况等,并观察是否存在占位性病变,鉴别占位性病变物理性质、内部血流供应,从而部分鉴别良恶性(图2-2)。前列腺癌病变常在外周带,可表现为低回声、强回声或混合型回声肿块,多以低回声为主。肿块较大时,前列腺左右不对称,形态不规则。前列腺癌新生血管增多,血管形态异常,血流丰富,流速高,阻力增大,并可形成动静脉短路;而良性病灶血流流速较低,阻力小。但早期前列腺癌病灶内部回声与周围正常组织差异不大,容易出现漏诊及误诊。

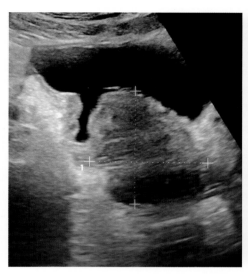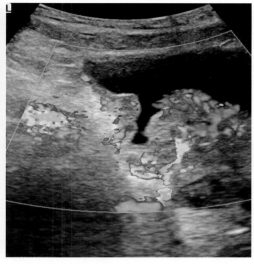

图 2-2 前列腺癌的二维及彩色多普勒图像

第二节 经直肠超声检查

经直肠超声检查（transrectal ultrasonography，TRUS）是前列腺疾病筛查的首选检查方法，使用 TRUS 引导前列腺活检是诊断前列腺癌的金标准。因为 TRUS 探头可以直接紧贴在前列腺上，探头频率高，相较于普通经腹部途径超声检查有更高的分辨力，可以获得更加清晰的前列腺内部结构的图像，有利于对前列腺、精囊及其周围结构进行更细致的检查。检查时一般采用侧卧位、胸膝位或截石位，检查前排空大便，必要时清洁灌肠。对于血清 PSA增高的患者，经直肠超声检查前列腺，不仅仅能显示微小病变，也可以引导活检，明确诊断。

经直肠前列腺检查的常规切面包括：①精囊水平横切面：以膀胱背侧对称性分布的长条状囊样结构为特征，精囊轮廓清晰，表面欠规则；②高位水平横切面：前列腺呈边缘圆钝的等腰三角形，分内腺区和外腺区，内腺区回声较弱，其中央可见尿道断面；③低位水平横切面：此切面前列腺呈近圆形，尿道位于中央，周围由腺体包绕；④矢状切面：正中矢状切面以膀胱颈部 V 形的尿道口为特征，略呈三角形（图 2-3）。

前列腺癌早期前列腺增大不明显，进展期前列腺增大外形不规则。病变部位在外腺，可见低回声、强回声或混合型回声肿块，但以低回声多见；内外腺间正常结构的界限不清。彩色血流成像为肿块区血流丰富。

前列腺癌的可疑超声表现主要有以下几种特征：①前列腺中度增大，一般体积 40~55cm³，晚期可达 90cm³；②外周带增厚，内外腺分界不清；③无确切的外科包膜，无明确的钙化带；④增大的前列腺以凸向后部和两侧为主，中叶增大不明显；⑤增大变厚的外周带有灶性的低回声；⑥癌灶增大侵犯包膜后，前列腺轮廓不规则，包膜模糊不清，不完整；病变区域内血流信号增加，阻力增大，血流阻力指数在 0.7 左右。

TRUS 的禁忌证：①急腹症与严重的腹腔感染，如肠穿孔、肠梗阻与急性腹膜炎等；②肛管直肠周围急性感染或损伤致剧烈疼痛，如肛周脓肿和肛裂及严重痔疮伴出血等；③肛管、直肠狭窄；④直肠或乙状结肠内异物未取出；⑤精神病患者或不合作者；⑥严重心肺疾病与功能不

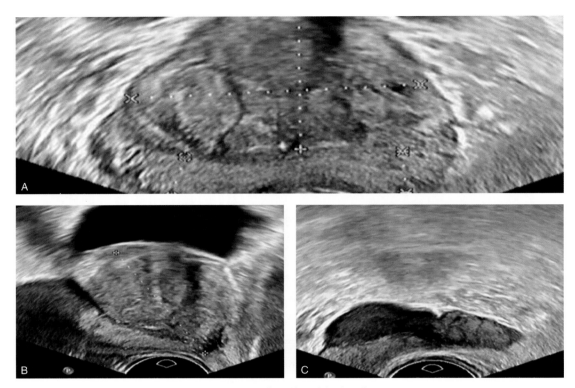

图 2-3　经直肠前列腺超声图像
A. 高位水平横切面；B. 矢状切面；C. 精囊水平横切面。

全，如严重的高血压、心律失常、冠心病、脑供血不足，包括心肌梗死的急性期及高血压不稳定期，如必须检查，应做好充分术前准备，除操作谨慎轻柔外，还应在严密监护下进行。

近年来出现了一种高频显微超声（high frequency micro-ultrasound），它的中心频率为 21MHz，最高频率可以达到 29MHz，空间分辨率高达 70μm，相较于传统 TRUS 的频率（8~12MHz），其分辨力提高了 300%，穿透深度大约在 5cm。与传统 TRUS 一样，它可以进行实时经直肠成像，且分辨力的大幅提高，使得前列腺超声图像具有更精细的细节，可以发现一些隐匿病灶，从而改善病灶的检出和定位，并引导前列腺活检。一项基于 29MHz ExactVu™ 系统建立了显微超声前列腺风险识别（prostate risk identification for micro-ultrasound, PRI-MUS）方案。类似 mpMRI 的前列腺影像和数据报告系统（prostate imaging reporting and data system, PI-RADS），PRI-MUS 也被用来识别前列腺癌的风险，对病灶进行分类。该方案将前列腺癌风险根据病灶不同的超声表现进行评分，使用 5 分量表，随着分数提高，恶性风险越大，1 分风险最低表示极有可能是良性，5 分表示极有可能是恶性，≥3 分建议进行靶向穿刺。研究发现经过培训后，使用 PRI-MUS 可以提高临床有意义前列腺癌（clinical significant Prostate Cancer, csPCa）的检出率。该方案目前只是基于二维超声图像特征进行分类，将来有望加入弹性成像和超声造影进一步提高对前列腺癌诊断的灵敏度和特异度。

影像医学是人工智能技术在医学领域非常有前景的应用场景之一。人工智能以深度学习等新一代技术，高性能计算及影像大数据为基础，有望显著提高疾病诊断的效率、准确性和一致性。在人工神经网络分析／计算机化经直肠超声（artificial neural network analysis/computerized-transrectal ultrasound, ANNA/C-TRUS）应用中，医师在根治性前列腺切除术前对患者进行常规的灰度 TRUS 检查,图像通过互联网平台发送到 ANNA/C-TRUS 服务器。C-TRUS 系统利用 ANNA 算法对超声图像进行分析,然后对可疑区域进行着色,并将结果返回给终端医师,为医师操作靶向活检提供了便利。

第三节 三 维 超 声

三维超声(three-dimensional ultrasound)问世于 20 世纪 70 年代,近 10 年随着计算机技术的飞速发展,三维超声医学影像技术作为医学影像的一门新兴学科,已经进入临床应用阶段。三维超声成像是在二维超声和彩色多普勒超声的基础上,用机械的或者电子的方法,利用计算机加以重建显示。其显示方式有:①表面三维成像:在液体 - 非液体界面作计算机识别、勾边、数据采集,最后显示其表面景观,如胎儿的脸面等;②透明模式成像:对体内灰阶差别明显的界面(如胎儿骨骼),由计算机界面识别,经数据采集、重建做三维显示,透视三维可选取高回声结构作为成像目标,也可选取低回声区域作为成像;③血管树成像:用彩色血流图法显示脏器内的血管树并加以数据采集,经计算机处理,显示为三维血管树;④多平面成像:从三维数据中沿任何倾斜角度提取切面二维图,或显示三个轴向的任何平面切面图和与之相应的一幅立体图。

经直肠三维超声成像能同时显示二维超声的横断面、矢状面及冠状面切面图,并可对图像任意进行平移或围绕 X、Y、Z 轴旋转,在屏幕上同时显示出互相垂直的三个轴平面的声像图,从而可对病灶及某一解剖结构进行多平面观察及准确定位,并结合彩色多普勒血流三维成像,判断血管走行及病灶部位的血流灌注评估,进一步提高诊断率。前列腺癌在声像图上多表现为低回声结节,但亦可为等回声或高回声结节,而一些良性病变,如增生结节、炎症、坏死灶等也可表现为低回声结节,因此这一超声征象的灵敏度及特异度均不高,需结合其他资料进行综合判断。前列腺癌的大体标本多呈现多个小结节或融合成鸡蛋大或更大的癌结节,边界不清,75%~85% 前列腺切除标本分段切片证明有多个癌灶,由多中心性发生。在声像图上病灶往往与周围组织分界不清,以低回声为主,部分可为等回声或高回声或混合回声病灶。在弥漫浸润性腺癌中癌肿已完全破坏并占据整个腺体,几乎无正常腺体组织,且随着肿瘤的生长,逐渐向邻近腺体浸润,并融合成团块,但超声仅表现为整个前列腺回声紊乱,分布极不均匀。因此,以上情况均增加了超声诊断前列腺癌的漏诊率及误诊率。三维超声成像技术可以为操作者提供更多的超声信息,通过将前列腺中的可疑区置于图像的中心点,选择最佳观察断面,并从同步显示的三个切面图上,特别是二维超声不易得到的冠状面上的回声信息,可以详尽地对可疑区的声像图改变进行仔细分析,为明确诊断提供了更多的依据。

第四节 超 声 造 影

超声造影(contrast-enhanced ultrasound, CEUS)是一种通过静脉注射超声造影剂(ultrasound contrast agent, UCA)对组织血流进行高分辨率成像的超声新技术。CEUS 通过对感兴趣区域微血管结构的评估,以及与邻近组织血供的比较来发现病灶并对其进行诊断,还可以通过实时观察病灶内 UCA 的流入和流出从而进行定性和定量的评估。

前列腺癌有大量的新生血管,为肿瘤的增殖、转移和侵袭提供必要的营养物质,因此前列腺癌组织中微血管密度明显高于正常前列腺组织。一项使用三维超声造影检查前列腺癌的研究已证实良、恶性组织之间的血流参数有显著差异。经直肠超声造影在前列腺癌的治疗中具有多种潜在作用，包括诊断、促进靶向前列腺活检、实时评估和确认局灶治疗后充分的组织消融及在消融后的监测中识别治疗后的复发。

　　超声微泡造影剂的主要成分是微泡，过敏反应的发生率远低于碘造影剂，而且没有肾毒性，可用于肾功能不全的患者。在 CEUS 中，静脉注射直径接近红细胞的超声微泡造影剂，实时观察病变及邻近组织的血流灌注情况。与周围良性组织相比，前列腺癌表现为超声微泡造影剂快速、大量地流入和流出，导致病灶呈现更快、更强的强化和较早的清除（图 2-4）。静脉注射超声微泡造影剂后，还能在可疑部分勾画一个感兴趣区域（region of interest, ROI），然后在正常实质中勾画另一个 ROI 作为参考。前列腺 ROI 造影剂的信号强度随时间变化的曲线称为时间 - 强度曲线（time-intensity curve, TIC）。与正常组织相比，前列腺癌的峰值强化程度更高，上升时间和峰值时间更短。对 TIC 进一步定量分析获得造影剂灌入斜率（wash-in-rate, WIR）、平均通过时间（mean transit time, MTT）和上升时间（rise time, RT），通过特殊软件生成定量的灌注参数图，有助于直观显示前列腺癌的微循环和定位。

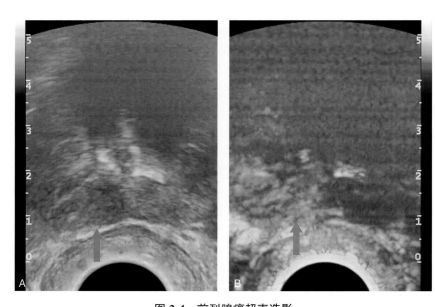

图 2-4　前列腺癌超声造影

A. 二维超声显示前列腺右侧外周区低回声结节（箭头）；B. 超声造影显示该低回声结节呈早期高增强（箭头），病理证实该结节为前列腺癌。

　　超声分子成像是肿瘤影像诊断领域的一个新方向。普通微泡由于受到尺寸大小的限制，只能在血管中聚集，因此是一种血管显影剂。只有直径小于 700nm 的颗粒才能穿透肿瘤血管壁，进入肿瘤间质。纳米微泡直径大多数在 500nm 左右，因而能够穿过血管内皮间隙，且纳米微泡被高机械指数超声波破坏后，产生的空化效应可以使细胞膜通透性增强、内皮细胞间隙增宽，从而更易进入病变部位组织间隙。靶向纳米微泡是指在普通纳米微泡外壳表面装配具有靶向性识别功能的各种配体，能特异性识别并结合病变组织中的受体，从而实现靶向显影。前列腺特异性膜抗原（prostate-specific membrane antigen, PSMA）是一种主要分布于前列腺上皮细胞的 Ⅱ 型糖蛋白。它在前列腺上皮内瘤、激素依赖性或非依赖性前列腺癌和转移性癌中高表达，但在正常前列腺上皮细胞中低表达。这一特点使其成为诊断前列腺癌的重要生物标志物之一。PSMA 靶向纳米微泡可以延长信号增强时间，具有更强的穿透能力和更高的特异性。如果纳米微泡装载药物，也可以实现对前列腺癌的靶向治疗。

第五节　超声弹性成像

触诊是临床常用的一种诊察方法，可以根据所触及肿块质地的软硬，来间接判断良恶性，但是较深组织的病变难以触及。超声弹性成像（ultrasonic elastography）类似触诊，可以显示传统超声探测不到的病变僵硬度，为评估组织硬度提供了一种非侵入性的方法。超声弹性成像有两种常用的成像类型，即应变弹性成像（strain elastography，SE）和剪切波弹性成像（shear wave elastography，SWE）。SE 的评价指标是组织上的应力与应力引起的结构变形的比值，通过分析组织在机械压缩前后的斑点位移而产生组织硬度的图像，仅指示病变与其周围组织比较的相对硬度或软度，不是定量的（图 2-5）。SWE 的评价指标是剪切波速度和杨氏模量，来自换能器的高强度压缩脉冲聚焦在 ROI，导致产生低频横波（剪切波，又称 S 波），利用多帧成像跟踪剪切波引起的斑点位移以评估剪切波的速度，其与杨氏模量直接相关，从而可以定量计算组织的硬度。

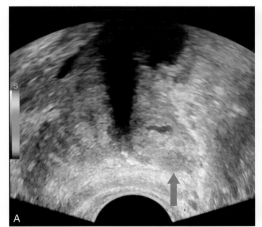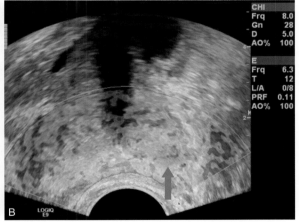

图 2-5　应变弹性成像

A. 二维超声显示前列腺右侧外周区低回声结节（箭头）；B. 应变弹性成像显示该低回声结节呈绿色（箭头），质软。

一、经直肠实质组织弹性成像

在经直肠实质组织弹性成像（transrectal real-time tissue elastography，TRTE）中，直肠探头周期性地压迫前列腺组织，并检测组织弹性应变的程度。将每个压缩和解压周期所产生的斑点比较从而生成彩色编码图，然后将其覆盖在前列腺的灰度图像上。在弹性图上比较两个 ROI 的组织应变比，其中一个被认为是"正常"，另一个被认为是"异常"。通常在 SE

检查的弹性图上,硬组织低应变用蓝色显示,软组织高应变用红色显示。前列腺癌组织比正常前列腺组织质地更硬,这是因为细胞密度增加、微血管形成和间质反应及周围前列腺实质中胶原的沉积,因此,前列腺癌的 TRTE 图像特征是蓝色低回声病变。TRTE 和 MRI 联合应用可以进一步提高前列腺癌的诊断率,因为 MRI 更容易发现前列腺腹侧的病变,而 TRTE 更容易检测到背侧和尖部的病变。

TRTE 也有一些局限性,包括以下几点:①它对前列腺病灶硬度只能进行半定量分析;②它对小的和低级别的前列腺癌病灶的检测率很低;③它不能对整个腺体进行一致的压迫;④手动压迫时,会因观察平面滑动而产生伪像,导致重复性较差。

二、剪切波弹性成像

SWE 通过测量传递到前列腺组织的剪切波传播速度来评估组织的硬度,可以进行定量分析,具有很好的重复性,是临床上诊断前列腺癌常用的超声成像方法,具有较高的诊断价值。SWE 与 TRTE 的不同之处在于前者避免了手动压迫前列腺组织。SWE 的显色模式与 TRTE 相反,硬组织显示呈红色,软组织显示呈蓝色,因此,恶性病变显示为红色低回声区。在 SWE 检查中尽量不压迫前列腺,从底部到尖端对前列腺进行扫查,以获取多个平面的原始弹性图像,然后计算每个平面 ROI 的弹性度量(平均值、最小值和最大值),以及置于前列腺可疑区域的量化框(Q 框)与周围正常区域之间的比率。

在进行前列腺 SWE 检查时,应将弹性标尺量程调节在 70~90kPa 范围内,等待信号达到稳定后操作,以最大限度地减少伪影,并注意探头不要对直肠壁和前列腺加压。在进行前列腺 SWE 测量时,应始终在轴位进行。如果前列腺体积不是很大,SWE 可以扫描整个腺体;如果前列腺体积较大,由于 SWE 组织穿透深度大约在 3~4cm,无法扫描整个前列腺,故可能导致一些前部病变遗漏。正常前列腺质地较软,弹性值为 15~30kPa,呈蓝色。前列腺癌具有很高硬度,弹性值中位数约 90kPa,呈深红色。在世界医学和生物学超声联合会(The World Federation for Ultrasound in Medicine and Biology,WFUMB)发布的 *Guidelines and Recommendations on the Clinical Use of Ultrasound Elastography*:*Part 5.Prostate* 中规定,应用 SWE 进行前列腺癌诊断时,当结节弹性值大于 35kPa 提示为恶性肿瘤,并属于活检的指征。除此之外,前列腺癌弹性值还与 Gleason 评分正相关,Gleason 评分为 7 的前列腺癌弹性值大于 Gleason 评分为 6 的前列腺癌。同样,应变指数与 Gleason 评分也存在相关性。这可能是由于较高级别的前列腺癌具有较高的细胞密度和更大的硬度。最近,有学者对三维 SWE 在前列腺癌诊断中的有效性进行了研究,提出将 41kPa 作为鉴别组织良恶性的临界值,并认为三维 SWE 在未来具有提高有临床意义的前列腺癌检出率的潜力。

SWE 也有其局限性,包括以下几点:①并不是所有前列腺癌的质地都是硬的,也并不是所有僵硬病变都是前列腺癌;②随着前列腺增生的进展,移行区变硬,弹性值升高,影响前列腺癌检出;③如果增生前列腺体积较大,由于 SWE 组织穿透深度有限,无法穿透整个前列腺,可能导致前方病变漏诊;④当增生前列腺体积非常大,向直肠突出,会造成组织压迫和伪影;⑤多发性或较大的前列腺钙化会影响 SWE 成像。

第六节　磁共振超声融合成像

TRUS 引导前列腺活检是诊断前列腺癌的金标准,具有速度快、成本低和适用性广等优点。但传统 TRUS 对前列腺癌诊断灵敏度和特异度较差,加之系统活检有一定随机性,导致容易漏诊临床上有意义的前列腺癌。近年来 mpMRI 和 PI-RADS 报告系统的使用明显改善了前列腺癌的影像学诊断并且使得靶向活检成为可能,欧洲泌尿外科学会(European Association of Urology,EAU)《前列腺癌指南(2019 版)》已推荐使用 mpMRI 作为前列腺癌诊断评估和分期的影像学新标准。虽然理论上可以用靶向活检替代系统活检,多项研究也表明单独使用靶向活检优于系统活检,但由于 MRI 引导下靶向活检成本高昂、耗时长、无法广泛使用且会出现假阴性结果,因此从前列腺癌诊断中完全去除系统活检是存在争议的,靶向联合系统活检仍是最有效的方法。在目前的临床实践中可以将术前 mpMRI 与术中 TRUS 图像相融合应用,首先通过 mpMRI 识别可疑的前列腺病灶,然后使用 TRUS 为活检提供实时引导。这样既利用了 mpMRI 在检测前列腺癌方面的高灵敏度和特异度,也保留了相对简便、安全的 TRUS 引导下前列腺活检操作,使在门诊进行靶向联合系统活检成为可能。目前有两种融合成像的方式:认知融合成像和软件融合成像。

一、磁共振 - 超声认知融合成像

磁共振 - 超声认知融合成像是指磁共振和超声图像的重叠完全由医师的大脑完成。医师通过研究 MRI 图像,明确可疑病灶的位置具体位于哪一侧,哪个带区,利用其与邻近的标志性解剖结构如膀胱颈、尿道、囊肿或增生性结节等的关系并与前列腺的形状和大小相关联,来确定病灶在超声图像上的准确位置(图 2-6)。另外一种方法是使用第二版 PI-RADS 扇区图定位病灶,特别是当前列腺内有多个可疑病灶时,使用扇区图定位可以减轻医师进行认知融合的工作量,节约时间。这种方法的优点是成本较低,并且不需要学习使用融合软件;该技术难以标准化,且高度依赖于医师将磁共振检查中发现的病灶转换为实时超声图像的能力。

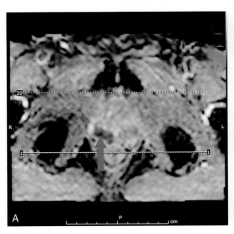
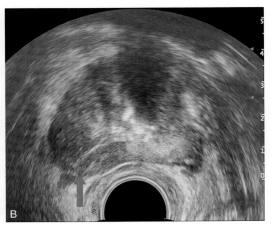

图 2-6　认知融合成像
A. 前列腺 MRI 弥散加权成像 ADC 图显示病灶位于右侧外周区(箭头);B. TRUS 上显示对应部位低回声病灶(箭头)。

二、磁共振 - 超声软件融合成像

磁共振 - 超声软件融合成像是目前使用最广泛的一种融合方法,即在前列腺磁共振上标记病灶,通过软件利用标志性解剖结构对齐坐标进行融合后,程序会实时重叠前列腺磁共振和经直肠超声图像,并将该病变实时标记到经直肠超声图像上(图 2-7)。

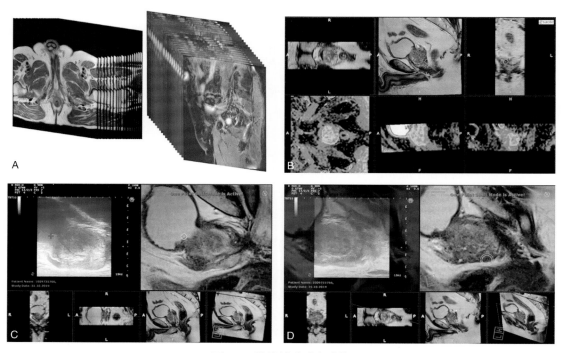

图 2-7 软件辅助融合成像

A. 导入磁共振横轴位与矢状位图像,将断面图像还原成一个三维容积;B. 在还原后的三维图像上标记病灶;C. 在正中矢状位以尿道为解剖标志进行磁共振和超声的对位融合;D. 融合后,将磁共振和超声图像进行叠加,并可手动调节磁共振或超声图像的透明度,同时实现两个来源图像的可视化,将磁共振已标记病灶显示在超声上。

这种方法的优势是可以标准化操作,降低了对医师在磁共振和超声上识别定位病灶的要求。其局限性有以下几点:①带有软件融合功能的超声只有少数几款,选择较少,成本较高,限制了推广;②由于前列腺的形变造成磁共振和超声融合时产生偏差;③软件辅助融合引导活检并未显示出明显优于认知融合的证据。

一个影响融合精度很重要的因素就是前列腺的弹性形变。下列因素可以引起前列腺变形:①患者体位的变化;②膀胱或直肠充盈程度的变化;③是否存在直肠内磁共振线圈或导尿管;④由 TRUS 探头引起的形变。所以 MRI 和 TRUS 的刚性图像融合系统仅依赖于内部解剖标记,不足以准确定位病灶及引导活检,因此需要非刚性配准来补偿这些形变,例如弹性图像融合系统则考虑了经直肠超声探头插入过程中的前列腺运动和形变。目前仍有多种基于信号强度或解剖分割的方法正在研究之中,以更好地对 MRI 和 TRUS 图像进行非刚性融合。

(余 扬 朱宏刚)

参 考 文 献

［1］吕建林,张东方,吴剑平,等.实用泌尿超声技术［M］.北京:中国科学技术出版社,2021.

［2］任明磊,祁克俊,罗福成,等.经直肠超声引导下前列腺穿刺活检并发症原因及预防［J］.结直肠肛门外科,2017（s1）:2.

［3］俞丽鸿,白庆阳.经腹及经直肠超声在诊断前列腺癌中的对比性研究［J］.包头医学院学报,2021,37（2）:16-17.

［4］SIEGEL R L, MILLER K D, JEMAL A. Cancer Statistics, 2017［J］. CA Cancer J Clin, 2017, 67（1）: 7-30.

［5］刘勋,陈霰,刘明勇,等.经直肠超声表现及特征预测前列腺癌准确性应用价值研究［J］.哈尔滨医科大学学报,2019,53（6）:654-656.

［6］ANDREAS M, THOMAS F, JULIA S, et al. Contrast-enhanced ultrasound（CEUS）and quantitative perfusion analysis in patients with suspicion for prostate cancer［J］. Ultraschall Med, 2018, 40（3）: 340-348.

［7］JUNG E M, WIGGERMANN P, GREIS C, et al. First results of endocavity evaluation of the microvascularization of malignant prostate tumors using contrast enhanced ultrasound（CEUS）including perfusion analysis: first results［J］. Clin Hemorheol Microcirc, 2012, 52（2-4）: 167-177.

［8］SCHALK S G, HUANG J, LI J, et al. 3-D quantitative dynamic contrast ultrasound for prostate cancer localization［J］. Ultrasound Med Biol, 2018, 44（4）: 807-814.

［9］FAN X, GUO Y, WANG L, et al. Diagnosis of prostate cancer using anti-PSMA aptamer A10-3. 2-oriented lipid nanobubbles［J］. Int J Nanomedicine, 2016, 11: 3939-3950.

［10］BROCK M, ROGHMANN F, SONNTAG C, et al. Fusion of magnetic resonance imaging and real-time elastography to visualize prostate cancer: a prospective analysis using whole mount sections after radical prostatectomy［J］. Ultraschall Med, 2015, 36: 355-361.

第三章　磁共振在前列腺癌诊断中的进展及临床价值

第一节　磁共振在前列腺癌诊断中的发展历程和进展情况

一、磁共振的基本原理及发展历程

磁共振现象（magnetic resonance phenomenon）指在外加磁场的作用下，具有自旋特性的原子核经过与磁场垂直且频率与其进动频率相同的射频脉冲激励后，原子核吸收射频脉冲并发射电磁波能量的现象。早在20世纪30年代，物理学家Isidor Isaac Rabi探索到，位于磁场中的原子核会呈正向或反向沿磁场方向有序平行排列，但在施加无线电波之后，原子核的自旋方向会发生翻转。1946年，物理学家Felix Bloch和Edward Mills Purcell发现位于磁场中的原子核受到高频电磁场激发会发生倾斜，而当高频磁场关闭后，原子核能释放吸收的能量并回归到原始状态，释放能量过程中发生共振的原子核也发射出一个能被外界采集到的射频脉冲，即磁共振信号。在磁共振现象被发现之初，因成像条件苛刻、成像时间长等缺陷，其应用范围受到较大限制，直到1968年Richard R.Ernst团队改进激发脉冲序列和分析算法，大大提高信号的灵敏度及成像速度后，磁共振技术才逐步成熟。

磁共振成像是基于原子核自旋运动的特点，在外加磁场的条件下，使用探测器检测原子核经过射频脉冲后产生的信号，最终通过计算机数据处理后以可视化的方式展示图像，达到成像的目的。MRI仪器可以激发体内水分子中的氢原子核通过无线电脉冲的方式吸收能量并产生共振，当射频脉冲停止后，氢原子核会将吸收的能量释放且按照某种特定频率将电信号发射。MRI在临床中应用正是利用了人体不同组织含水量存在差异的特点，体内不同组织器官所发出的电信号不尽相同，通过电子接收器接收差异能量信号，经过信号处理后就能够描绘出一幅相对完整的人体内部结构的图像。

最早将MRI应用于人体前列腺的研究在1982年由Steyn和Smith发表。该研究对25名男性进行前列腺MRI扫描（磁场强度：0.04T；扫描厚度：17.53mm），在将影像结果与术后的病理检查结果进行比对和总结之后（20名患者诊断为良性前列腺增生，5名患者诊断为前列腺癌），提出MRI在前列腺癌的诊断方面具有潜在应用价值。之后，随着高场强磁体、相控阵线圈以及多种参数的引入，图像质量进一步提高，到目前已经有许多序列成像技术，包括T_1加权成像（T_1-weighted imaging，T_1WI）、T_2加权成像（T_2-weighted imaging，T_2WI）、弥散加权成像（diffusion-weighted imaging，DWI）、磁共振波谱成像（magnetic resonance spectroscopy，MRS）和动态对比增强磁共振成像（dynamic contrast enhanced-magnetic resonance imaging，DCE-MRI）等。根据欧洲泌尿生殖放射协会（European Society of Urogenital Radiology，ESUR）发布的《前列腺MR指南（2012版）》推荐，前列腺的MRI评估应包含多种参数，即联合高分辨T_2WI和至少两种功能磁共振技术，称为mpMRI。其中T_2WI主要用来显示解剖结构，而DWI和

MRS 则能提高识别病灶的特异度,DCE-MRI 在肿瘤检出方面具有较高灵敏度,后文将分别对不同参数成像特点及临床应用作进一步介绍。

二、MRI 在前列腺癌诊断中的不同评分系统介绍

2011 年,Dickinson 等人召开前列腺诊断影像学共识会议并制订第一个前列腺 MRI 国际会议共识,共识建议采用 Likert 评分量表(1~5 分)对 MRI 上前列腺癌可疑病灶进行评分。但该评分系统主要依据评估者的主观评价,对评估者经验要求较高,而且评估结果的异质性高,可重复性低。为了减少前列腺 MRI 在检查、解读及报告中的异质性,推动其标准化报告进程,ESUR 在 2012 年进一步完善了前列腺 MRI 临床应用规范并首次提出前列腺影像评分系统(prostate imaging-reporting and data system version 1,PI-RADS V1.0)。此次共识推荐结构化报告模式,由影像科医师根据 ROI 特点用多个参数(T₂WI、DWI、DCE-MRI、MRS)对病灶分别进行评分(1~5 分:1 分,肿瘤可能性极低;5 分,肿瘤可能性极高),综合不同参数图像评估后给出病灶被诊断为有临床意义肿瘤的可能性。文献汇总分析结果显示,该系统在预测肿瘤风险大小方面的灵敏度和特异度分别为 78% 和 79%。

2015 年,ESUR 联合美国放射学院和 AdMe Tech 基金会在 PI-RADS V1.0 评分系统的基础上进行了更新并推出 PI-RADS V2.0 评分系统。为了增加评分系统的稳定性和可重复性,PI-RADS V2.0 系统对不同参数下的评分标准进行了简化(尤其是 DCE-MRI),同时为可疑病灶的最终分值设定了统一标准。为了提高评分系统的准确性和特异性,PI-RADS V2.0 系统中为不同区域的可疑病灶设定了主要和次要评分序列(例如外周带主要序列为 DWI,移行带主要序列为 T₂WI)(图 3-1)。系统评价的结果显示更新后的 PI-RADS V2.0 评分系统相较于 PI-RADS V1.0,在诊断前列腺癌的灵敏度方面有明显的提升(特异度基本保持一致),提示 2.0 版本对肿瘤的诊断能力有所增加。2019 年又有 PI-RADS V 2.1 被推出,对 V 2.0 版本再次进行了完善与更新,但是其整体检验效能是否有相应提升需要未来更多的临床研究加以验证。

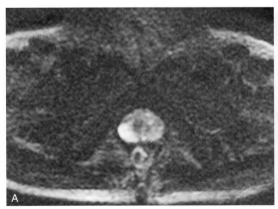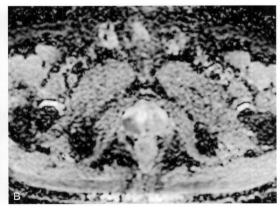

图 3-1　外周带 PI-RADS 5 分的病灶
A. 在 DWI 序列表现为高信号;B. 在 ADC 序列表现为低信号。

三、MRI 在前列腺癌诊断中的应用现状和禁忌证

MRI 具有良好的软组织分辨率、多方位成像、多参数功能成像等优点,可以很好地显示

前列腺内部结构及周围组织。通过多个成像序列的结合,不仅可以检测出前列腺癌原发病灶,还可以识别前列腺癌病灶范围及其与前列腺包膜、精囊、神经血管束或直肠的关系,指导肿瘤临床分期。另外,前列腺癌的确诊依赖于穿刺活检病理,标准的经直肠超声引导的10~12针系统穿刺活检的效率较低,前列腺 MRI 为疑似肿瘤的病灶提供影像引导下穿刺活检的可能。MRI 或 MRI- 超声融合图像引导下前列腺靶向穿刺活检可针对性地对可疑病灶进行精准穿刺,提高 csPCa 的检出率。研究报道,对可疑病灶进行单独靶向穿刺的肿瘤诊断灵敏度不低于单独系统穿刺,而联合系统穿刺和磁共振引导的靶向穿刺能最大程度减少有临床意义的肿瘤漏诊和降低根治术后病理升级的风险。

MRI 是一种依赖于成像范围内磁场特性变化的断层成像技术,不需要电离放射而成像。但 MRI 检查也存在禁忌,其绝对禁忌证包括:①安置心脏起搏器、人工金属心脏瓣膜和神经刺激器等的患者,因磁场干扰会导致相应装置功能障碍出现生命危险;②体内有不可拆卸铁磁性植入物(如动脉瘤夹、眼内金属异物、内耳植入、金属假体、金属假肢、金属关节等)的患者;③重度高热患者。相对禁忌证主要包括:①体内有可拆卸金属异物(如金属假牙、胰岛素泵等)的患者,如必须进行 MRI 检查,应慎重告知或确保全部取出后行检查;②病情危重需要心电监护仪、氧气瓶等生命支持系统的患者,如必须行 MRI 检查,可评估后暂时移除相应金属物品后检查,但应告知患者及家属相关风险,密切关注患者病情变化;③精神分裂、躁狂症等精神疾病患者及癫痫患者,应该在医务人员或家属的陪同下进行检查,检查前应充分控制症状;④幽闭恐怖症患者,可在给予适量镇静剂后进行 MRI 检查。

第二节 前列腺 MRI 不同参数图像特点和临床应用价值

一、常规平扫

常规自旋回波(spin echo, SE)序列是临床上最常用的成像序列,该序列先发射一次 90° 射频激励脉冲,继而施加一次 180° 复相位脉冲使质子相位重聚,产生自旋回波信号。其中,纵向弛豫时间(T_1)定义为纵向磁化矢量由零恢复至其最大值的 63% 所需的时间;横向弛豫时间(T_2)定义为横向磁化矢量由最大值衰减至 37% 所需要的时间。通过调节重复时间(repetition time, TR)和回波时间(echo time, TE)的长短可分别获得 T_1WI 和 T_2WI 图像。

(一)T_1WI

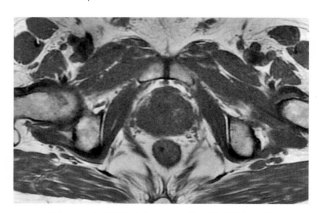

图 3-2 肿瘤病灶在 T_1WI 缺乏特异性表现

T_1WI 是 SE 序列中选用短 TR(通常小于 500ms)、短 TE(通常小于 30ms)所获的图像。在临床应用中,T_1WI 主要用于评估区域淋巴结情况或骨的结构。在前列腺评估中,因肿瘤病灶在 T_1WI 常常缺乏特异性表现,和正常组织均表现为均匀低信号,其应用价值相对有限(图 3-2)。故主要将 T_1WI 用于辅助识别与穿刺活检相关的出血病灶(可表现为局灶性或弥散性高信号区域),这些出血在其他序列图像上可能会掩盖或混淆肿瘤病灶。因此,为了减少活检后出血病灶的影响,通常建议穿刺活检后至少间隔6~8周再行前列腺MRI检查。另外,T_1WI还可用于评估肿瘤侵犯前列腺周围脂肪情况,脂肪组织通常在T_1WI上表现为高信号,而肿瘤组织表现为低信号。当正常脂肪组织被肿瘤侵犯时,T_1WI图像上可表现为高信号内的低信号区或高信号区的脂肪信号消失。

根据ESUR前列腺MRI指南,下腰椎加骨盆层面的T_1WI冠状位扫描与颈椎和胸椎的T_1WI矢状位扫描可用于淋巴结和骨转移病灶的评估。

（二）T_2WI

T_2WI是SE序列中选用长TR（通常大于1 500ms）、长TE（通常大于80ms）所获的图像。相较于T_1WI,T_2WI更善于显示水肿和液体,含有较多水分的正常前列腺组织通常表现为高信号。另外,T_2WI的组织对比度较好,能很好显示前列腺各区带解剖、前列腺包膜等结构的情况,可用于前列腺癌诊断、病灶定位和肿瘤分期,是前列腺mpMRI的主要序列之一。

前列腺外周带由于富含腺管组织,在T_2WI上表现为均匀的高信号;而前列腺癌的主要特点是细胞密度高,水分含量低,并好发于外周带,故在T_2WI上通常表现为外周带区域圆形或界限不清的低信号病灶,且信号强度的降低程度与肿瘤的侵袭性呈正相关（图3-3）。但是其他情况例如前列腺上皮内瘤、前列腺炎、出血、萎缩、瘢痕和治疗后组织改变在T_2WI上也可表现为低信号,需要与肿瘤病灶进行鉴别诊断。前列腺移行带组织由数量不等的腺体和基质相互混合组成,在T_2WI上表现为不均匀混合信号强度,与移行带肿瘤病灶信号强度特征存在重叠。因此,T_2WI在诊断移行区肿瘤病灶存在较大挑战。移行带肿瘤病灶通常表现为边缘模糊的均匀信号团块、典型的透镜状或水滴状团块。这些肿瘤通常可侵犯假性包膜,并可延伸到移行区或前纤维基质带。T_2WI还可用于评估前列腺包膜、精囊腺和膀胱后壁是否存在肿瘤侵犯。前列腺包膜外侵犯的判定标准主要包括边界不规则或神经血管束明显增厚,包膜突出、不连续或异常强化和包膜外存在可测量病灶等。精囊腺浸润的判定标准包括精囊腺扩张,低信号强度等。

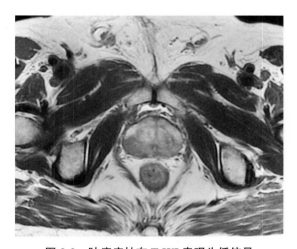

图3-3 肿瘤病灶在T_2WI表现为低信号

根据ESUR前列腺MRI指南,轴位和矢状位的T_2WI主要用于前列腺癌的诊断,轴位、冠状和矢状位的T_2WI主要用于前列腺癌的分期。

二、磁共振波谱成像

MRS是利用磁共振化学位移现象来测定组成物质分子成分的一种检测方法,用于反映组织器官的代谢情况。常用的方法是^1H-磁共振波谱,即利用质子（^1H）所处的分子结构不同会导致进动频率存在差异,体现在MRS中共振峰也有所不同,从而判断化合物性质与含量。

前列腺组织中可以测得的相关代谢物包括柠檬酸盐、肌酸和胆碱。正常前列腺组织中柠檬酸盐浓度较高,胆碱浓度较低,而前列腺癌组织正好相反。在定量分析中,所有代谢物的峰积分是通过胆碱加肌酸（肌酸诊断价值不高且很难从胆碱中分离）与柠檬酸的比率（CC/C）来估计的。前列腺外周带和移行带中的肿瘤在至少两个相邻体素中的 CC/C 比率应分别超过平均比率的 2 个或 3 个标准差。在定性分析中，柠檬酸盐和胆碱的峰高可以进行直观比较。MRS 可用来判断前列腺肿瘤的存在与否，也能初步判断肿瘤的侵袭性，但由于其较低的空间分辨率而不能提供肿瘤分期信息。

MRS 目前主要用于科学研究，尚未在临床实践中被广泛应用。其主要原因是检测耗时长、成本高，且空间分辨率在肿瘤分期中价值不如 T_2WI。根据 ESUR 的前列腺 MRI 指南，MRS 虽然可被选择性应用于前列腺癌的诊断中，但会额外增加 10~15min 的检查时间。

三、弥散加权成像

DWI 检查时间较短，无须造影剂，可以无创地反映活体组织内水分子扩散特性，体现组织的病理生理过程，实现对前列腺癌的组织结构及细胞特性的定性及定量分析，是前列腺 mpMRI 的重要组成部分，特别是在外周带癌的诊断方面，DWI 被认为是最重要的序列。近年来 DWI 技术发展迅速，新的扩散模型和扩散技术不断出现，其中部分已被研究中证实在前列腺癌的诊断中发挥着重要的作用。

（一）DWI 的基本原理

扩散即布朗运动，是一种随机热运动。在不同生物组织中，水分子所处的微环境不同，扩散能力不同。DWI 就是根据水分子在组织内运动速度的差异产生图像对比，从而反映不同的组织结构。前列腺肿瘤组织内部微结构如细胞密度、细胞大小、形状、排列方式、渗透性及亚细胞结构等均与前列腺正常组织不同。肿瘤细胞核增大、核质比增高、核异型性明显、细胞增多排列紧密，导致细胞外间隙减小、水分子扩散受限、扩散速度低于正常组织，从而与正常组织产生对比呈高信号。相似的组织微结构也被病理学家用来确认 Gleason 分级，因此，DWI 也可能成为无创反映前列腺癌分级的一种方式，在前列腺癌的诊断和分级中具有重要的价值。

（二）DWI 模型

1. 单指数模型　单指数模型是最早应用于临床的 DWI 模型，也是目前临床应用最广泛的模型，其定量参数为表观扩散系数（apparent diffusion coefficient，ADC）。单指数模型的计算公式为：

$$S(b)/S_0 = \exp(-b \cdot ADC)$$

其中 $S(b)$ 是施加扩散敏感梯度场的信号强度，S_0 是未施加扩散敏感梯度场的信号强度，b 是扩散敏感系数，ADC 为表观扩散系数。单指数函数是基于组织的扩散信号强度与 b 值呈直线关系的假设计算求得，忽略了生物组织更加复杂的微环境的变化，认为水分子运动受限的程度与细胞密度增加有关。前列腺单指数 DWI 研究中，b 值多采用的是 800~1 000s/mm²。在一个较窄的低 b 值范围内（取决于组织类型，通常为 200~1 000s/mm²），信号衰减曲线呈线性分布，随着 b 值的升高，信号衰减呈指数分布。众多国内外学者探讨了 ADC 在前列腺癌诊断和分级中的价值。前列腺癌组织的 ADC 值显著低于其正常组织及良性组织。ADC 与 Gleason 分级呈中等负相关，在鉴别高低级别分化的前列腺癌中具有较高的效能。但不同 Gleason 分级的前列腺癌组织之间的 ADC 值均有一定的重叠，这可能与相近 Gleason 分级的前列腺癌病理分化程度差别不大，进而水分子扩散受限程度差别较小有关（图 3-4）。

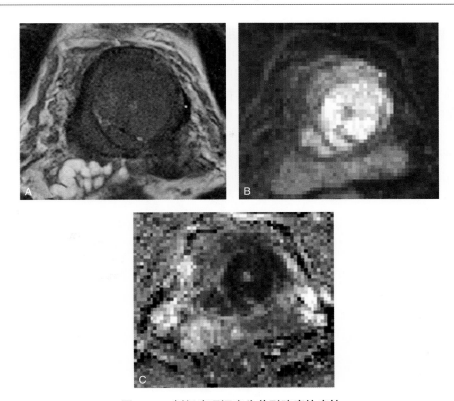

图 3-4　1 例经病理证实为前列腺癌的病灶

A. T_2WI 示前列腺底部一弥漫性低信号占位；B. DWI 示病灶区信号弥散明显受限；C. 病灶区 ADC 值明显减低。

2. 新型扩散模型　单指数模型的理论基础是假设组织内的水分子自由扩散,运动规律符合高斯分布,但是由于生物组织是不均质的,包含细胞膜、细胞器、纤维、细胞内外间隔等微结构屏障,水分子不得不曲折迂回前进,其运动不再遵从高斯分布,因此单指数模型不能真实地反映水分子扩散系数。为此,学者们提出了一些新的生物物理模型来描述组织内水分子扩散方式,这些模型可能更能反映水分子的真实扩散。目前应用于前列腺的新型扩散模型有体素内不相干运动模型(intravoxel incoherent motion, IVIM)、拉伸指数模型(stretched exponential model, SEM)、弥散峰度成像(diffusion kurtosis imaging, DKI),弥散张量成像(diffusion tensor imaging, DTI)。

(1)体素内不相干运动模型:IVIM 模型由 Le Bihan D 于 1986 年提出。IVIM 衰减函数的公式为:

$$S(b)/S_0 = f \times \exp(-b \times D^*) + (1-f) \times \exp(-b \times <D>)$$

其中 $S(b)$ 为 $b \neq 0$ 时的 DWI 信号强度；S_0 为 $b=0$ 时的信号强度；f 为灌注分数, $<D>$ 为单纯水分子扩散系数(慢速扩散系数), D^* 为灌注相关的扩散系数即快速扩散系数(fast diffusion coefficient)。他们认为体素内毛细血管分布无规则,微循环中水分子运动也显得杂乱无章,类似于水分子扩散过程中的随机运动。扩散加权图像同时受水分子扩散和微循环灌注的影响,微循环灌注可认为是伪扩散过程,主要造成低 b 值下($<200s/mm^2$)信号衰减偏离单指数分布。通过采集一系列小 b 值获得 DWI,采用 IVIM 曲线拟合可以将灌注信息和水分子的扩散区分开来。在前列腺中,IVIM 模型能够更好地拟合信号衰减,表明前列腺

组织内两种不同扩散环境的存在。有研究表明前列腺组织中 D 值显著低于 ADC 值,这也验证了 ADC 包含了微循环灌注成分,而微循环灌注效应与真正的水分子扩散受限效应相反,导致 ADC 值升高。有研究表明前列腺癌组织的 D 值、f 值明显低于前列腺正常组织。目前,IVIM 在前列腺癌的诊断应用中存在着争议,特别是 IVIM 灌注参数在鉴别前列腺良恶性组织的研究中分歧很大,一些研究结果表明 IVIM 参数对于肿瘤的检出和分级具有重要的价值,而另一些研究结果则显示 IVIM 参数较单指数模型并未提供额外有价值的信息。不同的研究中选择 b 值的数量、范围和分布的差异可能是造成不同实验结果的重要原因之一(图 3-5)。

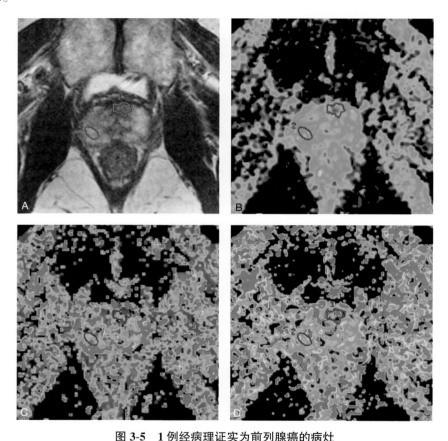

图 3-5　1 例经病理证实为前列腺癌的病灶

A. T_2WI 示前列腺左侧移行带一低信号占位;B. 病灶区 D 信号减低;C. $D*$ 病灶显示不明显;D. f 病灶显示不明显。

(2)拉伸指数模型:由 Bennett 等人于 2003 年提出,其计算公式如下:

$$S(b)/S_0 = \exp\left[-(b \cdot DDC)^{\alpha}\right]$$

其中 $S(b)$ 为 $b \neq 0$ 时的 DWI 信号强度;S_0 为 $b=0$ 时的信号强度;DDC 为分布扩散系数(distributed diffusion coefficient),代表体素内平均扩散率,单位为 mm^2/s;α 代表体素内水分子扩散不均质的程度,介于 0~1 之间,$\alpha=1$ 时,相当于单指数扩散加权信号衰减,此时体素内的扩散是均匀的;反之,当 α 接近于 0 时,表示一种非常复杂的多指数信号衰减,说明体素内扩散异质性就越高。与 IVIM 不同,SEM 并不关心参与的质子池数目多少,而是用来描述微环境间内水分子运动的连续分布扩散情况,并可以反映体素内的异质性。Mazaheri 等人对 SEM 和 IVIM 模型定量参数的可靠性和可重复性进行研究，DDC 和 α 的组内相关系数分别是 95.8%、64.1%，而 D、D^* 和 f 的组内相关系数分别为 84.4%、25.3% 和 41.3%。因此证明 SEM 的可靠性及可重复性优于 IVIM 模型。Liu 等研究结果表明，前列腺癌的 DDC 和 α 显著低于正常的前列腺组织，且无论是在正常的外周带和移行带还是前列腺癌组织，DDC 和 ADC 均具有良好的相关性。目前，SEM 用于前列腺的研究较少，其在前列腺癌诊断中的应用还需要多中心、大样本的研究来进一步探讨。

（3）扩散张量模型：磁共振扩散张量成像由 Basser 等人于 1994 年提出，DTI 通过在至少 6 个不共线方向施加扩散敏感梯度计算水分子扩散矩阵和方向信息。DTI 能够生成各向异性分数（fraction anisotropy，FA）图和平均扩散率（mean diffusivity，MD）图。FA 无量纲，大小从 0 到 1，其中 0 表示不存在各向异性，1 表示水的纯单向运动。另外，基于 DTI 的纤维示踪技术可以显示各向异性组织的三维结构，能够直观地评估病灶与周围结构的关系。由于颅脑中存在神经纤维、具有明显的各向异性，因此 DTI 模型在神经系统疾病中应用最广泛。

目前已有部分文献报道 DTI 在前列腺癌的诊断和 Gleason 分级中的应用，但其应用价值尚未达成统一意见。Li 等人的研究表明 FA 值和 ADC 值在鉴别外周带前列腺癌和外周带良性组织中均有统计学意义（$P<0.001$）；FA 值与 Gleason 分级呈中等正相关（$r=0.48$，$P<0.001$）外，在四组 Gleason 分级分组中（$\leq 3+3$，$3+4$，$4+3$，$\geq 4+4$），除 Gleason 3+4 组与 Gleason 4+3 组的 FA 值相比 $P>0.05$，其余任意两组 FA 值相比均有统计学意义（$P<0.05$）。Uribe 等人运用 7T 设备就 FA 值是否有助于前列腺癌诊断和分级进行了研究，共纳入 13 例患者，分体内和体外两个部分，结果显示无论是体内还是体外，肿瘤组织的 ADC 值均低于正常组织，而 FA 值只有在体内才有意义。他们认为噪声对 FA 值产生了影响，体内肿瘤组织的 FA 值较高是由低的信噪比（signal-to-noise ratio，SNR）导致，故提出 DTI 的 FA 值在前列腺癌中并无诊断价值（图 3-6）。

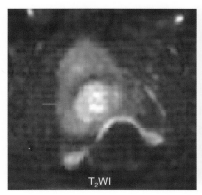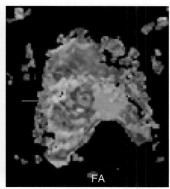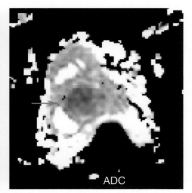

图 3-6　1 例经穿刺病理证实为前列腺癌的病灶
其右侧外周带见一 DWI 低信号结节灶，病灶区 FA 值轻微升高，ADC 值降低。

多项研究证实了 DTI 神经纤维束成像观察前列腺周围的神经血管束的可行性，但是，这些研究均缺乏组织病理学作为参考标准，因此 DTI 纤维示踪技术反映前列腺周围神经情况的灵敏度和特异度无法测量。另外，不同研究机构使用设备的不同、各向异性变量 FA 阈值、b 值等参数的不同均会影响纤维示踪的结果。Baur 等人纳入 10 例正常志愿者，设定不同的 FA 阈值，观察不同的 FA 阈值（0.20、0.05、0.01）对神经纤维束示踪结果的影响，结果发现前列腺周围组织各向异性值较低,只有当 FA 值设定为 0.05 和 0.01 时才能较好地模拟前列腺周围神经血管束的分布。

（4）弥散峰度成像:Jensen 等人研究扩散运动对于高斯行为的偏离,并于 2005 年提出一种新的生物物理模型——DKI,它是用来表征水分子运动呈非高斯分布扩散行为的方法。DKI 是 DTI 模型的扩展,测量的弥散峰度可能取决于弥散敏感梯度场的方向,正如 DTI 依赖于 6 个独立分量的张量,描述 DKI 对方向的依赖性需要 15 个独立分量的张量。DKI 可以同时获得 DTI 的参量和 DKI 的参量,DTI 的参量包括 FA、MD、径向扩散系数(radial diffusivity, RD)和轴向扩散系数(axial diffusivity, AD);DKI 的参量包括平均峰度(mean kurtosis, MK)、径向峰度(radial kurtosis, RK)和轴向峰度(axial kurtosis, AK)。峰度是一个数学名词,用于反映水分子扩散位移概率分布偏离高斯分布的程度,而高斯行为的偏离是由组织复杂性支配的,因此峰度可被认为是组织结构复杂性的度量。MK 的定义是组织在空间各个方向扩散峰度的均值,主要反映的是组织内部整体扩散的不均匀性,MK 越大表示扩散受限越严重,成分结构越复杂;RK 主要反映的是沿着长轴方向扩散的不均匀性;AK 主要反映垂直长轴方向扩散的不均匀性。在过去的十年里,DKI 主要应用于中枢神经系统。在体部主要集中在前列腺,其扩散各向异性不及颅脑明显,因此文献研究多使用常规的 DWI 序列(3 个梯度方向)结合较高 b 值信号经 DKI 模型拟合得到的 MK 和 MD 参数(图 3-7)。

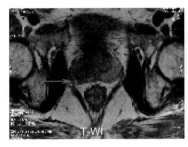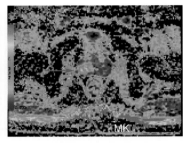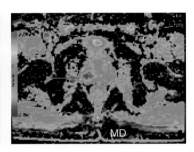

图 3-7 1 例经穿刺病理证实为前列腺癌的病灶
其右侧外周带见一 T₂WI 低信号结节灶,病灶区,MK 值升高,MD 值降低。

多项研究已证实 DKI 在前列腺癌的诊断及分级中具有重要价值。Rosenkrantz 等人的研究表明,在鉴别外周带前列腺癌和良性组织方面,MK 较 MD 和 ADC 的灵敏度最高(93.3% vs 78.5% vs 83.5%,$P<0.001$);在鉴别低级别和高级别肿瘤方面 MK 的灵敏度也较 ADC 和 MD 高(68.6% vs 51.0% vs 49.0%,$P<0.004$),但特异度有所下降(70.0% vs 81.4% vs 82.9%,$P<0.001$)。除此之外,MK 鉴别低级别和高级别肿瘤的曲线下面积(area under the curve, AUC)亦高于 ADC(0.70 vs 0.62,$P=0.010$)。但也有文献报道 DKI 并不能提高前列腺癌的诊断效能。Roethke 等人评价传统的 DWI 和 DKI 在外周带前列腺癌分级的价值,分别使用了两个序列,单指数模型仅采集 0 和 800s/mm² 的两个 b 值,而 DKI 模型使用多 b 值数据(最高达 2 000s/mm²)进行 DKI 拟合,结果显示 DKI 和 ADC 在鉴别 Gleason 分级方面的差异无统计学意义($P>0.05$)。

此外,DWI 还有许多新模型如分数阶微积分(fractional order calculus, FROC)扩散模型、统计模型(statistical model)及血管、细胞外和限制性扩散肿瘤细胞测量(vascular, extracellular and restricted diffusion for cytometry in tumors, VERDICT)模型等。这些模型从不

同的理论角度解释 DWI 成像在细胞水平的机制,对 DWI 信号衰减进行曲线拟合并引入定量参数图,目前这些模型在前列腺中应用极少,其在前列腺疾病中的临床应用仍有待于进一步的研究探讨。

（三）新型扩散成像技术

除了 DWI 模型的发展,DWI 成像序列也在不断进步。扩散加权成像是在原有脉冲序列的基础上加上一对梯度脉冲,此对梯度大小相同,方向相反。目前临床上所用的 DWI 主要是基于单次激发平面回波成像(single shot echo planar imaging, SS-EPI),其优点在于成像速度快,对运动导致的相位误差不敏感;局限性在于分辨率低,图像易变形。前列腺癌多发生于外周带,外周带靠近直肠,不同组织交界面的磁化率差异很大,SS-EPI 序列中前列腺直肠交界处的磁敏感伪影常掩盖病灶。分段读出平面回波成像(readout segmented echo planar imaging, RS-EPI)和小视野扩散加权成像(reduced field of view DWI, r-FOV DWI)是目前应用于临床中的两种提高图像分辨率、减少图像变形和伪影的技术。RS-EPI 序列由两个回波组成,一个用于采样标准读出分段 EPI 数据的成像回波,另一个为二维导航回波。RS-EPI 序列在读出方向上采用多个节段进行分段采样,这使得读出梯度脉冲时间更短,可以减少磁敏感导致的畸变。同时结合其他技术如全局自动校准部分并行采集(generalized autocalibrating partially parallel acquisition, GRAPPA),进一步减少了磁敏感伪影(图 3-8)。该技术已在中枢神经系统、乳腺、前列腺的临床应用中取得成功。r-FOV DWI 是另一种减少图像变形,提高图像分辨率和信噪比的方法。目前临床应用 r-FOV DWI 技术主要采用选择性激励技术,能够在单次采集中减少 K 空间的填充,从而减少读出时间并相对提高了相位方向带宽,从而减少图像伪影和变形,提高图像分辨率。目前临床中 r-FOV 采集序列主要有 GE 公司的 FOCUS 序列和西门子公司的 Zoomit 序列。

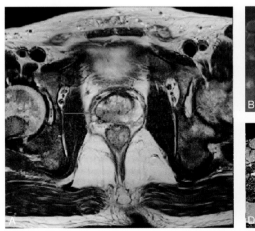
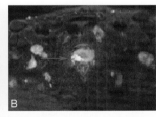
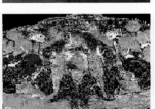
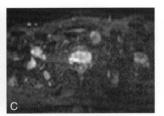
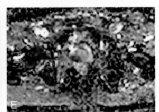

图 3-8　1 例病理证实外周带前列腺癌并骨转移的磁共振表现
T_2WI(图 A)示右侧前列腺外周带一低信号结节灶;RS-EPI(图 B)、SS-EPI(图 C)、RS-EPI ADC(图 D)、SS-EPI ADC(图 E)均能发现右侧外周带的癌灶,但 RS-EPI 有更好的空间分辨率,图像变形小,与 T_2WI 图像较接近。

DWI 技术发展迅速,是近年来 MRI 研究的热点。新型 DWI 模型和成像技术不断提出,为进一步提高前列腺癌诊断的准确性提供了可能。但这些新型 DWI 模型和成像技术还处在研究早期阶段,不同研究结果之间尚存在较多的差异,因此仍需要进一步探讨和研究。此外,虽然有些模型和技术已得到普遍认可,但大多仅装配在一些高端磁共振设备和大型医疗机构中,尚未普遍应用于临床,因此仍需要进一步推广。

四、动态对比增强磁共振成像

动态对比增强是前列腺 mpMRI 的重要组成部分。DCE 通过半定量或全定量分析,能够在微循环层面上分析病变的微观情况,从而提供重要的诊断信息,在多种肿瘤性病灶的鉴别诊断和预后评估中具有重要价值。

(一) DCE 的基本原理

DCE 是利用顺磁性钆类(Gadolinium,Gd)对比剂缩短组织 T_1 值的特性,在不同时间点观察病变的信号变化,判断组织的血供情况。通过药代动力学模型分析计算,得到半定量或定量参数。DCE 是一种以病变、组织中的微血管系统为理论基础,来评估组织性质功能的成像技术。

DCE 半定量分析是依据原始图像绘制时间 - 信号强度曲线,依据曲线的形状做出定性诊断。DCE 曲线多分为三种类型:Ⅰ 型为流入型、Ⅱ 型为平台型、Ⅲ 型为流出型。前列腺癌多为流出型曲线;前列腺增生多为流入型曲线;前列腺癌和前列腺增生都可以表现为平台型曲线(图 3-9)。

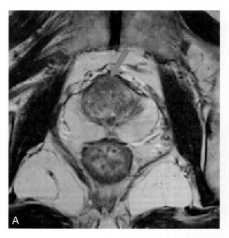
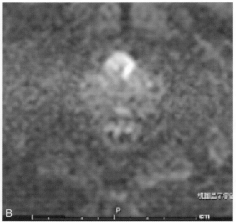
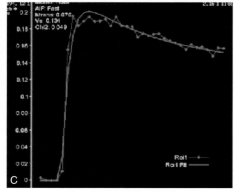

图 3-9　1 例经穿刺病理证实为前列腺癌的病灶
A. 轴位 T_2WI 示前列腺前纤维基质区低信号结节;B. 病灶区 DWI 弥散明显受限;
C. DCE 示病灶呈流出型曲线。

DCE 定量分析常用的计算方法是 Tofts 模型。Tofts 模型中的每个组织体素都包含三个组成部分：组织实质细胞、血管和组织细胞外血管外间隙。DCE 定量参数能够反映组织血流动力学方面的信息。其中，容积转运常数 K^{trans} 代表单位时间内每单位体积组织中从血管内进入血管外细胞外间隙的对比剂量，大小取决于血流量、毛细血管渗透性及表面积；速率常数 K_{ep} 代表单位时间内对比剂从组织间隙进入血管的量；血管外细胞外间隙体积百分数 Ve 代表的是单位体积组织内血管外细胞外间隙的体积。K^{trans} 值越高则表示组织的血浆流量和组织血管渗透性越高，因此对于肿瘤而言其 K^{trans} 值越高，则表明其代谢越快，其恶性程度也可能越高（图 3-10）。

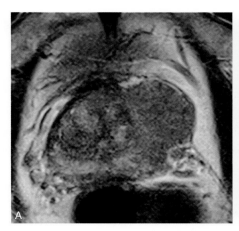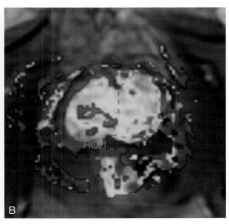

图 3-10　1 例经穿刺病理证实为前列腺癌的病灶

A. 轴位 T_2WI 示前列腺左侧外周带信号减低区；B. 在病灶区放置 ROI 测量 DCE-MRI 定量参数。

（二）DCE 的研究进展

1. DCE 在前列腺癌诊断中的研究进展　在临床工作中，放射科医师对部分患者的前列腺 MRI 图像无法做出明确诊断。对于这一类模棱两可的病例，DCE 具有良好的辅助诊断效能。PI-RADS 评分中，建议采用 DCE 协助诊断 PI-RADS 评分 3 分的病灶。近期，Cristel 等回顾性纳入了 103 例经病理证实的前列腺疾病患者，计算 103 例患者的 DCE 定量参数，研究结果显示 K^{trans} 联合 PI-RADS V2 评分能够提高诊断的阳性预测值，并有可能会减少无益的穿刺活检。Ma 等纳入了 81 例疑似诊断为前列腺癌的患者的 MRI 数据，探讨 ADC 和 DCE 定量参数诊断前列腺癌的效能。研究结果显示 K^{trans}、K_{ep}、Ve 和 ADC 联合应用的诊断效能显著高于单一定量参数。

2. DCE 在前列腺癌侵袭性评估中的研究进展　前列腺癌病灶分级及侵袭性评估对患者治疗方案的选择具有重要的价值。DCE 分析能够提供丰富的定量参数，可以用于前列腺癌侵袭性评估。Park 等回顾性纳入了 94 例接受根治性切除术的前列腺癌患者，对所有患者进行 DCE 检查并计算 DCE 定量参数，评估定量参数在鉴别 csPCa 和无临床意义前列腺癌（clinically insignificant prostate cancer, cisPCa）的效能。研究结果显示，Ve 在 CSC 和 non-CSC 间有显著差异，其鉴别 CSC 和 non-CSC 的 ROC 曲线下面积为 0.643（95% CI 0.538~0.739）。Mirak 等人回顾性纳入了 254 例行根治性切除的前列腺癌患者，探讨 DCE 定量参数在评估前列腺癌病灶分级（Gleason=6 为低级别，Gleason ≥6 为高级别）中的效能，研究结果显示 DCE 定量参数能够高效地区分高低级别前列腺癌病灶。另外一项研究中，Fukunaga 等纳入分析了 104 例经病理证实的前列腺癌患者，比较 DWI 单指数模型定量参数（ADC 值）、

IVIM 定量参数(f、D)、SEM 定量参数(α、DDC)及 DCE 定量参数(K^{trans}、K_{ep} 及 Ve)在鉴别 Gleason $\geq$ 3+4 和 Gleason=3+3 的前列腺癌病灶的效能。研究结果显示,IVIM、SEM 及 DCE 定量参数与 ADC 相比并没有显著优势。

但需要指出的是,DCE 定量参数受计算模型、对比剂种类、扫描方法等影响,不同研究结果之间存在一定差异。因此在实际应用中,应结合各个研究中的研究条件制订自己的诊断标准。但随着多中心、大样本研究的进展以及扫描规范的进一步统一,DCE 定量诊断将会使更多患者受益。

（杨 璐 李 震）

参 考 文 献

［1］张欣贺. 脉冲核磁共振成像实验仪原理及其应用［J］. 中国卫生产业,2015(20):3.

［2］HAMOEN E H J, DE ROOIJ M, WITJES J A, et al. Use of the prostate imaging reporting and data system (PI-RADS) for prostate cancer detection with multiparametric magnetic resonance imaging: a diagnostic meta-analysis［J］. Eur Urol, 2015, 67: 1112-1121.

［3］WEINREB J C, BARENTSZ J O, CHOYKE P L, et al. PI-RADS prostate imaging-reporting and data system: 2015, version 2［J］. Eur Urol, 2016, 69: 16-40.

［4］WOO S, SUH C H, KIM S Y, et al. Diagnostic performance of prostate imaging reporting and data system version 2 for detection of prostate cancer: a systematic review and diagnostic meta-analysis［J］. Eur Urol, 2017, 72: 177-188.

［5］ZHANG L, TANG M, Chen S, et al. A meta-analysis of use of prostate imaging reporting and data system version 2 (PI-RADS V2) with multiparametric MR imaging for the detection of prostate cancers［J］. Eur Urol, 2017, 27: 5204-5214.

［6］TURKBEY B, ROSENKRANTZ A B, HAIDER M A, et al. Prostate imaging reporting and data system version 2. 1: 2019 update of prostate imaging reporting and data system version 2［J］. Eur Urol, 2019, 76: 340-351.

［7］AHDOOT M, WILBUR A R, REESE S E, et al. MRI-targeted, systematic, and combined biopsy for prostate cancer Diagnosis［J］. N Engl J Med, 2020, 382(10): 917-928.

［8］BARBIERI S, BRONNIMANN M, BOXLER S, et al. Differentiation of prostate cancer lesions with high and with low Gleason score by diffusion-weighted MRI［J］. Eur Radiol, 2017, 27(4): 1547-1555.

［9］ZHANG Y D, WANG Q, WU C J, et al. The histogram analysis of diffusion-weighted intravoxel incoherent motion (IVIM) imaging for differentiating the gleason grade of prostate cancer［J］. Eur Radiol, 2015, 25(4): 994-1004.

［10］LIU X, ZHOU L, PENG W, et al. Comparison of stretched-exponential and monoexponential model diffusion-weighted imaging in prostate cancer and normal tissues［J］. J Magn Reson Imaging, 2015, 42(4): 1078-1085.

［11］FUKUNAGA T, TAMADA T, KANOMATA N, et al. Quantitative diffusion-weighted imaging and dynamic contrast-enhanced MR imaging for assessment of tumor aggressiveness in prostate cancer at 3T［J］. Magn Reson Imaging, 2021, 83: 152-159.

［12］CRISTEL, GIULIA, ESPOSITO, et al. Can DCE-MRI reduce the number of PI-RADS v. 2 false positive findings? Role of quantitative pharmacokinetic parameters in prostate lesions characterization［J］. Eur J Radiol, 2019, 118: 51-57.

［13］PARK H, KIM S H, KIM J Y. Dynamic contrast-enhanced magnetic resonance imaging for risk stratification in patients with prostate cancer［J］. Quant Imaging Med Surg, 2022, 12(1): 742-751.

第四章 正电子发射断层成像在前列腺癌诊断中的进展及临床价值

前列腺癌的临床生物学行为具高度异质性,全身和局灶治疗手段多样。无创、灵敏度和特异度高的分子影像技术,是指导前列腺癌个体化诊疗的重要工具之一。正电子发射断层成像(positron emission tomography,PET)是分子影像技术的成熟代表。基于肿瘤组织代谢及特异靶点的 PET 分子成像可显示肿瘤细胞生化代谢异常和特征性标志物表达水平及变化,是肿瘤探测、肿瘤细胞生物学特性研究及疾病疗效评估的有效手段。

用于前列腺癌的 PET 显像剂发展迅速,除了临床应用最广泛的葡萄糖代谢显像剂 ^{18}F-氟代脱氧葡萄糖(^{18}F-fluorodeoxyglucose,^{18}F-FDG),还有反映不同代谢底物、成骨细胞反应和受体、抗原表达的 PET 显像剂陆续进入临床试验和应用。主要包括 ^{11}C/^{18}F-胆碱、^{18}F-fluciclovine、^{11}C/^{18}F-乙酸盐、^{18}F-氟化钠(^{18}F-NaF)和 ^{68}Ga/^{18}F-PSMA 配体等(表 4-1)。

表 4-1 主要的前列腺癌 PET 显像剂(临床)

分类	名称	显像原理	主要适应证
代谢型	^{18}F-FDG	葡萄糖代谢	转移性去势抵抗性前列腺癌
	^{11}C/^{18}F-胆碱	胆碱代谢	生化复发
	^{18}F-fluciclovine	氨基酸代谢	生化复发
	^{11}C/^{18}F-乙酸盐	脂肪酸代谢	生化复发
成骨反应	^{18}F-NaF	成骨反应	骨转移
肿瘤靶向型	^{68}Ga/^{18}F-PSMA 配体	与 PSMA 结合	生化复发;分期;靶向 PSMA 放射性配体治疗的患者筛选
	^{18}F-二氢睾酮(FDHT)	与雄激素受体结合	转移性去势抵抗性前列腺癌

其中,PSMA 是前列腺癌的生物标志物之一,以放射性核素靶向标记 PSMA 配体的 PET 成像可实现无创、活体、实时探查全身范围的前列腺癌病灶,具有高度特异性和敏感性。^{68}Ga/^{18}F-PSMA 配体在目前所有应用于前列腺癌的 PET 显像剂中表现最优,是前列腺癌生化复发病灶检测、分期和疗效评估的重要分子影像利器,在前列腺癌临床诊疗中发挥越来越重要的作用,改变着前列腺癌诊断相关指南,也为前列腺癌精准诊疗的系列临床研究注入了极大的活力。2020 年末,FDA 批准了首款靶向 PSMA 的 PET 显像剂(^{68}Ga-PSMA-11)用于前列腺癌生化复发病灶探测和分期。

进行 PET 成像的影像设备包括 PET/CT 和 PET/MRI,前者分布广泛,后者装机量也在逐年增加。PET/MRI 实现了 PET 成像与 MRI 影像的同机、一体化融合,因 MRI 较 CT 更高的组织分辨率和无放射性,使得 PET/MR 能够一站式为前列腺癌诊断、分期和生化复发病灶探测等提供更全面和准确的影像信息,应用前景广阔。

第一节　代谢型正电子发射断层成像显像

一、^{18}F- 脱氧葡萄糖

^{18}F-FDG 反映细胞葡萄糖代谢水平,是临床应用最广泛的 PET 显像剂。由于葡萄糖转运蛋白表达增加或已糖激酶 II 活性增强,大部分恶性肿瘤细胞的葡萄糖代谢活跃,高于正常组织(Warburg 效应)。基于此,^{18}F-FDG 可用于多种类型肿瘤的 PET 成像。

葡萄糖转运蛋白 1 在部分前列腺癌的表达高于良性前列腺增生,并与 Gleason 评分呈正相关。同时,葡萄糖转运蛋白 1 的表达水平在不同分化程度的前列腺癌细胞中存在差异,分化差的激素非依赖性前列腺癌细胞株的葡萄糖转运蛋白 1 表达水平高于分化良好的激素敏感性细胞株。因此,部分前列腺癌细胞葡萄糖代谢可表现为增高,有些却并不明显。部分糖代谢并不旺盛的前列腺癌细胞,其产能可能依赖于其他途径,如脂肪酸氧化。此外,激素敏感性前列腺癌细胞的糖代谢水平受雄激素调节,激素非依赖性前列腺癌则较少受其影响。

^{18}F-FDG PET/CT 在转移性前列腺癌分期、再分期、疗效评估与预后预测中具有良好的价值,可辅助少见病理类型前列腺癌(如神经内分泌癌或神经内分泌分化、肉瘤和淋巴瘤)的诊断,但是对前列腺腺癌早期定性、定位诊断和检测生化复发病灶方面能力较为有限。

(一)转移性前列腺癌分期、再分期

^{18}F-FDG PET/CT 显像可探测前列腺癌淋巴结、骨及内脏转移,对患者诊疗计划的制订具有良好的指导意义。基于美国肿瘤 PET 登记数据库的一项大样本研究(5 309 例)显示,^{18}F-FDG PET/CT 显像对 35.1% 前列腺癌患者的临床管理(包括初分期、再分期和复发检测)产生了影响,其中 2 042 例患者的检查目的为初分期,PET 显像改变了 32% 患者的临床决策;其他 1 477 例患者行再分期 PET 显像,对其中 34% 患者的临床决策产生了影响。图 4-1 及图 4-2 为两例前列腺癌高危组患者的术前 ^{18}F-FDG PET/CT 影像,可准确显示淋巴结及骨转移。

(二)转移性前列腺癌疗效评估与预后预测

激素非依赖性前列腺癌细胞对 ^{18}F-FDG 的摄取程度往往高于激素敏感性癌细胞,去势抵抗性前列腺癌(castration-resistant prostate cancer, CRPC)转移灶(淋巴结、骨及内脏)对 ^{18}F-FDG 也多表现为高摄取。经过一段时间的有效治疗后,病灶对 ^{18}F-FDG 的摄取程度可降低,与血清 PSA 下降一致。因此,^{18}F-FDG PET/CT 尤适用于转移性 CRPC 患者的再分期、疗效评估与预后预测。肿瘤糖酵解活性可作为患者的预后分子标志物,最大标准摄取值(maximum standard uptake value, SUV_{max})较高的前列腺癌患者较 SUV 值低的患者预后差,SUV_{max} 值可以作为患者生存期的独立预测因子。此外,其他半定量参数,如肿瘤代谢体积(metabolic tumor volume, MTV)和病灶糖酵解总量(Total lesion glycolysis, TLG)都对 CRPC 患者预后预测具有良好的价值。

由于前列腺癌细胞对 ^{18}F-FDG 的摄取受雄激素调节,^{18}F-FDG PET/CT 可预测前列腺癌对雄激素阻断治疗的反应,^{18}F-FDG 在转移病灶中的高度浓聚提示激素治疗的失败率可能提高。^{18}F-FDG PET/CT 显像可准确评估接受化疗的转移性去势敏感性前列腺癌患者是否存在疾病进展,标准为超过 5 处病灶的平均 SUV_{max} 值增加 >33% 或出现新病灶。

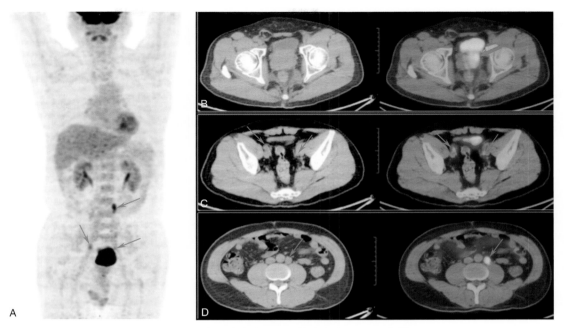

图 4-1 1 例前列腺癌伴淋巴结转移患者 PET 显像结果

患者,男性,55 岁,t-PSA:35.08ng/ml ↑,前列腺左叶 FDG 摄取增高,SUV_{max}:7.1(图 B,箭头),病理 Gleason 评分:4+4=8 分;盆腔双侧髂外及腹膜后主动脉左旁转移淋巴结 FDG 摄取增高,SUV_{max}:7.8(图 A、C、D,箭头)。

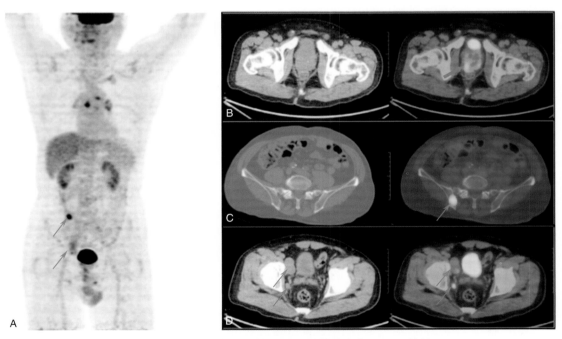

图 4-2 1 例前列腺癌伴骨转移、淋巴结转移患者 PET 显像结果

患者,男性,72 岁,t-PSA:74.03ng/ml ↑,前列腺右叶局部 FDG 摄取增高,SUV_{max}:5.5(图 B,箭头),病理 Gleason 评分:4+4=8 分;右侧髂骨转移及盆腔转移淋巴结 FDG 摄取增高,SUV_{max} 分别为 7.9、4.1(图 A、C、D,箭头,右侧髂骨 CT 未见形态异常)。

（三）生化复发

^{18}F-FDG PET/CT 显像检测生化复发前列腺癌病灶的总体阳性率约为 30%，其中包括局部复发、区域及远处转移，且阳性率与血清 PSA 水平密切相关。^{18}F-FDG PET/CT 阳性患者血清 PSA 水平普遍高于阴性患者，对区域及远处转移灶的诊断灵敏度可达 100%。但是由于 ^{18}F-FDG 经泌尿系统排泄，膀胱及尿道的高放射性背景可能影响邻近病灶的观察，对前列腺癌局部复发的诊断造成困难，故 ^{18}F-FDG PET/CT 检测早期局部复发的灵敏度较低（不足 20%），并且需要专科医师谨慎判断。

（四）早期诊断

^{18}F-FDG 在前列腺癌早期诊断和复发探测中的灵敏度和特异度欠佳，价值较为有限。^{18}F-FDG PET 影像中，正常前列腺组织 ^{18}F-FDG 的 SUV_{max} 范围介于 1.1~3.7 之间。一般而言，SUV 值越高，前列腺癌可能性越大，但与良恶性病变的 SUV_{max} 值范围存在交叉，鉴别诊断不能仅依赖于 SUV_{max} 值。例如，一些体积较小、生长缓慢或分化程度良好的前列腺腺癌，对 ^{18}F-FDG 可能表现为无或轻度摄取，与正常或增生前列腺组织类似。一般认为，对 ^{18}F-FDG PET/CT 意外探测到的前列腺高代谢病灶，当 $SUV_{max}>6$ 时，应积极行进一步专科评估以除外前列腺癌。

二、^{11}C- 胆碱

胆碱是细胞膜的重要成分，在细胞增殖过程中合成活跃。肿瘤细胞中胆碱转运体及胆碱激酶上调，胆碱代谢异常增高。正电子核素标记的胆碱在肿瘤细胞中被磷酸化后滞留，以磷脂酰胆碱（卵磷脂）的形式参与肿瘤细胞胆碱代谢，通过 PET 显像可探测细胞膜胆碱合成情况，从而评估肿瘤细胞增殖、代谢状态。

^{11}C 的半衰期较短（约 20min），只能在有回旋加速器的中心开展。^{11}C- 胆碱的正常生理分布显示其在胰腺、肝脏、肾脏和唾液腺及肠道中有不同程度的放射性分布，尿液中往往无放射性。作为非特异性的肿瘤代谢显像剂，胆碱显像同样难以完全区分前列腺良恶性病变。但是 ^{11}C- 胆碱不经尿道排泄，膀胱及尿道本底值低是其应用于前列腺癌的一个优势。

^{11}C- 胆碱 PET/CT 显像主要用于生化复发前列腺癌，对分期和疗效评估也具有良好的临床价值。

（一）生化复发

2012 年 9 月，FDA 批准 ^{11}C- 胆碱注射液用于复发性前列腺癌检测。在复发病灶检测中，^{11}C- 胆碱 PET/CT 对病灶的灵敏度与血清 PSA 水平相关，对 PSA 倍增时间 ≤6 个月和 PSA 速率 >1ng/ml 的患者价值更高。既往研究显示：在 PSA<1ng/ml 时，^{11}C- 胆碱 PET/CT 对前列腺癌复发的灵敏度为 36%；1<PSA≤2ng/ml 时为 43%；2<PSA≤3ng/ml 时为 62%；PSA ≥3ng/ml 时，^{11}C- 胆碱 PET/CT 的阳性率升高至 73%，提示 ^{11}C- 胆碱在生化复发的诊断价值明显高于 ^{18}F-FDG。

（二）分期和疗效评估

^{11}C- 胆碱 PET/CT 显像还可应用于前列腺癌分期和疗效评估。通过回顾性研究比较 ^{11}C- 胆碱 PET/CT 和全身 MRI 对前列腺癌分期的价值，^{11}C- 胆碱 PET/CT 的灵敏度和特异度分别为 97% 和 77%，全身 MRI 为 79% 和 94%，两种成像方式可互相补充。在淋巴结分期方面，^{11}C- 胆碱 PET/CT 显像诊断前列腺癌盆腔转移性淋巴结的灵敏度为 62%，特异度为 92%，

可能改变 41% 患者的治疗方案。在雄激素抵抗性前列腺癌进行雄激素剥夺治疗（androgen-deprivation therapy，ADT）的疗效评估方面，^{11}C- 胆碱 PET/CT 的灵敏度优于 PSA 变化，可用于 ADT 疗效监测。此外，^{11}C- 胆碱 PET/CT 还可较好地评估放疗对前列腺癌的治疗效果。

三、^{18}F-fluciclovine

氨基酸是细胞代谢和生长所必需的物质，癌细胞对营养的需求远高于正常组织。前列腺癌细胞表面氨基酸转运体过度表达，包括 L 型氨基酸转运体（L-type amino acid transporter，LAT）系统中的 LAT1、LAT3 和 LAT4，丙氨酸 - 丝氨酸 - 半胱氨酸转运体（alanine-serine-cysteine transporter，ASCT）系统中的 ASCT1 和 ASCT2。^{18}F-fluciclovine 是 ^{18}F 标记的人工合成氨基酸，它与钠离子依赖氨基酸转运蛋白亚型（ASCT2）及非依赖亚型（LAT1）均有高度亲和性，具有摄取快、显影快、代谢快的药物动力学特性和前列腺癌摄取值高、周围区域（肌肉、膀胱等）干扰显影少等优点，对前列腺癌复发和转移灶探测具有良好的临床价值。但 ^{18}F-fluciclovine 特异度仍不够高，前列腺癌和良性组织对 ^{18}F-fluciclovine 的摄取值范围存在重叠，炎性病变对 ^{18}F-fluciclovine 也有不同程度的摄取。

（一）生化复发

2016 年 5 月，FDA 批准 ^{18}F-fluciclovine 用于生化复发前列腺癌患者的评估。在检测前列腺癌生化复发方面，^{18}F-fluciclovine 略优于 ^{11}C- 胆碱，其检测率也与 PSA 值紧密相关。^{18}F-fluciclovine PET 显像也可为生化复发患者（PSA>1.0ng/ml）治疗计划的制订提供良好的指导，可能改变 59% 患者的治疗计划。值得注意的是，在低 PSA 水平（≤2.0ng/ml）的生化复发前列腺癌中，^{18}F-fluciclovine 的表现不及 ^{68}Ga-PSMA-11。

（二）前列腺癌转移

在骨转移灶检测方面，溶骨和成骨病变均可不同程度地摄取 ^{18}F-fluciclovine，溶骨性病变通常表现为高摄取，混合性病变呈中度摄取，成骨性病变可表现为轻度或无摄取，但尚不建议使用 ^{18}F-fluciclovine PET 替代传统全身骨显像。在淋巴结转移灶检测方面，^{18}F-fluciclovine 在术前区域淋巴结转移检测中可检出直径 4~9mm 的淋巴结，但须注意良性淋巴结亦可显影。

四、^{11}C/^{18}F- 乙酸盐

部分前列腺癌细胞的产能主要依赖于脂肪酸氧化，表现出脂肪酸代谢增高。乙酸盐参与体内脂肪酸代谢等多种生化代谢，正电子核素（^{11}C 或 ^{18}F）标记的乙酸盐 PET 显像在前列腺癌诊疗中具有一定的临床价值，主要可用于肿瘤复发的检测。类似于 ^{11}C- 胆碱，^{11}C- 乙酸盐较少经尿道排泄，膀胱及尿道放射性本底低是其应用于复发性前列腺癌的一个优势。原发性前列腺良恶性病变对 ^{11}C/^{18}F- 乙酸盐的摄取值范围也存在重叠，鉴别诊断困难。

^{11}C- 乙酸盐 PET 显像在前列腺癌复发探测方面灵敏度较 ^{18}F-FDG PET 高，与 ^{11}C- 胆碱 PET 相当，检测率也与血清 PSA 水平相关。血清 PSA>3ng/ml 时，阳性率为 59%，PSA 水平≤3ng/ml 时阳性率下降至 4%。

第二节　^{18}F-NaF 正电子发射断层成像显像

　　^{18}F-NaF 是一种用于检测骨骼病变的高灵敏度、亲骨性 PET 显像剂,其在体内的摄取机制类似于 ^{99m}Tc-MDP,但具有更好的药代动力学特性,如更快的血液清除速率和双倍的骨骼摄取。^{18}F-NaF PET/CT 检查费用高于传统 ^{99m}Tc-MDP 全身骨显像。^{18}F-NaF 的浓聚可以反映局部血供以及骨重构情况。肿瘤骨转移导致局部毛细血管通透性和骨代谢增加,^{18}F-NaF PET/CT 能清楚显示全身骨转移病灶,除了检测成骨性转移灶外,它还能诊断溶骨性转移、微小转移和早期骨髓转移。因此,^{18}F-NaF PET/CT 对诊断肿瘤骨转移有较高的临床价值,还可以用于肿瘤骨转移治疗的疗效评估。但是,值得注意的是,部分骨良性病变(如退行性病变、骨折、骨髓炎等)也可对 ^{18}F-NaF 高摄取,在临床工作中需要加以鉴别。图 4-3 为 1 例前列腺癌广泛骨转移患者的 ^{18}F-NaF PET 影像。

一、骨转移诊断

　　^{18}F-NaF PET 诊断前列腺癌骨转移的灵敏度较高(90% 以上),特异度波动于 50%~88%。^{18}F-NaF PET/CT 能比 ^{99m}Tc-MDP 全身骨显像发现更多骨转移病灶。骨转移病灶的数量可以作为前列腺癌预后评价的独立因素。此外,^{18}F-NaF PET/CT 可有效指导抗前列腺癌骨转移治疗方式的选择。

二、抗骨转移治疗疗效评估

　　^{18}F-NaF PET/CT 显像成像质量高,还能定量分析骨代谢情况,是早期、准确评价前列腺癌骨转移治疗效果的先进手段。治疗后 6 个月 ^{18}F-NaF PET/CT 显像的 SUV_{max} 值、病灶数量与患者疗效具有良好的相关性。但是在骨转移治疗的早期(8 周)疗效评估中,须注意"闪烁现象"的存在。该现象为治疗后病变部位充血水肿、炎性物质释放增加及成骨细胞活跃导致的病灶 SUV 值增高,一般持续时间约 2 个月。在骨转移的随访监测方面,^{18}F-NaF PET/CT 灵敏度明显优于 ^{18}F-FDG PET/CT 和 ^{99m}Tc-MDP 骨显像。在氯化镭(^{223}RaCl$_2$)治疗转移性 CRPC 骨转移中,^{18}F-NaF PET/CT 也可以准确评估疗效反应并预测预后。

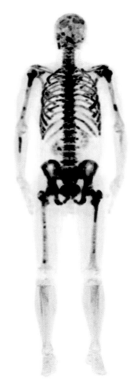

图 4-3　1 例前列腺癌广泛骨转移患者的 ^{18}F-NaF PET 影像

第三节　肿瘤靶向正电子发射断层成像显像

一、^{68}Ga/^{18}F- 前列腺特异性膜抗原配体

　　PSMA 是一种 II 型跨膜细胞糖蛋白,具有叶酸水解酶和 N- 乙酰化 α 连接酸性二肽酶(N-acetylated-α-linked acidic dipeptidase,NAALADase)活性,又被称为叶酸水解酶 I 或谷氨酸羧肽酶 II。PSMA 正常表达于前列腺上皮细胞,在 90% 以上的前列腺癌中高表达,且表达

水平与前列腺癌恶性程度、病理分级、肿瘤侵袭性和生化复发率密切相关。雄激素非依赖性前列腺癌细胞几乎 100% 高表达 PSMA，因此，PSMA 是前列腺癌特异性成像和治疗的一个有效靶点。

PSMA 的胞内段和胞外段有多个表位，可以与核素标记的单克隆抗体或小分子化合物结合，从而进行前列腺癌的特异性显像和治疗。该成像方法实现了 PSMA 表达的无创、可视化检测，已成功应用于前列腺癌临床诊疗。以 PSMA 为靶点的 PSMA PET 显像在生化复发和转移性前列腺癌分期的重要价值已获得广泛关注和认可。相比于 CT、MRI、骨扫描和既往其他 PET 显像剂，PSMA PET 显像在检测前列腺癌生化复发、区域及远处转移方面的灵敏度、特异度和准确度更高。基于 PSMA 靶点的放射性配体治疗也给转移性晚期前列腺癌患者提供了一种新的治疗方式。借助于核素不同的衰变性质，放射性核素诊疗一体化平台可以先使用具有成像属性的核素（如 ^{68}Ga、^{18}F）标记某些化合物对特定的疾病靶点（如细胞表面受体或膜转运体）进行成像，达到疾病诊断的目的。然后使用具有治疗属性的核素（如 ^{90}Y、^{177}Lu）标记相同或相似的标记物，将电离辐射传递到表达该靶点的组织和细胞中，以达到治疗疾病的目的。靶向 PSMA 的放射性核素诊疗一体化蓬勃发展，使核医学技术深度融入前列腺癌临床诊疗。

目前，PSMA PET 显像在前列腺癌的临床应用适应证主要包括：①生化复发；②中-高危前列腺癌初分期；③再分期；④靶向 PSMA 放射性配体治疗（PSMA-directed radioligand therapy，PSMA-RLT）患者的筛选；⑤疗效评估；⑥csPCa 的诊断；⑦其他，如引导前列腺靶向穿刺活检、指导治疗计划制订。

至于在多种 PSMA PET 显像剂中如何做出更合理的选择，须根据实际临床背景进行考虑。当 PSMA PET 的检查目的是探测邻近尿道的小局部复发病灶时，使用主要经肝脏排泄的 ^{18}F-PSMA-1007 比经泌尿道排泄的示踪剂如 ^{68}Ga-PSMA-11、^{18}F-DCFPyL、^{18}F-JK-PSMA-7 更有利于诊断。在检测骨转移方面，则选用经泌尿道排泄的 PSMA PET 示踪剂更佳，原因是 ^{18}F-PSMA-1007 存在较高频率的非特异性骨浓聚，即假阳性率。需要特别指出的是，PSMA PET 还具有图像直观明了的重要优势，不同阅片医师之间的判读意见差异较小，有利于其临床推广。

（一）PSMA-PET 用于前列腺癌生化复发

PSMA PET 的临床应用研究始于前列腺癌术后生化复发及转移。Afshar 等纳入的 37 例受试者中，83.8%（31/37）患者发现一处及以上可疑病灶，PSA<2.2ng/ml 时灵敏度为 60%，PSA>2.2ng/ml 时灵敏度为 100%。其后，多项回顾性及前瞻性研究进一步证实 PSMA PET 检测生化复发病灶的良好价值，与患者血清 PSA 呈正相关，尤其在低 PSA 复发水平（0.2~2ng/ml），PSMA PET 的灵敏度及特异度高于传统影像，可协助临床更早确诊生化复发的病灶，让挽救性放疗及其他系统治疗有的放矢。此外，PSMA PET 在 PSA 倍增时间较短和初始 Gleason 评分较高的患者中也显示出更高的灵敏度。

2017 年欧洲核医学协会与核医学与分子影像学学会发布前列腺癌 ^{68}Ga-PSMA-PET/CT 检查联合指南，其中首推的临床适应证即复发性前列腺癌（尤其适用于 PSA 水平 0.2~10ng/ml 的患者）。其后，Sawicki L.M. 等的前瞻性研究进一步比较了 PSMA PET/CT 与全身 MRI 对生化复发病灶的检测价值，基于病灶计算两者阳性率分别为 100%（56/56）和 23.2%（13/56），PSMA PET/CT 更优。

2021 年 7 月，*Journal of Nuclear Medicine* 杂志发表了 ^{68}Ga-PSMA PET 检测复发性前列

腺癌的首个前瞻性、全球多中心临床研究（IAEA-PSMA）结果。该研究纳入了 15 个国家，17 个中心共 1 004 例经病理证实的前列腺癌患者，既往行前列腺癌根治性切除或放疗，血清 PSA<4ng/ml 或 <10ng/ml 但 CT、MR 和骨扫描阴性。研究结果显示 1 004 例受试者中 65.1% 患者 ^{68}Ga-PSMA PET 显像阳性，^{68}Ga-PSMA-PET/CT 阳性与 Gleason 评分、PSA 水平、PSA 倍增时间及以放疗为主要治疗手段相关，并且 ^{68}Ga-PSMA PET/CT 改变了 56.8% 患者的治疗管理。该研究证实在复发性前列腺癌的早期诊断中，^{68}Ga-PSMA PET/CT 的显著价值和其在世界范围内的可推行性。此项高级别循证医学证据牢牢稳固了 PSMA PET 在生化复发前列腺癌中的临床应用地位。

PSMA PET 指导下的精准挽救性手术治疗或精准放疗，可减少正常组织损伤，提高生化复发患者的肿瘤控制率，并可能延长患者生存期。一项备受到业内关注的多中心、前瞻性、随机对照、开放标签的Ⅲ期临床研究聚焦于对比根治性前列腺切除术后复发患者基于 PSMA PET 和传统影像（^{18}F-fluciclovine PET、CT、骨扫描、磁共振成像或 ^{18}F-FDG PET）施行挽救性放疗的成功率（随访时间 5 年），该研究已于 2020 年 8 月 17 日完成 193 例受试者招募（对照组 90 例，试验组 103 例），2021 年 3 月更新的结果显示，试验组中超 1/3 患者借助 PSMA PET 准确定位了局部病灶，9% 的患者通过 PSMA PET 发现了骨盆外病灶。该研究的 5 年随访终点尚未达到，PSMA PET 指导根治性前列腺切除术后复发患者放疗定位是否真正有助于患者获得更好的临床预后有待其最终结果的揭晓。

截至 2022 年，国内外各泌尿肿瘤协会，如中国临床肿瘤学会（Chinese Society of Clinical Oncology, CSCO）、欧洲泌尿外科学会、美国国家综合癌症网络（National Comprehensive Cancer Network, NCCN）、美国泌尿外科学会（American Urological Association, AUA）均在临床指南中推荐 PSMA PET 用于复发性前列腺癌，尤其是拟行挽救性放疗或转移灶导向治疗的患者。图 4-4 为 1 例经 PSMA PET/CT 准确诊断的生化复发前列腺癌。

（二）PSMA-PET 用于中 - 高危前列腺癌初分期

对初诊转移性前列腺癌，低肿瘤负荷患者的治疗方案与高肿瘤负荷患者有明显差异。因此，前列腺癌患者的全身分期和肿瘤负荷评估也越来越受到临床关注。相较于传统 N、M 分期手段（增强 CT+ 骨扫描），靶向前列腺癌 PSMA PET 的诊断效能高、一次成像扫描范围大而辐射剂量更低，逐渐发展为术前 / 治疗前分期和肿瘤负荷评估的优选工具。

在高危前列腺癌初分期中，PSMA PET/CT 可以取代传统的增强 CT+ 骨扫描组合。2020 年 3 月 *Lancet* 杂志发布了 PSMA PET/CT 对确诊 / 未治高危前列腺癌分期的前瞻性、随机、多中心、Ⅲ期临床研究（proPSMA 研究）结果：对高危前列腺癌患者术前 / 放疗前分期，PSMA PET/CT 的准确度为 92%，传统影像（腹盆腔增强 CT+ 全身骨显像 / 胸部 - 盆腔骨 SPECT/CT）的准确度为 65%，两者相比 PSMA PET/CT 准确度更高，模棱两可的病灶更少，辐射量更低，可以取代 CT+ 骨扫描组合用于高危前列腺癌初分期。CSCO 指南中已推荐使用 PSMA-PET/CT 进行前列腺癌 N-M 分期。针对前列腺癌的分子影像（PSMA PET/CT 或 PET/MRI）TNM 分期的标准有前列腺癌分子影像标准化评价（prostate cancer molecular imaging standardized evaluation, PROMISE）及 PSMA 报告和数据系统（PSMA reporting and data system, PSMA-RADS）。图 4-5 为 1 例高危前列腺癌 PSMA PET/CT 下的临床 TNM 分期信息。

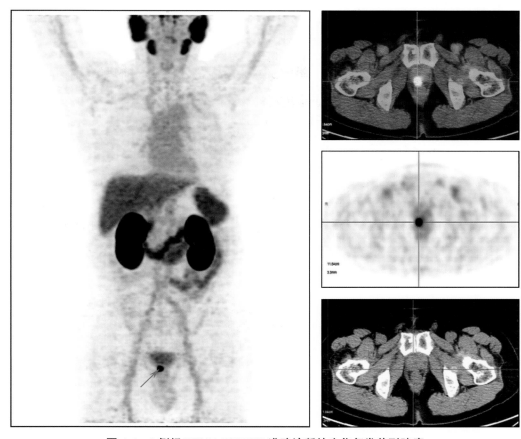

图 4-4　1 例经 PSMA PET/CT 准确诊断的生化复发前列腺癌

患者,男性,65 岁,前列腺癌根治切除术后 4 年,ADT 停药 3 年,PSA 升高 2 个月,t-PSA:1.25ng/ml,^{68}Ga-PSMA PET/CT 示术区偏右侧结节,显著高放射性摄取,SUV_{max}:31.2,提示局部复发,行盆腔放疗 + 内分泌治疗 2 个月后 t-PSA 降至 0.04ng/ml。

  临床 T 分期中肿瘤腺外侵犯(主要包括前列腺包膜、神经血管束、精囊腺及膀胱)的无创术前评估影像对手术计划制订具有重要指导作用。PSMA PET/MRI 在前列腺癌术前诊断、细化 T 分期及患者管理中具有良好的价值。PSMA PET/MRI 对原发灶的灵敏度为 97.5%(119/122),T 分期的总体准确度为 82.5%,亚组分析其对 T_2 分期的诊断准确度为 85%,T_{3a} 为 79%,T_{3b} 为 94%,对 N_1 分期的诊断准确度为 93%,可改变约 30% 患者的治疗管理。PSMA PET/MRI 中 PET 与 ADC 序列行放射组学分析可预测前列腺癌术后 Gleason 评分,准确度约 82% ± 5%。目前,还有许多相关临床试验正在进行中,包括探索 PSMA PET/MRI 对安全性(Clinical Trials.gov, NCT04243941)、诊断(NCT04573179)、疗效评估(NCT03949517)等的价值。PSMA PET/MRI 有潜力成为前列腺癌诊断、定位、分期、一站式评估的高效多模态影像工具。未来,随着 PET/MRI 设备可及性的增加,PSMA PET/MRI 有望为更多前列腺癌患者提供全身一站式精准影像评估。

  PSMA PET/CT 有助于临床筛选需行盆腔淋巴结清扫和寡转移导向治疗的患者。PSMA PET/CT 在评估淋巴结转移方面的灵敏度和特异度高达 80%~97%,明显高于传统影像,可准确检测到直径在 0.3~0.5cm 的转移淋巴结。借助 PSMA PET/CT 成像指导寡转移导向治疗具有重要的临床意义。Radwan N 等的一项 Ⅱ 期、随机分组临床研究旨在比较观察等待与立体

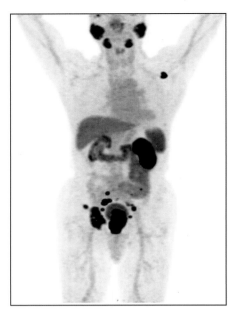

图4-5　1例高危前列腺癌 PSMA PET/CT 下的临床 TNM 分期信息

患者，65岁，t-PSA：138.88ng/ml↑。治疗前 ^{68}Ga-PSMA-617 PET/CT 显像示：前列腺癌侵犯膀胱、精囊腺，并盆腔双侧多发淋巴结转移、多处骨转移（左侧肩胛骨、L_5、骶骨、双侧髂骨、右侧髋臼）；^{68}Ga-PSMA-617 PET/CT 显像提示患者分期为 $cT_4N_1M_{1b}$。

定向消融放疗对寡转移性前列腺癌的预后，研究者对随机分配到立体定向消融放疗组的患者在治疗前基线与治疗后180天行 PSMA PET/CT 检查，结果显示在基线时 PSMA PET/CT 未检测到传统影像所示之外病变的患者，6个月后出现新发转移灶的可能性显著低于基线 PSMA PET/CT 发现额外阳性病灶的患者（16%vs 63%），并且接受放疗的患者和接受观察等待的患者在6个月后出现疾病进展的比例各为19%（7/36）和61%（11/18），表明立体定向消融放疗改善了患者的中位无进展生存期，其中经 PSMA PET/CT 筛选的阴性患者更少发生疾病进展。

（三）PSMA PET 用于转移性前列腺癌再分期

转移性前列腺癌具有高度肿瘤异质性，这在很大程度上给前列腺癌患者精准治疗计划制订、疗效评估及预后预测带来困难，并且在治疗过程中，疾病也在发生动态的异质性变化。因此，临床需要多种可全面评估患者肿瘤负荷、肿瘤异质性的手段以促进前列腺癌精准诊疗发展和患者生存预后的改善。目前，PSMA PET 是对转移性前列腺癌进行分期的最灵敏、准确的先进影像手段。

PSMA PET 逐步改变着非转移性 CRPC 患者的临床再分期格局。传统影像学检查定为非转移性 CRPC 的患者中，通过 PSMA PET 检测出 M_1 期 CRPC 的比例可达50%。在转移性 CRPC 患者全身分期评估中，PSMA PET 的检测灵敏度、特异度和准确度均高于传统影像（骨扫描和 CT）。联合双示踪剂（FDG 和 PSMA）PET/CT 有助于评估转移性前列腺癌患者肿瘤异质性、肿瘤负荷和预后。其次，在 ^{223}RaCl$_2$ 治疗前，以 PSMA PET 为影像分期手段，可以准确发现内脏转移和骨扫描假阴性的骨转移，从而筛选出更能获益的患者。

（四）靶向 PSMA 放射性配体治疗患者的筛选

PSMA 抗体、抗体片段或小分子配体用治疗核素如 ^{177}Lu、^{225}Ac 等进行放射标记，可为晚期前列腺癌患者提供 PSMA-RLT，实现放射性核素诊疗一体化。^{68}Ga-PSMA PET/CT 检查及其参数分析可预先筛选 PSMA-RLT 的潜在获益人群。SUV_{mean} 值与疗效相关，PSMA $SUV_{mean} \geq 10$ 的患者接受 ^{177}Lu-PSMA 治疗后的 PSA 缓解率显著高于 $SUV_{mean}<10$ 的患者（91% vs 52%），肿瘤负荷高（肿瘤负荷 = PSMA 阳性肿瘤体积 × SUV_{mean}）的患者预后差于肿瘤负荷低的患者。

（五）疗效评估

疗效评估是转移性前列腺癌临床管理中的一个重要步骤，可指导临床医师有的放矢地规划患者个体化精准治疗。前列腺癌全身和局灶治疗手段多且发展迅速，尤其转移性前列腺癌治疗药物不断发展、治疗方案的选择、组合和使用顺序复杂多变，传统疗效监测标准不断受到挑战。传统的多项检查流程繁琐、耗时耗力，也给生活质量不高的转移性前列腺癌患者造成诸多不适。

　　PSMA PET 在评估前列腺癌治疗效果中具有良好的价值和较大的发展空间,其中,PSMA PET/CT 用于评估、预测 PSMA-RLT 疗效已较为成熟。PSMA PET/CT 的 SUV$_{max}$ 值、PSMA 阳性表达体积及 PSMA 阳性病灶总量等参数都是评估 ^{177}Lu-PSMA 治疗反应、预测患者预后的生物标志物。

　　PSMA PET/CT 在前列腺癌其他系统治疗(新一代抗雄激素疗法、化疗、靶向治疗、免疫治疗、联合疗法等)的疗效评估中也有较好的应用价值,可作为生物标志物评估和预测治疗效果。在预测转移性前列腺癌生化进展方面,与基于 CT 的实体瘤临床疗效评价标准(response evaluation criteria in solid tumor,RECIST)、M.D. 安德森癌症中心评估标准相比,依托治疗前后 ^{68}Ga-PSMA PET/CT 影像行实体瘤临床疗效 PET 评价标准(positron emission tomography response criteria in solid tumors,PERCIST)和欧洲癌症研究和治疗组织(European Organization for Research and Treatment of Cancer,EORTC)标准评估的准确度更高。新辅助治疗前后 PSMA PET/CT 的 SUV$_{max}$ 值可作为预测治疗反应的独立影响因子。PSMA PET/CT 的体积参数可预测多西他赛化疗失败的转移性 CRPC 患者对恩扎卢胺治疗的 PSA 反应。转移性 CRPC 患者接受恩扎卢胺或阿比特龙治疗前后 PSMA PET/CT 影像中 PSMA 摄取的变化与患者疗效反应相关。

　　2020 年 2 月,本领域的欧洲专家发布了一份 PSMA PET/CT 疗效评估共识,主要内容有:①在治疗前(基线)PSMA PET/CT 阳性,预计患者临床管理有变的前提下,可用 PSMA PET/CT 评估疗效;②治疗满 3 个月后再行 PSMA PET/CT 评估;③将疗效应答分为有应答和无应答两大类(表 4-2)。图 4-6 为使用 PSMA PET/CT PERCIST 评估前列腺癌治疗疗效的例图。

表 4-2　基于 PSMA PET/CT 的疗效应答

疗效应答		PSMA PET/CT
有应答 (responders)	完全缓解,CR	基线 PSMA PET/CT 阳性病灶的放射性摄取全部转阴,无新发病灶
	部分缓解,PR	病灶放射性摄取值和肿瘤 PSMA PET 体积降低 >30%,无新发病灶
无应答 (nonresponders)	疾病稳定,SD	病灶放射性摄取值和肿瘤 PSMA PET 体积变化 <30%,无新发病灶
	疾病进展,PD	病灶放射性摄取值和肿瘤 PSMA PET 体积增加 ≥30%,或出现 ≥2 个新发病灶

CR:complete response;PR:partial response;SD:stable disease;PD:progressive disease。

(六)csPCa 的诊断

　　PSMA PET/MRI 在提高前列腺癌诊断、定位准确性方面具有较大的价值。但是目前,可获得性仍不高以及价格较贵在很大程度上限制了其临床应用。PSMA PET 与 MRI 图像可相互补充,进一步提高前列腺癌早期诊断率及穿刺准确率。MR 影像中非典型病灶及移行带结节,可借助 PSMA PET 高摄取提高病灶风险分级,避免漏诊、误诊。PSMA PET/MRI 阳性摄取与阴性病灶之间的组学纹理特征也存在差别。PSMA 在约 10% 的前列腺癌中表达不高(通常为分化差的肿瘤)造成 PSMA PET 结果阴性,同机 MRI 图像如显示病灶呈典型肿瘤特征,可降低 PET 假阴性率。同时,部分良性前列腺增生结节因有少量 PSMA 表达而在 PSMA PET 呈现阳性放射性摄取,同机 MRI 图像如显示典型增生结节特征可降低 PET 假阳性率。PSMA PET/MRI 在引导生物靶向穿刺活检方面也有临床应用潜力,尤其对既往穿刺阴性的患者。

PSMA PERCIST部分缓解　　　　　　　　　　PSMA PERCIST疾病进展

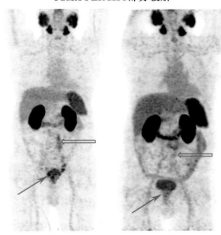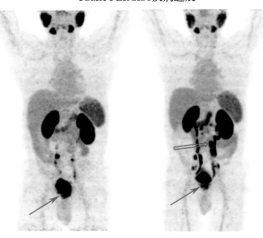

A　基线PSMA PET　　系统治疗后PSMA PET　　B　基线PSMA PET　　系统治疗后PSMA PET

图 4-6　PSMA-PET/CT-PERCIST 评估 PR 和 PD 的病例例图

A. 患者前列腺癌原发灶（实箭头）和转移淋巴结（空箭头）经系统治疗 6 个月后达到 PR；B. 患者经系统治疗 3 个月后 PSMA PET 发现新增淋巴结转移（空箭头），评估为 PD。

　　PSMA PET/CT 在辅助 csPCa 初始诊断中的研究和应用仍在不断探索中。前列腺病灶 SUV_{max} 值有助于预测 csPCa。早期的一项回顾性研究提示，以前列腺病灶 SUV_{max}=6.5 为阈值，^{68}Ga-PSMA PET/CT 诊断良恶性病变的曲线下面积为 0.84，灵敏度 67%，特异度 92%，阳性预测值（positive prediction value，PPV）97%，阴性预测值（negative predictive value，NPV）42%，准确度 72%；诊断精囊腺浸润的准确度为 86%；诊断前列腺包膜侵犯的准确度为 71%；在 t-PSA 为 0.4~50ng/ml 的前列腺癌疑似患者中，^{68}Ga-PSMA PET/CT 在预测肿瘤和减少不必要活检方面的价值优于欧洲前列腺癌筛查随机研究中的风险计算模型及美国前列腺癌预防试验中的预测模型。

　　目前，PSMA PET/CT 联合异机 MRI 的可获得性更高。前瞻性研究表明 PSMA PET/CT 联合 MRI 诊断 csPCa 的价值高，灵敏度和 NPV 可达 97% 和 91%。两者联合可使部分患者免除术前穿刺，Meissner V H 等的回顾性研究探索了联合 mpMRI 和 PSMA PET，筛选 PI-RADS 4 分和 PSMA PET 阳性前列腺癌接受免穿刺直接行根治性前列腺切除术，结果发现 25 例患者根治术后病理结果均为 csPCa（ISUP≥2 级）。

（七）其他

　　PSMA PET 的临床研究应用范围仍在逐步扩展，包括引导靶向穿刺、预测不良病理和指导治疗计划制订等，改变前列腺癌患者临床管理的证据也在不断增多。

　　PSMA PET 可引导前列腺靶向穿刺活检，对高度怀疑前列腺癌但常规系统穿刺阴性的患者，可利用 PSMA PET 寻找 PSMA 阳性部位进行靶向活检，还可将其与超声或 MRI 影像融合引导靶向活检，提高前列腺癌穿刺阳性率。Bodar Y J L 等的前瞻性研究显示 PSMA PET/CT 引导靶向穿刺的准确度为 93%（28/30）。Lopci E 等的单中心、前瞻性研究纳入 PSA 升高、既往穿刺阴性、mpMRI 阴性或禁忌的患者 97 例，66 例患者接受 PSMA PET/CT 融合靶向穿刺，36%（23/66）患者被证实为前列腺癌。

　　PSMA PET 影像的半定量参数是前列腺癌患者不良病理结果和无进展生存期的预测因

子。在 Roberts M J 等的研究中,患者术前 PSMA PET 的 SUV_{max} 值可预测患者根治切除术后病理 Gleason 评分、T 分期、阳性手术切缘和患者无进展生存期,为局限性前列腺癌提供了一个新的有价值的生物标志物。中国研究者初步探索了 PSMA PET/CT 对根治性前列腺切除术术前制订保留神经血管束和淋巴结清扫策略的指导作用,利用 PSMA PET/CT 显示前列腺癌与周围结构的位置关系,当肿瘤邻近前列腺单侧包膜时,则术中保留健侧神经血管束;当肿瘤局限于前列腺内,则术中保留双侧神经血管束,研究显示按此标准行神经血管束保留的患者,术后病理切缘均为阴性。

在前列腺癌转移淋巴结切除术中,放射引导淋巴结切除可提高切除样本阳性率。PSMA 靶向引导放疗可提高局灶治疗的有效性和安全性。靶向 PSMA 的荧光分子探针在术中实时导航切除有助于前列腺癌手术切缘判断、淋巴结及小/微转移灶的定位和切除。

二、^{18}F- 双氢睾酮及其他

雄激素受体(androgen receptor,AR)是前列腺癌进展及去势抵抗的主要驱动子。^{18}F-双氢睾酮(^{18}F-fluorodihydrotestosterone,^{18}F-FDHT)是 AR 主要配体的放射性标记类似物,可无创定量检测 AR 水平。^{18}F-FDHT PET 可用于 CRPC,检测 AR 阳性的前列腺癌以及评估抗雄激素类药的疗效,是助力抗雄激素类药新药研发的重要工具。在新型雄激素受体拮抗剂(如恩扎卢胺、阿帕他胺)治疗 CRPC 的 I 期和 II 期临床试验中,^{18}F-FDHT PET 在早期、定量评估药物有效性中发挥了重要的作用,是新药临床转化的重要桥梁。

其他如靶向胃泌素释放肽受体(gastrin-releasing peptide receptor,GRPR)和尿激酶型纤溶酶原激活物受体(urokinase-type plasminogen activator receptors,u-PAR)的 PET 显像剂也可用于前列腺癌成像。人表皮生长因子受体 2(human epidermal growth factor receptor 2,HER2)在前列腺癌的过表达也引起一些关注。

GRPR 在部分前列腺癌高表达,^{68}Ga 标记 GRPR 拮抗剂 SB3(^{68}Ga-SB3)安全性良好,可用于早期前列腺癌成像,初步研究显示其灵敏度可达 88%,特异度可达 81%。联合双示踪剂(GRPR 和 PSMA)PET/CT 指导前列腺靶向活检也是提高早期前列腺癌穿刺阳性率的途径之一。靶向 GRPR 的放射性配体治疗药物也在研发中,未来有望建立靶向 GRPR 的核素诊疗一体化平台。

尿激酶型纤溶酶原激活物及其受体过表达是包括前列腺癌在内的多种恶性肿瘤的侵袭性生物标志物。^{64}Cu-DOTA-AE105 可靶向 u-PAR,I 期临床试验已验证了其在前列腺癌患者应用中的安全性。

HER2 蛋白的表达可重新激活雄激素信号通路,引起肿瘤复发。在前列腺癌骨转移中,HER2 呈过表达。前列腺癌患者循环肿瘤细胞(circulating tumor cells,CTCs)上的 HER2 表达与预后密切相关,HER2 有望成为转移性前列腺癌患者预后的生物标志物。HER2 PET 显像可在活体无创、定量评估 HER2 表达。II/III 期临床试验揭示了 HER2 PET 可量化乳腺癌、胃癌患者原发及转移病变 HER2 表达水平并预测晚期患者 HER2 靶向治疗疗效的效能。HER2 PET 有潜力用于 CRPC,检测 HER2 表达阳性的前列腺癌并评估 HER2 靶向药物治疗前列腺癌的疗效。

三、小　　结

基于肿瘤组织代谢及特异靶点的 PET 分子成像是前列腺癌诊断、分期及疗效评估的有

效手段。其中,放射性核素标记 PSMA 配体的前列腺癌 PET 成像及靶向放射性配体治疗为临床提供了一种新型分子影像诊断工具和治疗选择。PSMA PET 在生化复发、肿瘤分期、再分期及疗效评估等方面的价值较传统影像手段更高,对前列腺癌患者的临床管理具有重要指导作用。随着研究的深入和临床应用的推广,PET 有望为前列腺癌个体化精准诊疗、新药研发和进一步揭示前列腺癌肿瘤生物学行为等提供更多助力。

(邹思娟　朱小华　黄　河)

参 考 文 献

[1] SCHUSTER D M, NANNI C, FANTI S. PET tracers beyond FDG in prostate cancer [J]. Semin Nucl Med, 2016, 46 (6): 507-521.

[2] CALAIS J, CECI F, EIBER M, et al. ^{18}F-fluciclovine PET-CT and 68Ga-PSMA-11 PET-CT in patients with early biochemical recurrence after prostatectomy: a prospective, single-centre, single-arm, comparative imaging trial [J]. Lancet Oncol, 2019, 20 (9): 1286-1294.

[3] LANGSTEGER W, REZAEE A, PIRICH C, et al. ^{18}F-NaF-PET/CT and 99mTc-MDP Bone Scintigraphy in the Detection of Bone Metastases in Prostate Cancer [J]. Semin Nucl Med. 2016, 46 (6): 491-501.

[4] FENDLER W P, EIBER M, BEHESHTI M, et al. ^{68}Ga-PSMA PET/CT: Joint EANM and SNMMI procedure guideline for prostate cancer imaging: version 1. 0 [J]. Eur J Nucl Med Mol Imaging. 2017, 44 (6): 1014-1024.

[5] SAWICKI L M, KIRCHNER J, BUDDENSIECK C, et al. Prospective comparison of whole-body MRI and ^{68}Ga-PSMA PET/CT for the detection of biochemical recurrence of prostate cancer after radical prostatectomy [J]. Eur J Nucl Med Mol Imaging. 2019, 46 (7): 1542-1550.

[6] MOTTET N, VAN DEN BERGH RCN, BRIERS E, et al. EAU-EANM-ESTRO-ESUR-SIOG guidelines on prostate cancer-2020 update. part 1: screening, diagnosis, and local treatment with curative intent [J]. Eur Urol. 2021, 79 (2): 243-262.

[7] HOFMAN M S, LAWRENTSCHUK N, FRANCIS R J, et al. Prostate-specific membrane antigen PET-CT in patients with high-risk prostate cancer before curative-intent surgery or radiotherapy (proPSMA): a prospective, randomised, multicentre study [J]. Lancet. 2020, 395 (10231): 1208-1216.

[8] EIBER M, HERRMANN K, CALAIS J, et al. Prostate cancer molecular imaging standardized evaluation (PROMISE): proposed miTNM classification for the Interpretation of PSMA-Ligand PET/CT [J]. J Nucl Med, 2018, 59 (3): 469-478.

[9] ROWE S P, PIENTA K J, POMPER M G, Gorin M A. PSMA-RADS Version 1. 0: a step towards standardizing the interpretation and reporting of psma-targeted pet imaging studies [J]. Eur Urol, 2018, 73 (4): 485-487.

[10] GRUBMÜLLER B, BALTZER P, HARTENBACH S, et al. PSMA ligand pet/mri for primary prostate cancer: staging performance and clinical impact [J]. Clin Cancer Res, 2018, 24 (24): 6300-6307.

[11] PHILLIPS R, SHI W Y, DEEK M, et al. Outcomes of observation vs stereotactic ablative radiation for oligometastatic prostate cancer: the ORIOLE phase 2 randomized clinical trial [J]. JAMA Oncol, 2020, 6 (5): 650-659.

[12] EMMETT L, BUTEAU J, PAPA N, et al. The additive diagnostic value of prostate-specific membrane antigen positron emission tomography computed tomography to multiparametric magnetic resonance imaging triage in the diagnosis of prostate cancer (PRIMARY): a prospective multicentre study [J]. Eur Urol, 2021, 80 (6): 682-689.

［13］MEISSNER V H, RAUSCHER I, SCHWAMBORN K, et al. Radical prostatectomy without prior biopsy following multiparametric magnetic resonance imaging and prostate-specific membrane antigen positron emission tomography［J］. Eur Urol, 2022, 82（2）: 156-160.

［14］AYDOS U, ÇETIN S, AKDEMIR ÜÖ, et al. The role of histopathological and biochemical parameters for predicting metastatic disease on ^{68}Ga-PSMA-11 PET in prostate cancer［J］. Prostate, 2021, 81（16）: 1337-1348.

［15］李亚健, 彭博施张, 王远卓, 等. ^{68}Ga-PSMA PET/CT 在前列腺癌术前诊断及手术策略制订中的应用［J］. 中华泌尿外科杂志, 2021, 42（1）: 12-17.

第一节 前列腺特异性抗原及其衍生指标

一、前列腺癌筛查

前列腺癌是全球男性发病率最高的泌尿系统恶性肿瘤,尤其在欧美发达国家,虽然中国前列腺癌的发病率低于世界平均水平,但是受人口年龄结构改变与肿瘤筛查普及的影响,从20世纪70年代起其发病率逐年上升。PSA及其衍生指标作为前列腺癌诊断及预后的重要指标,在临床实践中发挥了重要的作用,是迄今为止最为经典的前列腺癌血清学标志物。

(一)PSA 的发展史

1987年,美国斯坦福大学的 Thomas A. Stamey 教授在 *The New England Journal of Medicine*(*NEJM*)发表文章,第一次指出了 PSA 作为前列腺癌的血清标记物的可能性与优势;1991年,FDA 批准 PSA 作为男性筛查前列腺癌的常规指标。20世纪90年代,美国男性前列腺癌的发病率出现爆发式的增长,PSA 检测为前列腺癌筛查带来了革命性的影响,逐渐得到医学界乃至大众的认可。

(二)PSA 的分子生物学机制

PSA 在正常情况下是由前列腺上皮细胞及腺泡细胞分泌产生的一种特异性糖蛋白,属于激肽释放酶家族。相关的分子机制研究发现,人体中有活性的 PSA 是由无活性的前体 PSA(proPSA),如 [−7]proPSA、[−5]proPSA,经人腺体激肽释放酶 2(human glandular kallikrein 2,hK2)剪切而来。活性 PSA 可直接弥散进入血液循环,也可经蛋白水解失活,小部分失活 PSA 可以非结合状态进入血液循环,然而,正常前列腺腺泡周围有基底膜环绕,完整的基底膜具有屏障作用,可以阻止分泌的 PSA 进入血液循环,因此正常人血清中 PSA 浓度极低。但当前列腺发生病变(如前列腺癌、前列腺炎等)、受到外界刺激(骑自行车、直肠指检等)或损伤时,上述屏障结构会遭到破坏,分泌的 proPSA 可直接进入至血液,进而引起血清 PSA 水平的升高。需要强调的是,前列腺癌细胞产生的 PSA 反而是少于正常前列腺细胞的,但正是上述机制,使得恶性肿瘤患者的外周血中 PSA 浓度升高。

另一方面,国内外多项研究发现,血清 PSA 水平既和年龄呈正相关,也随着前列腺体积的增大而升高。因此,作为老年男性的常见疾病,良性前列腺增生(benign prostatic hyperplasia,BPH)同样可引起血清 PSA 水平的升高,进而对 PSA 诊断前列腺癌的精确度带来一定的混杂干扰。综上所述,PSA 是一个"前列腺特异",而非"前列腺癌特异"的生物标志物,这是前列腺疾病诊疗领域中的重要共识。

(三)PSA 用于前列腺癌筛查

1. PSA 筛查的意义及现在面临的主要问题 毫无疑问,PSA 筛查是具有重要意义的。早期前列腺癌很少有明显症状,所以在人群中进行 PSA 筛查,发现指标异常升高的可疑人群,随后完善超声、磁共振检查,最后通过前列腺穿刺确诊,越来越多难以发现甚至无症状的前列腺癌患者得到诊断,从而更早地接受有效的治疗。然而随着流行病学数据的更新和临床医学的发展,人们逐渐发现 PSA 筛查存在的三个主要问题:

(1)PSA 并非肿瘤特异性抗原,炎症、创伤、药物和外界刺激等均会导致 PSA 升高或降低,临床实践中需要考虑这些干扰因素,临床决策依赖于动态观察。

(2)在以 PSA 作为筛查标准的前提下进行前列腺穿刺活检,阳性率并不高,尤其是在 PSA 4~10ng/ml 的“灰区”范围内,阳性率甚至不足 30%,由此导致的“过度穿刺”给患者心理生理造成负担,也违背了精准诊疗的医学发展趋势。

(3)部分早期、低度恶性的前列腺癌患者的生存率很高,甚至到患者死亡都未出现症状或进展(多项尸检病例系列研究证实)。同时,前列腺癌的治疗手段中,无论手术、化疗、放疗,均会对患者的生活质量造成不同程度的影响(包括心理状况、排尿功能、性功能等)。

综上所述,PSA 筛查所带来的“过度穿刺”“过度诊断”乃至随之而来的“过度治疗”不容忽视,引起了医学界激烈的讨论。目前有两项关于 PSA 筛查的大型随机临床研究,分别为欧洲的 ERSCP 研究和美国的 PLCO 研究,前者通过 13 年的随访数据发现筛查组的前列腺癌相关死亡率降低 21%(RR: 0.79, 95% CI 0.68~0.91; $P<0.001$),后者则发现筛查组和对照组的前列腺癌相关死亡率差异无统计学意义。2017 年一项 Meta 分析汇总了这两项研究的数据,在考虑了实验设计与实施的差异后,两项研究是相容的,均证明了筛查可以降低前列腺癌相关死亡率。然而,2018 年 *JAMA* 杂志发表的英国 CAP 研究结果却恰恰相反。研究涉及超过 40 万男性,其中筛查组接受了一次性的 PSA 监测,在中位随访 10 年后,筛查组的前列腺癌发病率升高,但相关死亡率与对照组无明显差异。因此直至今日,PSA 筛查的利弊仍存在争议。

2. PSA 筛查的实施方法　中国前列腺癌发病率低于西方发达国家,但恶性程度更高:中国初诊患者中约 1/3 为局限性肿瘤,超过半数处于中晚期,然而美国的局限性病例超过 80%。由于疾病分期和医疗水平的差异,中国前列腺癌患者的总体预后差于西方发达国家。因此,上述三个临床试验的结果固然重要且值得讨论,但筛查策略照搬西方是不可取的,2017 年中国抗癌协会泌尿男生殖系肿瘤专业委员会提出了中国的《前列腺癌筛查专家共识》。

(1)对身体状况良好,预期寿命 10 年以上的男性开展基于 PSA 检测的前列腺癌筛查。

(2)血清 PSA 检测每 2 年进行 1 次,根据患者的年龄和身体状况决定 PSA 检测的终止时间。

(3)对前列腺癌高危人群要尽早开展血清 PSA 检测。高危人群包括:年龄 >50 岁;年龄 >45 岁且有前列腺癌家族史;年龄 >40 岁且基线 PSA>1ng/ml。

(4)不建议针对 40 岁以下男性进行人群筛查。

3. 如何实现 PSA 筛查意义的最大化　首先,在 PSA 筛查前一定要向患者充分阐述相关的风险和获益,知情同意为前提。其次,对于 PSA 筛查结果的解读,应加强相关的科普宣传,避免盲目相信肿瘤指标,对患者身心健康造成影响。在筛查出可疑肿瘤患者后,在经济条件允许和知情同意的前提下,尤其对于 PSA 筛查结果位于“灰区”或多次穿刺活检阴性的患者,应用新型肿瘤标志物及预测模型进行辅助诊断,例如 PCA3、p2PSA、4K score、前列腺健康指数(prostate health index, PHI)等,力求降低不必要穿刺活检的比例。最后,中国目前缺少相关的大型队列研究,因此设计并实施针对中国人群的临床医学和卫生经济学研究,有依据地制订中国人群的筛查策略,是未来工作的重中之重。

二、前列腺特异性抗原结果的判定

(一)PSA 的正常参考范围

血清 PSA 水平目前被广泛应用于前列腺癌的早期筛查、临床分期、风险分级、治疗效果的评估及预后,是前列腺癌诊疗领域最重要的肿瘤标志物。在大多数情况下认为健康男性血清 t-PSA 水平为 0~4ng/ml(将大于 4ng/ml 视为异常),但是结合上文所述,血清 PSA 水平与年龄和前列腺体积均呈正相关,换言之,随着年龄增长,即使是健康男性,其 PSA 浓度也是逐渐升高的。因此,在用于前列腺癌筛查结果的判读时,根据男性年龄使用不同的正常参考范围有利于提高早期筛查的灵敏度并降低误诊率。①40~49 岁:0~2.5ng/ml;②50~59 岁:0~3.5ng/ml;③60~69 岁:0~4.5ng/ml;④70~79 岁:0~6.5ng/ml。

通俗来说,在前列腺癌的早期筛查过程中,对于 50 岁或 60 岁以下的前列腺癌疑似患者,应采用更严格的 PSA 标准。对于老年男性,往往根据实际情况进行综合判断,以改善血清 PSA 筛查前列腺癌的特异度和阳性预测值。当前,以 PSA 为代表的一些肿瘤标志物在筛查时的最佳临界值仍是医学界争论的热点,高灵敏度对应着低漏诊率,但同时特异度会降低,进而增加误诊率,不仅给患者带来不必要的心理、生理双重压力,也会给医疗系统带来额外的支出,如何权衡这个问题目前尚存争议。

(二)影响血清 PSA 水平的药物

某些药物可能会影响血清 PSA 水平,比如 5α- 还原酶抑制剂、非甾体抗炎药、他汀类药物等,这在临床实践中是无法忽视的一个问题。其中最重要的是治疗 BPH 的常用药物 5α- 还原酶抑制剂(例如非那雄胺和度他雄胺),其主要药理作用为抑制睾酮向双氢睾酮(dihydrotestosterone,DHT)转化,可以有效地降低血液中的 PSA 水平并缩小前列腺的体积。换言之,接受 5α- 还原酶抑制剂治疗的患者,其 PSA 水平会被低估,因而须要调整对应的血清 PSA 参考范围。既往研究表明在接受 5α- 还原酶抑制剂治疗一年后的 BPH 患者中 PSA 下降比例的中位数约为 50%(95% CI −81%~+20%),因此一部分医师会在对这类患者的前列腺癌筛查中将其 PSA 测量值乘以 2 进行进一步肿瘤风险评估,但是由于上述研究中的 50% 仅仅为中位数,且不同人种、不同剂量会带来一定误差。在著名的 REDUCE 试验中,研究者发现可以在度他雄胺治疗 6 个月后确定新基线,根据此后的 PSA 升高情况评估潜在的前列腺癌风险。综上所述,无论是“翻倍法”还是“基线法”,都在临床实践中是可行的,但具体应用时仍要考虑个体间的异质性进行综合评估。

影响肿瘤标志物水平的因素一般通过两种机制起作用:一种是影响肿瘤标志物的生物合成,另一种是直接促进或抑制肿瘤的发生发展。前者能影响肿瘤筛查的精确度,在临床评估中不容忽视,后者可能对肿瘤研究提供重要的新思路。既往研究发现非甾体抗炎药、他汀类药物、噻嗪类药物等可降低男性血清 PSA 水平,但具体机制仍不清楚,因此在临床实践中,很难对使用上述药物患者的 PSA 水平进行针对性的评估和校正。

(三)游离 PSA 百分比

一般情况下血清 PSA 水平指血清的 PSA 的总含量,又称 t-PSA 水平。国际上通常将血清 t-PSA 在 4~10ng/ml 之间称为“灰区”,我国的多中心前列腺穿刺队列数据表明 PSA 在“灰区”的病例穿刺阳性率不足 20%,造成将近八成的患者接受了不必要的前列腺穿刺,这是泌尿外科诊疗领域的一大难题。因此,根据 t-PSA 水平进行的前列腺穿刺决策往往需要其他指标辅助参考,以减少不必要的穿刺。最常用的辅助指标为 f-PSA 百分比(f-PSA 与 t-PSA 的比值,即 f/t PSA),一般认为 t-PSA 升高时, f/t PSA 值越低则提示前列腺癌的可能性较高而非单纯的 BPH。目前临床上 f/t PSA 的临界值一般将≤0.16 视为异常,但和 PSA 一样,临床实践中没有绝对的临界值,仍需要寻求灵敏度和特异度的平衡。

(四)PSA 密度

单位体积的 PSA 水平即 PSAD,可由血清 PSA 值除以 PV 值计算得来,其中 PV 可根据前列腺的长、宽、高(通过超声或磁共振成像进行估计测量)进行估算,计算公式为:

$$PV = L(cm) \times W(cm) \times H(cm) \times \pi/6$$

结合前文所述的相关生理机制,血清 PSA 水平随前列腺体积增大而增加,而前列腺癌患者外周血中大量的 PSA 主要是由于基底膜破坏而进入血液,因此 PSAD 一定程度上可校正前列腺体积这一混杂因素的影响,提高诊断效能。目前 PSAD 的正常参考值尚无统一标准,国内推荐将 PSAD>0.15ng/(ml·cm³)视为异常,提示前列腺癌的可能。此外,由于前列腺体积的测量主要靠影像学上的估算,存在一定的误差,特别是经直肠超声测量前列腺三径存在主观误差以及不可追溯性,因此一些学者通过回顾性研究提出通过磁共振成像估计的 PSAD 比超声更为精确。但目前 PSAD 因其不可避免的误差以及额外增加的费用等原因仍未被用于广泛筛查。

(五)PSA 速度

每年 PSA 的增长速度即 PSAV,由于前列腺癌患者随着疾病的发生发展,其血清 PSA 水平增速较快,因此可以和 BPH 或正常男性进行鉴别。国外研究建议以 PSAV>0.75ng/(ml·年)视为疑似前列腺癌,可显著提高 PSA 的特异度(超过 90%),进而避免不必要的穿刺。在临床实践中, PSAV 需要每年检测 PSA 进行连续动态观察,单次检测的误差、患者依从性等因素都限制了其广泛应用。

第二节　尿液检测标志物

尿液是临床生物标志物的常见来源,可以在前列腺癌的诊断、预后和患者管理中发挥关键作用。尿液样本中有直接来源于前列腺的物质,包括 DNA/RNA、lncRNA、微小 RNA (microRNA,miRNA)、CTCs 和细胞外囊泡(extracellular vesicles,EVs)。与血液相比,尿液有更好的无创性和可重复性。目前,一些新型的尿液生物标志物在前列腺癌早期的检测和诊断中显示出良好的效果,例如 PCA3,融合基因 *TMPRSS2:ERG*,Select MDx,外泌体等。

一、PCA3

PCA3 是目前筛查前列腺癌使用最广泛的生物标志物之一。PCA3 最早于 1999 年被发现,位于人 9 号染色体 q21-22,是一种前列腺特异性 lncRNA,在 95% 的前列腺癌中高表达。相对于良性前列腺组织,PCA3 在前列腺癌中表达上调达 66 倍,即使在肿瘤细胞低于 10% 的标本中,PCA3 的表达水平也达到对照组的 11 倍。与 PSA 不同的是,PCA3 的表达并不受前列腺体积、炎症的影响,仅与肿瘤的体积相关。

前列腺癌组织可产生 PCA3 并释放到尿液,因此可通过直肠指诊或前列腺按摩后定量检测尿液中 PCA3 的 mRNA 含量,然后计算 PSA 和 PCA3 的比值得到 PCA3 分数进行标准化,以此来评估前列腺癌的风险。一项 Meta 分析显示,在病例对照研究中,PCA3 的灵敏度、特异度和 AUC 值分别为 0.63、0.88 和 0.82,在前瞻性研究中为 0.65、0.73 和 0.75。这项 Meta 共纳入 46 项研究,其中 26 项使用了 35 分为截断值。然而,PCA3 评分的最佳截断值仍然存在争议,选择较低的截断值可以提高前列腺癌诊断的灵敏度,却降低了诊断的特异度,且并未提高总的诊断准确性。相反,较高截断值具有高特异性,可避免较多不必要的穿刺,但 csPCa 的漏诊率却相应增加。一项包括 1 913 例患者的研究得出 PCA3=10 分作为最佳截断值,其灵敏度、特异度、PPV、NPV 分别是 86.5%、36.6%、49.6%、79%;另一项研究得出 PCA3 评分 35 分为最佳截断值,其灵敏度、特异度、PPV、NPV 分别是 68%、55.7%、48.5%、81.4%。

研究发现在接受前列腺重复活检的人群中(n=226)选取 35 分作为最佳截断值,PCA3 的灵敏度为 58%,特异度为 72%,OR 为 3.6;在 PCA3 截断值小于 20 分时,NPV 为 88%;并且使用 PCA3 评分预测前列腺癌要优于 PSA(AUC, 0.68 vs 0.52; P=0.008)。因此,PCA3 评分在重复活检人群中的作用显著。2012 年 FDA 批准 PCA3 评分用于年龄大于 50 岁且首次前列腺穿刺活检阴性患者是否进行二次穿刺的辅助判断工具。

此外,也有研究将 PCA3 评分和 mpMRI 结合起来进一步提高预测的准确性和特异性。Kauffman 等人的回顾性研究发现,在 15 名 PI-RADS 3 分患者中有 5 名重复活检后诊断为前列腺癌,所有这些患者的 PCA3 评分均 >35,由此可将 PI-RADS 3 分病变的诊断效能提升到 91.8%。另一项研究也证实 PCA3 评分与 mpMRI 上 PI-RADS 评分相关(PI-RADS 3、4 和 5 分的 PCA3 评分中位数分别为 58、104 和 146; P=0.006)。因此,PCA3 评分可能有助于决策 mpMRI 中度可疑病变的前列腺活检。

目前关于 PCA3 评分与前列腺癌分期和侵袭性的关系尚不统一,有研究认为 PCA3 评分与前列腺癌的分期无关,也有研究认为在前列腺活检和根治术的标本中,PCA3 评分在 Gleason 评分≥7 的肿瘤中要高于 Gleason<7(P<0.001)。因此,PCA3 评分对于预测前列腺癌预后的作用有限,目前许多指南建议,PCA3 评分仅用于需要重复活检的 PSA 中度升高人群。

二、TMPRSS2:ERG

TMPRSS2 是一种雄激素调节基因,属于丝氨酸蛋白酶家族;而 ERG 则是一种转录因子,参与了细胞增殖、分化、血管生成、凋亡等多种过程,*TMPRSS2* 和 *ERG* 基因发生染色体重排从而形成融合基因。在尿液中可以检测到 *TMPRSS2:ERG* 融合基因,它存在于大约 50% 的前列腺癌中,在正常细胞和其他肿瘤细胞中均不表达。但是可能受到人种的影响,有研究报道欧美人群中 *TMPRSS2:ERG* 基因融合的发生率要显著高于亚洲人群;另一项中国人群的队列研究发现在前列腺癌穿刺和手术切除标本中也存在融合基因 *TMPRSS2:ERG*,阳性率分别为 14.3% 和 11.1%。

研究报道,*TMPRSS2:ERG* 融合基因对前列腺癌诊断的准确性比 t-PSA 更高,预测前列腺癌的特异度高达 93%,PPV 为 94%。与 PCA3 评分不同的是,TMPRSS2:ERG 评分与 csPCa 相关。据报道,在一项大规模的多中心研究中,TMPRSS2:ERG 评分与前列腺活检和前列腺切除术时肿瘤的临床特征相关,包括肿瘤体积、病理分期和 Gleason 评分。另一项队列研究发现,*TMPRSS2:ERG* 融合基因与前列腺癌转移和特异性死亡率增加相关,这提示我们 *TMPRSS2:ERG* 融合基因可以预测前列腺癌的预后。

然而,*TMPRSS2:ERG* 融合基因的低灵敏度降低了其作为独立生物标志物的应用。目前的研究主要集中在联合 *TMPRSS2:ERG* 融合基因和 PCA3 评分,从而提高诊断效能。有研究表明，联合 *TMPRSS2*：*ERG* 融合基因和 PCA3 评分比单独使用 *TMPRSS2*：*ERG* 融合基因预测前列腺癌的灵敏度更高（93.6% vs 45.8%），同时在前列腺组织中保持其相对高的特异度（98.8% vs 97.5%）。在另外的研究中也证实，*TMPRSS2*：*ERG* 融合基因联合 PCA3 评分可以提高其预测前列腺活检结果的能力（AUC=0.88）。在一项多中心、前瞻性研究中（*n*=443）发现，PCA3 评分和 TMPRSS2：ERG 评分在预测前列腺癌方面比欧洲前列腺癌筛查随机研究（ERSPC-RC）独立预测价值更高（*OR* 3.64，*P*<0.001 vs *OR* 3.28，*P*=0.002）。当 ERSPC-RC 模型中加入 PCA3 评分和 TMPRSS2：ERG 评分时，ERSPC-RC 的 AUC 从 0.799 增加到 0.842。此外，在多变量逻辑回归分析中，只有 *TMPRSS2*：*ERG* 融合基因是前列腺活检中 Gleason 评分（*OR* 7.16；*P*<0.001）和临床分期（*OR* 2.60；*P*=0.023）的独立危险因素。

在此基础上又开发出密歇根前列腺评分（MiProstate score，MiPS），这项检测结合了尿液 TMPRSS2：ERG 评分、PCA3 评分和血清 PSA 水平来预测穿刺活检阳性的风险。MiPS 多变量算法比任何单个变量都更加准确，AUC 为 0.88，特异度为 90%，灵敏度为 80%。一项样本量为 1 225 的研究也证实了该算法的可行性，预测活检阳性风险时 AUC 为 0.751，预测 csPCa 的 AUC 为 0.772；而 PSA 单变量预测 csPCa 的 AUC 为 0.651，体现出 MiPS 算法预测 csPCa 的优势。MiPS 是继 PSA 之后的一个很有前途的检测方法。然而，它尚未在前瞻性研究中进行验证。

三、Select MDx

Select MDx 是一种联合了临床因素和尿液中 *HOXC6* 和 *DLX1* 基因的评估方法，检测方法为在直肠指诊后定量测定尿液中的 *HOXC6* 和 *DLX1* mRNA 表达，*KLK3* 为内参基因，该检测目前还没有获得 FDA 批准。

研究发现 Select MDx 预测活检后前列腺癌风险的 AUC 值为 0.77（95% *CI* 0.71~0.83），预测效能要优于 PCA3 评分（AUC 0.68）和 PSA（AUC 0.72）。另一项包括 905 名患者的研究评估了 *HOXC6* 和 *DLX1* 基因在前列腺活检标本中的诊断价值，并进行了临床验证。单独使用 *DLX1* 和 *HOXC6* 预测高级别前列腺癌的 AUC 为 0.76，灵敏度为 91%，特异度为 36%，NPV 为 94%，PPV 为 27%。当 *HOXC6* 和 *DLX1* 基因与 PSA、PSAD、DRE、年龄和家族史结合在一个多因素模型中时，训练集的总 AUC 为 0.90，验证集为 0.86。在这个模型中观察到活检总数减少了 42%，不必要的活检减少了 53%。该项检测通过结合尿液中 *HOXC6* 和 *DLX1* 基因的表达量和患者的临床特征，可以得到更准确的结果。在临床实践中，它既可以应用于首次活检人群，也可以用于重复活检人群的术前评估。

此外，在一项包括 172 名患者的回顾性研究探讨了 Select MDx、mpMRI 和前列腺活检结果之间的关联，共有 100 名患者（58%）经前列腺穿刺活检被诊断为前列腺癌，其中 52% 为 csPCa（Gleason≥7），这些患者的 Select MDx 评分明显较高（*P*<0.01）；另一方面，在 mpMRI 上有可疑病变的患者中，Select MDx 评分也明显升高（*P*<0.001）。这项研究表明，对于 mpMRI 上 PI-RADS≥3 分的患者，联合 Select MDx 可能有助于决定是否需要进行活检。另一项研究评估了 mpMRI 联合 Select MDx 是否有益于选择合适的主动监测人群，纳入的 45 名参与者都接受了经会阴前列腺穿刺活检，其中 9 例（20%）患者诊断为 csPCa。在这 9 例确诊病例当中，mpMRI 漏诊了 3 例 csPCa（33.3%），Select MDx 检测漏诊了 4 例 csPCa（44.5%），但联合 mpMRI 和 SelectMDx 则确诊了 9 例 csPCa 中的 7 例（77.8%）。在目前的 NCCN 指南中，SelectMDx 也被认为是一种潜在的前列腺癌生物标志物，一旦有更多的研究

证据,将会对其进行审查。

四、外　泌　体

外泌体是细胞通过胞体内陷形成多泡体,再与细胞膜融合释放的囊泡状小体,直径30~100nm,含有多种生物活性物质,如蛋白质、脂类、RNA和病毒颗粒,在细胞间物质和信息传递中发挥着重要的作用。外泌体广泛存在于人体体液,包括血液、尿液、唾液、淋巴液、乳汁等,也可从体外培养的细胞中分离出来。多项研究已经认识到前列腺癌人群和非前列腺癌人群之间外泌体含量的显著差异,这说明外泌体在前列腺癌诊断和预后方面具有特殊潜能。

外泌体所包含的RNA中,miRNA的含量最丰富,并且外泌体中miRNA的种类是经过选择性富集而来,其含量直接反映了供体细胞中miRNA的表达量,具有所含序列少、易于检测且更加稳定的特点。因此与循环miRNA相比,尿液外泌体miRNA可能在肿瘤诊断中具有更为重要的意义。

通过外泌体分离技术发现,之前被认为是前列腺癌生物标志物的几种miRNA(miR-21,miR-141和miR-221)都可以在外泌体中检测到,以miR-21最为常见。有研究比较了miR-21、miR-574和miR-375在接受治疗和未接受治疗的前列腺癌患者以及健康男性外泌体中的表达,结果显示,未经治疗组miRNA水平高于健康对照组,而治疗组患者miRNA低于未治疗组。后续的研究也证实,与健康人群或前列腺增生患者相比,前列腺癌患者的血清和尿液miR-21水平显著升高。在另一项研究中,通过对健康对照组、前列腺增生组和前列腺癌组尿液外泌体中miRNA的表达分析,构建了5对miRNA(①miR-30a:miR-125b;②miR-425:miR331;③miR-29b:miR-21;④miR-191:miR-200a;⑤miR-331:miR-106b)预测前列腺癌的模型,其特异度为100%,准确性97.5%。此外,也有研究发现了用于前列腺癌诊断的新型尿液外泌体miRNA,如miR-196a和miR-501,miR-451a和miR-486以及miR-30b和miR-126,与健康人群相比,前列腺癌患者尿液外泌体的miRNA表达发生了显著变化。

此外,不仅成熟miRNA可以诊断前列腺癌,miRNA的异构体也可以预测前列腺癌。研究发现,miR-21、miR-204和miR-375三种miRNA异构体在健康对照组和前列腺癌患者中差异表达,其诊断效能优于PSA(AUC:0.866 vs 0.707)。尿液外泌体miRNA除了有预测前列腺癌的功能,miR-2909还可以用于鉴别膀胱癌和前列腺癌,也可以作为预测前列腺癌恶性程度的标志物。此外,有研究构建了一个"前列腺癌转移风险评分(PCA-MRS)"模型,由三个miRNA(miR-21、miR-451和miR-636)和血清PSA组成。该模型预测前列腺癌的AUC为0.925,并能根据模型的得分有效预测前列腺癌患者的无生化复发生存期。事实证明,尿液外泌体miRNA可以成为预测前列腺癌患者转移和预后的重要标志物。

由于磷脂双分子层的保护,尿液外泌体的mRNA可以稳定储存而不被尿液中大量的RNA水解酶所水解,这使得检测尿液外泌体中的mRNA成为可能。2009年,Nilsson团队发现PCA3和TMPRSS2:ERG同样存在于列腺癌患者尿液的外泌体中,然而后续研究发现尿液外泌体中的中PCA3表达并不能很好地预测前列腺癌,但其他研究发现PCA3、ERG、BIRC5、TMPRRS2和TMPRSS2:ERG可以用于区分健康人群和前列腺癌人群。Royo等人的研究发现,在与前列腺增生患者比较时,前列腺癌患者尿液外泌体中的钙黏蛋白-3(cadherin-3,CDH3)表达显著高于前列腺增生患者,这与CDH3在前列腺组织和前列腺癌组织的表达趋势一致。同样,对于前列腺根治术后的患者,尿液外泌体中的GATA2和

TMPRSS2：ERG 表达水平也明显下降，甚至消失，这与前列腺组织中 GATA2 和 TMPRSS2：ERG 的表达水平有关。此外，当这两种 mRNA 与 PCA3 联合使用时，可以提高识别 csPCa 的能力，避免 91.2% 不必要的活检，有助于减少前列腺癌患者的过度诊断。

在此基础上开发了 ExoDx Prostate IntelliScore（EPI）检测，它从尿液外泌体中分离 RNA，不需要经过直肠指诊和前列腺按摩就可以更准确地预测高分级前列腺癌。EPI 会检测 3 种在高级别前列腺癌患者中表达的外泌体 RNA 生物标志物（PCA3，TMPRSS2：ERG，SPDEF），再结合这三种标记物的基因特征，通过特定算法，为患者打出 0 到 100 的个体风险评分。若 EPI 评分 >15.6，在随后进行的组织活检中检测出高级别前列腺癌的可能性升高。医师可以综合临床信息，以决定是否进行活检。EPI 没有特定适宜人群，但目前的研究主要集中在首次穿刺活检人群。据报道，EPI 排除 csPCa 的 NPV 为 89%~98%。在一项纳入 195 例 PSA 为 2~10ng/ml 的首次活检患者的回顾性分析中显示，在 PSA 和 DRE 的基础上联合 EPI 可提高预测的准确性（AUC 0.803，95% *CI* 0.729~0.877 vs 0.672，95% *CI* 0.577~0.768）。在另一项包括 503 名患者的前瞻性研究中发现，在预测 csPCa 方面，EPI（AUC 0.700）要优于前列腺癌预防试验（Prostate Cancer Prevention Trial，PCPT）（AUC 0.63，*P*=0.02）和 ERSPC（AUC 0.69，*P*=0.001），15.6 的截断值可以避免 26% 不必要的前列腺活检，但会漏诊 7%csPCa，决策分析曲线（Decision curve analysis，DCA）同样显示 EPI 检测会使患者获益。

质谱法（mass spectrography MS）是蛋白质分析的常用方法之一。有研究通过 MS 技术来分析尿液外泌体中的蛋白质组，证明了其作为生物标志物的优势。研究显示，当尿液外泌体中 TM256 蛋白单独作为标志物时，AUC 为 0.87，而 TM256 与 LAMTOR1 结合，AUC 上升到 0.94。还有研究分析了前列腺癌治疗前后尿液外泌体中的蛋白质的变化，发现 3 686 个尿液外泌体蛋白质中有 13 个在治疗后明显减少。此外，这项研究还表明，尿液外泌体中的蛋白质可以真实反映前列腺组织的蛋白质表达，这说明将尿液外泌体中的蛋白作为前列腺癌的生物标志是合理的。另一项研究通过使用蛋白质印迹法（Western blot，WB）和酶联免疫吸附试验（enzyme linked immunosorbent assay，ELISA）评估了尿液外泌体蛋白标记物诊断前列腺癌的能力。当使用 WB 进行蛋白分析时，Flotillin 2 显示出很好的预测价值，AUC 为 0.914，而 ELISA 结果则显示 Flotillin 2 的预测能力下降（AUC=0.65），但当它与 PARK7 联合用于前列腺癌诊断时显示出良好的灵敏度（68%）和特异度（93%）。这项研究表明，基于尿液外泌体蛋白的标志物具有良好的前列腺癌诊断价值。还有研究发现，基于尿液外泌体的蛋白组合（PPAP+PSA+CD63+SPHM+GLPK5）也可用于区分高、低级别前列腺癌（AUC=0.70）。Welton 团队分析了转移性前列腺癌患者尿液外泌体中的蛋白质组学，发现成纤维细胞生长因子 19（fibroblast growth factor，FGF19）、胰岛素样生长因子结合蛋白 2（insulin-like growth factor binding protein 2，IGFBP2）、IGFBP5、C-C 基序趋化因子配体 16（C-C motif chemokine ligand 16，CCL16）、CD226 蛋白等在疾病进展期明显升高，这有可能提示治疗效果并不显著。

目前，尿液外泌体中的 mRNA、miRNA 和蛋白质是前列腺癌生物标志物研究的常见分子，也有其他研究报道了外泌体中其他类型的潜在分子标志物。Clos-Garcia 等人在尿液外泌体中发现了在前列腺癌和前列腺增生之间有差异表达的脂质代谢物包括磷脂酰胆碱、酰基肉碱和柠檬酸盐。Sentinel Test（Sentinel 测试）则通过尿液外泌体中的非编码小 RNA 表达来预测前列腺癌，其灵敏度为 94%，特异度为 92%。然而这都需要进一步的前瞻性临床研究去验证。

第三节　其他血清标志物

一、p2PSA 及前列腺健康指数

血清中 PSA 主要以结合形式存在，proPSA 是一种 f-PSA，它可在 hK2 的激活下裂解形成 PSA。[−2]proPSA（p2PSA）是一种特殊类型的 proPSA，主要产生于前列腺外周带，在血液中表达比较稳定，不受 hK2 影响。因此一系列相关研究发现 p2PSA 可作为前列腺癌的新型肿瘤标志物，其衍生指标 PHI 的计算方法为：

$$PHI = (\text{p2PSA/f-PSA}) \times \sqrt{\text{t-PSA}}$$

PHI 能更精确地预测前列腺癌以及 csPCa，显著减少不必要的穿刺。早在 2011 年，Catalona 等研究者利用美国的多中心穿刺队列（n=892）发现当 t-PSA 小于 10ng/ml 时，PHI 和 PSA 相比在区分前列腺癌时具有显著的诊断优势（ROC 曲线下面积：PHI 0.703 vs PSA 0.525），在区分高级别前列腺癌时可得到相同的结论（PHI 0.724 vs PSA 0.670）。近十年来，上述结论陆续在欧洲及中国的前瞻性队列研究中得到了验证。此外，2017 年 Na 等研究者在上海的多中心研究中发现在 t-PSA 位于 10~50ng/ml 的范围时，PHI 的诊断效能同样优于 PSA。除了预测穿刺结果外，一项来自意大利的多中心研究发现 p2PSA 与 PHI 是根治性前列腺切除术后不良病理的重要预测指标，说明 p2PSA 与 PHI 在前列腺癌的诊断、治疗及预后多个阶段均具有可靠的预测能力，但是研究者在临床决策分析模型中发现 p2PSA 或 PHI 未能提供获益，这可能是由于血清学指标的个体差异可能受到其他因素的影响，包括临床变量、遗传变异等，进而改变相应诊断策略的精确性。因此，单独应用 p2PSA 或 PHI 在临床决策中仍具有局限性。

PHI 作为一个可靠的肿瘤标志物，其衍生指标的临床应用不容忽视。前列腺健康指数密度（PHI density，PHID），即单位前列腺体积的前列腺健康指数，最早由日本学者 Ito 等首先提出，并被发现对前列腺癌的预测能力优于单独使用 PHI，但在预测 csPCa 时无明显优势。然而美国的两项队列研究提示计算 PHID 能更精确地预测 csPCa。最近中国学者利用两个独立的多中心队列进行了系统评估、建模和验证，发现 PHID 等体积衍生指标与单独应用 PHI 相比，在预测前列腺癌或高级别前列腺癌时的预测效能无显著差异。不同研究的结论尚存在矛盾，故 PHID 与 PHI 的关系仍不明晰。

肿瘤标志物的遗传倾向是近年精准医学领域的热门话题。当某些遗传突变独立地与肿瘤标志物水平相关，且和肿瘤发病无关，进而会影响肿瘤标志物的精确度，因此具有潜在的临床应用价值。近期中国学者发现 p2PSA 和 PHI 水平同样会受到遗传因素的影响，根据相应遗传位点计算的 PHI 个体化截断值可以显著提高 PHI 在前列腺穿刺决策中的准确性。上述单中心、小样本的研究结果仍有待进一步地在大规模队列中进行验证，相关的分子机制也有待进一步探索。

综上所述，p2PSA 及其衍生指标 PHI 是前列腺癌可靠的新型肿瘤标志物，能更精确地预测前列腺癌和 csPCa，以及前列腺癌的病理分级和预后，目前已逐渐应用于临床，作为传统指标 PSA 的重要补充。但不同个体的差异性以及肿瘤指标自身的遗传倾向限制了新型肿瘤标志物的应用。

二、人性腺激肽释放酶 2 和 4K 评分

hK2 是激肽释放酶家族中的成员,与 PSA 有 80% 的类似氨基酸序列,在血清中多以游离形式存在。hK2 在良性组织中表达非常少,而在肿瘤组织中却高度表达。hK2 联合 PSA 应用可提高前列腺癌的诊断准确率。研究表明,hK2 联合其他临床指标来预测前列腺穿刺活检阳性率,比单独应用 PSA 效果更佳。另外,hK2 可能与肿瘤的侵袭能力相关,可用于前列腺癌预后的评估。4K 评分是联合血清 4 个激肽释放酶:t-PSA、f-PSA、hK2、完整 PSA(intact PSA,iPSA),得出的一个预测前列腺癌的指标。4K 评分对前列腺癌具有很高的预测价值,使用 4K 评分能减少不必要的前列腺活检,且 4K 评分与前列腺癌风险分级也存在一定关系。4K 评分预测前列腺癌的阳性率约为 80%,可用于检测具有临床意义的癌症,并且可将活检的数量减少 30%~50%,同时仅漏诊 1.5%~4.5% 的高风险前列腺癌。

三、前列腺特异性膜抗原

PSMA 是前列腺上皮细胞膜上的一种 II 型跨膜糖蛋白,其在人体正常前列腺及良性前列腺组织中表达较低,在其他组织中几乎不表达或表达极低,但在前列腺癌组织中表达极高,具有很高的组织特异性,且 PSMA 表达水平与前列腺癌肿瘤分级、分期及侵袭性密切相关,因此 PSMA 成为诊断、治疗前列腺癌的理想靶标。有学者研究发现,雄激素治疗可以使 PSMA 表达明显降低,PSA 表达升高,而在 CRPC 患者中 PSMA 的表达反而升高,PSA 降低。近年来随着核医学技术的发展,^{68}Ga-PSMA PET/CT 越来越多地运用于前列腺癌的早期诊断和生化复发病灶(淋巴结转移、骨转移、内脏转移)的检测中,表现出了良好的灵敏度和特异度。

四、循环肿瘤细胞

CTCs 指由实体瘤或转移病灶释放入外周血循环的肿瘤细胞,是恶性肿瘤患者出现术后复发及远处转移的重要原因。CTCs 是一种非常有前景的可预测 CRPC 疗效及预后评估的生物标志物。高水平的 CTCs 前列腺癌患者预后差。研究发现,在接受多西他赛一线化疗的转移性 CRPC 患者中,CTCs≤5 个 /7.5ml 组患者比 CTCs>5 个 /7.5ml 组患者的中位生存期显著延长,治疗期间 CTCs 上升 >5 个 /7.5ml 是预测总生存期的独立不良预后因素。此外,CTCs 有可能成为一种新型的非侵入性诊断标志物,为前列腺癌患者提供实时的液体活检指导,在患者的预后评估、疗效评价及个体化治疗中发挥重要作用。

(陈　露　黄　答　刘冉录　秦保龙)

参 考 文 献

[1] Na R, Ye D, Qi J, et al. Prostate health index significantly reduced unnecessary prostate biopsies in patients with PSA 2–10ng/mL and PSA>10ng/mL: Results from a Multicenter Study in China[J]. The Prostate, 2017, 77(11): 1221-1229.

[2] MARTIN, RICHARD M, DONOVAN, et al. Effect of a low-intensity psa-based screening intervention on prostate cancer mortality the CAP randomized clinical trial[J]. JAMA, 2018, 319(9): 883-895.

［3］HUANG D, RUAN X, WU Y, et al. Genetic polymorphisms at 19q13.33 are associated with ［−2］proPSA（p2PSA）levels and provide additional predictive value to prostate health index for prostate cancer［J］. Prostate, 2021, 81（13）: 971-982.

［4］DE LUCA S, PASSERA R, CATTANEO G, et al. High prostate cancer gene 3（PCA3）scores are associated with elevated prostate imaging reporting and data system（PI-RADS）grade and biopsy Gleason score, at magnetic resonance imaging/ultrasonography fusion software-based targeted prostate biopsy after a previous negative standard biopsy［J］. BJU Int, 2016, 118（5）: 723-730.

［5］丘佳明, 宛传丹, QIU, 等. 前列腺癌中 *TMPRSS2-ERG* 融合基因作用机制的研究进展［J］. 临床与病理杂志, 2017, 37（11）: 6.

［6］董隽, 肖立, 孙忠全, 等. 前列腺癌 E26 转录因子家族基因融合发生率及其与临床病理指标相关性研究［J］. 中华泌尿外科杂志, 2014, 35（3）: 195-199.

［7］TOMLINS, SCOTT A, DAY, et al. Urine *TMPRSS2*: *ERG* plus PCA3 for individualized prostate cancer risk assessment［J］. Eur Urol, 2016, 70（1）: 45-53.

［8］VAN NESTE, LEANDER, HENDRIKS, et al. Detection of high-grade prostate cancer using a urinary molecular biomarker-based risk score［J］. Eur Urol, 2016, 70（5）: 740-748.

［9］DIJKSTRA S, BIRKER I L, SMIT F P, et al. Prostate cancer biomarker profiles in urinary sediments and exosomes［J］. J Urol, 2014, 191（4）: 1132-1138.

［10］WOO J, SANTASUSAGNA S, BANKS J, et al. Urine extracellular vesicle gata2 mrna discriminates biopsy result in men with suspicion of prostate cancer［J］. J Urol, 2020, 204（4）: 691-700.

［11］MCKIERNAN J, DONOVAN M J, O'NEILL V, et al. A novel urine exosome gene expression assay to predict high-grade prostate cancer at initial biopsy［J］. JAMA Oncol, 2016, 2（7）: 882-889.

［12］JAMES MCKIERNAN, MICHAEL J. DONOVAN, ERIC MARGOLIS, et al. A prospective adaptive utility trial to validate performance of a novel urine exosome gene expression assay to predict high-grade prostate cancer in patients with prostate-specific antigen 2−10ng/ml at initial biopsy［J］. Eur Urol, 2018, 74（6）: 731-738.

［13］WANG, WEI-LIN WINNIE, SOROKIN, et al. Expression of small noncoding rnas in urinary exosomes classifies prostate cancer into indolent and aggressive disease［J］. J Urol, 2020, 204（3）: 466-474.

［14］DE LA CALLE, CLAIRE, PATIL, et al. Multicenter evaluation of the prostate health index to detect aggressive prostate cancer in biopsy naive men［J］. J Urol, 2015, 194（1）: 65-72.

［15］FOSSATI, NICOLA, BUFFI, et al. Preoperative prostate-specific antigen isoform p2psa and its derivatives, %p2psa and prostate health index, predict pathologic outcomes in patients undergoing radical prostatectomy for prostate cancer: results from a multicentric European prospective study［J］. Eur Urol, 2015, 68（1）: 132-138.

［16］FOLEY, ROBERT W, GORMAN, et al. Improving multivariable prostate cancer risk assessment using the Prostate Health Index［J］. BJU Int, 2016, 117（3）: 409-417.

［17］张景良, 秦卫军. ⁶⁸Ga- 前列腺特异性膜抗原 PET/CT 在前列腺癌诊断中的研究进展［J］. 中华泌尿外科杂志, 2018, 39（10）: 797-800.

［18］SJOBERG, DANIEL D, VICKERS, et al. Twenty-year risk of prostate cancer death by midlife prostate-specific antigen and a panel of four kallikrein markers in a large population-based cohort of healthy men［J］. Eur Urol, 2018, 73（6）: 941-948.

前列腺穿刺是获取前列腺组织,进行前列腺疾病病理诊断的重要方法之一,是临床诊断前列腺癌最可靠的检查。从 20 世纪 20 年代的首例经会阴前列腺组织活检术至今,前列腺穿刺经历了近百年的演变和发展。从最初的手指引导下穿刺,发展至 TRUS 引导下穿刺,再到如今的磁共振 - 超声图像融合后的靶向穿刺,每一次影像学技术的革新都带动着前列腺穿刺技术的推进。本章节拟在回顾前列腺穿刺技术发展历程的同时,分享临床若干热点问题及最新研究进展,旨在提高泌尿外科同仁对于前列腺穿刺技术的认识。

第一节　前列腺穿刺发展的简要历程

通过前列腺穿刺技术来获取前列腺组织,是完成前列腺疾患病理诊断的基础。1926 年,Young 报道了第 1 例经会阴开放前列腺活检术,开创了前列腺组织获取的先河。20 世纪 30 年代,Astraldi 实施了第 1 例经直肠前列腺穿刺活检术,并成功获取肿瘤组织,为患者明确诊断前列腺癌。对于直肠指诊异常的前列腺,医师们只能通过手指在直肠指诊的辅助下才能完成经直肠或经会阴的前列腺穿刺手术。直到 1983 年,TRUS 被尝试性应用到前列腺穿刺中,并在 1987 年被广泛应用于前列腺穿刺。TRUS 引导下前列腺穿刺在有效提高穿刺准确性的同时,保证了患者的安全,成为前列腺系统穿刺的标准方案。

起初,Hodge 等人提出在两侧叶的底部、中部和尖部分别取一针样本,共 6 针的穿刺方案作为前列腺穿刺的标准方案,但是由于遗漏了较多前列腺癌高发外周带的组织,导致穿刺阳性率仅为 20%~30%,而渐渐退出历史舞台。之后的 10 年内,研究者们在原先 6 针的基础上加上了两侧叶外周带以及靠近尖部组织的穿刺,组合成为 10 针法、11 针法、12 针法和 13 针法的穿刺方案均被证实能有效提高前列腺癌的诊断率。

影像学技术的发展带动着前列腺穿刺手术的发展,1983 年 Rifikin 首次报道了 3 例使用矢状面超声探头进行前列腺穿刺手术的病例报道,大大提高了穿刺的准确性以及安全性。诞生于 20 世纪 80 年代的 MRI,因其能有效区分软组织而被应用在医学影像领域。在早期,MRI 不被广泛应用在前列腺癌的影像诊断,而且被普遍认为诊断的灵敏度低于 TRUS。直到 2000 年,D'Amico 等人首次在 1 例无肛门患者中实施了 MRI 引导下经会阴的前列腺穿刺术,术后证实了在 MRI 图像上明显异常信号位置点的穿刺病理为前列腺癌。自那以后,不断有 MRI 引导下前列腺穿刺技术开展的研究取得良好的穿刺效能。其中,mpMRI 中的 T_2WI、DWI、ADC 以及 DCE-MRI 被认为是辅助诊断前列腺癌的有效影像学指标。随后有报道称 mpMRI 不但能辅助提高前列腺癌的早期诊断,将诊断效能达到 0.94,而且 csPCa 的诊断率上尤为突出。2012 年,ESUR 在前列腺 MRI 的指南中首次提出了 PI-RADS 评分,根据多参数图像将可疑位点从不考虑肿瘤到高度怀疑肿瘤评为 1~5 分,指导医师进行穿刺的临床决策。2015 年,ESUR 在美国放射学院的帮助下出版了 PI-RADS 评分第 2 版。相比于第 1 版,第 2 版的目标更加明确,旨在减少图像采集(如:淘汰了第 1 版本中的 MRI 光谱成像)、解释和报告(如:重新定义了高 b 值,而非 b 值≥800 等)的差异,促进 MRI 技术全球标准化。自此,mpMRI 成为前列腺癌辅助诊断的重要影像学检查,而前列腺穿刺也进入了靶向穿刺时代。

第二节 前列腺穿刺终极目标的革新

前列腺穿刺技术诞生的初级目标是为了明确前列腺组织的病理学诊断。随着影像学技术的发展及前列腺癌诊疗理念的改变,前列腺穿刺术的终极目标也在潜移默化地变化。

一、穿 刺 出 癌

在最初没有影像技术的盲穿年代,临床医师更多聚焦的是如何能准确的获得前列腺组织,并以明确病理诊断前列腺癌为穿刺活检的终极目的。毕竟,在这项技术刚起步的阶段,仅有 50% 左右的患者能被穿到前列腺组织(根据 Barringer 教授报道,在 33 例接受经会阴前列腺盲穿活检的患者中,仅有 16 人的样本被最终检测为前列腺组织)。在这之后,Ferguson 教授优化了穿刺方案,例如要求患者的体位为截石位,局部使用麻醉药物进行神经阻滞,术者用示指引导穿刺位置来避免尿道及直肠的损伤,从而将前列腺组织的获取率提高至 78%~86%。

随着前列腺解剖学研究的深入以及直肠超声技术的发展,前列腺的各层分带被不断认识。20 世纪 60 年代,McNeal 将前列腺组织分为了外周带、移行带以及中央带,并发现绝大多数的前列腺癌好发于外周带(占 70%~80%)。与此同时,在超声图像下,怀疑前列腺癌的组织结节通常表现为低回声,提高了前列腺癌的穿刺诊出率。在 20 世纪 80 年代末,Hodge 教授提出了针对具有穿刺指征(当时为直肠指诊触及异常结节以及直肠超声发现低回声结节)的患者在可疑部位之外进行 6 针的系统穿刺,发现可以提升近 10% 的穿刺阳性率。因而,在这之后很长一段时间里,"6 针法"成为前列腺穿刺的金标准,被广泛应用于临床中,从而能更大程度地提高前列腺癌的检出率。

二、穿刺出有临床意义的癌

在目前的临床诊疗指南中,前列腺穿刺的适应证包括:①直肠指检发现前列腺可疑结节,任何 PSA 值;②TRUS 或 MRI 发现可疑病灶,任何 PSA 值;③PSA>10ng/ml,任何 f/t-PSA 和 PSAD 值;④PSA 4~10ng/ml,异常 f/t-PSA 值和 / 或 PSAD 值。然而,宽泛的适应证存在两大亟待解决的问题。第一,如何提高穿刺阳性率并减少不必要的穿刺?目前标准的穿刺方式是系统的 10~12 针,若有明确靶点,再在靶点位置穿刺 3~5 针。虽然这样的穿刺模式可以避免漏针的风险,但是随着影像学技术的发展,前列腺腺体的解剖及内部异常结节的判定变得越来越高效,如何改良目前的穿刺模式,针对不同个体制订不同的穿刺策略成为问题。

第二,如何提高 csPCa 的诊断?PSA 虽然成为前列腺癌筛查和监测的重要指标,但是近二十年来一直存在反对 PSA 作为筛查标志物的声音,认为 PSA 的筛查并没有降低前列腺癌所导致的死亡率。更有文章指出若要避免 1 例因前列腺癌而导致的死亡,需要额外进行 570 例人群的筛查,造成了公共卫生资源的浪费。其主要原因是,PSA 的筛查带来的是更多早期患者的确诊（ISUP 1 级），而这部分患者的预后较好，却由于治疗本身带来损伤，因而此类患者被视为过度治疗。因此，针对 csPCa（ISUP≥2 级）的诊断及治疗是最为关注的。对此，EAU 发布了一则声明，要求在做好 PSA 筛查的同时降低过度诊断及治疗的比例。随着近年来 PROMIS、PRECISION、MRI-FIRST 及 4M 等关于前列腺 mpMRI 指导前列腺穿刺的国际多中心临床研究的开展，前列腺 mpMRI 在前列腺穿刺中的价值和地位不断提升。基于这些国际多中心临床研究的结果，EAU 在 2021 版本的临床诊疗指南中，首次将 mpMRI 在初次前列腺穿刺患者应用的推荐等级上升至"强烈推荐"。

通过大病理切片及前列腺 mpMRI 影像资料的匹配研究，mpMRI 在诊断 csPCa 上具有较好的诊断效能，尤其当肿瘤结节的最大直径 >10mm 时。因此当 mpMRI 应用到前列腺穿刺前时，针对明确病灶的靶向穿刺变得尤为关键。最早的一项针对 mpMRI 实施前列腺靶向穿刺的前瞻性双盲研究是 2017 年发表在《柳叶刀》杂志上的 PROMIS 研究。研究纳入了 740 例初次穿刺的患者，通过 mpMRI 来决定患者是否实施靶向穿刺，并将模板穿刺作为对照。结果显示 mpMRI 引导的靶向穿刺可提高 18% 的 csPCa 诊断的灵敏度，同时避免 27% 不必要的穿刺。紧接着，*NEJM* 杂志刊登了一项名为 PRECISION 的前瞻性、随机对照临床研究，研究纳入 500 例初次穿刺患者，并随机分配至 mpMRI 靶向穿刺组及单纯系统穿刺组，结果发现相比于单纯系统穿刺组，靶向穿刺可提高 12% 的 csPCa 诊断的灵敏度（38% vs 26%，*P*=0.005）。

当 mpMRI 逐渐成为前列腺癌临床诊断重要工具的同时，其缺陷同样需要关注。首先，对于 ISUP 1 级的前列腺癌检测率较低。虽然国外指南认为 ISUP 1 级前列腺癌患者预后较好，建议进行主动监测即可。然而，由于国内诊疗理念的差异，mpMRI 阴性的患者往往无法做到积极地随访及复诊，从而引起疾病的恶化。其次，不同研究中 mpMRI 的诊断效能存在差异，NPV 波动于 67%~88%，另有报道高于 90%。这种差异考虑与研究本身的科研设计、队列人群的前列腺癌发病率、基线特征及影像学解读差异存在一定的关联。

三、指导局灶治疗

近二十年，随着前列腺穿刺技术的提升以及穿刺精准度的飞跃，针对病灶进行的前列腺癌局灶治疗成为目前临床局限性前列腺癌治疗的可选方案之一。前列腺癌局灶治疗可在最大程度保护周围重要脏器的同时，将分期早、肿瘤体积小的癌组织进行杀伤，以期达到"治愈性"的治疗目的。目前，最为常用的局灶治疗方式包括了冷冻、高能聚焦超声消融（high intensity focused ultrasound，HIFU）、光动力、不可逆电穿孔以及机器人放射外科手术系统（又称射波刀）等。我们需要认识到，局灶治疗的前提和基础是精准的前列腺穿刺，并利用穿刺记录的位点进行以肿瘤病灶为中心的能量治疗。虽然，从现有的报道中我们能解读到以病灶为中心的局灶治疗和根治性治疗（根治性手术及放疗）相比，在肿瘤控制、尿控以及性功能保护方面均具有一定的可比性。但是，这些系统性综述所引用的证据均为回顾性、小样本、单中心、单臂的临床研究，用于比较不同治疗方式之间的疗效及安全性是非常局限的。

若要将局灶治疗应用到临床，必须先深入探讨以下问题：第一，适用的人群有哪些？是针对所有局灶性前列腺癌，还是非常低危的早期前列腺癌？第二，能量平台如何选择？是用冷冻、HIFU 还是不可逆电穿孔等？第三，治疗后的随访方式如何定义？是否需要定期重复穿刺？如何定义治疗后的生化复发？若出现生化或者影像复发，后续如何补救治疗？这些问题仅仅是从临床角度出发，我们同时还需要更多的基础研究来深入挖掘不同局灶治疗能量平台与肿瘤治疗的关联及机制。

2019 版中国泌尿外科前列腺癌诊断治疗指南中明确指出,局灶治疗的实施必须在严格规划和设计的临床研究中进行。顾名思义,我们需要开展更多的对比局灶治疗与根治性治疗的前瞻性随机对照研究,在确保前列腺癌局灶治疗疗效及安全性的基础上,才能在临床推广和应用此项技术。因此,以前列腺穿刺为基础的前列腺癌局灶治疗的推广和应用仍然任重而道远。

四、精准取材与精准治疗

2020 年,奥拉帕利作为前列腺癌治疗领域第 1 个靶向药物,其上市开创了晚期前列腺癌的精准治疗时代。PROfound 是一项多中心、随机对照、Ⅲ期临床研究,结果显示针对转移性 CRPC 一线治疗失败的患者,在肿瘤或是血液组织中检测出同源重组修复(homologous recombination repair,HRR)基因突变的情况下,多腺苷二磷酸核糖聚合酶[poly(ADP-ribose)polymerase,PARP]抑制剂奥拉帕利能显著延长患者的无影像学进展生存期(radiological progression free survival,rPFS)及总生存时间(overall survival,OS)。血液标本的检测虽然具有便捷及微创的特点,但存在灵敏度低,检测精准性差等问题。因此,肿瘤组织的病理获取并行病理检查及分子检测,是目前临床上较为推荐的精准取材的方式之一。有部分学者针对晚期前列腺癌患者前列腺局部活性病灶,提出实施精准"平行穿刺"的方式获得同一病灶的两条组织,一条组织可用于行病理学检查,了解大体形态及重要免疫组化标记物情况;另一条组织可行基因检测,获取病灶的分子学改变,从而可以实施前列腺癌的精准诊疗。从中,我们可以设想精准的前列腺穿刺在未来精准医疗中的地位和价值。

第三节　前列腺穿刺实施步骤的革新

前列腺穿刺技术的革新不仅体现在穿刺理念以及穿刺终极目标上,更多地体现在穿刺过程中的实施细节。例如,在穿刺方式中,经会阴穿刺是最先开展的穿刺方式,但随着经直肠超声技术的发展,经直肠穿刺慢慢取代了经会阴。然而,随着穿刺安全性考虑的深入及靶向融合技术的发展,经会阴穿刺似乎又成为较为普适性的穿刺方式。本部分聚焦于前列腺穿刺策略、穿刺方式以及穿刺针数的热点问题进行深入的讨论。

一、穿　刺　策　略

1. 初次穿刺人群选择　对于 PSA 异常升高且既往未进行过前列腺穿刺的患者来说,指南中穿刺的绝对指征较为宽泛,并指出只要符合 1 项特征即满足穿刺适应证。然而,由于人种差异等因素,我们发现 PSA 在 4~10ng/ml 之间的中国患者仅有 25% 的穿刺阳性率。即使当 PSA 介于 10~20ng/ml 时,穿刺阳性率也仅有 35%~40%,远不及欧美国家人群相同 PSA 范围时的穿刺阳性率。当然,有部分研究纳入患者的病情资料,构建列线图模型,可将整体的诊断效能提高至 66%~77%。但显然,这样的诊断效能是无法满足临床需求的。

随着前列腺 mpMRI 在临床中的广泛应用,基于 mpMRI 的靶向穿刺可显著提升初次穿刺患者的穿刺阳性率以及 csPCa 的检出。与此同时,肿瘤二代测序的应用及相关基础研究的开展,参与前列腺癌发生发展的分子机制被不断挖掘。无论胚细胞还是体细胞突变,其内在分子的改变慢慢变得清晰,由此改良了前列腺癌筛查及诊疗方案。因此,基于患者临床资料、影像组学信息及基因组学信息,构建前列腺穿刺决策模型可显著提升初次穿刺患者的诊断效能,达 85% 以上。

当然,我们需要关注到在应用这些初次穿刺决策模型时,需要完成大量的检查,无形中给患者带来经济和就诊的压力。对于临床医师和患者来说,我们希望有一个简便高效的检查方式,可在覆盖全人群应用的同时简化患者的就诊步骤并优化体验。

2. 重复穿刺人群选择　在初次阴性的人群中,有一半左右的患者由于 PSA 升高而需要进行二次、三次甚至四次穿刺,我们称之为重复穿刺。其中,约有 20% 的重复穿刺患者最终确诊为前列腺癌,也就是说有 80% 以上的人群接受了不必要的重复穿刺。此外,部分患者由于初次穿刺阴性,疏忽了定期复诊及积极监测,从而在后续诊断时已出现远处转移,失去了根治性治疗的机会。对于这 20% 重复穿刺阳性的患者而言,是否存在既往穿刺阴性的组织样本形态学正常,但是内在的分子学具有肿瘤相关特征的可能,以至于我们在大体病理上无法获取更为有效的信息来指导患者进行后续的随访。因此,针对初次穿刺阴性且 PSA 进行性升高的患者,我们若能在既往穿刺阴性的正常组织中检测到肿瘤相关分子特征,指导重复穿刺并提高穿刺阳性率,是患者最大的获益。从某种程度上来说,这种形态学正常但内在分子学异常的组织指的就是癌旁组织。

癌旁组织,在大量研究中作为对照与肿瘤组织进行对比,挖掘肿瘤相关遗传学变异。然而,研究证实形态学正常的癌旁组织中存在着肿瘤相关分子学变异特征。这些变异很微小且低频,随着时间变异出现累积,最终形成肿瘤。癌旁组织所携带的肿瘤相关分子学变异具有异质性和时空效应。简单来说,这些变异会随时空的变化而一同变化,就如同肿瘤本身所携带的异质性。目前,前列腺癌癌旁组织可用于指导临床重复穿刺的研究聚焦于特殊 DNA 甲基化的检测。ConfirmMDx 通过检测前列腺正常组织中谷胱甘肽 S- 转移酶 P-1(Glutathione S-transferase P-1,GSTP1)基因、Ras 相关结构域家族成员 1A(Ras association domain family 1A,RASSF1)基因和结肠腺瘤性息肉病(adenomatous polyposis coli,APC)基因的甲基化,来指导患者进行重复穿刺明确病理性质。多项研究证实了基于检测癌旁组织中 DNA 甲基化差异的 ConfirmMDx 可显著提高既往穿刺阴性患者重复穿刺的 NPV。MATLOC 是一项单盲的前瞻性研究,入组 498 例既往穿刺阴性患者作为研究对象,在经过 30 个月随访后,发现这部分患者在使用 ConfirmMDx 后指导重复穿刺的 NPV 高达 90%(95% *CI* 87%~93%),多因素分析得出使用 ConfirmMDx 是重复穿刺阳性的独立危险因素(*OR* 3.17,95% *CI* 1.81~5.53,*P*<0.000 01)。DOCUMENT 是一项回顾性研究,纳入了 350 例初次穿刺阴性并行重复穿刺的患者,结果发现 ConfirmMDx 的 NPV 为 88%(95% *CI* 85%~91%),并与 MATLOC 研究对比发现无显著差异。然而,作为商业使用的 ConfirmMDx 花费高,且未进入 FDA 批准上市可用于重复穿刺前常规推荐的检测工具,使其在临床使用中遇到一些瓶颈。基于癌旁组织的光晕效应及潜在的甲基化改变,中国学者利用中国人群正常前列腺组织样本,绘制了中国正常前列腺表观遗传学图谱,为后续探索肿瘤及癌旁组织中 DNA 甲基化差异位点提供参照及依据。

二、穿　刺　方　式

1. 系统穿刺 vs 靶向穿刺　前列腺穿刺究竟是否需要在系统穿刺的基础上叠加靶向穿刺,亦或是只需要进行靶向穿刺,近年来这些问题颇具争议。

首先,系统穿刺可能存在错误判断 csPCa 并同时提升非 csPCa 的检出的情况。根据与术后大病理切片做比较,系统穿刺的结果低估了 46% 患者的 Gleason 评分,而仅仅高估了 18%,大大影响了术前评估,也影响了治疗策略的制订。MRI 技术的诞生指导了靶向穿刺技术的开展,同样靶向穿刺所带来的获益是显而易见的,无论从对于前列腺癌检出的灵敏度还是穿刺的有效能力上,都保持在非常高的水平。但是随之而来的,是病理费用的提升与过多穿刺带来的血尿及尿潴留风险的增加,如何规划系统穿刺与靶向穿刺之间的关系及两种穿刺所带来的利弊是最为关键的问题。

首先,对于存在一些高危因素的患者群体,如直肠指检触及异常结节,或极其异常 PSA 或 PSA 密度,或具有家族史或相关基因突变,即使 MRI 结果是阴性的,系统穿刺的实施仍是无法避免的针对这部分具有罹患肿瘤风险患者进行的系统性评估。其次,多项大型的多中心前列腺癌临床研究中均提示了系统穿刺联合靶向穿刺可提高前列腺癌的诊断率。MRI-FIRST 研究比较了单纯系统穿刺、靶向穿刺和系统联合靶向穿刺对于前列腺癌的诊断,发现单纯系统穿刺与靶向穿刺对于 csPCa 的阳性率无显著差异(32.3% vs 29.9%,P=0.38),但是当两者相结合时,其 csPCa 的阳性率达 66%。结果提示了针对 PSA 升高的患者,前列腺 mpMRI 的假阴性成为其局限性,系统布局的前列腺穿刺能在很大程度上弥补单纯靶向穿刺的缺陷。在另一项多中心、前瞻性临床研究 4M 中,同样在患者中比较了单纯系统穿刺及靶向穿刺对 csPCa 的诊断效能,发现两者之间无显著差别(23% vs 25%,P=0.17)。但是系统穿刺可提高非 csPCa 的穿刺阳性率(25% vs 14%,P<0.000 1)。

从中,我们可以看出系统穿刺联合靶向穿刺提升整体穿刺阳性率对于中国前列腺癌的检出更具有意义。由于中国前列腺癌的筛查不完全,导致肿瘤总体的诊出率是第一需要考虑的因素,因此系统穿刺是无法减免的。前列腺癌的多灶性特征让系统穿刺针数位点的布局需要合理的临床操作要点,为提升前列腺癌的诊断率提供有力的支持。

2. 认知 vs 软件 一份高质量的前列腺 mpMRI 影像学资料能有效解读前列腺的整体情况及肿瘤位置和性质。对应于泌尿外科医师来说,根据 mpMRI 的提示进行高质量的靶向穿刺是病理诊断前列腺癌的关键所在。目前为止,前列腺的靶向穿刺方式共有三种:第一种认知融合,通过将 mpMRI 图像深刻地记忆入大脑内,并在行腔内超声时实时地进行 MRI 图像与超声图像的融合,此类融合方便且实用,但仅限于较有经验的临床医师进行操作。第二种图像融合,通过超声软件将 MRI 图像与超声图像进行融合,在进行超声图像检测的同时可把 MRI 中可疑位点标记出并行靶向穿刺,此类融合是真正意义上的图像融合,具有高度的精准,但是由于融合软件耗时过长,会增加整个穿刺时间。第三种就是在图像融合的基础上使用模板进行的模板穿刺,此类穿刺对于穿刺位点的精准程度更高,为后续的局灶治疗提供位点信息的记录。到目前为止,对于三种穿刺方式优劣争论不休,也有较多的学者对它们进行比较和研究。

FUTURE 是一项多中心、随机对照研究,比较了认知融合、MRI-TRUS 图像融合以及模板融合三种不同靶向穿刺方式对于 csPCa 的诊断效能,共纳入 665 例初次穿刺且行前列腺 mpMRI 的患者,随机分配至三组中。结果发现三种方式在穿刺阳性率方面并没有显著的统计学差异。另一项随机对照研究 SMARTTARGET 共纳入的 129 例患者,所有患者均进行了认知融合穿刺及 MRI-TRUS 图像融合穿刺,结果发现两者之间在诊断 csPCa 的比例上无差异,但是当两者相结合(也就是穿刺医师能在 MRI-TRUS 融合系统的基础上,做出自己的认知判断后的穿刺)时,诊断率可显著提高 14%,达到 86%。PAIREDCAP 是一项比较认知融合穿刺、MRI-TRUS 图像融合和系统穿刺的多中心、前瞻性研究,所有患者均接受了三种方式的穿刺,最终靶向穿刺的阳性率仅为 47%,而联合三种方式后穿刺阳性率提高至 70%。研究结论提出系统穿刺联合两种靶向穿刺方式是最佳的穿刺方式。此外,研究表明无论是认知融合还是 MRI-TRUS 图像融合穿刺,对于 csPCa 的诊断能力相仿。PICTURE 是一项多中心前瞻性临床研究,共纳入 249 例穿刺患者。在 200 例 MRI 发现异常信号的患者中,同时进行了模板下的认知融合穿刺和 MRI-TRUS 图像融合穿刺,结果发现两种融合靶向穿刺在诊断 csPCa 的阳性率无显著差异(31.3% vs 28.4%,P=0.532 2)。

综上所述,虽然融合方式较多,但是无论认知融合还是 MRI-TRUS 图像融合,两者在整体的穿刺阳性率及 csPCa 的诊断率上无明显差异,但当两者联合时,可提高穿刺诊断的效能。因此,我们建议在 MRI-TRUS 图像融合辅助下加入自身对于图像和解剖的理解和认识后进行的融合穿刺为最佳。若无融合软件,单纯的认知融合穿刺也能在一定程度上保证穿刺的准确度。

3. 经会阴 vs 经直肠　前列腺位于男性盆底,是后尿道的重要组成部分,其底部与膀胱相连,尖部与尿道远端相接,背侧紧贴直肠。当经腹部对前列腺进行超声检查的时候往往会因为耻骨遮挡而无法准确描述前列腺的形态,同样对于前列腺的穿刺,经腹的途径往往会增加穿刺途径中损伤肠道的风险,故并不适用于普通穿刺。因此,临床上我们一般会使用经直肠超声对前列腺进行系统的观察,同时会在直肠超声的引导下经直肠或经会阴进行前列腺穿刺术来获得病理取材。经会阴穿刺是最早的前列腺穿刺方式,从 20 世纪 50 年代在欧美就开始应用,而经直肠穿刺在 20 世纪 60 年代末才开始初步应用在前列腺穿刺技术中。穿刺入路的选择是前列腺穿刺领域争论不休的热点话题之一,主要的关注点在于穿刺的精准度、安全性以及操作的简易度等。

早在 1984 年 Chodak 等人对两者做了对比,他们在 38 例患者中使用两种不同方式的穿刺,最后发现相比于经会阴穿刺,经直肠穿刺可提高确诊率,因此推荐经直肠穿刺作为临床首选的穿刺方案。虽然,经直肠穿刺一度成为全球前列腺穿刺的推荐标准,但后续研究表明经直肠穿刺漏诊率达 49%,减少了前列腺癌的诊断。经会阴前列腺穿刺被认为在一定程度上提高前列腺尖部以及前叶 csPCa 的穿刺阳性率,且有学者认为经会阴穿刺更能全面系统地规划前列腺穿刺布局,并被推荐在重复穿刺中的应用。但是大量的文献通过比较两者之间的诊断效能发现,无论是经直肠穿刺还是经会阴穿刺,其两者在总体的穿刺阳性率上无明显差异。因此,Xiang 等人最近通过系统回顾研究,纳入了 11 篇相关文献,共 3 000 余例患者样本量,结果发现在穿刺的阳性率上两者并无差别,但是在穿刺风险上,经会阴穿刺能有效降低直肠出血、发热、脓毒症等并发症的发生,而经直肠穿刺能有效降低穿刺过程中患者的不适感及疼痛感,两者在穿刺术后的急性尿潴留及血尿等方面无显著差异。经直肠穿刺属于二类手术切口,术后感染的高发生率是其最大的争议点。加拿大一项样本量大于 75 000 例的研究发现经直肠穿刺的脓毒症发生率从 10 年前的 0.6% 上升到了如今的 3.6%。术前积极的预防性抗感染治疗能有效降低脓毒症等一系列感染的发生,但是仅限于有针对性的抗感染治疗(根据肠道细菌培养结果而制订)。亦有文献报道,与单纯经验性抗感染相比,针对性预防抗感染并不能有效降低脓毒症的发生,同样也不能减少住院时间。至于穿刺精准度,多项前瞻性、随机对照研究证实两者之间无显著差异。临床上存在一些特殊情况,例如拟行穿刺的患者因接受过结肠或者直肠肿瘤的切除术,导致患者仅有部分肛管或无肛门的存在。在这种情况下,CT 引导下的实时动态穿刺、经腹部超声甚至经尿道超声引导下的前列腺穿刺可成为选择之一。但是这些方法都会降低了穿刺的精准性且提高了穿刺的风险。

总的说来,前列腺的两种最为常见的穿刺途径各有优劣。经直肠穿刺提高了患者的舒适程度,但同时增加了穿刺术后直肠出血、感染等相关风险。而经会阴穿刺可避免这些风险,但同时存在会阴区域疼痛等不适症状。鉴于两者在穿刺阳性率上无显著差别,目前临床上对于两种穿刺的推荐无进一步的说明。

三、穿　刺　针　数

1. "6针法"　1989 年,Hodge 教授制订了规范化的前列腺系统穿刺标准,对原本杂乱无章的前列腺系统穿刺的方式、针数做了详尽的统一,将前列腺穿刺带入了现代化时代。针对前列腺系统穿刺的针数,Hodge 教授提出了"6针法"的方案,分别系统性地布局在前列腺两侧叶的尖部、中部及底部。"6针法"的系统取材相比于单纯可疑病灶取材,提高了9%的穿刺阳性率。自此,Hodge 方案也成为前列腺系统穿刺的金标准,被广泛应用于前列腺穿刺中。

2. 多穿　Stamey 改良了 Hodge 的"6针法"布局,主要将两侧叶取材的6针均匀分布在前列腺癌高发的外周带,从而能更大程度地检出肿瘤。对于针数的讨论及研究一直聚焦在确保诊出率的同时降低和避免患者的不适感及创伤。有学者发现前列腺的大小影响着穿刺的阳性率,并提出当腺体体积大于 50ml 时,在"6针法"的基础上需要加上 5 针位于前列腺底部的中央带,并发现有 35% 的这部分患者人群最终在额外增加的 5 针中明确诊断前列腺癌,从而证实了大腺体的情况下应该增加前列腺穿刺的活检针数。在这之后,越来越多的学者认为单纯的"6针法"不能满足现有的前列腺癌诊出率,应当在可选择的条件下继续添加 2~6 针,最终变成 8~12 针的系统穿刺,尤其在肿瘤高发的外周带,来提高前列腺癌的诊断率。甚至后来,随着针数穿刺增加理念的普及化,对于大腺体前列腺更是提出了"饱和穿刺"的概念,并在临床实践中以 20 针以上的穿刺方案落实,最大程度地提高穿刺阳性率。同时,饱和穿刺也被应用到既往穿刺阴性的患者人群中。

3. 少穿　系统穿刺针数也随着前列腺 MRI 技术的提升有了不同的理念,越来越多的中心在指南的指导下进行一系列改良,包括超声造影、基于 PSA 指标变化、基于前列腺体积以及合理规划穿刺位点等方法,在降低穿刺针数的同时得到较好的临床诊断效能。也正是因为 MRI 图像的清晰诊断,其引导下的靶向穿刺具有高度的精准性,越来越多的研究聚焦于系统穿刺可否减针以降低患者的创伤。基于 MRI 影像组学信息实施个体化前列腺穿刺可较好地保证穿刺阳性的同时降低创伤,减轻病理学检查等经济花费,真正做到前列腺穿刺的精准诊断。

对于靶向穿刺针数的定义又是一大临床难题。客观情况是不同临床中心对靶向穿刺针数有着不同的见解,有些中心将针数定义为 1 针,而有些定义为 9 针。从最新的研究来看,靶向穿刺针数建议控制在 2~5 针。当穿刺针数较少时,可能会导致靶点穿刺阴性的取材误差。近期研究表明小于 2 针的穿刺可分别遗漏 16% 初次穿刺患者、27% 既往穿刺阴性患者以及 32% 主动监测患者 csPCa 的诊断,因此推荐靶向穿刺针数大于 2 针。同时,另一项研究结果显示靶向位点 3 针穿刺能比 1 针穿刺高出 6.4% 的阳性率,当针数提升到 5 针时,阳性率比 3 针高出 2.4%。结果表明 csPCa 的诊断率会随着靶向穿刺针数增加而增加。同样,穿刺术者的经验也在靶点穿刺针数中起到非常重要的作用,一名有经验的手术医师可以在保证穿刺阳性率的同时,减少穿刺针数。

4. 不穿　与此同时,随着影像学技术的再一次飞跃,免前列腺穿刺的理念被提出并震惊学术界。通过 MRI 与 PSMA-PET/CT 的结合,针对具有明确病灶(MRI 中 PI-RADS 4 分以上,同时在 PSMA-PET/CT 中表现为具有显著 PSMA 摄取)的患者在免除穿刺的基础上实施根治性前列腺切除术,术后病理证实所有入组患者均患有 csPCa(ISUP≥2 组)。虽然该研究报道的患者例数较少,但是我们看到了免穿刺理念的提出及其应用前景。然而,我们需要认识到的问题是,高度依赖影像学诊断的免穿刺真的适用于前列腺癌吗? 前列腺穿刺的意义不仅仅在于提供能明确诊断前列腺癌的病理检查,更为重要的是能做到病情的评估以及治疗方案的制订。因此,免穿刺在临床的应用还需要大量的研究去证实,其更为重要的意义是医患对于前列腺穿刺理念的转变。

前列腺穿刺针数是多,是少,还是免除? 我们将拭目以待。

第四节　其他前列腺穿刺热点问题

一、新型影像学技术

目前临床上,^{68}Ga 标记的 PSMA-PET/CT 更多地被应用于前列腺癌根治性治疗或内分泌治疗之后,出现生化复发后的影像学精准诊断,辅助病灶的检测并指导治疗决策。此外,在明确诊断前列腺癌的患者人群中,PSAM-PET/CT 相比于骨扫描等传统影像学手段,在治疗前能更为精准地识别疾病的临床分期、淋巴结及远处骨转移与否等。

考虑到 PET/CT 检查高额费用的问题,PSMA-PET/CT 在前列腺穿刺前病灶的识别及评估中应用较少。在一项回顾性研究中发现,在 MRI 阴性患者中,有 56% 的患者在后续 PSMA-PET/CT 中呈阳性,其中有 44% 的患者穿刺阳性,并有 36% 为 csPCa。

二、人工智能辅助工具

计算机辅助影像组学是现阶段前列腺癌影像学研究的热点。MRI 技术的飞跃带来的是更多影像数据的产生,在海量数据的背后如何应用这些数据更好地为临床患者的诊疗带来获益? 智能算法的提升把本来是一连串数字字符的数据,通过代码转变成了有用的临床工具。针对前列腺 MRI 进行图像分割并对可疑位点进行标记,做到靶点的自动化识别,提高靶向穿刺的阳性率。与此同时,如何通过更好的预判作用,提升 csPCa 的检出,避免不必要的穿刺也是需要关注和应用的场景。Dice 相似系数(Dice Similarity Coefficient,DSC)是计算机算法分割与医师手动分割拟合程度的比值,用于体现计算机算法对于图像识别的能力。Tian 等的多项研究利用卷积神经网络的算法实现了计算机算法对于前列腺图像高分割的性能,与人为的标注勾勒图像相比,DSC 值均高于 0.85。通过外部数据验证后,算法的分割性能依然保持较高水平。此外,由于前列腺病灶存在异质性,且病灶的分布没有规律可言,临床工作中对于影像学诊断的要求及标准参差不齐。例如,在 PI-RADS v2.1 的影像学诊断标准中,仅要求报道出主要病灶,忽略了其他病灶的存在和重要性。因此,如何通过机器学习的方式针对腺体内多灶结节的进行报道及评估是目前亟需解决的问题之一。一种专为生物医学图像设计的深度学习(deep learning,DL)网络 U-Net 被提出,并用于对前列腺不同分区分带以及可疑信号病灶进行评估,结果发现计算机辅助的腺体分割性能的 DSC 高达 0.9 以上,对于病灶识别的性能接近 0.8。

除此之外,人工智能还能应用在穿刺决策模型中,通过收集所有穿刺患者的临床信息进行数据建模并验证,最终通过模型预测前列腺癌及 csPCa 的诊断效能分别是 0.869 和 0.945。另外,机器人辅助前列腺穿刺也是较为热门的话题。研究也在开展并证实了这项技术在临床上的应用价值和前景。

三、机器人穿刺技术

近年来,机器人自动穿刺系统表现出低错误率及高重复性的态势,成为前列腺穿刺领域又一较为热门的讨论话题。

新加坡出产的前列腺穿刺机器人产品被称为 Mona Lisa(Biobot Surgical, Singapore),可以使用机器人自动定位系统穿刺以及靶向穿刺的位点,并实施相应的穿刺。在之前的试验中发现,该机器人系统可做到较高精准度的自动定位、穿刺布局制订以及模拟穿刺步骤的实施。最近发布了 Mona Lisa 最新的研究结果,显示无论是系统布局的穿刺还是靶向位点的穿刺,在 csPCa 的诊断率上两者无显著差异。甚至当研究将既往穿刺病史以及 PI-RADS 进行分层时,结果仍保持一致。同时,研究发现系统穿刺联合靶向穿刺在穿刺阳性率上更具有优势。由于操作的时长,机器人穿刺过程的麻醉大多数情况下是需要全身麻醉,另有报道在局部麻醉技术改良后,当使用 Mona Lisa 时可以实施局麻下的自动穿刺。

另一个还未进入到临床使用的机器人穿刺平台是 Apollo。该系统不同于 Mona Lisa 的是它不具备自动定位及模拟穿刺的功能,其价值在于指导临床医师进行辅助穿刺。作为一个半自动的机器人穿刺平台,可指导临床医师进行 MRI 可疑位点的机器手操作,但最终进针的深度及穿刺针的激发需要临床医师自行定夺。Apollo 平台更为重要的特点在于对年轻的拟开展前列腺穿刺技术的临床医师,具有重要的培训功能,可指导开展更为高效安全的前列腺穿刺技术。

我们可以看到随着 MRI 技术、MRI-TRUS 融合技术、兴趣位点的自动识别以及自动导航系统及技术的发展,机器人辅助前列腺穿刺已悄然走入临床并取得了较好的应用前景。但是,仍然存在较大的争论。主要的争议点在于机器人辅助位点识别系统的可靠性,以及自动导航系统的安全性。在临床领域要实现“无人驾驶”的场景需要有更多的数据支持和临床试验的验证,更为重要的是需要有人为的监督。相信,随着计算机技术以及穿刺理念的提升,实现临床常规化的前列腺自动化病理取材不再是遥远的梦。

第五节　总结及展望

作为唯一的微创化获取前列腺病理标本的技术,前列腺穿刺经历了近百年的发展历程。从最初经会阴切开活检、到手指引导下盲穿、到 TRUS 引导下穿刺,再到 MRI 引导下靶向穿刺,无论穿刺准确性还是安全性都是一个质的飞跃。这样的飞跃离不开影像学技术的发展和支持。mpMRI 作为前列腺癌筛查的重要影像学检查,PI-RADS 评分可以用来指导前列腺靶向穿刺的具体实施和临床决策的制订,更有利于 MRI-TRUS 融合靶向穿刺技术的临床实践。这几年陆续出现的 PSMA PET/CT 以及 PSMA PET/MRI 新型功能显像技术则将影像引导的靶向穿刺推向了新的高度。值得注意的是,新的时代也给我们带来了挑战,作为前列腺穿刺的最终实践者,穿刺医师需要充分掌握包括 MRI、PSMA PET/CT 等多种新型影像技术的阅片和鉴别能力,需要将新型影像上的可疑位置能够最终在 TRUS 的图像上匹配和实施,还需要有适宜的穿刺技巧,来调整进针的角度、方向和深度,以最终穿刺到可疑病灶的位置,从而提高穿刺阳性率。总之,我们相信随着影像学技术不断发展、医学数字化时代及人工智能时代的来临,前列腺穿刺活检的内涵会推向新的高度,前列腺癌局灶精准治疗、人工智能辅助影像学诊断、人工智能辅助前列腺穿刺决策制订将成为未来穿刺领域更大更美的篇章。

（高　旭　瞿　旻　林国文）

参 考 文 献

[1] WEINREB J C, BARENTSZ J O, CHOYKE P L, et al. PI-RADS prostate imaging-reporting and data system: 2015, version 2 [J]. Eur Urol, 2016, 69 (1): 16-40.

[2] PAREKH D J, PUNNEN S, SJOBERG D D, et al. A multi-institutional prospective trial in the USA confirms that the 4Kscore accurately identifies men with high-grade prostate cancer [J]. Eur Urol, 2015, 68 (3): 464-470.

[3] OU W, LEI J, LI M, et al. Ultrasound-based radiomics score for pre-biopsy prediction of prostate cancer to reduce unnecessary biopsies [J]. Prostate, 2023, 83 (1): 109-118.

[4] 韩友东,李开龙,张磊,等. 超声弹性成像技术联合核磁共振减少前列腺活检穿刺针数的临床研究 [J]. 现代医学, 2016, 44 (5): 689-693.

[5] 李培,吴蓉,吴剑,等. 经会阴前列腺穿刺针数与体积关系探讨 [J]. 同济大学学报（医学版）, 2015, 36 (3): 79-82.

[6] DASGUPTA P, DAVIS J, HUGHES S. NICE guidelines on prostate cancer 2019 [J]. BJU Int, 2019, 124 (1): 1.

[7] ELKHOURY F F, FELKER E R, KWAN L, et al. Comparison of targeted vs systematic prostate biopsy in men who are biopsy naive: the prospective assessment of image registration in the diagnosis of prostate cancer (PAIREDCAP) study [J]. JAMA Surg, 2019, 154 (9): 811-818.

[8] GANDAGLIA G, ALBERS P, ABRAHAMSSON P A, et al. Structured population-based prostate-specific antigen screening for prostate cancer: the European Association of Urology Position in 2019 [J]. Eur Urol, 2019, 76 (2): 142-150.

[9] HAMID S, DONALDSON I A, HU Y, et al. The Smart Target biopsy trial: a prospective, within-person randomised, blinded trial comparing the accuracy of visual-registration and magnetic resonance imaging/ultrasound image-fusion targeted biopsies for prostate cancer risk stratification [J]. Eur Urol, 2019, 75 (5): 733-740.

[10] HANSEN N L, BARRETT T, LLOYD T, et al. Optimising the number of cores for magnetic resonance imaging-guided targeted and systematic transperineal prostate biopsy [J]. BJU International, 2020, 125 (2): 260-269.

[11] JOHNSON D C, RAMAN S S, MIRAK S A, et al. Detection of individual prostate cancer foci via multiparametric magnetic resonance imaging [J]. Eur Urol, 2019, 75 (5): 712-720.

[12] LU A J, SYED J S, GHABILI K, et al. Role of core number and location in targeted magnetic resonance imaging-ultrasound fusion prostate biopsy [J]. Eur Urol, 2019, 76 (1): 14-17.

[13] MEISSNER V H, RAUSCHER I, SCHWAMBORN K, et al. Radical prostatectomy without prior biopsy following multiparametric magnetic resonance imaging and prostate-specific membrane antigen positron emission tomography [J]. Eur Urol, 2022, 82 (2): 156-160.

[14] RAMAN A G, SARMA K V, RAMAN S S, et al. Optimizing spatial biopsy sampling for the detection of prostate cancer [J]. J Urol, 2021, 206 (3): 595-603.

[15] ROUVIERE O, PUECH P, RENARD-PENNA R, et al. Use of prostate systematic and targeted biopsy on the basis of multiparametric MRI in biopsy-naive patients (MRI-FIRST): a prospective, multicentre, paired diagnostic study [J]. Lancet Oncol, 2019, 20 (1): 100-109.

[16] SATHIANATHEN N J, OMER A, HARRISS E, et al. Negative predictive value of multiparametric magnetic resonance imaging in the detection of clinically significant prostate cancer in the prostate imaging reporting and data system era: a systematic review and meta-analysis [J]. Eur Urol, 2020, 78 (3): 402-414.

[17] STEFANOVA V, BUCKLEY R, FLAX S, et al. Transperineal prostate biopsies using local anesthesia: experience with 1, 287 patients. prostate cancer detection rate, complications and patient tolerability [J]. J Urol, 2019, 201 (6): 1121-1126.

[18] SUH J, YOO S, PARK J, et al. Development and validation of explainable AI-based decision-supporting tool for prostate biopsy [J]. BJU Int, 2020, 126 (6): 694-703.

[19] VAN DER LEEST M, CORNEL E, ISRAEL B, et al. Head-to-head comparison of transrectal ultrasound-guided prostate biopsy versus multiparametric prostate resonance imaging with subsequent magnetic resonance-guided biopsy in biopsy-naive men with elevated prostate-specific antigen: a large prospective multicenter clinical study [J]. Eur Urol, 2019, 75 (4): 570-578.

[20] WEGELIN O, EXTERKATE L, VAN DER LEEST M, et al. The FUTURE Trial: a multicenter randomised controlled trial on target biopsy techniques based on magnetic resonance imaging in the diagnosis of prostate cancer in patients with prior negative biopsies [J]. Eur Urol, 2019, 75 (4): 582-590.

[21] YANG X, LEE A Y, LAW Y M, et al. Stereotactic robot-assisted transperineal prostate biopsy under local anaesthesia and sedation: moving robotic biopsy from operating theatre to clinic [J]. J Robot Surg, 2020, 14 (5): 767-772.

第七章 前列腺癌的病理诊断与分子分型

第一节 前列腺癌的病理类型和评分系统

一、前列腺癌的病理类型

根据最新的世界卫生组织的组织学分类,前列腺原发性恶性肿瘤可分为:上皮性肿瘤、神经内分泌肿瘤、前列腺间质肿瘤、间叶性肿瘤、血管淋巴系肿瘤和其他类型(表7-1)。超过95%的前列腺恶性肿瘤是来源于腺泡和近端导管上皮的腺癌。前列腺腺癌通常为多灶的异质性病变,高分化的腺泡腺癌腺体小,圆形或轻度卵圆形,被覆单层高柱状或矮柱状细胞,有时与良性前列腺腺体难以区分。分化差的前列腺癌细胞呈实性片状、条索状排列,或单个细胞散在。前列腺腺癌细胞核常增大,核深染,核仁明显。胞质空泡状、颗粒状、嗜酸性、嗜碱性的均可以见到。腺泡腺癌通常不伴有结缔组织生成或黏液样反应。大体标本上,腺癌可表现为黄白色或灰色斑片样组织,触之质硬、边界不清、难与周围组织分辨。免疫组织化学指标有助于分辨少量穿刺标本中的可疑区域为前列腺癌还是高级别上皮内瘤。常用的免疫组化标记多为针对基底细胞的标志物(P63、CK5/6、P40、34βE12),如果基底细胞消失,提示为前列腺癌。除此之外,P504S(AMACR)常在前列腺癌细胞中表达,如果其表达阳性,常提示为前列腺癌。

表 7-1 前列腺恶性肿瘤的组织学分类

组织学来源	病理亚型
上皮性肿瘤	腺泡腺癌、导管腺癌、尿路上皮癌、鳞癌和腺鳞癌、基底细胞癌
神经内分泌肿瘤	无
间叶肿瘤	平滑肌肉瘤、横纹肌肉瘤
淋巴造血系统肿瘤	弥漫大B细胞淋巴瘤、小淋巴细胞性淋巴瘤、霍奇金淋巴瘤等
其他少见肿瘤	囊腺瘤、Wilms瘤、恶性横纹肌样瘤、生殖细胞肿瘤、神经母细胞瘤、黑色素瘤等

前列腺原发性恶性肿瘤中非常见类型包括:上皮来源的导管腺癌、尿路上皮癌、鳞状细胞癌和基底细胞癌、神经内分泌分化的腺癌、小细胞癌、间叶组织来源的平滑肌肉瘤、好发于年轻人群的横纹肌肉瘤以及淋巴瘤。这些类型的前列腺恶性肿瘤多以尿路症状起病,除了导管腺癌和神经内分泌分化的腺癌外,往往不伴有PSA升高。

二、前列腺癌的病理评分系统

肿瘤的分级与患者的预后关系密切。一种好的分级方法对于判断预后有很大的帮助。前列腺癌的分级方法很多,Gleason分级方法最被广泛接受。Gleason评分即通过评估肿瘤腺体的组织结构来量化肿瘤的分化程度。具体而言，Gleason 评分依据分化好差程度对 5 种不同的生长方式依次给予 1~5 分（表 7-2）。值得一提的是，Gleason 评分仅适用于腺泡腺癌和导管腺癌，细胞学标本和转移瘤无法进行 Gleason 评分。

表 7-2 前列腺癌 Gleason 分级标准

分级	组织学特征
1 级*	由密集排列但相互分离的腺体构成界线清楚的肿瘤结节
2 级*	为单个分化良好的腺体，较疏松排列，大小不一致，形成界线较清楚的结节，可伴有微小的浸润
3 级	肿瘤性腺体大小不等，形态不规则，明显地浸润性生长，但每个腺体均独立不融合，有清楚的管腔
4 级	肿瘤性腺体相互融合，形成筛孔状，或细胞环形排列中间无腺腔形成
5 级	呈低分化癌表现，不形成明显的腺管，排列成实性细胞巢或单排及双排的细胞条索

* 不存在于空芯针穿刺活检标本中，根治术标本中罕见。

Gleason 评分是肿瘤主要成分和次要成分（≥5%）的分级总和，如果没有次要成分，Gleason 评分为双倍的主要成分。

Gleason 评分特殊情况：①若肿瘤成分为 2 种且次要成分的肿瘤比例 <5%，且 a. 次要成分为较低分级，Gleason 评分 = 主要成分分级 + 主要成分分级，如肿瘤具有 98% 4 分、2% 3 分，Gleason 评分为 4+4=8 分；b. 次要成分为较高分级，Gleason 评分 = 主要成分分级 + 次要成分分级，例如肿瘤具有 98% 4 分、2% 5 分，Gleason 评分为 4+5=9 分。②如果肿瘤成分 >2 种分级形式，且第三种为最高级别，在穿刺标本中 Gleason 评分 = 主要成分分级 + 最高级别分级；在根治标本中：a. 最高级别的肿瘤 ≥5%，Gleason 评分 = 主要成分分级 + 最高级别分级，如肿瘤具有 60% 3 分、30% 4 分、10% 5 分成分，Gleason 评分为 3+5=8 分；b. 若最高级别的肿瘤 <5%，Gleason 评分 = 主要成分分级 + 次要级别分级，并备注伴有 <5% 的较高级别成分（Gleason 4 或 5 级成分），如肿瘤具有 65% 3 分、32% 4 分、3% 5 分，Gleason 评分为 3+4=7 分伴有 <5% 的 Gleason 5 级成分。③报告 Gleason 4 级前列腺癌的比例：在 Gleason 评分为 3+4=7 和 4+3=7 的标本中应报告 Gleason 4 级成分的比例，推荐报告为 <5%、<10%，再以 10% 作为增量报告比例；或者报告为 <5%、5%~10%、11%~25%、26%~50%、51%~75%、>75%。同样是 Gleason 总评分为 7 分，Gleason4 级的比例不同将可能明显影响肿瘤的预后及临床的决策。如 Gleason 评分为 3+4=7 分，但仅有 <5% 的 Gleason 4 级成分，在无其他高危因素的情况下，其生物学行为更接近于 Gleason 评分 3+3=6 分的前列腺癌，但在 Gleason 评分为 4+3=7 分，而有 90% 的 Gleason 4 级成分时，其生物学行为则可能更接近于 Gleason 评分 4+4=8 分的前列腺癌。但在穿刺组织中仅有微小灶（或 <10% 比例）的 Gleason 总评分为 7 分的腺癌中，可不予以评估 Gleason 4 级的比例。④前列腺癌在 Gleason 总评分为 7 分或 8 分且存在 Gleason 4 级成分时，除了报告 Gleason 4 级癌的比例之外，还需要报告是否存在筛状型 Gleason 4 级的癌。

为了更好地评估患者的预后，ISUP 专家共识会议还提出了一套以预后区别为基础的新分级系统，称为前列腺癌分级分组系统。该系统根据 Gleason 评分和疾病危险度的不同将前列腺癌分为 5 个具有明显预后区别的组别（表 7-3）。分级分组越高，患者的预后越差。

表 7-3　ISUP 前列腺癌的分级分组

分级分组	组织学特征
分级分组 1：Gleason 评分 2~6	仅由单个分离的、形态完好的腺体组成
分级分组 2：Gleason 评分 7（3+4）	主要由形态完好的腺体组成，伴有较少的形态发育不良的腺体 / 融合腺体 / 筛状腺体组成
分级分组 3：Gleason 评分 7（4+3）	主要由发育不良的腺体 / 融合腺体 / 筛状腺体组成，伴少量形态良好的腺体
分级分组 4：Gleason 评分 8	仅由发育不良的腺体 / 融合腺体 / 筛状腺体组成；或以形态完好的腺体为主，伴有少量缺乏腺体分化的成分；或者以缺乏腺体分化的成分为主伴有少量形态完好的腺体
分级分组 5：Gleason 评分 9~10	缺乏腺体形态的成分 / 伴坏死，伴或不伴腺体形态发育不良的腺体 / 融合腺体 / 筛状腺体

第二节　根治性前列腺切除术后病理大切片与常规切片的比较

根治性前列腺切除术是局限性前列腺癌患者最有效的治疗方式，术后前列腺及精囊标本的病理诊断作为"金标准"直接决定患者前列腺肿瘤分期、分级及后续随访治疗方案的制订，因此，病理诊断的准确性至关重要。然而，前列腺根治标本的处理对病理学家来说是一项具有挑战性的工作。前列腺自溶速度比其他大多数器官快，前列腺癌病灶往往较小、具有多灶性而肉眼识别困难，同时在形态学和遗传学上具有肿瘤异质性。

常规前列腺根治标本的取材是将前列腺切成数十块组织块，不仅破坏标本完整性，也不利于病理医师镜下对前列腺癌进行综合性评估，包括确定癌灶具体位置和分布范围、测算肿瘤负荷、评估治疗后改变、发现微小病灶和多发性病灶、了解组织结构和相互关系及演变相关性、判断标本切缘、观察精囊和尿道受累情况、与术前影像学进行对照等方面。目前，避免前列腺癌被漏诊的最新有效方法是将前列腺整个切面进行取材制片，即前列腺大切片病理技术。大切片病理技术最初于 20 世纪 70 年代用于脑病理学，目的是将宏观和微观特征与异常的临床表现及影像学相关联。稍晚于国外，中国于 2012 年对前列腺大切片病理技术进行了报道。前列腺大切片病理技术具有以下 5 点优势：①可全面直观地观察整个前列腺组织切面，便于理解前列腺三维结构，特别是精囊、输精管、膀胱颈和前列腺基底部之间的空间关系；②可准确病理评估肿瘤部位、范围、分期，提升病理报告的系统性和全面性；③便于切缘阳性、微小病灶及精囊侵犯的检出；④可与术前前列腺影像学检查进行空间匹配（如图 7-1），从而分析影像学检查（如：mpMRI、PET/CT 等）的准确性，为其他患者前列腺靶向

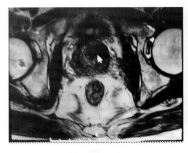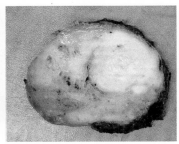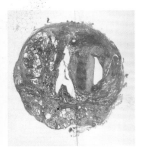

图 7-1　术前前列腺 mpMRI 图像与根治术后大切片中病灶位置空间匹配

穿刺甚至免穿刺诊断提供参考,以及为前列腺癌局部精准靶向治疗提供技术支撑;⑤显著节约病理医师的阅片诊断时间。

一、制片方式比较

总体而言,前列腺癌大切片较常规切片在制片数量上大为降低,在制片质量上与常规切片完全一致,但制片技术设备要求较高、流程更复杂,因此国内尚未将前列腺癌大切片病理作为常规技术开展。

1. 固定与取材　相比于常规切片,前列腺癌大切片要求标本离体后应尽快染色标明前列腺左右侧,用更多的固定液充分浸泡标本。

前列腺癌大切片在取材上先离断前列腺尖部、底部及输精管精囊,对前列腺体部垂直于尿道平整均匀切取 4~8 块(层厚约 5~10mm,如果切面过厚,可能导致包埋时不易压平,难以获得完整切片)完整前列腺横切面,不再分割成更小的组织块,而是直接放在夹板中稳定标本,继续用甲醛充分固定,等待上机脱水。而前列腺常规切片为了适应脱水包埋盒的大小,需继续将完整的前列腺横切面分割成 4~6 块上机脱水(图 7-2),这样既破坏了组织的完整性,在最终阅片时也难以定位肿瘤的具体部位和测算病灶大小。

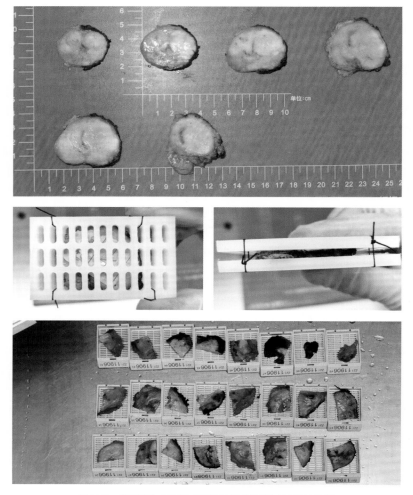

图 7-2　前列腺大切片病理与常规切片的取材比较

2. 脱水与包埋　脱水过程是前列腺癌大切片的关键步骤,直接决定最终切片质量。为对体积更大的前列腺切面组织进行充分脱水,大切片需要更长的脱水时间和脱水步骤。不同病理中心脱水流程略有差别,如复旦大学附属肿瘤医院病理中心采用的脱水步骤为:①中性甲醛 4h;②80% 乙醇 1h;③95% 乙醇 2h;④95% 乙醇 2h;⑤95% 乙醇 2h;⑥无水乙醇 2h;⑦无水乙醇 2h;⑧无水乙醇 2h;⑨二甲苯 2h;⑩二甲苯 2h;⑪高密度石蜡 2h;⑫高密度石蜡 2h;⑬高密度石蜡 2h。一次脱水不可放入过多组织,脱水试剂需要及时更新,以免造成脱水不完全。

前列腺癌大切片包埋需要定制大包埋盒(约 5cm×7cm×2cm),注意要将组织压平整以保障切片时切面完整。

3. 切片与染色　相比于常规切片,大切片需要定制大蜡块固定夹和大载玻片。大切片可用轮转式或平推式石蜡切片机进行切片,然后用定制的大载玻片进行漂片。在 HE 染色上,前列腺大切片与常规切片无明显差别。在对前列腺大切片进行免疫组织化学检测时,常常通过对大蜡块上可疑区域打孔取样重新制片。但通常由于前列腺根治标本对免疫组织化学和 DNA 检测要求不高,因此在大切片中选取感兴趣的区域所需的额外时间和人员资源有限,不会对常规开展前列腺大切片病理带来较大影响。

就病理医师阅片量和阅片时间而言,前列腺大切片所需的诊断切片量约 9~14 张,诊断时间常在 30min 以内;而常规切片所需的诊断切片量约 18~76 张,诊断时间常超过 1h(图 7-3)。

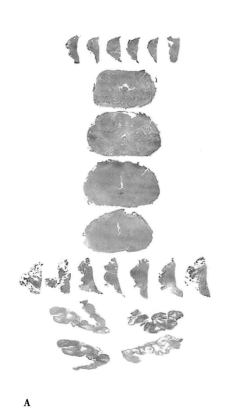

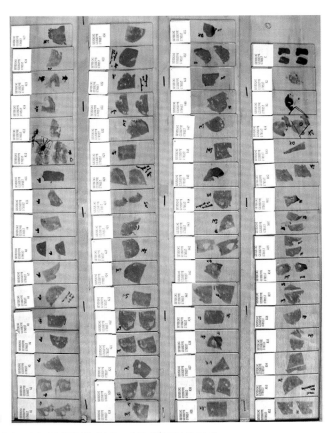

图 7-3　前列腺大切片(图 A)与常规切片(图 B)的病理阅片对比

二、病理诊断准确性比较

前列腺根治术后与疾病风险分层密切相关的预后因素包括：①肿瘤多发灶情况；②肿瘤病理类型（腺癌、导管内癌等）；③肿瘤分级（Gleason 评分和分组）；④病理分期（前列腺包膜外侵犯、精囊侵犯）；⑤切缘情况；⑥淋巴血管侵犯情况；⑦肿瘤体积。对这些因素判断的准确性是精准诊断和精准治疗的基础。

例如，在 T 分期中，T_{3a} 指前列腺肿瘤组织向前列腺包膜外延伸，T_{3b} 指精囊壁肌层受到侵犯，因此必须对精囊与前列腺的连接处进行取样，这在大切片病理中很容易实现和判断。研究显示大切片病理的精囊侵犯检出率比常规切片更高。在切缘情况的判断中，常规切片中有时会因边缘片状组织分离难以还原而错判为切缘阳性，而在大切片病理中更容易对应分离组织的原始位置，避免切缘假阳性。对于局部微小体积肿瘤或者经过新辅助内分泌治疗后进行前列腺根治术的病例，术后可能在病理标本中难以发现残留肿瘤病灶（即病理 pT_0 期），有研究显示大切片病理比常规切片更容易发现这类病例中残存的肿瘤病灶。

国内多项研究显示，前列腺大切片病理比常规切片更容易发现可能被忽略的切缘阳性、精囊侵犯和更高的 Gleason 病理分级。同时，在基于前列腺大切片病理基础上的手术学习培训可缩短腹腔镜下保留神经的根治性前列腺切除术的学习曲线，提高控瘤、控尿和保神经的成功率。然而，目前仍没有高质量临床研究证实前列腺大切片病理在检测负面病理特征中有更大的优势。无论如何，前列腺大切片病理能帮助病理科医师获得更多与疾病分期相关的信息，帮助影像科医师提高影像诊断水平，帮助泌尿外科医师掌握更多疾病治疗及预后相关信息，提高临床诊疗水平及手术技能。

第三节　常见标本类型及病理诊断

一、前列腺穿刺活检标本

（一）标本的取材

分别描述不同穿刺部位标本的组织条数量、长度和色泽，分别包埋，全部取材，3.7% 中性甲醛液固定。每个包埋盒尽可能只放 1 条组织条。放入脱水盒时应将组织条放入泡沫薄片中尽可能保持伸直和平坦状态，避免将其破坏为组织碎片。

若同一包埋盒内的组织条过多或过碎，组织可能无法充分暴露和切片，此时容易遗漏小灶的前列腺癌或导致前列腺癌的肿瘤容积、范围评估的误差。

（二）病理诊断

（1）注明标本类型为：前列腺穿刺活检标本。

（2）根据送检记录注明具体穿刺部位，对不同穿刺部位标本的前列腺癌应分别描述组织学类型（见表 7-1）、Gleason 评分（见表 7-2）、WHO/ISUP 分级分组（见表 7-3）。

（3）对系统性穿刺活检，不同的穿刺活检部位（无论穿刺组织条数）需要给予单独的 Gleason 评分，而无须对每个穿刺组织条都进行 Gleason 评分，也无须强制性地对所有的穿刺活检组织再进行总体的 Gleason 评分。对于 MRI 高度可疑为恶性（PI-RADS 4~5 分）的靶向穿刺活检标本，如镜下证实为前列腺癌，需要对 MRI 检查可疑的每个病灶部位的前列腺癌给予总的 Gleason 评分。

（4）报告受累阳性组织穿刺条数占总穿刺条数的比例,并对肿瘤进行定量,定量可选以下任一方式:肿瘤组织占该针前列腺穿刺组织的比例(%)或者肿瘤组织长度/该针前列腺穿刺组织的长度(_____/_____mm)。对同一穿刺组织中的不连续癌灶进行定量评估时,应将之间的良性前列腺组织也包括在癌灶范围内进行测量和评估。

（5）报告是否存在前列腺导管内癌(intraductal carcinoma of the prostate,IDC-P):IDC-P定义为恶性肿瘤细胞填充前列腺导管或腺泡伴有实性或密集的筛状结构(凿除状规则的空腔不超过腺腔面积的 50%),或疏松的筛状结构伴有明显的核异型性(肿瘤细胞核面积至少超过邻近的良性腺体细胞核面积的 6 倍)或非局灶性的粉刺样坏死。IDC-P 常与高级别、高分期和较大体积的前列腺癌有关,无论其单独存在还是与浸润性前列腺癌伴发存在,通常提示患者预后可能较差。IDC-P 的诊断通常需要结合组织学特征以及行基底细胞染色(如 p63、CK34β12、CK5/6 等)予以证实,其主要鉴别诊断为浸润性筛状腺癌。

穿刺活检标本中如果仅发现孤立性的、无浸润性癌伴随的 IDC-P,不需要进行 Gleason 分级,但需要在报告中备注其提示的临床病理意义并建议立即重新活检,对于组织学类似于"筛状型"高级别前列腺上皮内瘤变(high grade prostatic intraepithelial neoplasia,HGPIN),但结构和细胞异型性均不足以诊断为 IDC-P 的病变,推荐诊断为非典型导管内增生(atypical intraductal proliferation,AIP)。

穿刺活检标本中与浸润性癌伴随的 IDC-P 需要整合入前列腺癌线性范围、比例评估以及 Gleason 评分中,其中筛状型 IDC-P 分级为 Gleason 4 级,实体型或伴有粉刺性坏死的 IDC-P 分级为 Gleason 5 级。同时在病理报告中也需要指出存在 IDC-P 并备注其可能预示的高度侵袭性生物学行为的临床意义。

（6）报告是否存在前列腺周围脂肪浸润(前列腺外扩散)并注明具体部位,报告有无精囊腺浸润、脉管内癌栓(淋巴管及血管,在组织学识别困难时可辅助 D2-40 以及 CD31 的免疫组织化学染色予以识别)及神经侵犯等。

（7）其他病理改变:对于 MRI 检查高度可疑为恶性(PI-RADS 4-5 分)的靶向穿刺活检标本,如镜下观察未发现癌,需要报告特殊的良性组织学特征,以便于临床、影像学和病理互相结合并分析原因。

（8）辅助检查结果:免疫组织化学染色及其他检查。

二、经尿道前列腺电切术标本

（一）标本的取材

记录送检前列腺组织的总体积,在条件允许的情况下对送检的组织进行称重。根据标本量取材:如果送检组织≤12g,须全部包埋标本;对于超过 12g 的送检组织,应至少取材 12g 的标本(6~8 个蜡块),并在制片过程中确保蜡块切全。在取材时尤其需要对组织碎片较硬或切面呈灰黄或橘黄色的组织碎片取材,若无上述大体改变则以随机取材为原则。

如后续镜检可疑或确诊为前列腺癌,尤其当癌组织占所包埋组织的比例 <5% 时,其余剩下的送检组织须全部包埋,以便进一步估算癌组织占所有送检前列腺组织的比例。

（二）病理诊断

（1）注明标本类型为:经尿道前列腺切除标本。

（2）确定组织学类型(见表 7-1)、Gleason 评分(见表 7-2)和 WHO/ISUP 分级分组(见表 7-3)。

（3）经尿道前列腺切除标本中前列腺癌的定量：评估前列腺癌的面积占所有送检组织面积的百分比（报告为≤5%或>5%），或评估被前列腺癌累及的阳性组织碎片数占所有送检组织的碎片数的百分比（报告为<10%或>10%）。研究表明以10%的临界值评估阳性组织碎片的比例较5%的临界值更具有预测意义。

（4）报告是否存在IDC-P，如存在IDC-P需整合入总的Gleason评分和肿瘤测量范围内，并备注说明其临床病理意义，方法和标准同前列腺穿刺活检标本。

（5）报告是否存在前列腺周围脂肪浸润（前列腺外扩散）及精囊腺浸润、脉管（淋巴管及血管）及神经束侵犯。方法和标准均同前列腺穿刺活检标本。

（6）其他病理改变：HGPIN（避免诊断为筛状型HGPIN）、急慢性炎性病变、不典型性腺瘤样增生、良性前列腺增生症等。

（7）辅助检查结果：免疫组织化学染色及其他检查。

三、根治性前列腺切除术标本

（一）标本的取材

（1）测量前列腺的三维大小（从膀胱颈到前列腺尖端，左侧至右侧，前后至后面），在条件允许的情况下对送检的组织进行称重。

（2）参照精囊腺定位前列腺，对标本的外表面用墨汁进行涂墨，推荐至少使用2种颜色以区分前列腺左、右叶，如果仅用1种颜色，取材时必须注明具体部位。

（3）3.7%中性甲醛固定液充分固定，固定液体积应至少为送检前列腺体积的20倍，固定时间至少24h。

（4）分别对前列腺尖部及膀胱颈切缘进行矢状切面取材：将前列腺尖部及膀胱颈在4~5mm处垂直于尿道切下来，然后沿与尿道平行的方向间隔2~3mm依次切开。将所取的前列腺尖端和膀胱颈切缘组织全部取材，并分别标记为左尖端切缘和右尖端切缘，左膀胱颈切缘、右膀胱颈切缘放入包埋盒内。

（5）将剩余的前列腺每间隔3~4mm切片，全部取材，记录大体可识别的所有前列腺癌的大小和范围。每一个切面沿前列腺尿道部作十字切开，将其一分为4个组织块，全部取材并标注（如左侧+前部、左侧+后部、右侧+前部、右侧+后部等）放入包埋盒内。

（6）精囊腺并不需要全部取材，但应取材毗邻前列腺的精囊组织（精囊腺基底部连带部分前列腺组织），分别标注为左精囊腺+前列腺基底部和右精囊腺+前列腺基底部放入包埋盒内，输精管切缘取材。

（7）对所有送检的淋巴结进行计数、测量大小并全部取材。

（二）病理诊断

（1）注明标本类型为：根治性前列腺切除术标本。

（2）注明肿瘤的具体部位，确定组织学类型（见表7-1），如大体可识别的肿瘤数目超过1个，每个肿瘤均需要分别注明具体部位、肿瘤大小测量、进行Gleason评分（见表7-2）和WHO/ISUP分级分组（见表7-3），最后给予总的Gleason评分和WHO/ISUP分级分组。

（3）测量肿瘤的大小并估算肿瘤占整个前列腺的比例：2021版《前列腺癌规范化取材及病理诊断共识》推荐而并非强制性要求在病理报告中进行肿瘤容积和百分比的估算。

估算肿瘤容积可采用2种方法：大体取材时肉眼评估肿瘤占整个前列腺的比例，测量主瘤体结节的最大线径或面积。

随着大切片及人工智能辅助的可视化图像分析的逐渐应用,这一难题将有望得到改善和解决。

(4)报告有无前列腺外扩散,如存在前列腺外扩散需注明和报告具体部位、范围大小(描述为局灶或广泛的前列腺扩散)。

前列腺外扩散包括以下几种情况:①肿瘤直接浸润至脂肪组织内;②肿瘤浸润或越过与脂肪组织处于同一平面的疏松结缔组织;③肿瘤浸润至前列腺周围疏松结缔组织内神经血管束的间隙内;④在前列腺尖端、前部以及膀胱颈等罕有脂肪组织的部位,前列腺外扩散定义为肿瘤明显越过正常前列腺的轮廓之外。需要指出的是由于前列腺尖端深入尿生殖膈,正常情况下此处可混有横纹肌组织,因此在该部位,当肿瘤位于横纹肌内并不必然意味着前列腺外扩散。

局灶性前列腺外扩散指的是仅有数个肿瘤性腺体位于前列腺外或仅有 1~2 张切片内有不超过 1 个高倍视野的肿瘤性腺体,超过局灶性前列腺外扩散的均定义为广泛性前列腺外扩散。

(5)报告是否存在前列腺外的精囊腺侵犯,即肿瘤浸润至前列腺外的精囊腺的肌层内。前列腺癌可通过从前列腺底部直接浸润、前列腺外扩散后浸润、浸润射精管延续,以及不连续的血源性播散等几种方式浸润精囊腺。

(6)报告是否存在膀胱颈的浸润,如存在膀胱颈侵犯,需注明是大体可见累及还是显微镜下累及。镜下膀胱颈浸润定义为肿瘤位于膀胱颈厚的、交错分布的平滑肌束内而无伴随的良性前列腺腺体。

(7)报告是否存在 IDC-P,如存在 IDC-P 需要整合入总的 Gleason 评分和肿瘤范围测量内,并备注说明其临床病理意义,方法和标准同前列腺穿刺活检标本和经尿道前列腺切除标本。

(8)手术切缘评估:注明切缘是否受累、受累切缘的具体位置、切缘被肿瘤侵犯的范围以及阳性切缘的 Gleason 组织学分级。

评估结果可分为以下 4 种情况:①手术切缘无法评估;②手术切缘查见良性腺体:通常是前列腺腺叶内切除的一种表现;③手术切缘未查见癌组织(切缘阴性);④手术切缘查见癌组织(切缘阳性)。

切缘阳性定义为肿瘤直接接触墨汁涂抹的前列腺表面,当肿瘤与墨汁涂抹的表面即使仅有几个纤维束的距离也定义为切缘阴性。如存在切缘阳性,需注明阳性切缘的具体部位(如:尖部、基底部、前面、侧面、后面),切缘阳性尤其容易出现在前列腺尖端,此处应全面检查并仔细评估。若切缘阳性部位同时属于前列腺腺叶内切除或前列腺外扩散则需要一并注明,切缘阳性伴有前列腺外扩散具有更差的预后。对阳性切缘的线性范围应以 mm 为单位测量(报告为 <3mm 或 ≥3mm),若存在多灶的阳性切缘,则线性范围累加后报告。

(9)报告是否存在神经侵犯和血管/淋巴管内癌栓。

(10)区域淋巴结评估:注明具体取材部位及淋巴结数目,发生癌转移的淋巴结数目,发生癌转移的淋巴结占所有送检淋巴结的比例,以及最大转移灶的最大线径。

(11)肿瘤病理分期:参照第 8 版美国癌症联合委员会(American Joint Committee on Cancer, AJCC)癌症分期系统中的病理分期。

(12)其他组织/器官情况:根据送检情况。

(13)辅助检查结果:免疫组织化学及其他检查。

四、内分泌治疗和 / 或放疗对前列腺癌病理诊断的影响

（一）放疗

前列腺经过放疗后，会出现不同程度细胞稀疏的瘢痕状间质，周围良性腺体萎缩，腺体上皮层次增加，呈现基底细胞表型，常可出现显著的核异型，形态上需与尿路上皮癌进行鉴别。肿瘤细胞常变得不明显，泡状细胞质，胞核及核仁不明显，癌细胞通常仍然表达 α- 甲基酰基辅酶 A 消旋酶（α-methyl-acyl-coenzyme A racemase，AMACR）。当放疗改变不显著时，仍可使用 Gleason 组织学分级。穿刺标本如发现显著放疗效果，推荐在病理报告中报告。

（二）内分泌治疗

ADT 会导致周围良性腺体萎缩，基底细胞突出，可见未成熟性鳞状上皮化生及尿路上皮化生。癌细胞可呈簇、列或单个不明显的细胞，形态类似于放疗后的改变：泡状细胞质，小而固缩的胞核，AMACR 的表达下降（45%~71% 呈阳性）。内分泌治疗后通常不推荐使用 Gleason 组织学分级，也不常规评估退缩程度分级。

五、前列腺癌病理诊断常用免疫组化标记

（一）基底细胞标记

在前列腺浸润性腺癌中常缺乏基底细胞，免疫组化可以在形态学上难以辨别时辅助判断基底细胞情况。常用的基底细胞标记有高分子量角蛋白（CK34β12、CK5/6）、P63 和 P40。此外，免疫组化的解读必须结合组织学形态，在一些良性病变时也可出现基底细胞缺失，如萎缩，腺瘤等。

（二）前列腺来源标记

血清 PSA 水平是前列腺癌诊断的重要临床指标，同时 PSA 也可通过免疫组化在病理组织标本中被检测。此外，Prostein 及 NKX3.1 均为前列腺来源的特异性标记。

（三）判断肿瘤与非肿瘤的标记

AMACR 在前列腺癌中常常呈细胞质或腔缘着色（80%~100%），但仍需结合形态及基底细胞标记，因为在 HGPIN 中 AMACR 通常高表达，萎缩或者腺瘤时也可能出现弱 - 中等 AMACR 表达。ERG 对于肿瘤性前列腺腺体具有较高的特异性，但其灵敏度较差（约 50%）。

六、前列腺癌的分子分型

遗传因素是前列腺癌发生的重要影响因素，原发性前列腺癌具有较强的异质性，使得现有的临床风险分层方法并不能精确区分患者的疾病实际风险高低。随着二代测序技术的普及，前列腺癌的基因改变被越来越多地发掘。使用分子和遗传特征来定义前列腺癌的分子亚型，能帮助更好地区分惰性和侵袭性前列腺癌，有助于确定高复发风险的患者。前列腺癌不同阶段基因突变类型有较大差异：

（一）局限性初治前列腺癌

1. ETS 融合阳性　　*ETS* 家族基因与雄激素调节的前列腺特异性基因融合是此类前列腺癌中最常见的复发性重组。*ETS* 融合阳性可发生在疾病早期的高级别上皮内瘤中。*TMPRSS2：ERG* 融合是其中最常见的分子改变，占前列腺癌诊断患者的 40%~50%。这是一种染色体内基因融合，经常通过两个基因之间的基因组区域间质性缺失产生。*TMPRSS：ETV1* 融合是一种染色体间重排，发生在 5%~10% 的病例中。*ETS* 家族的其他成员包括

ETV4,在 1%~5% 的病例中发生。在发现与 *ETV4* 和 *ETV5* 融合的 *TMPRSS2* 后,还发现了 *ETV1*、*ETV4*、*ETV5* 的其他 5′ 端融合基因,包括 *SLC5A3*、*HERV-K22q1123*、*C15orf21*、*HNRPA2B1KLK2*、*CANTI* 以及 *TMPRSS2 19*、*32-34* 的亚型。最近,还发现了一种其他亚型,在不涉及任何融合的情况下过度表达全长 *ETS* 转录物(*ETV1*、*ETV4* 和 *FLI*),已在不足 5% 的病例中发现,并预测其发生是表观遗传修饰的结果。

　　ETS 转录因子家族在发育、分化、增殖迁移、侵袭和血管生成中发挥作用,*ETS* 基因家族与 *TMPRSS2* 的融合导致这些转录因子在细胞中的表达增加。为了响应雄激素诱导 *TMPRSS2*,*ERG* 融合导致 *ERG* 表达增加 6 000 倍,与 *TMPRSS2* 融合的 *ETVI* 将 *ETV1* 的稳定性提高了 50 倍。这些融合的结果在某些情况下导致前列腺癌形成和促进局限性前列腺癌的进展。有研究显示,在 *TMPRSS2 : ERG* 融合的情况下,Wnt/ 转化生长因子 -β(transforming growth factor-β,*TGF*-β)和 *NOTCH* 信号通路被激活;*ETV1* 阳性肿瘤在很大程度上增强了雄激素的产生;*ETV4* 阳性肿瘤显示 Ras 和磷脂酰肌醇 3 激酶(phosphoinositide 3-kinase,PI3K)信号表达的上调。然而,目前关于 *TMPRSS2 : ERG* 融合对前列腺癌预后影响的研究结果是不一致的,其是否在预后预测中占有重要地位仍需进一步研究。

　　2. 斑点型锌指结构蛋白(speckle-type poz protein,SPOP) SPOP 是多种蛋白质泛素化和进一步降解所必需的蛋白。*SPOP* 错义杂合突变是前列腺癌中最常见的复发性点突变,发生率为 6%~15%。与 *ETS* 基因家族中的易位类似,*SPOP* 突变是早期克隆事件,与 *ETS* 融合阳性亚类相互排斥。

　　SPOP 是一种斑点型 POZ 结构域衔接蛋白,具有 BTB 和 MATH 两个结构域以实现其功能。大多数错义突变发生在 MATH 结构区,降低了 SPOP 与其底物的结合亲和力。同时,AR 本身是 SPOP 的底物,*SPOP* 的突变影响 AR 转录编程,导致该亚型中 AR 活性较高。最近还发现了溴结构域蛋白 4(bromodomain-containing protein 4,BRD4)作为 SPOP 的底物在 SPOP 突变情况下表达增加,这导致前列腺癌 *SPOP* 突变亚型中 AKT- 哺乳动物雷帕霉素靶蛋白复合体 1(the mechanistic target of rapamycin complex 1,mTORC1)信号的激活和对溴结构域和额外末端结构域(bromodomain and extraterminal domain,BET)抑制剂的耐药性。

　　SPOP 的另一个功能是通过调节 DNA 双链断裂(double-strand break,DSB)修复来维持基因组稳定性。因此,SPOP 的正常表达对细胞的错配修复至关重要,低表达或者突变的 *SPOP* 会损害同源性定向修复或 DSB,并使细胞对 DNA 损伤修复的抑制剂(如 PARP 抑制剂)敏感,这是前列腺癌发生发展的重要生物学机制之一。对前列腺癌人群的全基因组关联分析发现,不同种族、肿瘤分期、Gleason 评分的患者中 SPOP 突变均可作为前列腺癌患者预后不良的生物标志物,其中主要为 *SPOP* 的错义突变(前列腺癌患者发生率约为 10%),无义、缺失突变较为罕见。但也有其他研究发现 *SPOP* 突变和患者生存率、复发率和死亡率之间没有显著相关性。

　　3. 叉头框 A1(forkhead box A1,FOXA1) *FOXA1* 是一种染色质重塑剂,可调节 AR 驱动的转录,发生在 4% 的前列腺癌病例中。*FOXA1* 以 AR 依赖的方式促进细胞生长,并以 AR 非依赖的方式抑制细胞运动。一般而言,具有 *FOXA1* 突变的肿瘤显示出与 SPOP 突变肿瘤相似的分子特征,包括基因表达模式、基因组畸变和 DNA 甲基化。此外,在基于癌症基因图谱(The Cancer Genome Atlas,TCGA)数据库的研究中,*FOXA1* 变异与更高水平的 AR 依赖性转录相关。

　　4. 异柠檬酸脱氢酶 -1(isocitrate dehydrogenase-1,IDH1) 是将异柠檬酸转化为

2- 氧化戊二酸所需的一种细胞质代谢酶。*IDH1* 突变仅在约 1% 的原发性前列腺癌病例中被发现。虽然罕见,但这些突变与发病年龄早有关。*IDH1* 突变是错义突变,主要发生在 R132 残基,突变 *IDH1* 获得了将 α- 酮戊二酸转化为 2- 羟基戊二酸的功能,从而导致 HIF-1 稳定、DNA 甲基化增强和血管生成活性升高。

（二）转移性前列腺癌

1. 第 10 号染色体上缺失与张力蛋白同源的磷酸酶基因（phosphatase and tensin homologue deleted on chromosome ten gene，PTEN gene）　经典的抑癌基因 *PTEN* 是驱动局限性前列腺癌转移的常见基因组改变。*PTEN* 纯合子缺失与侵袭性疾病的特征增加相关,并且在转移性前列腺癌中非常常见。*PTEN* 的改变发生在 40%~60% 的病例中,其中大多数属于 *ETS* 融合阳性亚类。*PTEN* 缺失可制 PI3K/AKT 信号通路的活性,与 *ERG* 过度表达密切相关,和更高的 Gleason 评分及晚期肿瘤阶段相关。

2. TP53　肿瘤抑制因子 *TP53* 的功能丧失是侵袭性转移性前列腺癌的另一常见驱动因素。*TP53* 的分子改变也发生在 40%~60% 的病例中,最常见的是功能缺失突变,但也有少数病例出现纯合子缺失。与 *PTEN* 一样,*TP53* 的改变可发生于局限性前列腺癌中,但在转移性疾病或 CRPC 中更为常见,提示其为一种转移驱动基因。

3. 染色质域解旋酶 DNA 结合因子 1（chromodomain helicase DNA binding protein 1，CHD1）　*CHD1*（5q21）的纯合缺失是最常见的复发性改变,发生在 5%~10% 的前列腺癌病例中,其中 80% 属于突变的 *SPOP* 亚类。携带 *SPOP* 突变体 /*CHD1* 联合缺失的肿瘤具有不同的基因表达模式,如 DNA 高甲基化和丝氨酸蛋白酶抑制剂 Kazal 1 型（serine protease inhibitor Kazal type 1，SPINK1）的过度表达。

4. SPINK1　SPINK1 是一种已知在胰腺正常功能中发挥作用的丝氨酸蛋白酶抑制物,其过度表达是前列腺癌中另一种常见的分子改变,仅限于 *ETS* 阴性亚类,发生在 5%~10% 的病例中。研究表明,SPINK1 通过在上皮 - 间充质转化（epithelial-mesenchymal transition，EMT）中发挥作用,从而诱导前列腺癌细胞侵袭。抑制表皮生长因子受体（epidermal growth factor receptor，EGFR）/ 丝裂原激活的蛋白激酶（mitogen-activated protein kinase，MAPK）信号通路可以通过影响 SPINK1 阻止 EMT。SPINK1 的过度表达与前列腺切除术后的肿瘤复发相关。

（三）CRPC

1. DNA 损伤修复通路　与局限性前列腺癌相比,CRPC 显示出更频繁的 DNA 损伤修复基因突变。常见的基因包括 *BRCA1*（2%）、*BRCA2*（10%）、*ATM*（11%）、*CDK12*（11%）和 *MSH2*（3%）。这些基因的改变通常以基因组缺失的形式出现,尽管也可在原发性前列腺癌中出现,但更容易出现在 CRPC 中,提示它们是 CRPC 表型的驱动因素。

2. AR 通路和 AR 依赖性 CRPC　尽管体内雄激素达到去势水平,但绝大多数 CRPC 仍然依赖 AR 信号通路。在 60% 的 CRPC 病例中,AR 基因组改变是最显著的,如发生 AR 基因扩增（30%）、AR 突变（10%~30%）、AR 剪接变异体或异常的配体非依赖性 AR 激活等。

3. AR 非依赖性 CRPC　神经内分泌前列腺癌（neuroendocrine prostate cancer，NEPC）可能是一种因 ADT 抵抗而产生的亚型,发生在 10%~20% 的病例中。大多数 NEPC 肿瘤不表达 AR 或 PSA,但可通过免疫组织化学标记物（突触素、嗜铬粒蛋白、CD56）进行鉴定。此外,大多数这类肿瘤均过度表达 N-myc（40%）,Aurora A 激酶（76%）。近期还有研究发现 FGF/MAPK 信号通路可以维持某些癌细胞生长,阻断该通路会抑制体外和体内 CRPC 细胞的生长。

尽管已有很多研究发现与前列腺癌侵袭性和预后相关的分子突变亚型,但目前尚无法实现根据分子病理分型的个体化临床精准诊疗。

(朱　耀　栾　阳　王　莹　王志华)

参 考 文 献

[1] HUMPHREY P A, MOCH H, CUBILLA A L, et al. The 2016 WHO classification of tumours of the urinary system and male genital organs-part b: prostate and bladder tumours[J]. Eur Urol, 2016, 70(1): 106-119.

[2] ICZKOWSKI K A, VAN LEENDERS G J L H, VAN DER KWAST T H. The 2019 International Society of Urological Pathology(ISUP)consensus conference on grading of prostatic carcinoma[J]. Am J Surg Pathol, 2021, 45(7): 1007.

[3] VAN LEENDERS G J L H, VAN DER KWAST T H, GRIGNON D J, et al. The 2019 International Society of Urological Pathology(ISUP)consensus conference on grading of prostatic carcinoma[J]. Am J Surg Pathol, 2020, 44(8): e87-e99.

[4] 中华医学会病理学分会泌尿男性生殖系统疾病病理专家组. 前列腺癌规范化标本取材及病理诊断共识[J]. 中华病理学杂志, 2016, 45(10): 676-680.

[5] CIMADAMORE A, CHENG L, LOPEZ-BELTRAN A, et al. Added clinical value of whole-mount histopathology of radical prostatectomy specimens: a collaborative review[J]. Eur Urol Oncol, 2021, 4(4): 558-569.

[6] 顾伟杰, 朱耀, 肖文军, 等. 基于前列腺大切片改进腹腔镜下保留神经的根治性前列腺切除术[J]. 泌尿外科杂志, 2016, 8(3): 25-29.

[7] 金鑫, 王丽萍, 鲁军, 等. 前列腺大组织切片制作体会及问题分析[J]. 当代医学, 2020, 26(6): 1-4.

[8] 常坤, 杨晓群, 王朝夫, 等. 根治性前列腺切除术后病理大切片与常规切片的对比分析[J]. 中国癌症杂志, 2014, 24(11): 824-829.

[9] 中华医学会病理学分会泌尿与男性生殖系统疾病病理学组. 前列腺癌规范化标本取材及病理诊断共识(2021版)[J]. 中华病理学杂志, 2021, 50(9): 8.

第八章

根治性前列腺切除术不同入路的优势及争议

根治性前列腺切除术（radical prostatectomy）是治疗局限性和局部进展期前列腺癌最有效的方式之一，其目标是在完整切除前列腺和双侧精囊的同时尽可能保留盆腔器官的功能。早期前列腺癌行根治性前列腺切除术后10年的肿瘤特异性生存率（cancer-specific survival，CSS）可达99%。自1904年Young首次提出经会阴行根治性前列腺切除术以来，外科手术方式从经会阴和耻骨后开放逐步演进为腹腔镜和机器人辅助手术。手术入路也包括经腹腔、经腹膜外、经会阴、经膀胱等，手术通道也有单孔和多孔之分，其操作步骤、手术难度及普适性各有不同，在肿瘤控制、尿控、性功能保护上能分别为患者带来何种获益仍存在一定争议。

第一节　根治性前列腺切除术适应证

根治性前列腺切除术是前列腺癌治愈性治疗的有效手段，术前应综合考虑肿瘤的危险程度分层、患者预期寿命及总体健康状况，并充分告知患者手术可能的风险及并发症。

一、肿瘤的危险程度分层

1. 低危及中危患者　推荐行根治性前列腺切除术。一项基于SPCG-4、PIVOT和ProtecT研究结果的Meta分析显示，与观察组相比，根治性前列腺切除术显著降低了9%的死亡风险和43%的疾病进展风险。中危前列腺癌患者术后淋巴结阳性的风险为3.7%~20.1%，因此，对于淋巴结转移风险>5%的患者建议行扩大淋巴结清扫术。对包膜外侵袭风险较低的患者可考虑在术中保留神经血管束。

2. 局限性高危前列腺癌　对于低肿瘤负荷的局限性高危前列腺癌患者，如果肿瘤没有固定在盆壁或者侵犯尿道括约肌，根治性前列腺切除术是可选择的有效方法。高危前列腺癌患者术后淋巴结转移的风险可达15%~40%，故建议所有高危前列腺癌患者行扩大淋巴结清扫。根据肿瘤位置、大小和分级仔细选择患者，保留神经往往不会影响肿瘤控制。

3. 局部进展期前列腺癌　与外照射治疗相比，根治性前列腺切除术能否使局部进展期患者取得生存获益目前仍缺乏前瞻性随机对照研究。回顾性研究表明，以根治性前列腺切除术为基础的综合治疗可以为局部进展期前列腺癌患者带来生存获益，15年肿瘤特异性生存率超过60%，10年总生存率超过75%，尤其对于cT_{3b}~T_4期患者，根治性前列腺切除术后15年的肿瘤特异性生存率和总生存率分别为87%和65%。局部进展期前列腺癌患者术中应常规行扩大淋巴结清扫，术中冰冻病理如发现可疑淋巴结阳性，不建议终止手术，根治性前列腺切除术仍可能为此类患者带来生存获益。但是，cT_{3b}~T_4期前列腺癌患者术中往往粘连严重，解剖层面欠清晰，术中出血、直肠损伤、淋巴漏等并发症发生率相对增高，应在与患者充分沟通的基础上谨慎选择手术。

二、患者的预期寿命

前列腺癌好发于老年男性（中位年龄 68 岁），并且随着年龄的增加，发病风险逐年升高。老年男性前列腺癌可能仍存在治疗不足，在美国，75 岁以上的中高危患者中只有 41% 接受了治疗，而 65~74 岁的患者中有 88% 接受了治疗。在所有前列腺癌相关的死亡中，71% 发生在 75 岁以上的男性。因此，患者预期寿命和健康状况评估在前列腺癌筛查、诊断和临床治疗决策中非常重要。

可以通过量表对生存率进行个体化估计，目前可使用的量表包括 Social Security Administration Life Insurance Tables、WHO Life Tables by Country 等。步速（自站立状态开始，以通常步幅行进 6m）是很好的预测患者预期寿命的单一因素，对于 75 岁的男性，步速 <0.4m/s 者 10 年生存率为 19%，步速≥1.4m/s 者 10 年生存率为 87%。

尽管手术没有硬性的年龄界限，一般建议施行根治性前列腺切除术的器官局限性低危、中危患者预期寿命应 >10 年；局限性高危、局部进展期患者预期寿命应 >5 年。

三、健　康　状　况

患者的健康状态也是影响病情发展及预后的重要因素，应在治疗方式的选择中充分考虑。健康状态包括营养状态、认知状态、合并症、身体机能等方面，国际老年肿瘤学会（International Society of Geriatric Oncology，SIOG）前列腺癌工作组建议，70 岁以上老年男性的治疗应基于使用 G8 筛查工具对健康状况进行系统评估。虚弱患者的死亡率和肿瘤治疗的副作用发生率均较高。G8 评分 >14 的患者或具有可逆损害但已纠正的患者在治疗方式选择上与相对年轻的患者相同，有不可逆损伤的虚弱患者应接受适当的治疗，病情过重的患者只应接受姑息性治疗。G8 评分与患者 3 年死亡率相关，因此，对于 G8 评分≤14 的患者，应充分评估营养状态、认知状态、合并症、身体机能、社会支持等，以确定是否有不可逆损害。临床虚弱量表（Clinical Frailty Scale，CFS）是另一种健康状况筛查工具。该量表从 1 分到 9 分不等，分数越高表示身体越虚弱。CFS 评分较高的患者术后 30 天死亡率较高。

根治性前列腺切除术的并发症发生率与患者健康状况密切相关，术前应仔细评估患者健康状况，积极纠正可逆性损害，对健康状况较好的患者行手术治疗。

四、手　术　的　时　机

前列腺穿刺可引起局部出血、水肿，增加手术难度，特别是对于拟行筋膜内切除的根治性前列腺切除术，局部水肿增加了筋膜内层面分离难度，不利于进行保留性神经的精细操作。但回顾性研究表明，穿刺与根治手术间隔时间（≤2 周、≤4 周、≤6 周、>6 周）对估计失血量、切缘状态及无生化复发生存率无显著影响。机器人手术可提供更精确的操作和清晰的 3D 视野。有研究表明，穿刺与根治手术间隔时间不影响术中出血量、手术时间、术后引流、住院时间及肿瘤控制情况，并认为在机器人手术时代，医师可以更自由选择手术时机。

目前对于手术时机尚无定论。一般建议穿刺术后 4~6 周，局部炎症水肿消退后施行手术可降低手术难度，减少术中出血及并发症的发生。良性前列腺增生手术后诊断的前列腺偶发癌，应待手术 12 周后施行根治性前列腺切除术。

第二节　根治性前列腺切除手术方式的演变及新器械研发

　　20 世纪 70 年代以前,经会阴和经耻骨后入路行根治性前列腺切除术是治疗局限性前列腺癌的经典手术方式,由于当时缺乏对盆底精细解剖的足够认识,难以避免术中大量出血,大部分患者会出现术后性功能障碍和重度尿失禁。Walsh 等对背血管复合体和阴茎海绵体神经进行了深入研究,并于 1982 年首次报道了解剖性耻骨后根治性前列腺切除术(retropubic radical prostatectomy),减少了术中出血量,手术难度显著降低,肿瘤控制、尿控及性功能保护明显改善,对根治性前列腺切除术起到了革命性的推动作用。此后,解剖性耻骨后根治性前列腺切除术作为器官局限性前列腺癌外科治疗的金标准长达 30 年。

　　随着器械的改进和微创理念日益深入人心,腹腔镜根治性前列腺切除术(laparoscopic radical prostatectomy)在 20 世纪 90 年代末获得快速发展。1996 年 Price 等首次完成了腹腔镜根治性前列腺切除术的动物实验;1997 年 Schuessler 等首次报道了腹腔镜根治性前列腺切除术,9 例患者平均手术时间 9.4 小时。腹腔镜根治性前列腺切除术开展初期并未迅速体现出相应优势,肿瘤控制及并发症发生率等方面较开放手术均未见显著改善。术野为二维平面成像、对抗直觉的反向器械操作、器械活动自由度小等原因导致其学习曲线长,推广难度大。

　　机器人手术系统经历了伊索系统(AESOP,1994 年)、宙斯系统(Zeus,1999 年)、达芬奇系统(Da Vinci,2000 年)的 3 代发展,其中达芬奇机器人操作系统是 FDA 批准的唯一可应用于外科临床治疗的智能内镜微创手术系统。达芬奇机器人操作系统由医师操控台、床旁机械臂系统及成像系统构成。床旁机械臂系统包含 2~3 个工作臂和 1 个持镜臂,工作臂有 6 个关节,用于完成术中操作,每个工作臂装配拥有 7 个自由度的 EndoWrist 仿真机械手,可模拟人手实现各种操作;持镜臂连接镜头通过双摄像头、双通道光源独立采集同步视频信号提供放大 10~15 倍的三维立体手术视野。基于以上优势,达芬奇机器人尤其适合在盆腔狭小结构进行精细操作,其问世再次推动根治性前列腺切除术取得革命性的进展。

　　Abbou 及 Binder 于 2001 年首次报道了机器人辅助腹腔镜根治性前列腺切除术,在之后的近 20 年间,机器人外科技术得到了迅速的发展和普及,截至 2008 年,美国约 80% 的前列腺癌患者接受机器人辅助腹腔镜根治性前列腺切除术治疗。在美国及部分欧洲发达国家,机器人辅助腹腔镜根治性前列腺切除术正在取代腹腔镜根治性前列腺切除术和解剖性耻骨后根治性前列腺切除术,成为治疗器官局限性前列腺癌的金标准。机器人外科手术在中国同样获得了快速发展,2006 年中国人民解放军总医院购入达芬奇机器人,并于 2007 年完成第 1 例机器人辅助腹腔镜根治性前列腺切除术。随后越来越多中心装备达芬奇机器人并开展相关工作,截至 2022 年 4 月,中国已有 227 个中心共装备 275 台达芬奇机器人。自 2017 年起,国内较大的泌尿外科中心开展机器人辅助腹腔镜根治性前列腺切除术占根治性前列腺切除术的比例已超过 80%,接近发达国家水平。

　　近年来,针对达芬奇机器人结构相对复杂、价格较高等缺点,国内外各大公司纷纷投入腔镜手术机器人的研发。"Versius"机器人体积只有达芬奇机器人的 1/3,更加节省空间,并于 2019 年获欧盟 CE 认证。"Hugo"手术机器人采用模块化设计,部署方便,于 2021 年获欧盟 CE 认证并用于泌尿外科及妇科手术。"Ottava"手术机器人搭载了 6 只机械臂,可集成到手术台上,占用空间小,预计将在 2024 年进行临床试验。

国内手术机器人的研发起步较晚，2007年，在国家高技术研究发展计划支持下，天津大学和哈尔滨工业大学团队深入开展腔镜手术机器人的研发。2021年10月，"妙手"机器人成为国内首个获批的3臂机器人。2022年1月，"图迈"机器人获批用于泌尿外科手术，其结构特点为4臂机器人，视觉成像采用虚拟现实（virtual reality，VR）模式。"康多"为4臂机器人，视觉成像采用3D眼镜模式；"术锐"单孔机器人采用"可形变对偶连续体技术"，机械臂的有效操作力增大，牵拉组织、夹持器械稳定度较高；"精锋"同时具有4臂及单臂机器人，视觉成像采用VR模式，截至2022年9月，以上三种手术机器人仍处于临床试验阶段。

第三节　根治性前列腺切除术入路

根治性前列腺切除术的目的是在完整切除前列腺和双侧精囊的同时尽可能保留盆腔器官的功能，但难以避免对周围正常解剖结构的打开甚至破坏，最终影响尿控和性功能恢复。随着科技和工业技术进步带来的手术器械革新，腹腔镜和机器人手术平台为经不同手术入路完成手术操作提供了可能。不同手术入路经由的解剖间隙不同，对周围器官的影响和手术难度也不同，与传统入路相比，创伤的减少或更多正常解剖结构的保留可能为短期尿控恢复或性功能保护带来获益。

一、经腹腔入路

经腹腔入路操作空间较大，为淋巴清扫和膀胱尿道吻合提供了便利，同时最大限度避免了器械的交叉碰撞，是腹腔镜根治性前列腺切除术和机器人辅助腹腔镜根治性前列腺切除术的最常用入路。经腹腔入路中，患者一般取头低足高位，在脐上1cm置入套管作为镜头孔，其他套管的布局根据手术器械选择及术者习惯各有不同。经腹腔入路分离前列腺主要有两种技术，即Monstouris和Clevenland。前者先游离两侧精囊并分离前列腺后壁，其优势是在切开膀胱颈后壁时不易损伤直肠；后者先打开耻骨后间隙，类似根治性前列腺切除术步骤，较为常用。

经腹腔入路的常规手术步骤包括：①打开腹膜，分离耻骨后间隙；②打开骨盆内筋膜，离断耻骨前列腺韧带；③缝扎背血管复合体；④离断膀胱颈口；⑤分离精囊；⑥迪氏筋膜及其后方解剖；⑦处理侧蒂，根据是否保留神经血管束决定筋膜内、筋膜外或筋膜间层面；⑧前列腺尖部解剖并离断尿道；⑨膀胱颈与尿道吻合。

经腹腔入路中，肠管可能对手术操作造成影响，在肥胖患者尤为严重，一般取35°~40°头低足高位以使肠管垂落上腹部空间脱离手术区域。长时间的头低足高叠加术中气腹挤压膈肌，影响患者通气、增加回心血量，对心功能不全的患者，可能增加心血管风险。此外，对于有腹部手术史的患者，肠道粘连增加了建立气腹和置入套管过程中肠道损伤风险。

二、经膀胱后入路

常规的根治性前列腺切除术需分离耻骨后间隙、打开盆筋膜、离断耻骨前列腺韧带并缝扎背血管复合体，这些结构均被认为与尿控功能密切相关。Galfano等2010年首次描述了一种完全筋膜内平面的机器人辅助腹腔镜根治性前列腺切除术，该术式经由膀胱后入路完成，完整保留耻骨后间隙。Retzius-Sparing技术又称膀胱后入路，其技术要点主要为：①在膀胱直肠陷凹横行腹膜反折切迹上方切开腹膜,助手或第三臂辅助向头端牵拉后方腹膜切缘并贴近腹膜分离,直至显露输精管与精囊;②继续向远端游离至精囊与前列腺交界处,离断双侧输精管;③打开迪氏筋膜时,酌情选择筋膜内、筋膜间或筋膜外平面游离前列腺两侧蒂,避免过度电凝或牵拉侧蒂,直至游离至前列腺尖部;④向下方牵拉精囊,分离并离断膀胱颈口后壁;⑤离断膀胱颈前壁,游离前列腺前面直至尖部;⑥分离并离断尿道,完整切除前列腺;⑦双针倒刺线吻合膀胱尿道,先缝合前壁再缝合侧壁,置入导尿管后缝合后壁,完成吻合。

Galfano 等在 2013 年报道了 200 例保留耻骨后间隙的机器人辅助腹腔镜根治性前列腺切除术,患者临床分期均≤T_2,研究将前 100 名患者与后 100 名患者进行比较,两组患者输血率分别为 8% 和 4%,切缘阳性率分别为 22.4% 和 10.1%,即时尿控率分别为 92% 和 90%,术后 1 年尿控率分别为 96% 和 96%,术后 1 年性功能恢复率分别为 81% 和 71%。该术式显著提高了早期尿控恢复率和性功能恢复率。

一项针对保留耻骨后间隙技术的 Meta 分析表明,保留耻骨后间隙较传统机器人辅助腹腔镜根治性前列腺切除术显著提高切缘阳性率(OR 1.68, $P=0.02$),尤其是尖部切缘(OR 4.34, $P=0.03$);术后 1 月(OR 0.30, $P<0.001$)及术后 12 月(OR 0.25, $P<0.001$)尿失禁的发生率都显著降低。对于大体积前列腺,筋膜内入路手术空间更加狭小,造成手术时间和术中出血量的增加。Santok 等对 294 例器官局限性前列腺癌行保留耻骨后间隙的机器人辅助腹腔镜根治性前列腺切除术患者进行研究,将患者根据前列腺体积分为 <40ml 组(231 例)、40~60ml 组(47 例)、>60ml 组(16 例),三组患者术中中位出血量分别为 250ml、200ml、475ml,术后 12 个月尿控恢复率分别为 94.4%、91.5%、93.7%,生化复发率分别为 4.3%、2.1%、6.3%,研究认为大体积前列腺患者术中出血量显著增加,但肿瘤控制及尿控恢复无显著差异。

经膀胱后入路的主要优势包括:①完整保留了耻骨后间隙结构,耻骨前列腺韧带、背血管复合体、逼尿肌群等耻骨后重要支撑结构及动脉得以保留,有助于术后尿控和勃起功能恢复;②通过迪氏筋膜前平面分离时,可完整保留 Aphrodite 面纱和神经血管束结构;③该术式腹膜部分切口位于直肠膀胱陷凹前壁,与传统机器人辅助腹腔镜根治性前列腺切除术相比,创伤更小。

经膀胱后入路一般用于体积较小的器官局限性前列腺癌患者中,可显著提高早期尿控恢复率及性功能恢复率。对于较大的前列腺,由于膀胱游离有限,不利于向下牵拉膀胱,导致膀胱尿道吻合口张力增加,术中吻合口撕脱及术后吻合口漏风险增加。对于中叶突入膀胱的前列腺,在切开膀胱颈口后唇时应注意辨别输尿管间嵴,避免损伤输尿管口。在前列腺尖部的处理中,由于空间狭小,容易造成尖部切缘阳性。对于 mpMRI 中可疑病灶位于前列腺尖部的患者,开展该术式初期应谨慎采用。

三、经腹膜外入路

类似耻骨后根治性前列腺切除术,经腹膜外入路腹腔镜根治性前列腺切除术和机器人辅助腹腔镜根治性前列腺切除术可以降低腹腔内并发症的风险。Gettman 等于 2003 年首次报道了经腹膜外入路机器人辅助腹腔镜根治性前列腺切除术,之后多项研究比较了经腹腔入路和腹膜外入路的围手术期结果及对于尿控和性功能的长期影响。一般认为,经腹膜外入路机器人辅助腹腔镜根治性前列腺切除术在手术时长、术后住院时间、术后肠梗阻及腹股沟疝发生率方面优于经腹腔入路,肿瘤控制及术后功能恢复方面两者无显著差异。

经腹膜外入路的镜头孔一般置于脐下2cm,依据机器人Trocar布局原则选择机械臂孔和助手孔位置,手术步骤与经腹腔途径无明显差异。腹膜外空间建立完成后,气腹压力可以将腹膜推向上方,避免肠管干扰,因此,患者头低足高位需要倾斜的角度也相应减小,从而降低了由于头低足高位导致的术中麻醉风险。近年来,随着技术的进步,多臂机器人可以通过专用装置进行腹膜外单通道腹腔镜根治性前列腺切除术,获得了较好的短期尿控及性功能恢复效果。王东等认为腹膜外无专用通道装置改良技术单切口机器人辅助腹腔镜根治性前列腺切除术也是安全可行的。

对于有上腹部手术史的患者,肠道粘连可能导致经腹腔入路建立气腹及置入套管过程中出现肠道损伤,经腹膜外入路则有效避免了腹腔脏器干扰,增加了手术安全性。对于下腹部手术史、盆腔放疗、局灶治疗及腹股沟疝修补术后的患者,腹膜外空间建立过程中可能出现局部粘连导致钝性扩张困难。Menon等认为,腹膜外途径空间小,解剖标记不明显,操作不便利,尤其对周围粘连明显的患者更加困难。此外,机器人腹腔镜一般要求机械臂Trocar间距大于8cm,亚洲人骨盆相对狭小,如腹膜外空间扩张不充分则难以将3个机械臂完全置入。Pick等在腹膜外机器人辅助腹腔镜根治性前列腺切除术中仅置入2个机械臂,不利于发挥4臂机器人机械臂辅助牵拉暴露的优势。

四、经会阴入路

腹部手术史的患者可能出现腹腔粘连,影响经腹腔及腹膜外入路操作。经会阴入路为避免腹腔脏器的影响提供了可能。Ramirez等2016年报道了在尸体模型上进行经会阴根治性前列腺切除术和盆腔淋巴结清扫术,手术通过达芬奇单孔机器人平台(SP1098)进行,手术时间180~240min,无术中并发症,表明经会阴单孔入路可安全有效地完成根治性前列腺切除术并同时进行淋巴结清扫。Tuğcu等在2018年首次报道了经会阴机器人辅助腹腔镜根治性前列腺切除术,7例患者均顺利完成手术,平均手术时间184min,平均出血量64.2ml,术后1例患者出现切缘阳性。随后,Tuğcu等还通过配对分析比较了40例经会阴和经腹腔入路机器人辅助腹腔镜根治性前列腺切除术患者的围手术期尿控恢复,经会阴和经腹腔入路平均手术时间分别为169.4min和173.1min,经会阴组拔除尿管后即刻、3个月、6个月的尿控恢复率分别为42%、94%、94.2%,经腹腔组分别为35%、63%、92%,认为经会阴入路可取得更好的短期及长期尿控获益。

最早的开放性根治性前列腺切除术即通过经会阴入路完成。会阴区域空间狭小导致视野不清晰、术中易出血,手术难度大。随着技术的进步,尤其是单孔机器人技术的发展,克服了经会阴入路视野不清、操作困难等缺点,经会阴入路对腹腔脏器影响小、术后恢复快的优势逐步体现。同时,经会阴入路根治性前列腺切除术有助于保护盆腔组织结构,利于术后尿控功能及性功能恢复。但对于中叶突出和大体积前列腺患者,经会阴入路在膀胱尿道吻合过程中可能因吻合口张力大而增加手术难度。

五、经膀胱入路

腹腔镜技术近年来不断得到推广应用,其手术适用范围不断扩大。不少医师在临床实践中不断开发新的手术入路,经膀胱入路便是其中一类。

此手术由Desai首先报道,但其最初被设计为单孔手术,后经中国王共先教授团队改良,使其能够以多孔腹腔镜的形式开展。在该手术中,术者首先要在膀胱的后上方做一个8cm的纵向切口,同时于膀胱侧壁缝入悬线将膀胱悬吊并与腹壁贴合以扩大膀胱内视野。进入膀胱后,在尿道内口周围做半径约1.5cm的圆形切口,暴露前列腺尿道组织,进而使用钝性和锐性分离相结合的方法将左右侧输精管进行剥除。在分离前列腺囊的后部时需要注意保留迪氏筋膜,此举可以改善患者的尿控。在依次对前列腺后部、两侧和前尖端进行分离后,前列腺组织便可以被完全摘除。在进一步吻合前列腺和膀胱前,需要检查整个前列腺窝的止血情况。整个缝合过程以导尿管为标志物定位尿道残端,缝线从膀胱外部进线,从尿道残端内部出线。在连接膀胱与尿道之后再次插入导尿管以检查尿道的连续性,确认无殊后逐步缝合膀胱切口与腹腔镜穿刺口,结束手术。

相较于常规入路的根治性前列腺切除术,此入路可以使手术范围局限于前列腺周围,避免对膀胱周围结构进行分离解剖,减轻了手术的额外创伤。更为重要的是,此手术能够降低盆腔神经的损伤程度,从而改善患者术后的排尿与性功能。同时,经膀胱入路能够避免对肠道进行手术操作,且手术过程中的气腹大多建立于膀胱内而非常规手术的腹腔内,能够尽量减少 CO_2 逃逸至肠道中,从而防止术中肠道刺激或肠梗阻的发生。此外,充气的膀胱能在一定程度上充当腹腔内扩充器的角色,使得周围腹膜腔及其内容物和膀胱前纤维脂肪组织远离手术区域,减少了术中对牵拉器具的需求。最后,经膀胱入路能够从膀胱内部直接观察前列腺和周围结构的关系,当前列腺正中叶巨大时,术者也可以辨别其和输尿管口之间的关系,由此可以避免不必要的膀胱颈大开口,降低了输尿管口损伤的风险,并缩短术者的学习曲线。

然而,此手术入路方式也同样存在短板。经膀胱入路无法同常规腹腔镜手术一样对患者进行全面的周围淋巴结清扫,使得手术的适用人群被局限于早期低危的前列腺癌患者。因此,需要在术前进行严格的患者筛选,以免造成肿瘤残留。此手术的另一个担忧在于患者膀胱功能是否会因为手术入路的切割而受损。然而,一项术后跟踪调查结果提示,患者术后6个月的膀胱功能相较于术前并无显著性差异,这可能与手术切口方向同内外层膀胱逼尿肌走向一致有关。

为探究经膀胱入路与常规入路手术之间的预后差异,研究者们在过去数年间开展了多个队列研究。Kaouk团队比较了单孔腹腔镜下经膀胱与经腹膜外根治性前列腺切除术在围手术期与术后的结果差异。研究结果指出经膀胱入路虽然表现出较长的手术时间,然而却能带来较低的高等级术后并发症发生率以及较短的尿管留置时间,并在后续随访中,经膀胱入路的患者表现出了更好的尿控预后;两类手术的术中并发症、阳性切缘率及生化复发情况并未出现显著性差异。中国发起的队列研究也得出了相似的结果:经膀胱入路的平均手术时间为134.2min,高于标准手术的110min;切缘阳性率为15.0%,术后并发症发生率为8.3%,均同标准手术相当;经膀胱入路组的住院时间中位数为8天,显著低于标准手术组;在术后随访中,全部经膀胱入路的患者尿失禁症状均得到了缓解,并表现出了较为满意的勃起行为。

综上所述,经膀胱入路根治性前列腺切除术是一种较为安全可行的手术方法。这种新颖的手术术式可以取得良好的围手术期结果,在不影响肿瘤学结果的前提下,可显著改善尿失禁情况并保留患者勃起功能。此外,它还可以为那些有腹部手术史的患者提供备选手术方案。然而该手术开展时间有限,进一步验证其手术效力仍需要更大规模和更长时间的临床队列研究。

六、单孔技术

随着近年来技术的不断发展与更新,腹腔镜手术已经逐步成为一种治疗前列腺癌的常规手术手段。在关注肿瘤远期预后的同时,也有术者不断努力减少腹部创面的数量与大小以得到美学改善。由此,单孔腹腔镜入路应运而生。

单孔腹腔镜手术(laparoendoscopic single-site surgery,LESS)仅有一个穿刺孔,在穿刺孔上可安装特制的多通道操作平台来放置手术器械。同时也有术者选择在穿刺孔旁再开一个辅助观测孔以安置镜头,从而避免器械之间的"筷子效应"。但随着器械的改良与经验的累积,此类辅助孔出现频率也在逐渐降低。目前单孔腹腔镜入路根治性前列腺切除术常用的手术通路有经脐、经腹膜外、经腹膜内及经膀胱四种。

最早的单孔腹腔镜根治性前列腺切除术由 Kaouk 团队于 2008 年报道。该团队通过单孔三通道经腹膜入路对 4 例 T_{1c} 期前列腺癌患者实行了根治性前列腺切除术,术中采用体外打结间断缝合技术来吻合尿道与膀胱口,平均手术时间为 280min,平均出血量 288ml;术后 1 例患者出现尿道瘘,其余患者未报道严重术后并发症;所有患者的术后随访 PSA 水平均低于 3ng/ml。这项较为成功的尝试揭开了单孔腹腔镜根治性前列腺切除术的序幕,不断有术者开始尝试这一项新颖的手术技术。经膀胱入路单孔腹腔镜根治性前列腺切除术由高新教授团队开发并完善。该团队对 16 名前列腺癌患者(Gleason 评分 <7 分)实行了经膀胱路径的单孔腹腔镜根治性前列腺切除术并保持随访,平均手术时间为 105min,术中平均失血量 130ml,术后病理未发现阳性切缘,且没有患者的分期高于 pT_{2b};术后 3 个月、6 个月和 12 个月的平均 PSA 水平分别为 0.015、0.017 和 0.016ng/ml。在该队列平均 17.5 个月的随访中,没有任何患者出现生化复发的迹象。

狭窄的操作空间常常导致器械之间的互相干扰,使得手术过程中常需要熟练的助手参与,这一缺点延长了 LESS 的学习曲线。机器人平台的出现使得这一缺陷在一定程度上得到缓解。首例机器人辅助单孔腹腔镜根治性前列腺切除术由 Barret 团队报道。他们依据在尸体上进行单孔腹腔镜根治性前列腺切除术的经验,为 1 例 67 岁的 T_{1c} 前列腺癌患者实施了机器人辅助单孔腹腔镜根治性前列腺切除术,总手术时间为 210min,术中出血 300ml,术后病理报告 Gleason 评分 7 分,手术切缘阴性,且未观察到围手术期并发症。此后各类医疗机构也纷纷开展各自中心的机器人辅助单孔腹腔镜根治性前列腺切除术的队列研究。

相较于传统腹腔镜手术而言,单孔腹腔镜技术减少了穿刺孔的数量,使得操作空间变窄,而这一劣势是否会对肿瘤学结果造成影响一直是学界探讨的话题。一项针对机器人辅助单、多孔腹腔镜根治性前列腺切除术的队列研究发现,两组的切缘阳性率的差异无明显统计学。而同时也有文献指出,单孔组切缘阳性率略低于多孔组,但差异不具有统计学意义(21.3% vs 27.1%,$P=0.51$)。其次,在手术时间与手术出血上,熟练的单孔腹腔镜操作者可以将其分别控制在 156min ± 43min 与 214ml ± 93ml,而机器人辅助下能将二者进一步减少,分别为 114min ± 15.9min 与 146ml ± 37ml,均与同条件下多孔入路处于同一水平。

单孔入路也有着独特的优势。受益于较小的手术创面,患者受到的手术打击更小,从而能够更快恢复。据队列研究报道,单孔组在手术当天和术后第 1 天的疼痛评分远低于多孔组(手术当天:6.0 vs 7.0,$P<0.001$;术后第 1 天:5.0 vs 7.0,$P<0.001$),但从术后第 2 天到出院,两组疼痛评分无显著性差异。除此之外,单孔组对镇痛药和阿片类药物的总体需求低于多孔组(镇痛药需求:36.7% vs 69.2%,$P=0.015$;阿片类药物需求:6.7% vs 26.9%,$P=0.04$)。

其次,相比于多孔治疗组,接受单孔腹腔镜根治性前列腺切除术治疗的患者能够提前 1 天乃至更多时间出院,从而减轻患者的经济负担。最后,单孔入路仅需在下腹部留下一个手术瘢痕,具有瘢痕小、位置低、容易被内衣物遮蔽的特点,因而能够提供最佳的美容效果与患者满意度。其中,经脐通路受益于脐周丰富的血供,伤口通常愈合能力佳,且瘢痕隐藏在肚脐中,易形成"无瘢痕"的效果,提高患者的满意度。

　　单孔入路的主要缺陷仍在其狭窄的手术操作空间。不同于寻常的腹腔镜途径,单孔入路必须使用已经预先弯曲好或者延长的手术器械,否则其三角关系将会受到破坏,无法相互协作。此外,狭窄的空间使得术中打结变得无比困难,术者常于手术开始前便预先制备线结,或采用各类倒刺线。此外,单孔途径对前列腺大小有一定的要求,最佳大小为<100g,否则必须扩大切口,造成得不偿失的局面。

　　综上所述,单孔腹腔镜根治性前列腺切除术是一类极具潜力的手术方式,能够给患者带来诸多潜在的额外好处,例如小单切口、无须额外的侧向端口、可能减少切口相关并发症。在一定情况下,单孔腹腔镜根治性前列腺切除术是可行且有效的,但仍需要进一步的研究来验证其远期肿瘤学结果。

第四节　精准影像引导下的根治性前列腺切除术

　　在过去的 20 年中,前列腺恶性肿瘤的外科治疗理念正在逐渐发生变化。一方面,随着前列腺癌的发病年龄逐渐年轻化,患者对保留前列腺功能的诉求不断增加。另一方面,随着手术技术与器械的快速进步,使得患者能够选择更为可靠的手术计划,从而最大限度地减少手术并发症的发生。然而,即便有如机器人手术平台等新型手术器械的加入,根治性前列腺切除术仍然是一项难度较大的手术,常常会引发严重的术后并发症,如尿失禁或勃起功能障碍等。

　　如何取得前列腺癌手术"三连胜"(完整切除前列腺肿瘤,保留患者的排尿与性功能)是泌尿外科医师一直渴望解决的问题。在整个过程中,实现对前列腺周边结构的精准判读与分离是达成此目标的关键。目前,医师在手术过程中主要依靠自己肉眼与术前影像报告来推断术中的组织结构关系。然而,这种方法难以对手术期间遇到的重要结构(神经血管束、尿道括约肌、肿瘤病变等)进行实时确认,容易造成误切,使得排尿与勃起功能受损。为克服此类问题,多项术中影像导航技术被引入根治性前列腺切除术中。

一、荧 光 成 像

　　5- 氨基酮戊酸(5-aminolevulinic acid, 5-ALA)是一类血红素合成途径中的前体,在转化为血红素之前能够被代谢为具有光活性的原卟啉Ⅸ(protoporphyrin Ⅸ)。5-ALA 在外源性输入人体后会选择性在肿瘤组织进行代谢,形成原卟啉Ⅸ并暂时累积,成为荧光成像所需的内源性光敏剂。当使用波长约为 400nm 的蓝光照射时,选择性累积在恶性肿瘤组织中的原卟啉Ⅸ能够发出红色荧光,从而和周边正常组织形成了强烈的颜色对比。Zaak 团队首次将这一特性运用于根治性前列腺切除术中,初步证明了该方法能够有效提示手术阳性切缘,总体灵敏度和特异度分别为 75% 和 88.2%。而另一项多中心、前瞻性的 Ⅱ 期临床试验也证实 5-ALA 这一特性,总体灵敏度和特异度分别为 56% 和 91.6%,且腹腔镜下的灵敏度更高,这可能与腹腔镜下光源切换速度更为迅速有关。总体而言,在根治性前列腺切除术中使用

5-ALA 诱导的荧光显像法可能是一种可行且有效的降低阳性切缘发生率的方法,并且这类方法更适合应用于腹腔镜手术中。

吲哚菁绿是一类经典的荧光剂,可在红外激光下激发可检测的光子发射,波长为 780nm。吲哚菁绿是一种安全的分子,包括恶心在内的不良事件(adverse event, AE)发生率为 0.34%,并且很少发生休克(300 000 名患者中有 1 例)。其静脉内给药可用于识别血管灌注和区分组织密度,因此常被心外科、皮肤科和眼科医师用于血管识别。Jeschke 团队证明吲哚菁绿可以用于根治性前列腺切除术中探测前列腺组织周围淋巴系统,而 Mario 等人在此基础上更进一步,将其用于识别前列腺神经血管束,并取得了良好的结果。

二、术中经直肠超声

TRUS 能够在手术的同时,为术者扫描患者前列腺,从而准确提示前列腺肿瘤的所在方位,以指导术者沿最佳肿瘤平面进行解剖,同时最大限度地减少对前列腺周围解剖结构的损伤。有临床研究表明,运用此技术进行手术相较于常规手术方式能够显著降低切缘阳性率,并可以尽量保留低恶度患者的前列腺周围神经。但同时研究者也指出,TRUS 成像容易受到来自气体、骨骼或金属的干扰,尤其是在解剖直肠周围脂肪时,前列腺后方产生的气雾将会干扰可视化。而机器人平台的发展则为此技术提供了便利,其自带的屏幕融合功能可以使超声影像直接同屏幕中的手术影像进行融合,进而方便手术操作。有学者对此进行研究发现,虽然增加超声设备会使得手术过程延长 5~14min,但 TRUS 可以在膀胱颈解剖期间确定前列腺 - 膀胱界面,识别精囊及其相对于直肠壁的位置,并在顶点识别远端前列腺边界,从而证明了其有效性与可行性。

为进一步增强 TRUS 的可行性,学界还研发出了专门用于此项操作的辅助机器人。此类机器人由远程运动中心模块和超声探头驱动器模块组成。探头角度与深度均可由术者在机器人手术操作台远程操作,实现超声影像和手术过程的实时融合,避免增添额外的人员。也有学者将传感器小型化,从而得以直接置入于盆腔之中,提高了成像质量。这类微型超声传感器能够提供小范围内的超声影像,识别膀胱颈或者肿瘤组织,为精准切除提供帮助。

三、增强现实

增强现实(augmented reality, AR)技术能够将基于术前影像所制作的虚拟模型同手术中所见的真实组织进行重叠,一起出现在术者的手术视野中,从而引导手术的进行。Simpfendorfer 等人首先尝试此类技术,他们术中在患者前列腺上放置影像辅助锚点,并进行术中 TRUS,依据患者的超声和 MRI 影像建立 3D 模型,并对重要血管和神经进行标注。经过此类技术辅助后,术者能够看见神经血管束和肿瘤位置,并能将模型与实际组织准确叠加,显著降低了切缘阳性率。但模型却不能够很好地处理器官变形的情形,容易造成失真。Porpiglia 团队从术前 MRI 入手,将术前高分辨率 mpMRI 建立的 3D 虚拟模型集成到机器人控制台,实现一体化叠加成像。在这些患者中,78% AR 引导的选择性活检位点被证实存在肿瘤囊外侵犯。术后,将实际前列腺标本与 3D 重建模型进行比较,二者之间的误差范围为 1~5mm。针对 3D 模型失真的问题,部分学者改进了建模的参数设置,将原先的硬性模型改为弹性模型,令其能够更为贴切地模拟手术期间机械臂的抓握和牵引力引起的回弹和变形,从而可以在手术过程中动态追踪前列腺组织。术后病理活检证明,95.4% 的可疑区域存在癌症,并且全部精囊外侵犯都被正确识别。

　　此外，AR 不仅能够用于手术路径的指导，也可以为手术策略制订提供辅助信息。在一项队列研究中，研究者让术者先依据术前 mpMRI 影像制订手术计划，而后在手术过程中给予 AR 融合影像，观察术者是否会根据融合影像改变手术计划，并最终依据病理分期判断其手术计划的选择是否合适。结果表明，此技术改变了 38.5% 的神经保留手术计划且最终的手术适配度为 94.4%。这些发现表明，AR 技术提供的准确性图像可以允许术者在术中针对患者特定解剖结构和特定癌症位置进行量身定制的实时手术计划。

　　为达到最佳的根治效果，根治性前列腺切除术中的影像导航技术一直在不断地发展，现今机器人技术和图像引导技术的共同发展使得多项术中影像导航技术逐步成为现实。更多的医工结合的队列研究也在不断地开展，希望在不久的未来，此类技术能够被更广泛地应用于实际手术中，造福更多前列腺癌患者。

（高　旭　王　燕　王　杭）

参 考 文 献

［1］GANDAGLIA G, FOSSATI N, ZAFFUTO E, et al. Development and internal validation of a novel model to identify the candidates for extended pelvic lymph node dissection in prostate cancer［J］. Eur Urol, 2017, 72 (4): 632-640.

［2］ETHUN C G, BILEN M A, JANI A B, et al. Frailty and cancer: Implications for oncology surgery, medical oncology, and radiation oncology［J］. CA Cancer J Clin, 2017, 67 (5): 362-377.

［3］ROCKWOOD K, THEOU O. Using the clinical frailty scale in allocating scarce health care resources［J］. Can Geriatr J, 2020, 23 (3): 210-215.

［4］JO J K, OH J J, LEE S, et al. Can robot-assisted laparoscopic radical prostatectomy (RALP) be performed very soon after biopsy?［J］. World J Urol, 2017, 35 (4): 605-612.

［5］EFSTATHIOU E, DAVIS J W, PISTERS L, et al. Clinical and biological characterisation of localised high-risk prostate cancer: results of a randomised preoperative study of a luteinising hormone-releasing hormone agonist with or without abiraterone acetate plus prednisone［J］. Eur Urol, 2019, 76 (4): 418-424.

［6］SANTOK G D, ABDEL RAHEEM A, KIM L H, et al. Perioperative and short-term outcomes of Retzius-sparing robot-assisted laparoscopic radical prostatectomy stratified by gland size［J］. BJU Int, 2017, 119 (1): 135-141.

［7］UY M, CASSIM R, KIM J, et al. Extraperitoneal versus transperitoneal approach for robot-assisted radical prostatectomy: a contemporary systematic review and meta-analysis［J］. J Robot Surg, 2022, 16 (2): 257-264.

［8］YANG Y, LIU Z, GUO Y, et al. The efficiency and safety of transperitoneal versus extraperitoneal robotic-assisted radical prostatectomy for patients with prostate cancer: a single center experience with 1-year follow-up［J］. Urol J, 2020, 17 (5): 480-485.

［9］琚官群,王志军,时佳子,等. 经腹膜外机器人单孔腹腔镜根治性前列腺切除术的初步应用［J］. 中华泌尿外科杂志, 2021, 42 (1): 61-62.

［10］任尚青,卫义,王尧谦,等. 腹膜外有无专用通道装置单切口机器人辅助腹腔镜根治性前列腺切除术的疗效比较［J］. 中华医学杂志, 2021, 101 (40): 3345-3350.

［11］RAMIREZ D, MAURICE M J, KAOUK J H. Robotic perineal radical prostatectomy and pelvic lymph node dissection using a purpose-built single-port robotic platform［J］. BJU Int, 2016, 118 (5): 829-833.

［12］ ZHOU X, FU B, ZHANG C, et al. Transvesical robot-assisted radical prostatectomy: initial experience and surgical outcomes［J］. BJU Int, 2020, 126（2）: 300-308.

［13］ VIGNESWARAN H T, SCHWARZMAN L S, FRANCAVILLA S, et al. A comparison of perioperative outcomes between single-port and multiport robot-assisted laparoscopic prostatectomy［J］. Eur Urol, 2020, 77（6）: 671-674.

［14］ SAIDIAN A, FANG A M, HAKIM O, et al. Perioperative outcomes of single vs multi-port robotic assisted radical prostatectomy: a single institutional experience［J］. J Urol, 2020, 204（3）: 490-495.

［15］ MOSCHOVAS M C, BHAT S, SANDRI M, et al. Comparing the approach to radical prostatectomy using the multiport da vinci xi and da vinci sp robots: a propensity score analysis of perioperative outcomes［J］. Eur Urol, 2021, 79（3）: 393-404.

［16］ LENFANT L, AMINSHARIFI A, KIM S, et al. Predictive factors of postoperative complications and hospital readmission after implementation of the single-port robotic platform: a single-center and single-surgeon experience［J］. Int J Urol, 2021, 28（5）: 530-537.

［17］ KAOUK J, VALERO R, SAWCZYN G, et al. Extraperitoneal single-port robot-assisted radical prostatectomy: initial experience and description of technique［J］. BJU Int, 2020, 125（1）: 182-189.

［18］ PORPIGLIA F, CHECCUCCI E, AMPARORE D, et al. Three-dimensional elastic augmented-reality robot-assisted radical prostatectomy using hyperaccuracy three-dimensional reconstruction technology: a step further in the identification of capsular involvement［J］. Eur Urol, 2019, 76（4）: 505-514.

第九章 根治性前列腺切除术中的盆腔淋巴结清扫

第一节 盆腔淋巴结清扫的范围

前列腺的主要淋巴引流有三个途径。①髂外支：由基底部及后上部开始，至髂外淋巴链中组；②髂内支：沿前列腺动脉，终于下腹动脉淋巴结；③骶前支：由后面沿后前方向走，终于骶前淋巴结；通过上述三个途径最终可至腹主动脉旁、纵隔、锁骨上淋巴结。根治性前列腺切除术是器官局限性、局部进展期前列腺癌治疗的有效方法之一，而对于前列腺癌盆腔淋巴结的清扫，目前还存在争议。Mattei 等人的研究表明，对局限性前列腺癌患者通过多模态技术绘制前列腺癌淋巴结转移位点后，扩大盆腔淋巴结清扫可清除 2/3 可能阳性的淋巴结，而局限性盆腔淋巴结清扫只可清除 1/3 可能阳性的淋巴结，因而 Mattei 等人建议前列腺癌的盆腔淋巴结清扫不仅应包括髂内、髂外、闭孔区域，还应包括髂总淋巴结，至少到输尿管跨越髂血管处（即扩大盆腔淋巴结清扫）。EAU 指南指出采用该术式，94% 的患者能获得正确分期。对于是否进行盆腔淋巴结清扫，EAU 指南指出应根据前列腺癌的不同危险分级来决定：淋巴结阳性的风险超过 5% 或者使用 Gandaglia 等人依据 MRI 引导下靶向穿刺结果建立的淋巴结阳性列线图模型预测淋巴结阳性的风险超过 7%，则需扩大盆腔淋巴结清扫；除了上述所提到的标准外，任何其他情况下都可以不进行扩大盆腔淋巴结清扫。而 NCCN 指南中建议，以预测出的淋巴结阳性风险为 2% 作为是否进行盆腔淋巴结清扫的划分，Cagiannos 等人的研究表明，这能避免 47.7% 的病例进行盆腔淋巴结清扫，但可能漏诊 12.1% 的盆腔淋巴结阳性患者。Joshua 等人研究表明采用 NCCN 标准后，6 883 例中危前列腺癌病例中能够发现 154 例（78.2%）淋巴结阳性病例（漏诊 43 例），避免了 3 552 例（51.8%）病例行盆腔淋巴结清扫；相比之下，使用 EAU 标准能够发现 116 例淋巴结阳性病例（漏诊 81 例），可以避免 4 524 例（66%）病例行盆腔淋巴结清扫。EAU 指南指出低危型前列腺癌不建议行盆腔淋巴结清扫；中危型前列腺癌由于存在 3.7%~20.1% 的淋巴结阳性风险，故建议根据淋巴结阳性风险决定是否行盆腔淋巴结清扫；高危型前列腺癌患者根治后出现淋巴结转移的风险可达 15%~40%，故建议对该类患者进行扩大盆腔淋巴结清扫，并且在进行根治性前列腺切除手术过程中，不以术中冰冻病理淋巴结阳性为依据来决定是否终止手术。Engel 等人研究表明行根治性前列腺切除术患者 5 年和 10 年的生存率分别为 84% 和 64%，相对生存率分别为 95% 和 86%；而终止手术的患者的 5 年和 10 年生存率分别为 60% 和 28%，相对生存率分别为 70% 和 40%。这些结果表明，根治性前列腺切除术可能有生存优势，因而无论盆腔淋巴结状态如何，都应鼓励泌尿科医师完成根治性前列腺切除术。此外，Joshua 等人研究发现，淋巴结阳性的发生率与阳性活检核心的百分比、单个核心的最大癌症累及范围及不利的基因组分类结果有相关性。

第二节　盆腔淋巴结清扫的临床意义

机器人辅助根治性前列腺切除术中的盆腔淋巴结清扫是目前评估淋巴结转移的金标准。盆腔淋巴结清扫可发现显微镜下的淋巴结转移,以达到改善局部分期,明确辅助治疗的需求,改善肿瘤长期预后的目的。Allaf 等人的研究表明与局限性盆腔淋巴结清扫相比,扩大盆腔淋巴结清扫更容易识别淋巴结阳性的患者。García-Perdomo 等人对 6 项临床研究进行分析后表明,扩大盆腔淋巴结清扫与无生化复发生存率显著相关。Choo 等人对 9 项研究进行分析后显示,扩大盆腔淋巴结清扫与局限性盆腔淋巴结清扫的生化复发差异显著。Joslyn 等人的研究表明,接受至少切除 4 个淋巴结(包括淋巴结阳性和淋巴结阴性患者)或切除 10 个以上淋巴结(仅淋巴结阴性患者)的患者,术后 10 年的前列腺癌特异性死亡风险低于未接受淋巴结切除的患者,且切除的淋巴结数目越多,出现阳性淋巴结的可能性就越大。存在数个阳性淋巴结的情况与更高的前列腺癌相关死亡风险有相关性,因而行根治性前列腺切除术的患者行扩大盆腔淋巴结清扫可提高分期的准确性,降低前列腺癌特异性死亡的远期风险。因而,盆腔淋巴结清扫在诊断方面的价值是不可否认的,但其在治疗方面的价值是存在争议的。除此之外,盆腔淋巴结清扫可能导致一些较差的围手术期并发症,包括术中输尿管损伤、血管损伤、闭孔神经损伤,以及术后淋巴水肿和深静脉血栓形成。因此,术者应根据患者的前列腺癌危险分级来决定是否进行盆腔淋巴结清扫。

第三节　探针指导下的淋巴结清扫

3%~30% 的中、高危前列腺癌患者有病理证实的淋巴结转移,目前的临床影像学还不足以在疾病过程中早期发现淋巴结转移或全身系统疾病,淋巴结清扫手术较影像学在这一方面更具优势。吲哚菁绿被应用于前列腺癌术中导航,但是有很多局限,如吲哚菁绿前列腺癌非特异性荧光探针会导致血浆清除率过快等,因此探针引导下的清扫会更有针对性。本节将列举当下存在的几种探针指导下的淋巴结清扫。现阶段,放射引导下的前列腺癌手术在原发性前列腺癌和局部淋巴结阳性复发前列腺癌的治疗中具有广阔的应用前景。中国泌尿外科和男科疾病诊断治疗指南中提到,PSMA 是一种由前列腺上皮细胞分泌的糖蛋白,几乎在所有前列腺癌类型中呈高表达,且随肿瘤分期和分级的升高而增加,而在正常人体细胞中几乎无 PSMA 表达。由于癌细胞表面较相邻前列腺细胞具有更高密度 PSMA 受体,因而能够明确肿瘤组织与机体的正常组织细胞代谢的差异。PSMA-PET 成像的引入改变了前列腺癌的治疗前景,尤其是在复发性前列腺癌中的应用。尽管 PSMA-PET 成像对较小病变缺乏敏感性,但其对病变的高度特异性使其能够准确地确定复发所在的区域。Sophie 等人的研究对比 mTc 标记前列腺特异性膜抗原放射引导手术和基于 ^{68}Ga-PSMA-PET 成像的传统手术入路,术后病理结果显示,在行传统手术入路的患者中,31% 的患者未发现转移,而接受放射引导手术的患者中,术前 ^{68}Ga-PSMA-PET 显示的所有病变均被切除。此外,术后 6 周内,接受放射引导手术的患者较传统手术入路患者,PSA 下降更为明显。然而,无论使用何种现有的示踪剂,PET/CT 都明显低估复发性前列腺癌的肿瘤负荷。Fossati 等人指出当 PSA≤1.5ng/ml 时,^{68}Ga 较 ^{11}C- 胆碱对肿瘤负荷的低估程度较轻,但当 PSA>1.5ng/ml 时,两种示踪剂对肿瘤负荷的低估程度相似。Bhargava 等人研究表明,mpMRI 对术后前列腺复发、盆腔淋巴结转移、骨转移较为敏感,可辅助活检及挽救性治疗;对于转移风险高的患者,可以同时进行 mpMRI 和全身 PET/CT 检查,使用 ^{68}Ga-PSMA-PET/MRI 可能实现对局部复发和转移性疾病的一站式评估。DROP-IN 伽马探针为机器人背景下的放射引导下手术提供了一种新的工具,Martínez-Sarmiento 等人设计了一种新型 DROP-INβ 粒子(DROP-INβ)探测器,在机器人环境下验证了其放射引导手术的可行性。Dell'Oglio 等人研究表明,DROP-IN 技术与荧光成像相比具有更高的体内检测灵敏度。Claps 等人的研究发现,采用吲哚菁绿引导下的扩大盆腔淋巴结清扫,能提高对淋巴引流的认识,能发现更多的淋巴结,进而提高淋巴结清扫的效率,使局部分期更加准确并延长无生化复发生存期。

第四节　盆腔淋巴结清扫的并发症

盆腔淋巴结清扫的并发症分为术中并发症和术后并发症,其中术中并发症包括输尿管、大血管和神经损伤,术后并发症包括盆腔淋巴囊肿、淋巴漏、深静脉血栓和肺栓塞等。据报道,盆腔淋巴结清扫并发症的发生与切除的淋巴结数量和清扫范围相关。此外,机器人辅助盆腔淋巴结清扫并发症的发生率和类型,相较单纯腹腔镜手术或开放性耻骨后手术无明显差异。以下介绍各种并发症的特点和治疗方法。

一、淋巴囊肿

淋巴囊肿是最常见的并发症,绝大多数盆腔淋巴结清扫的病例都出现不同程度的淋巴囊肿,大部分淋巴囊肿并不引起症状且可自行消退。由于前列腺癌术后短期随访检查项目不包括影像学检查,故淋巴囊肿的真实发生率一直未得到较全面的研究。然而,少部分淋巴囊肿会出现症状如腹痛、腿部疼痛、下肢浮肿等,可能会导致严重的并发症如严重感染、深静脉血栓和肺栓塞。考虑到淋巴囊肿可能引起深静脉血栓形成等并发症,术中细致彻底的缝扎需要被重视。

(一)形成因素

目前淋巴囊肿形成的因素仍有争议,需要进一步研究。已有研究表明,年龄、围手术期抗凝、腹膜外手术、清扫范围、术后引流等因素都与淋巴囊肿形成相关。

1. 年龄　年龄是重要的非手术风险因素之一,可能与老年患者易出现营养不良并伴有低蛋白血症导致组织愈合和淋巴漏延长相关。患者年龄每增加 1 岁,出现淋巴囊肿的风险便增加 5%。

2. 围手术期抗凝　围手术期抗凝的目的是将形成深静脉血栓甚至肺栓塞的风险降至最低,但抗凝也是淋巴囊肿形成的危险因素。目前抗凝对淋巴囊肿形成的影响尚不清楚。研究表明,由于淋巴液相较血液缺少凝血因子与血小板,使用低分子量肝素抗凝可延长淋巴漏从而提高淋巴囊肿的发生率。此外,由于淋巴囊肿对静脉血流的阻碍,发生淋巴囊肿的患者形成深静脉血栓及其并发症的风险较未发生的患者更高。值得注意的是,注射部位对淋巴囊肿发生率也存在影响,手臂注射后患者引流液中低分子量肝素的浓度相比下肢或躯干注射显著降低,同时淋巴囊肿形成风险降低。但是,抗凝与淋巴囊肿形成之间的相关性仍然存在争议,最新研究表明术后使用低分子量肝素抗凝并未提高淋巴囊肿的发生率。就目前而言,当患者存在形成深静脉血栓的高风险因素时,围手术期抗凝或许更为重要。

3. 腹膜外手术　传统开放手术通过腹膜外入路进行,而腹腔镜或机器人辅助手术大多是经腹手术。接受经腹腹腔镜手术的患者发生淋巴囊肿的概率较接受腹膜外开放手术的患者显著降低。理论认为经腹膜手术后,通过与腹膜建立交通,淋巴液可被重新吸收。经腹膜外腹腔镜手术后进行腹膜开窗可降低淋巴囊肿或引起症状的淋巴囊肿的发生率。但关于手术入路是否影响淋巴囊肿形成仍有争议,最新研究发现经腹膜外和经腹手术在引起症状的淋巴囊肿发生率上无明显差异。

4. 清扫范围　目前淋巴囊肿的发生率被认为与清扫范围相关。研究报道,患者在手术时被切除的淋巴结数量可以预测淋巴囊肿的总数和临床意义。术中切除的淋巴结数量越多,术后形成淋巴囊肿的可能性就越大,但个体间淋巴结数量或密度存在差异,淋巴结清扫的实际范围可能是更为准确的危险因素。但是,另一项研究发现局限盆腔淋巴结清扫和扩大盆腔淋巴结清扫相比,引起症状的淋巴囊肿发生率没有显著差异。

5. 术后引流　虽然术后放置引流管会增加患者的不适和感染风险,并延长住院时间、增加医院成本。但研究显示 7 天引流较 1 天引流或未引流可减少引起症状淋巴囊肿的发生率。但引流管数量并不影响引起症状的淋巴囊肿的形成。但也有研究显示手术后不放置引流管不影响淋巴囊肿的形成。

（二）治疗方案

淋巴囊肿的治疗有多种方案。淋巴囊肿主要通过直接压迫周围组织引起症状,但目前并未发现囊肿大小与出现症状的风险间存在相关性,可以根据临床症状的严重程度、淋巴囊肿的位置、大小、是否感染、患者的整体健康状况进行选择。目前认为无症状淋巴囊肿是 Clavien 分类Ⅰ级并发症,而需要干预的有症状的淋巴囊肿被认为是Ⅲ级并发症。大多数有症状和无症状的淋巴囊肿可自行消退,但对于持续存在并引起症状的淋巴囊肿仍需积极治疗。首选在超声或 CT 引导下将经皮引流管置入淋巴囊肿,从而引流减压,缓解压迫症状。如果引流量未见减少,那么应该考虑延长放置时间,并通过引流管注入硬化剂,如聚维酮碘、多西环素、纤维蛋白封闭剂等,以封闭淋巴管,且成功率与淋巴囊肿大小相关。当经皮引流或注射硬化剂无效时,可以考虑手术治疗。

二、淋　巴　漏

淋巴漏也是盆腔淋巴结清扫常见的并发症,危险因素包括清扫范围、围手术期抗凝等,其特点包括患者术区非血性引流液减少后又明显增多且排除漏尿。通常经禁食等营养管理、生长抑素类药物、充分引流等保守治疗后可痊愈,必要时可考虑手术干预。

三、深静脉血栓

盆腔淋巴结清扫后深静脉血栓的发生率在 0.2%~8%。研究发现,发生淋巴囊肿的患者出现血栓栓塞症及并发症的风险较未发生淋巴囊肿的患者更高,通过围手术期抗凝或间歇性充气加压泵等干预手段可降低其发生风险。当发生深静脉血栓甚至引起肺栓塞时可采取溶栓、滤器置入、手术取栓等手段治疗。

四、神经、血管及输尿管损伤

1. 神经损伤　盆腔淋巴结清扫易损伤闭孔神经、股神经和生殖股神经等,其中闭孔神经损伤是最常见的神经损伤类型。闭孔神经损伤可导致感觉障碍、大腿内收或外旋障碍、双下肢交叉困难,轻微损伤通常在几周后或经物理治疗后好转。

2. 血管损伤　盆腔淋巴结清扫较少发生大血管损伤。一旦发生,可于术中发现并及时修补。

3. 输尿管损伤　输尿管损伤同样也是一种罕见的并发症,通常情况下,输尿管损伤是在手术时被发现,并可根据损伤的部位和严重程度,通过输尿管吻合术或输尿管再植入术进行修补。

第五节　盆腔淋巴结清扫的争议

盆腔淋巴结是前列腺癌淋巴转移的主要部位,但目前对盆腔淋巴结清扫的获益和范围仍有争议。虽然盆腔淋巴结清扫结果是原发性前列腺癌淋巴结分期的金标准,但包括影像学在内等新技术的进步也展示了替代盆腔淋巴结清扫提供准确病理分期数据的潜力。此外,为淋巴结转移患者选择最佳治疗方案的标准也仍未确定。

一、是否应进行盆腔淋巴结清扫

盆腔淋巴结清扫的目的是减少前列腺癌复发转移,延长患者的生存期,中、高患者相较低危患者淋巴结转移风险更高。既往 Briganti 列线图模型通过结合治疗前 PSA、临床分期和 Gleason 评分计算淋巴结转移风险,推荐在对超过 5% 的中、高危前列腺癌患者进行根治性前列腺切除术的同时实施盆腔淋巴结清扫术,而最新模型将该阈值提高至 7%。针对低危前列腺癌患者的研究显示,低危患者淋巴结转移可能性较低,且盆腔淋巴结清扫与无生化复发生存率无关,所以不推荐对低危患者常规进行盆腔淋巴结清扫。

盆腔淋巴结清扫对患者的收益仍有争议。部分研究显示,对于中、高危前列腺癌患者,是否进行(扩大)盆腔淋巴结清扫对患者的生化复发、转移、生存期等肿瘤学结果无影响,而另一些研究认为盆腔淋巴结清扫对患者的癌症特异性生存率或无复发生存期具有积极影响,且随时间进展差异愈发显著。

盆腔淋巴结清扫追求的是切除所有受累的淋巴结,但研究表明扩大盆腔淋巴结清扫不一定能完全切除受累的淋巴结。一方面是因为约 25% 的阳性淋巴结位于扩大清扫范围之外,对于生化复发的患者进行 PSMA-PET/CT 扫描显示,约一半的淋巴结复发位于真骨盆外。另一方面,盆腔淋巴结清扫难以彻底清除所有的阳性淋巴结,通过对比患者接受挽救性淋巴结清扫手术前后的 PSMA-PET/CT 检查结果,约 25% 的患者出现新的病灶。

随着新辅助治疗的开展,研究发现高危患者在接受新辅助治疗后进行(局部)盆腔淋巴结清扫,阳性淋巴结检出率低,且对患者的无生化复发生存期没有显著影响。那么对于进行新辅助治疗后的高危患者,虽然根据原有数据淋巴结转移风险可能超过 7%,但是否应重新进行评估或视为低危患者尚不明确。相较不确定的获益,盆腔淋巴结清扫的负面影响是确定的。盆腔淋巴结清扫将延长手术时间、增加医疗成本,且可引起盆腔淋巴囊肿、淋巴漏、深静脉血栓和肺栓塞等并发症。

现阶段盆腔淋巴结清扫结果仍是原发前列腺癌淋巴结分期的金标准,但并未给患者带来明确获益,考虑到对患者增加的额外医疗负担与并发症风险,仍需要更多的研究以评估哪些患者可从中受益,哪些患者可以避免不必要的手术。

二、是否应进行扩大盆腔淋巴结清扫

常规局部盆腔淋巴结清扫对象为闭孔淋巴结,而扩大清扫则涵盖闭孔、髂内、髂外、髂总、骶前等部位。现有的临床研究表明扩大盆腔淋巴结清扫相较局部盆腔淋巴结清扫可显著增加低、中、高危前列腺癌患者的总淋巴结和阳性淋巴结数量,提供更准确的分期信息。且大部分阳性淋巴结位置超过局部清扫范围,为了尽可能切除阳性淋巴结,应选择扩大盆腔淋巴结清扫。此外,部分研究认为扩大清扫可为患者带来更多获益。当患者出现淋巴结转移时,清扫出的阳性淋巴结数量与患者获益呈正相关,对淋巴结阳性前列腺癌患者的研究显示扩大盆腔淋巴结清扫后,阳性淋巴结数量 >14 枚的患者的 10 年肿瘤特异性死亡率明显低于 <14 枚的患者。更大范围的研究表明无论中危和高危前列腺癌患者的淋巴结阳性与否,扩大盆腔淋巴结清扫较局部清扫对患者的癌症特异性生存率或无复发生存期均具有积极影响。

但是,另一些研究认为局部或扩大清扫对患者肿瘤学结果的影响无明显差异,扩大清扫的获益仍有争议。同时,与盆腔淋巴结清扫确定的负面影响相似,目前认为清扫范围越广泛,在手术时间、失血量、住院时间和术后并发症(如盆腔淋巴囊肿)方面的不良后果就越大,但其对尿失禁和勃起功能损伤无影响。

新辅助治疗的出现同样为清扫范围选择带来了变数。研究报道,只接受单纯扩大盆腔淋巴结清扫的患者对比接受 ADT 联合局部盆腔淋巴结清扫的患者,无生化复发率和总生存率明显较低、手术时间更长、患者花费更高、病理结果更差、进展为 CRPC 的患者比例更高。考虑到扩大清扫获益的不确定性,与不良后果的确定性,局部盆腔淋巴清扫联合 ADT 治疗或许是更好的选择。

三、新技术能否替代盆腔淋巴结清扫

对新型诊断技术的研究显示,前哨淋巴结活检或 PSMA-PET 等新技术不仅可以作为盆腔淋巴结清扫的补充,更显示出替代盆腔淋巴结清扫提供淋巴结分期数据的潜力。

通过术前放射性核素显像或直接向前列腺注射吲哚菁绿和术中照射显像,可对前哨淋巴结进行定位并清扫。研究显示前哨淋巴结清扫可提供与扩大盆腔淋巴结清扫相近的分期数据。通过联合使用淋巴管造影剂与吲哚菁绿进行多光谱荧光成像,可以进一步提高前哨淋巴结活检的准确性。此外,前哨淋巴结活检也可作为单纯扩大盆腔淋巴结清扫的补充,研究发现对比单纯清扫,加做吲哚菁绿前哨淋巴结活检的患者阳性淋巴结检出率、无生化复发和无临床复发生存率更高。

PSMA-PET/CT 同样显示出在检测盆腔淋巴结转移,提供分期数据方面的潜力。研究表明 ^{68}Ga-PSMA-PET/CT 在诊断淋巴结转移的灵敏度、特异度、PPV 和 NPV 均较高,灵敏度可达 80% 以上,甚至 99%,后三者均在 95% 以上,可为淋巴结分期提供较为准确的数据。但是,更多的研究则显示无论是 ^{68}Ga-PSMA-PET/CT 还是 ^{18}F-PSMA-1007 PET/CT,他们对原发性前列腺癌盆腔淋巴结转移的诊断虽具有较高的特异性,但灵敏度都只有 30%~50%。若单纯以 PSMA-PET/CT 结果作为淋巴结分期的依据仍存在一定漏诊的可能。这主要因为淋巴结转移检出率受阳性淋巴结的大小与 PSMA 表达影响,目前关于漏检淋巴结大小尚无准确数据,1.3~4.3mm 均有研究报道。

虽然存在漏检的风险,但以 PSMA-PET/CT 结果作为淋巴结分期的依据开展治理,仍有巨大的潜力。一项针对高危患者的新研究表明，仅以 ^{68}Ga-PSMA-PET/CT 检查结果为依据，对无淋巴结转移的患者只进行根治性前列腺切除术，而不开展辅助治疗，短期随访显示患者预后良好，但仍需要进行长期随访，以明确结果。针对 PSMA-PET/CT 在灵敏度上的劣势，研究者将 PSMA-PET/CT 与前哨淋巴结活检结合应用于中、高危原发前列腺癌中，淋巴结分期的准确率为 94%。在 PSMA-PET/CT 结果为阴性的患者中增加前哨淋巴结活检可将检测淋巴结转移的综合灵敏度提高至 100%。

结合上述研究，PSMA-PET/CT 和前哨淋巴结活检相结合具有替代扩大盆腔淋巴结清扫，指导前列腺癌患者进一步治疗的可能。

四、如何为淋巴结转移的患者选择治疗方案

淋巴结转移是前列腺癌复发和癌症特异性死亡率最不利的预后因素之一，现行指南对行扩大盆腔淋巴结清扫后结果为 pN_1 的患者推荐三种治疗方案，分别为：①ADT；②ADT 联合放疗；③对 1~2 个淋巴结转移、PSA<0.1ng/ml 的患者，可观察等待。

既往研究显示，淋巴结阳性患者术后即刻接受 ADT，对比确定远处转移或复发后再接受 ADT，可有效延长无进展生存期。近期的研究显示对淋巴结阳性的患者在 ADT 的基础上进行放射治疗，对比单纯 ADT 或观察等待，可改善存在高危病理特征患者的生存期，但对无高危病理特征的患者无积极影响。病理特征包括阳性淋巴结数量、Gleason 评分、原发灶分期、切缘情况等，但目前对高危病理特征的标准还未确定。有研究认为对阳性淋巴结数量 >2、Gleason 评分 >7、pT_{3b}/pT_4 分期或切缘阳性中符合任一项的患者给予 ADT 联合放疗获益更高。也有研究认为 Gleason 评分应调整为 ≥9 分，pT_{3b}/pT_4 分期应调整为 pT_3/pT_4。研究显示若患者符合阳性淋巴结数量 >2、Gleason 评分 >7 或 pT_{3b}/pT_4 分期三者中任一项，则无生化复发生存期、无转移生存期、持续生存期均较短，但切缘阳性或术前 PSA 数值仅与生化复发有关。另一些研究则认为无论病理特征如何，联合放疗的收益更高。

辅助治疗虽然可以降低复发或死亡风险，但会引起并发症从而降低患者的生活质量。ADT 可引起性功能障碍、骨质疏松、代谢综合征等问题。放射治疗可引起排尿、肠道和性功能障碍等问题。一项对未接受辅助治疗的局限性淋巴结转移（1~2 个阳性）患者的 5 年随访研究显示，患者的肿瘤特异性生存率高于 94%，且其中 37% 的患者无复发转移。

综合考虑辅助治疗给患者带来的收益与负担，为了对患者进行更加精细化的管理，避免进行不必要的辅助治疗，目前仍需开展进一步针对病理特征与辅助治疗获益关系的研究。

（姚　林　韩邦旻）

参 考 文 献

［1］ ABDOLLAH F, DALELA D, SOOD A, et al. Impact of adjuvant radiotherapy in node-positive prostate cancer patients: the importance of patient selection［J］. Eur Urol, 2018, 74（3）: 253-256.

［2］ ALTOK M, BABAIAN K, ACHIM M F, et al. Surgeon-led prostate cancer lymph node staging: pathological outcomes stratified by robot-assisted dissection templates and patient selection［J］. BJU Int, 2018, 122（1）: 66-75.

［3］ BERNSTEIN A N, SHOAG J E, GOLAN R, et al. Contemporary incidence and outcomes of prostate cancer lymph node metastases［J］. J Urol, 2018, 199（6）: 1510-1517.

［4］ DE BRUYCKER A, DE BLESER E, DECAESTECKER K, et al. Nodal oligorecurrent prostate cancer: anatomic pattern of possible treatment failure in relation to elective surgical and radiotherapy treatment templates［J］. Eur Urol, 2019, 75（5）: 826-833.

［5］ FOSSATI N, WILLEMSE P M, VAN DEN BROECK T, et al. The benefits and harms of different extents of lymph node dissection during radical prostatectomy for prostate cancer: a systematic review［J］. Eur Urol, 2017, 72（1）: 84-109.

［6］ GANDAGLIA G, BRIGANTI A, CLARKE N, et al. Adjuvant and salvage radiotherapy after radical prostatectomy in prostate cancer patients［J］. Eur Urol, 2017, 72（5）: 689-709.

［7］ GANDAGLIA G, MARTINI A, PLOUSSARD G, et al. External validation of the 2019 briganti nomogram for the identification of prostate cancer patients who should be considered for an extended pelvic lymph node dissection［J］. Eur Urol, 2020, 78（2）: 138-142.

［8］ GANDAGLIA G, MAZZONE E, STABILE A, et al. Prostate-specific membrane antigen radioguided surgery to detect nodal metastases in primary prostate cancer patients undergoing robot-assisted radical prostatectomy and extended pelvic lymph node dissection: results of a planned interim analysis of a prospective phase 2 study［J］. Eur Urol, 2022, 82（4）: 411-418.

［9］ GUPTA M, PATEL H D, SCHWEN Z R, et al. Adjuvant radiation with androgen-deprivation therapy for men with lymph node metastases after radical prostatectomy: identifying men who benefit［J］. BJU Int, 2019, 123（2）: 252-260.

［10］ LESTINGI J F P, GUGLIELMETTI G B, TRINH Q D, et al. Extended versus limited pelvic lymph node dissection during radical prostatectomy for intermediate-and high-risk prostate cancer: early oncological outcomes from a randomized phase 3 trial［J］. Eur Urol, 2021, 79（5）: 595-604.

［11］ MOTTET N, VAN DEN BERGH R C N, BRIERS E, et al. EAU-EANM-ESTRO-ESUR-SIOG guidelines on prostate cancer-2020 update. part 1: screening, diagnosis, and local treatment with curative intent［J］. Eur Urol, 2021, 79（2）: 243-262.

［12］ PREISSER F, VAN DEN BERGH R C N, GANDAGLIA G, et al. Effect of extended pelvic lymph node dissection on oncologic outcomes in patients with d'amico intermediate and high risk prostate cancer treated with radical prostatectomy: a multi-institutional study［J］. J Urol, 2020, 203（2）: 338-343.

［13］ STOLZENBURG J U, KYRIAZIS I, LIATSIKOS E. Postoperative lymphocele formation after pelvic lymph node dissection at the time of radical prostatectomy should not be considered an inevitable consequence of the approach［J］. Eur Urol, 2017, 71（2）: 159-160.

［14］ TILKI D, PREISSER F, TENNSTEDT P, et al. Adjuvant radiation therapy is associated with better oncological outcome compared with salvage radiation therapy in patients with pN1 prostate cancer treated with radical prostatectomy［J］. BJU Int, 2017, 119（5）: 717-723.

［15］ TOUIJER K A, KARNES R J, PASSONI N, et al. Survival outcomes of men with lymph node-positive prostate cancer after radical prostatectomy: a comparative analysis of different postoperative management strategies［J］. Eur Urol, 2018, 73（6）: 890-896.

［16］ TSAUR I, THOMAS C. Risk factors, complications and management of lymphocele formation after radical prostatectomy: a mini-review［J］. Int J Urol, 2019, 26（7）: 711-716.

［17］ VAN LEEUWEN P J, EMMETT L, HO B, et al. Prospective evaluation of ^{68}Gallium-prostate-specific membrane antigen positron emission tomography/computed tomography for preoperative lymph node staging in prostate cancer［J］. BJU Int, 2017, 119（2）: 209-215.

［18］ WIT E M K, ACAR C, GRIVAS N, et al. Sentinel node procedure in prostate cancer: a systematic review to assess diagnostic accuracy［J］. Eur Urol, 2017, 71（4）: 596-605.

第一节　尿　控　功　能

　　根治性前列腺切除术仍然是临床局限性前列腺癌的标准治疗方案。虽然控制肿瘤是首要目标,但是尿控的恢复对患者同样至关重要。因此,在不影响肿瘤控制的前提下,如何优化手术技术、提升尿控效果是泌尿外科医师不断追求的目标。随着机器人手术的日益开展,手术技术趋向更为精细的操作,术后远期尿控率得到明显改善。但是,早期尿控情况仍存在差异,有些情况下早期尿控不是非常理想,从而影响了患者的身心健康。

一、男性尿控的机制

　　男性尿控是通过两种括约肌系统协调发挥作用而实现的。近端括约肌系统是在膀胱颈处有一个环形的内括约肌,前列腺手术会对其平滑肌纤维造成一定程度的损伤。远端括约肌系统是在膜部尿道周围包含着一个环状的、马蹄形的尿道外括约肌结构,该括约肌后侧缺失、前侧扩张,因此又被形容是一种 Ω 形状的肌肉系统,由外层的横纹肌部分和内层的平滑肌部分组成。外括约肌的纤维包裹着尿道,长度在 1.5~2.4cm 之间,其中有一部分位于前列腺内尿道的周围,分布在前列腺尖部和精阜之间的区域。此外,尿道外括约肌前方被背血管复合体和原始横纹肌纤维覆盖,后外侧被前列腺尖部和神经血管组织覆盖,这些结构可能会影响根治性前列腺切除术中尿道外括约肌全长的保留。外括约肌包括两种肌组织:外层横纹肌由阴部神经随意控制,在 5 点和 7 点的位置进入括约肌;内层平滑肌为不随意肌,由下腹下(盆腔)神经丛控制,其中,尿道黏膜的外层是一个纵向的平滑肌层,也被称为杆状括约肌,与管腔黏膜相毗连。

　　大多数男性在内括约肌损伤后,只要外括约肌完好,就能保持良好的尿控功能。在经尿道前列腺电切或剜除手术中,内括约肌系统多数会被损伤,但是术后尿失禁的发生率非常低(约 1%)。然而,根治性前列腺切除术后尿失禁的发生率却比较高,这一结果被认为是外括约肌受到不同程度损伤所造成的。尿失禁不仅对患者的生活质量产生不利影响,还给医疗系统增加了额外的负担。患者需要多次就诊,接受生物反馈或盆底肌训练康复等治疗,有些患者甚至需要手术治疗,如男性吊带植入、人工尿道括约肌植入等。因此,实施根治性前列腺切除的外科医师必须掌握在手术过程中保留尿控机制的策略和措施。

　　除了外括约肌本身以外,帮助括约肌维持尿控的支撑结构也可能在术中会受到损伤。解剖学研究表明,外括约肌受到周围结构的稳定和支撑,从而更好地发挥作用。外括约肌和近端膜部尿道由耻骨下方的耻骨尿道韧带向前外侧悬吊,由背侧正中纤维(又称中缝背核)皱襞向后稳定(图 10-1)。耻骨前列腺韧带是突出的锥体状结构,与盆筋膜腱弓、肛提肌筋膜和闭孔内筋膜在外侧连续。在后方,背侧正中纤维与迪氏筋膜一起作为外括约肌的

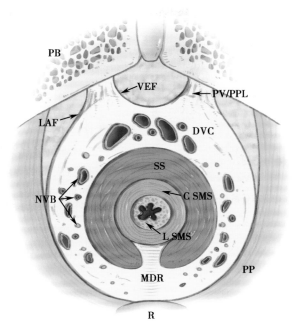

图 10-1 尿道外括约肌解剖图

背侧锚点,并与整个长度的肌筋膜板连续。肌肉筋膜附着体、耻骨尿道韧带、中缝背核和耻骨前列腺韧带的组合均起到悬吊稳定和支撑作用。这些结构使外括约肌确保受到 360° 结构支撑,术中对上述任何一个组成部分的损伤都有可能影响患者术后的尿控恢复。

二、优化尿控的具体策略

基于以上理论支持,任何促进早期尿控恢复的策略需要关注以下基本原则:①减少膀胱颈(含内括约肌)结构的损伤;②尽量避免损伤尿道外括约肌及其支配神经;③重建术中受损的外括约肌周围的支撑结构;④创建良好的膀胱尿道吻合口;⑤尽量减少逼尿肌收缩和腹内压增加对吻合口和外括约肌的机械压迫。关于完全尿控的定义,Walsh 最初将尿控目标描述为完全不需要尿垫,目前多数研究采用每 24 小时使用 0 块或仅使用 1 块尿垫的定义标准。

(一)减少膀胱颈的损伤

鉴于膀胱颈处内括约肌对尿控的作用,许多外科医师曾研究过在根治性前列腺切除术中尽可能地保留膀胱颈是否可以改善早期尿控这一问题。但是,需要注意的是,从理论上讲,任何有利于组织结构保留的方法都有可能提高切缘阳性率。一些早期的报道支持这一观点,而随后的研究则显示并不增加切缘阳性率。手术医师在学习曲线的后期阶段积累了更多的技术专长,机器人平台的使用以及机器人在保留膀胱颈方面的技术优势(能够更均匀地进行膀胱颈环周解剖)降低了切缘阳性的发生率。最新的研究表明,尽可能保留膀胱颈可提高早期尿控率,同时并不影响肿瘤控制、切缘阳性率或性功能。例如,一项研究显示保留膀胱颈组和对照组在术后 12 个月和 24 个月的尿控率相似,但保留膀胱颈组在术后 4 个月的尿控率显著优于常规组(65.6% vs 26.5%,$P<0.001$)。其他研究还表明,保留膀胱颈

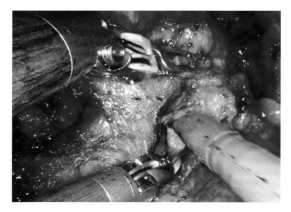

图 10-2　保留膀胱颈技术（术中操作）

技术能够降低膀胱颈挛缩的发生率，这可能也有助于早期尿控的改善。然而，某些患者的前列腺形状存在形态异常，如具有较大的中叶突入膀胱腔内或者膀胱颈处存在肿瘤侵犯，使术中保留膀胱颈的操作变得非常复杂和困难。有时候为了保证肿瘤控制，或保证手术视野清晰，无法做到完美的膀胱颈保留（图 10-2）。

（二）避免尿道外括约肌的损伤

前列腺尖部位于盆腔狭窄部位的深处，与外括约肌、背血管复合体、神经血管束和直肠紧密连接，因此前列腺尖部的解剖是根治性前列腺切除手术的关键。切断背血管复合体后，先通过钝性解剖将前列腺与外括约肌分离，然后采用剪刀进行冷刀切割（无热效应），从而最大限度地避免热损伤对外括约肌造成的破坏。外括约肌有一部分位于前列腺内，术中需要将覆盖这部分外括约肌前方的尖部组织轻轻推向头侧，随着前列腺尖部组织的回缩，其后方的纵向平滑肌纤维就清晰可见。盆腔 MRI 检查显示，当前列腺实质覆盖的外括约肌组织越多时，功能性尿道缩短的风险也会随之增加。因此，减少对外括约肌及其神经的干扰和刺激可最大限度地减少损伤，并进一步改善尿控。在开放性手术的情况下，外括约肌的过度拉伸操作可能导致肌肉暂时性瘫痪，并减缓恢复尿控的速度，其机制与前列腺周围神经的"神经失用症"类似，后者会延迟性功能的恢复。在前列腺尖部的剥离过程中，使用钳夹、撕扯、反复电灼，都可能损伤供应括约肌的神经（阴部和盆丛神经）。因此这样的操作都应避免，取而代之的是尽量"无触碰"技术。术中在分离尿道时，应避免对外括约肌的过度牵拉；在离断尿道前应适当松解前端的神经血管束；在吻合时，避免缝合深度过深，以免 5 点和 7 点位置（即部分神经血管束进入外括约肌的位置）的血管和神经被缝扎失活。一项研究证明了保留括约肌神经供应的重要性，在根治性前列腺切除术后发生尿失禁的男性中，92% 的尿道黏膜发生了自主神经失代偿。在精囊剥离过程中，神经也可能受损，因此应辨识清楚中线处的无血管平面，并尽量减少过度牵引和烧灼。在背血管复合体的缝扎过程中，外括约肌及其供应神经也可能被损伤，因此必须小心并确保外括约肌和周围肌肉组织（肛提肌）不被误伤。

识别、剥离和保留尿道膜部纵向平滑肌层也有助于早期尿控。研究显示尿道膜部长度与术后尿控效果相关，与术前尿道膜部长度 ≥14mm 的患者相比，术前尿道膜部长度 <14mm 的患者术后尿控恢复延迟。此外，前列腺尖部形态的某些变化会影响尿道暴露的长度，不利于早期尿控功能的恢复。精细解剖通过辨认前列腺内的功能性尿道，可以留取更长的功能尿道，与标准尿道分割离断相比，可以提高早期尿控率（33% vs 15%）和最终尿控率（89% vs 76%）。在一项大型研究中，406 例接受保留最大长度功能尿道的根治性前列腺切除术患者与之前 285 例采用标准根治手术的患者相比，前者的早期尿控率更好（50.1% vs 30.9%），进一步说明了该技术的应用价值。有研究团队描述了尿道前列腺部的环尖部周围入路，相比于目前传统的前入路，实现了更好的尖部处理和外括约肌保护。这种环尖部入路可更准确地识别尿道膜部及其与前列腺尖部的交点，因此有助于术者保留更长的功能尿道，同时降低尖部切缘阳性率（图 10-3）。

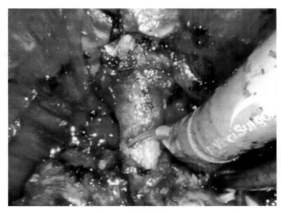

图 10-3 保留最大长度功能性尿道（术中操作）

Finley 等提出了一种尽量减少括约肌及其神经损伤的新方法——低温根治性前列腺切除术。术中通过冷水冲洗盆腔,并插入与 4℃盐水循环的直肠内冷却球囊,降低肌肉和神经周围的温度。低温技术使得患者的术区温度降低至 25.5℃,与对照组相比,可以更快地恢复尿控。

（三）恢复尿道外括约肌周围的支撑结构

耻骨前列腺韧带和腱弓,又称耻骨前列腺环,为尿道外括约肌提供前外侧支撑。因此,在术中松解前列腺尖部时,仅需要在前列腺尖部的近端切开耻骨前列腺韧带,而不进行过多的解剖,从而最大限度地保留耻骨前列腺环结构。与传统根治性前列腺切除术相比,保留耻骨前列腺韧带可改善早期尿控功能（2 周时为 24% vs 12%；3 个月时为 76% vs 48%）,而不影响切缘阳性率。一些研究者发现,保留耻骨前列腺环是根治性前列腺切除术后尿控结局的最佳预测因素。为了进一步改善外括约肌的前外侧支撑,有人提出将耻骨前列腺环重建作为全解剖重建技术的一部分。

根治性前列腺切除术后尿道的后方支撑是通过重建后方的迪氏筋膜肌筋膜板来实现。Rocco 团队报道了这样一种后重建技术（图 10-4）：先将迪氏筋膜缝合到尿道后方的中缝背核,然后将新重建的迪氏筋膜肌筋膜板缝合到膀胱后壁。这为即将进行的膀胱尿道吻合减少了张力,还可防止残留的功能尿道回缩,从而优化尿道长度,平均可延长 2mm,与未接受后重建技术的患者相比,尿道长度的增加转化为早期尿控结局的改善（拔除尿管后 3 日,34% vs 3%；术后 6 周,两组 56% vs 17%）。另外,后重建技术还可以提高吻合的牢固性,降低漏尿的发生率,从而进一步提高术后尿控的早期恢复。进行迪氏筋膜肌筋膜板后重建的关键步骤是保留前列腺与直肠壁之间的迪氏筋膜。如果迪氏筋膜未能充分保留,则术中看到的是直肠前间隙的脂肪组织,此时无法进行上述后方重建。在上述基础上,一些研究进行了技术改良,比如 Coelho 团队报道了使用改良的后重建技术同样可以更快地恢复尿控。欧洲泌尿外科协会机器人泌尿外科分会（European Association of Urology Robotic Urology Section, ERUS）对机器人辅助根治性前列腺切除术的调查结果显示,后

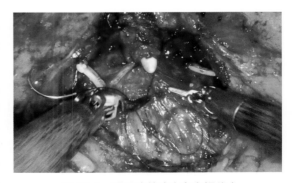

图 10-4 后重建技术（术中操作）

重建技术通常由 51.7% 的外科医师实施。国内也有些学者常规开展此类重建技术。

（四）建立安全且水密性良好的膀胱尿道吻合口

膀胱尿道吻合的质量是至关重要的。建立不漏尿且安全的膀胱尿道吻合口对于预防术后尿失禁具有重要意义。如果发生漏尿，可能会有长期后遗症，包括尿失禁、感染、吻合口狭窄等。水密性良好的吻合可以防止术后漏尿的发生，从而避免漏尿导致的一系列并发症（图 10-5）。吻合的安全性同样重要，以免发生尿道狭窄，引起排尿困难。在吻合过程中，要确保尿道和膀胱的黏膜对黏膜无张力贴合，并且不含有外括约肌或神经血管束的嵌入。具体选择哪种缝合方式，在很大程度上取决于术者的偏好，但是都应该遵循上述普遍的原则。很多术者会使用倒刺缝线，因为它可以自我束紧，因此可以降低吻合的难度。但也有人报道，与非倒刺缝线相比，使用倒刺缝线可能会导致漏尿率的增加，推测其原因可能是倒刺本身对组织造成了更大的损伤。在偏好使用倒刺缝线的外科医师中，对于倒刺缝线的类型选择也存在不同，一些人倾向于使用单向倒刺，而有些人偏好使用双向倒刺，二者之间没有证据来支持孰优孰劣。根治性前列腺切除术后留置导尿管的时间也存在差异，有的外科医师最早在第 4 天就拔除导尿管，而有的则会晚至第 14 天，部分医师还在拔除导尿管之前常规进行膀胱造影。另外，有些研究报道了耻骨上膀胱造瘘管的使用可使 10% 的患者在拔除尿管后立即恢复尿控（1 周时 34%、4 周时 66%、12 周时 94%、24 周时 98%）。在这项纳入 50 例患者的研究中，耻骨上留置造瘘管的中位留置时间为 8 天（7~12 天）。Menon 团队的研究进一步表明，用造瘘管替代导尿管的技术既降低了漏尿率，又提高了患者满意度。

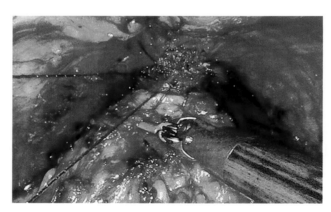

图 10-5　膀胱尿道吻合（术中操作）

（五）减轻对吻合口和外括约肌的机械压迫

任何对吻合口施加的额外压力，也会对外括约肌产生额外的压迫，使其无法有效发挥功能，从而导致尿失禁。这种影响可由腹内压升高引起，例如咳嗽、打喷嚏、运动、紧张，或者膀胱充盈、自主排尿、逼尿肌收缩等。因此，术中不仅要达到无张力、安全、水密性良好的吻合，而且还要最大限度地减少可能施加在吻合口上的机械压迫。

现有的证据显示，根治性前列腺切除术可导致盆腔内容物（主要为膀胱）明显下降，膀胱会对吻合口产生机械压迫，从而可能导致术后出现压力性尿失禁。在排尿过程中，逼尿肌的收缩力传导至吻合口，也会使其受到进一步的机械压迫。Schlomm 团队通过前列腺韧带尾部腹侧固定补充了保留尿道长度的技术，这一技术与后重建技术一起运用，促进了术后

1 周尿控率的改善。在进行后重建技术的同时,一些研究团队还进行了扩大的前部重建,包括将耻骨前列腺韧带缝合到部分膀胱逼尿肌,试图支持和稳定吻合口,并常规将膀胱悬吊到前腹壁,减轻膀胱的下移度。这一系列联合技术(后重建、前重建和膀胱悬吊)使术后解剖结构尽可能恢复至术前的正常状态,被称为全解剖重建,该技术已被证明可有效地减少盆腔内容物的下降。与传统技术相比,盆腔内容物稳固而不下降可以降低对吻合口的压力,并转化为早期和最终尿控的改善(1 周时 30.8% vs 13.1%;6 周时 70% vs 35.2%;12 周时 91.7% vs 50.2%;26 周时 95% vs 62.9%;52 周时 98% vs 82.1%)。此外,全解剖重建技术还将有临床意义的漏尿率从 2.3% 降低至 0.3%,并已成为一些治疗团队的标准手术方案。在增加尿道稳定性方面,Patel 教授团队报道了"尿道周围耻骨后悬吊技术"(图 10-6),该技术将背血管复合体悬吊到耻骨上,目的是稳定尿道和避免尿道回缩,并有助于尿道解剖分离。该技术是将尿道周围组织锚定在耻骨联合骨膜上,而不是悬吊整个膀胱。与对照组相比,3 个月尿控率显著提高(92.8% vs 83.0%),并且平均恢复尿控时间比非悬吊组早 2 周。该项技术的另外一个优点在于,负责前部稳定的缝线最终通过背血管复合体,这样可以最大限度地减少出血,有助于前列腺尖部的清楚显露,从而方便后续的精细操作。此外,某些不同于常规前入路根治性前列腺切除术的手术方式,比如经膀胱入路根治性前列腺切除术和后入路根治性前列腺切除术,因为术中对膀胱前间隙的影响较小,因此术后膀胱的下移程度也小,稳定性也更好,可能有助于术后尿控的早期恢复。

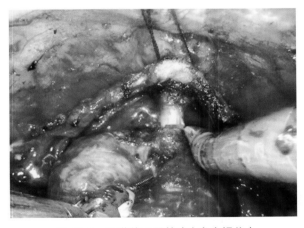

图 10-6 尿道前悬吊技术(术中操作)

(六)保留神经血管束的作用

为了保证术后勃起功能的恢复,在一些根治性前列腺切除术中实行保留神经血管束的策略(图 10-7)。研究发现,术中对神经血管束的保留也有助于尿控的恢复。首先,对神经血管束的细致解剖通常也会保护前列腺周围的支撑结构和组织,这对尿控很重要。其次,术中采用的微创伤性操作(比如尽量减少电灼和过度牵拉)也会减少对尿控所涉及结构的损伤。最后,尿道外括约肌既受来自盆腔神经的自主神经纤维支配,也受来自阴部神经的躯体神经纤维支配,一些沿着神经血管束的神经纤维也支配尿道膜部。这些神经参与尿道膜部的微循环,在不保留神经血管束的情况下将会受到损害。参与尿控恢复的神经纤维往往走行于前内侧,特别是在前列腺尖部周围,根治性前列腺切除术中采用"高前松解"或"面纱"技术进行保留神经血管束时,这些神经纤维更有可能被保留。关于保留神经血管束对远期尿控影响的研究,存在一定的争议,因为绝大多数患者在术后1~2年内可恢复尿控并趋于稳定。长期尿失禁的危险因素包括高龄、吻合口狭窄和不保留神经血管束等,其中年龄增加是最重要的危险因素。随着机器人手术的开展,术后长期尿失禁的比例已经很低,因此阐明保留神经血管束对短期尿控恢复的影响可能更有意义。关于神经血管束保留的程度,大多数外科医师笼统描述为:要么进行保留,要么不进行保留。然而,神经血管束保留的分级系统已被报道,并用于估计神经血管束的保留程度,目前已被多个研究团队使用。该分级系统通过术中肉眼观察确定,与勃起功能恢复密切相关,同样也与尿控功能恢复相关。Kaye团队开展了一项前瞻性试验,在考虑了年龄、身体质量指数、前列腺体积和术后时间的混合模型分析中,保留双侧完整神经血管束的患者在术后所有时间点的尿垫使用率均较低。Stolzenburg等人发表了一项更大规模的前瞻性研究,其中一半被随机分配接受双侧筋膜内保留神经血管束,另一半接受双侧筋膜间保留神经血管束。术后3、6、12个月采用国际尿失禁协会问卷评估患者的尿控情况,结果显示,在术后3个月和6个月,筋膜内组患者的尿控优于筋膜间组。这些研究表明侧面和前方紧密附着于前列腺的结构有助于短期尿控功能的恢复。Reeves等通过Meta分析评估术后多个时间点(≤1.5个月、3~4个月、6个月、12个月和24个月)的尿控情况,结果显示术后1.5个月、3~4个月和6个月时,保留神经血管束组的尿控率均高于对照者;术后12个月和24个月时,两组之间无显著性差异。上述结果表明,保留神经血管束特别是保留双侧神经血管束,对早期尿控恢复有利。

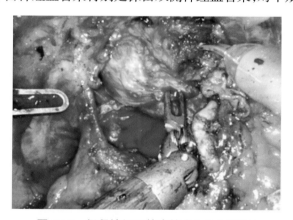

图10-7 保留神经血管束技术(术中操作)

综上,目前有许多个体化的技术操作可以促进术后早期尿控功能的恢复,但是目前还没有一种复合技术能够完全结合相关的解剖学基础来完美地实现尿控。总体的公认原则主要包括:减少膀胱颈的损伤,减少尿道外括约肌及其血管神经的损伤,最大限度地保留功能性尿道长度,创建安全且水密性良好的膀胱尿道吻合口,为吻合口和外括约肌提供周围环形筋膜支撑,降低术后膀胱下降的幅度,维持膜部尿道的稳定性以及保留神经血管束等。各种技术手段的综合运用,才能够使患者在早期获得最佳的尿控恢复。

三、尿失禁的行为治疗方法

根治性前列腺切除术可能会引起一些并发症,其中包括尿失禁。在不同的研究中,尿失禁的发生率不同。据报道,超过80%的患者在根治性前列腺切除术后1个月发生尿失禁,30%的患者在术后1年仍存在尿失禁,严重影响患者的生活质量,也给患者家庭带负担。根治性前列腺切除术后尿失禁主要由尿道括约肌功能缺陷或逼尿肌过度活动所致,其治疗方法多样,包括行为治疗、药物治疗和手术治疗。

盆底肌锻炼是治疗尿失禁最常用的保守治疗方法,其原理是通过盆底肌的反复收缩,增强横纹肌的肌力和耐力,从而部分代偿尿道括约肌功能不全。盆底肌中的一部分横纹肌可以影响尿道压力,包括尿道横纹肌外括约肌、球海绵体肌和肛提肌。盆底肌锻炼是一种经济且安全的治疗方法。为了正确收缩盆底肌,在初始阶段,患者通常需要专业治疗师的指导。随后在治疗师的指导和帮助下,患者可以自主坚持更长时间的锻炼,以获得更好的效果。一项系统综述研究表明,患者的依从性对盆底肌锻炼的疗效至关重要。因此,有效的盆底肌锻炼应该在专业治疗师的指导和监督下进行。

通常情况下,医师会给患者一些口头或书面医嘱,用于训练患者实施盆底肌锻炼,如"抬高阴茎""收紧肛门""停止排尿"等。这些不同的口头指令会导致不同的盆底肌肉收缩。由于盆底肌肉解剖的复杂性,患者很难判断收缩的到底是哪块肌肉,收缩是否正确。此外,在训练时如何避免腹肌收缩也是患者经常面临的困扰。因此,有效的盆底肌锻炼需要在专业的治疗师指导下完成。治疗师可以使用数字化肛门触诊或生物反馈设备指导患者进行正确的练习。通过经腹实时超声成像,也可用于显示盆底结构的变化,帮助患者在训练时区分不同肌肉的收缩状态。无论哪一种引导方法,盆底肌锻炼的目的是实现正确且有效的肌肉收缩。治疗师的指导和监督可以帮助患者持续进行运动,只有口头或书面形式的盆底肌锻炼引导被认为是疗效欠缺的,在大多数研究中其通常被作为对照组。在实施盆底肌锻炼之前,治疗师应向患者解释盆底肌的解剖和功能,然后训练患者正确收缩盆底,并要求患者每天进行不同体位的盆底肌锻炼,包括仰卧位、坐位、站立位和下蹲位。后期,治疗师鼓励患者在进行可能导致漏尿的活动(如咳嗽、打喷嚏或搬重物等)之前来进行盆底肌锻炼。患者需要定期复诊,回访治疗师,动态调整运动方法。

盆底肌锻炼可以改善老年女性的压力性/急迫性尿失禁。研究表明盆底肌锻炼对根治性前列腺切除术后尿失禁也有效,术后在治疗师指导下的盆底肌锻炼可以加速尿控的恢复。因此,盆底肌锻炼通常被推荐用于治疗根治性前列腺切除术后的尿失禁。研究发现,盆底肌锻炼组在术后1个月、3个月、4个月、6个月和12个月的尿控率均高于对照组,提示盆底肌锻炼是根治性前列腺切除术后尿失禁的有效治疗措施。此外,为了提高盆底肌锻炼的疗效,一些研究者在术前就开始培训患者进行盆底肌锻炼。Burgio团队指出,术前启动盆底肌锻炼可以使患者对训练有更充分的准备,更好地进行盆底肌肉的无疼痛、有感觉地收缩。他们的研究结果表明,术前盆底肌锻炼可以加速尿控的恢复,降低尿失禁的严重程度。一项Meta分析评估了额外的术前盆底肌锻炼对根治性前列腺切除术后尿失禁的影响,结果表明术前盆底肌锻炼提高了早期尿控率,但未提高远期尿控率。Centemero等的研究报道术前盆底肌锻炼较术后盆底肌锻炼更能促进早期尿控功能恢复。由于这两项研究的术前盆底肌锻炼开始于手术前3周或4周,因此尚不清楚更早开始盆底肌锻炼可否产生更好的结果,可能需要进一步的研究。尽管许多研究获得了阳性结果,但仍有其他研究表明,术前额外的盆底肌锻炼对根治性前列腺切除术后患者尿控恢复的帮助有限。Geraerts等人的一项研究表明术前启动盆底肌锻炼并未产生比拔除导管后启动盆底肌锻炼更好的结果。因此,患者是否应在术前开始盆底肌锻炼也尚需进一步研究。

综上,我们推荐患者在根治性前列腺切除术后使用盆底肌锻炼,以便早期恢复尿控。与术后盆底肌锻炼相比,术前1个月开始盆底肌锻炼是否能产生额外的获益还需要进一步研究。

第二节 勃 起 功 能

勃起功能障碍(erectile dysfunction,ED)是根治性前列腺切除术常见的并发症之一,发生率在 14%~90%,阴茎海绵体神经的受损是 ED 发生的主要机制。保神经根治性前列腺切除术是基于 Walsh 和 Donker 对盆腔神经丛的尸检研究。他们认为源自 S_2~S_4 的副交感神经与腹下神经丛的交感神经纤维汇聚形成盆神经丛,其分支与伴随的动静脉呈束状走行于直肠和前列腺之间,形成神经血管束。神经血管束中支配阴茎海绵体的副交感神经可释放的一氧化氮递质,促进阴茎海绵体平滑肌中鸟苷三磷酸转化为第二信使环磷酸鸟苷(cyclic guanosine monophosphate,cGMP)。cGMP 可通过激活蛋白激酶加速蛋白质磷酸化并降低细胞内钙浓度,从而导致阴茎海绵体平滑肌舒张、阴茎海绵体静脉充盈和阴茎勃起。术中对阴茎海绵体神经的机械牵引、电灼,甚至直接切除都可导致神经的损伤,术后局部的血肿、炎症反应和组织纤维化进一步加重神经损伤。失去神经支配的阴茎海绵体组织由于一氧化氮释放中断,平滑肌处于持续紧张状态,造成组织供氧不足,导致细胞凋亡、平滑肌含量减少、促纤维化因子增加和组织纤维化,进而诱发 ED。

一、前列腺周围解剖与前列腺癌保神经策略

(一)神经解剖认知与保神经技术演进

机器人辅助前列腺癌根治手术问世之后,Menon 教授推出了 Vattikuti 研究所的前列腺切除术(Vattikuti institute prostatectomy,VIP),即“VIP”技术。手术操作顺序包括:打开盆内筋膜暴露前列腺尖部,缝扎背血管复合体控制出血,游离膀胱颈暴露精囊输精管,游离前列腺侧韧带保留神经血管束及离断尿道吻合膀胱。基于神经血管束的解剖概念,“VIP”技术主要保留了前列腺后外侧的神经组织。

后续解剖研究挑战了传统神经血管束观点。目前认为不同个体之间阴茎海绵体神经分布存在较大的差异。虽然神经血管束主要分布在前列腺后外侧位置,但典型的神经血管束束状结构只在部分患者中出现,更多情况下神经纤维同时分布在前列腺的前、后外侧。例如,Keijiro Kiyoshima 等人发现在 79 例研究对象中,38 例(48%)血管和神经干位于前列腺的后外侧区域,可以识别出典型的神经血管束束状结构;但 41 例(52%)神经血管沿前列腺外侧向前部稀疏地扩散呈喷雾状分布,无明显束状结构。基于解剖认知的改变,2006 和 2009 年 Menon 教授两次优化了“VIP”术式,提出同时保留前列腺侧方神经纤维(前列腺 1~5 点,6~11 点)的“阿芙罗狄蒂面纱(Veil of Aphrodite)”技术,和进一步保留前列腺前方神经纤维(前列腺 1~11 点)的“超级面纱(super veil)”技术。这两项技术均采用背血管复合体免缝扎、盆内筋膜免打开的操作方式,最大化地保留了前列腺周围神经组织(图 10-8)。相比经典“VIP”技术,改良后的升级版能够更早地恢复患者的勃起功能。

在同一个体中,前列腺周围不同位置的神经分布类型也不相同。前外侧的神经主要以交感神经为主,后外侧神经主要以副交感为主。并且前列腺基底部至尖部的行进过程中,神经总面积呈下降趋势,可能的原因是位于前外侧的部分神经参与到支配前列腺和提肌中去。因此有学者质疑保留前外侧神经对性功能的恢复的必要性,认为释放高前部神经束虽然有利于勃起功能的恢复,但可能只是与此种术式解剖平面清晰,术中更少的神经牵拉损伤有关。

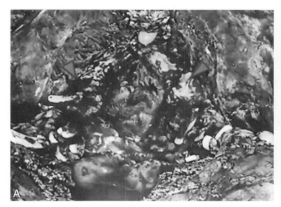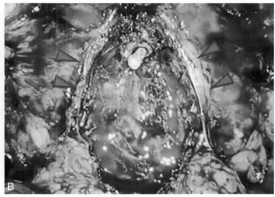
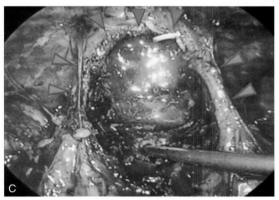

图 10-8　三种保神经技术
A."VIP"技术；B."阿芙罗狄蒂面纱"技术；C."超级面纱"技术。

（二）前列腺周围筋膜结构与保神经层面的选择

前列腺包膜并非属于前列腺组织，而是包裹前列腺的类似被膜组织，由横向排列的密集平滑肌纤维形成，在保神经术中清晰可见的，可作为解剖的标志。前列腺周围存在前列腺筋膜、盆筋膜脏层、迪氏筋膜等组织结构。前列腺筋膜紧贴前列腺包膜，Keijiro 等人发现在52% 的研究对象中，前列腺筋膜与包膜之间存在空隙并由脂肪组织填充，而其他研究对象则相融合，两者之间几乎没有脂肪组织。盆筋膜与前列腺筋膜之间填充着脂肪，勃起神经走行其中。术中紧贴前列腺包膜分离完整保留前列腺筋膜，即为筋膜内技术，此术式最大限度保留了神经血管束，如"超级面纱"技术。当分离层面介于前列腺筋膜与盆筋膜脏层之间，即为筋膜间技术，如"VIP"技术。广泛切除前列腺周围筋膜及神经血管束的术式为筋膜外技术。考虑到肿瘤切缘阳性的问题，筋膜内技术适用于低危前列腺癌患者，对于 pT₃ 期患者筋膜外技术更加安全，而中危患者如何确保切缘阴性的同时尽可能保留神经组织是值得探讨的话题。Tewari 及 Patel 等学者分别以前列腺周围静脉和动脉系统作为标志，提出了神经组织保留程度分级量化表，旨在阐述神经组织保留量与切缘阳性之间的关系，但因个体结构的差异，目前尚未形成统一的共识。

肿瘤控制、尿控保护和性功能恢复的"Trifecta"标准是前列腺手术精细化的体现。随着对前列腺周围结构解剖认知的不断进步，保留神经的根治性前列腺切除术不断演变。术前通过对影像资料和穿刺结果的研读，可以充分了解肿瘤大小、位置和周围组织关系等信息。

在无瘤原则下,术中采用何种技术并非一成不变,可以随时通过调整解剖平面和保留组织的多少来实现最大的功能保留。

二、勃起功能障碍管理

虽然接受"超级面纱"技术治疗的患者 90% 以上能够恢复勃起功能并完成性生活,但机器人辅助保神经根治性前列腺切除术后 ED 的总体发生率仍然高达 60%。至于筋膜外技术,由于切除了海绵体神经,术后勃起功能恢复的可能性趋近零。因此根治性前列腺切除术后 ED 的恢复管理尤为重要。如何利用药物、装置和手术技术尽早促进阴茎海绵体组织和神经康复,或恢复阴茎海绵体神经支配成为解决问题的关键。目前可以应用于临床或尚处研究阶段的手段主要有以下 6 种。

(一)5 型磷酸二酯酶抑制剂

5 型磷酸二酯酶抑制剂(phosphodie-sterase type 5 inhibitor, PDE5i)通过增加细胞内 cGMP 浓度,增强阴茎海绵体平滑肌的松弛,实现和维持阴茎海绵体勃起,是目前根治性前列腺切除术后勃起功能康复的一线治疗手段。虽然多项随机对照试验证明术后早期服用 PDE5i 可以有效改善根治性前列腺切除术后患者的勃起功能,但与其他类型 ED 的治疗相比,神经损伤性 ED 的药物反应较差。目前 PDE5i 药物的使用剂量和服用方式(常规或按需服药)尚存在争论。较新的观点认为常规和按需服药之间没有区别,但相比常规低剂量、常规灵活剂量和任何按需剂量的 PDE5i,常规高剂量使用(西地那非 100mg,每日 1 次;他达拉非 20mg,隔日 1 次;伐地那非 10mg,每日 1 次)可显著提高勃起功能的恢复速度。

(二)真空勃起装置

真空勃起装置(vacuum erection devices, VED)由一个连接到气泵的透明塑料圆筒和放置在阴茎根部周围的真空密封件组成,通过手动或电动泵在气缸内产生负压,将血液吸入阴茎。根治性前列腺切除术后由于阴茎海绵体的神经支配缺失,导致阴茎勃起受阻,海绵体处于缺氧状态。通过 VED 可产生大约 150~200mmHg 的负压,增加流入阴茎的血流量,防止静脉闭塞功能障碍。海绵体增加的血流改善了血氧饱和度,有效抵抗了缺氧环境下海绵体组织的萎缩和纤维化。2008 年英国泌尿外科医师协会(British Association of Urological Surgeons, BAUS)建议根治性前列腺切除术后同时使用 PDE5i 和 VED 作为 ED 管理手段纳入性医学指南。

(三)低强度体外冲击波疗法

近年来在神经损伤性 ED 动物模型中发现低强度体外冲击波疗法(low-intensity extracorporeal shockwave therapy, LI-ESWT)不仅可以通过胞外信号调节激酶 1、2 的磷酸化促进施万细胞增殖,而且增强了阴茎海绵体组织中脑源性神经营养因子的表达,促进了阴茎海绵体神经的恢复和再生。并且 LI-ESWT 疗法可以通过刺激阴茎血管生成来增加阴茎血流参数和内皮功能。因此,LI-ESWT 作为 ED 的潜在治疗手段得到重视。近期临床研究表明 LI-ESWT 可以不同程度地改善根治性前列腺切除术后的勃起功能,然而相比血管源性 ED 患者,根治性前列腺切除术诱发的 ED 对 LI-ESWT 的治疗反应相对较差。

(四)干细胞治疗

干细胞主要来源于成体细胞和胚胎细胞,具有多重分化功能、免疫调节功能和促进组织细胞再生的功能,因此得到再生医学的广泛关注。间充质干细胞因其来源广泛,易于制备保存,以及良好的治疗效果等特点成为根治性前列腺切除术后勃起功能康复研究的主要方向。到目前为止，有超过 20 项的动物实验研究提示多种组织来源的间充质干细胞都具有提高阴茎海绵体窦内压、加速受损神经纤维的恢复、促进血管内皮修复和逆转阴茎海绵体内的肌肉 / 平滑肌胶原比例的能力，能有效改善神经损伤性动物的勃起功能。并且一些小样本的临床研究也评估了间充质干细胞的临床安全性和有效性。目前主流观点认为旁分泌作用是干细胞治疗的主要机制。Ethan 等发现间充质干细胞的旁分泌物质能够在一次注射的情况下改善动物的勃起功能。同时，越来越多研究表明干细胞外泌体囊泡具有促细胞增生、抗凋亡、逆组织纤维化和改善神经损伤性 ED 的作用。虽然在实际临床应用仍有一些问题需要慎重考虑，比如干细胞的异体排斥反应和致瘤性、外泌体的标准化制备问题等，但干细胞相关治疗在根治性前列腺切除术后 ED 的管理中仍展现出良好的应用前景（图 10-9）。

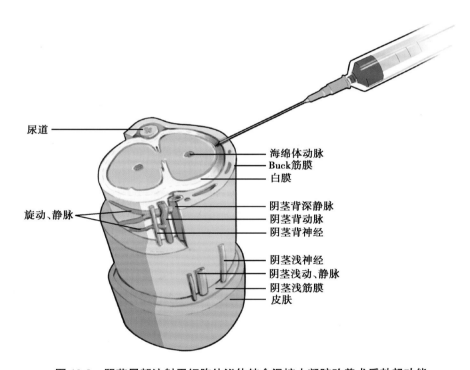

图 10-9　阴茎局部注射干细胞外泌体结合温控水凝胶改善术后勃起功能

（五）神经移植

对于术中完全切除神经血管束的患者，由于阴茎海绵体组织失去神经支配，勃起功能很难恢复。如果试图恢复神经支配则需要神经移植技术。神经移植可用于周围神经较大缺损的即时或后期修复，其中端端神经移植被认为是修复神经缺损的"金标准"。由于同种移植的效果不可靠，临床多采用自体移植，常用的替代神经是腓肠神经。目前最大型的一项随机对照研究结果提示保神经根治性前列腺切除术后单侧腓肠神经端端移植没能达到预期的功效。端端吻合要求术中将神经精准对齐，甚至达到束状排列的水平，不准确的吻合会降低再生神经通过移植物与神经远端段桥接的可能性。由于阴茎海绵体神经的分布并非单一束状分布，术中难以清楚辨识，并且移植物直径不足，因此神经移植难以达到端端精准吻合。并且神经移植手术常与根治性前列腺切除术同时进行，手术区域出血、炎症、组织粘连，甚至术后的挽救性放疗都不利于移植后神经的再生恢复。

　　端侧神经移植是在面部复苏、臂丛神经损伤和肌肉神经化等领域中常使用的周围神经损伤修复技术。目前有两项研究探讨了此项技术在根治性前列腺切除术后神经再支配中的作用。通过腓肠神经一侧与股神经端侧吻合，一侧桥接入阴茎海绵体，或与阴茎背神经吻合（图 10-10），60%~70% 的患者在术后 2~3 年内恢复性生活能力。主要机制是利用股神经中的胆碱能神经作为供体提供神经轴突的萌芽，通过腓肠神经的桥接重新在海绵体组织中建立胆碱能神经递质的支配作用，并利用大脑的重塑机制，建立靶器官和中枢神经区域的反射连接。

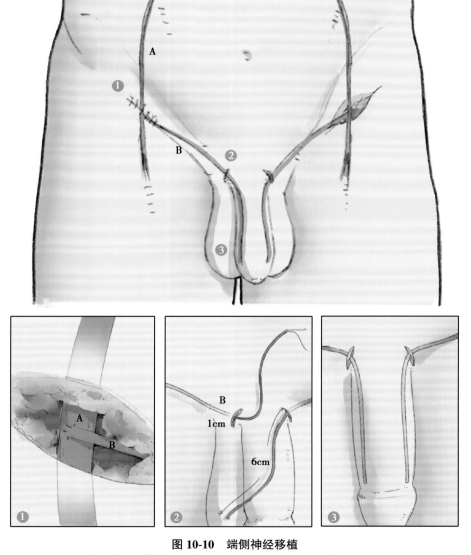

图 10-10　端侧神经移植

A. 股神经；B. 腓肠神经；①暴露股神经，用 8/0 或 9/0 的尼龙将腓肠神经通过显微手术接合到适当选择并部分神经切断的股神经运动束上；②于近端阴茎干侧面切开一个小的（1cm）阴茎体切口，将腓肠神经远端拉出，长约 6cm；③将腓肠神经远端沿着每个阴茎海绵体的长度穿过，以使每个海绵体内的神经化面积最大化。

（六）阴茎假体植入术

阴茎假体植入是根治性前列腺切除术后 ED 的侵入性治疗手段。对于术前性能较差、术中无法保留性神经的患者,阴茎假体植入术与根治性前列腺切除术需同时进行,以防止再次手术干预。Khoudary 等人于 1993 年首次尝试了根治性前列腺切除术和阴茎假体一期植入术,术后 96% 患者在 3 个月内恢复性生活,相比单纯根治性前列腺切除术组,阴茎假体一期植入为患者带来更高的整体生活质量和性生活满意度。后续研究提示腹腔镜根治性前列腺切除术结合阴茎假体植入术也取得较为满意的结果。但假体植入后伴随的感染、疼痛、器械障碍等因素也应充分考虑。

目前根治性前列腺切除术后 ED 管理强调神经再支配的早期恢复,同时注重阴茎海绵体组织功能的保护,因此治疗手段应该是全方位和多面化的。PDE5i 依然是根治性前列腺切除术后 ED 管理的一线治疗选择,同时结合 VED、LI-ESWT、神经移植等众多康复手段能达到较为理想的治疗效果。干细胞治疗是保神经根治性前列腺切除术后勃起功能恢复最有前景的手段,但干细胞及其衍生物的优化、筛选、工程化依然有很长的路要走。对非保神经根治性前列腺切除术后的神经再支配,腓肠神经与股神经的端侧吻合技术可能是更好的选择。然而研究样本较少,并且腓肠神经移植物制备过程复杂,相应支配肌肉的结构功能可能会恶化是这项技术目前应用的障碍。

（崔心刚　曲发军　徐　斌　顾　欣）

参 考 文 献

[1] WALZ J, EPSTEIN J I, GANZER R, et al. A critical analysis of the current knowledge of surgical anatomy of the prostate related to optimisation of cancer control and preservation of continence and erection in candidates for radical prostatectomy: an update[J]. Eur Urol, 2016, 70(2): 301-311.

[2] ZEWIN T S, EL-ASSMY A, HARRAZ A M, et al. Efficacy and safety of low-intensity shock wave therapy in penile rehabilitation post nerve-sparing radical cystopros tatectomy: a randomized controlled trial[J]. Int Urol Nephrol, 2018, 50(11): 2007-2014.

[3] REECE J C, DANGERFIELD D C, COOMBS C J. End-to-side somatic-to-autonomic nerve grafting to restore erectile function and improve quality of life after radical prostatectomy[J]. Eur Urol, 2019, 76(2): 189-196.

[4] LI M, LEI H, XU Y, et al. Exosomes derived from mesenchymal stem cells exert therapeutic effect in a rat model of cavernous nerves injury[J]. Andrology, 2018, 6(6): 927-935.

[5] WALSH P C, DONKER P J. Impotence following radical prostatectomy: insight into etiology and prevention[J]. J Urol, 2017, 197(2S): S165-S170.

[6] SOUZA T J, VITERBO F, PETEAN T A, et al. Long-term follow-up of treatment of erectile dysfunction after radical prostatectomy using nerve grafts and end-to-side somatic-autonomic neurorraphy: a new technique[J]. BJU Int, 2017, 119(6): 948-954.

[7] RIZK P J, KRIEGER J R, KOHN T P, et al. Low-intensity shockwave therapy for erectile dysfunction[J]. Sex Med Rev, 2018, 6(4): 624-630.

[8] SARI M R, ABUFARAJ M, YANG L, et al. Penile rehabilitation strategy after nerve sparing radical prostatectomy: a systematic review and network meta-analysis of randomized trials[J]. J Urol, 2021, 205(4): 1018-1030.

[9] MONDAINI N, CAI T, SARTI E, et al. A case series of patients who underwent laparoscopic extraperitoneal radical prostatectomy with the simultaneous implant of a penile prosthesis: focus on penile length preservation[J]. World J Mens Health, 2018, 36(2): 132-138.

［10］CHANG J I, LAM V, PATEL M I. Preoperative pelvic floor muscle exercise and postprostatectomy incontinence：a systematic review and meta-analysis［J］. Eur Urol, 2016, 69（3）: 460-467.

［11］HANSEN S T, LUND M, OSTERGAARD L D, et al. Role of regenerative therapies on erectile dysfunction after radical prostatectomy［J］. Int J Impot Res, 2021, 33（4）: 488-496.

［12］MATZ E L, TERLECKI R, ZHANG Y, et al. Stem cell therapy for erectile dysfunction［J］. Sex Med Rev, 2019, 7（2）: 321-328.

［13］WALLIS C, SASKIN R, CHOO R, et al. Surgery versus radiotherapy for clinically-localized prostate cancer: a systematic review and meta-analysis［J］. Eur Urol, 2016, 70（1）: 21-30.

［14］BACCAGLINI W, PAZETO C L, CORREA B E, et al. The role of the low-intensity extracorporeal shockwave therapy on penile rehabilitation after radical prostatectomy: a randomized clinical trial［J］. J Sex Med, 2020, 17（4）: 688-694.

第十一章 前列腺癌日间手术模式的探索

随着全球医疗资源的不断优化,人类对于医疗服务的需求也不断提高。国务院办公厅于 2021 年印发的《关于推动公立医院高质量发展的意见》提出:大力推行日间手术,提高日间手术占择期手术的比例。国家卫生健康委员会发布的《公立医院高质量发展促进行动(2021—2025 年)》也提出:建立健全日间医疗服务,优化诊疗服务流程,提高医疗服务效率,在保障医疗质量与安全的前提下,为患者提供高效的日间手术服务,缓解患者"住院难"和"手术难"问题。日间手术的概念最早是由英格兰的 James Nicoll 医师提出。国际日间手术学会(International Associationfor Ambulatory Surgery, IAAS)将其定义为患者入院、手术和出院在 1 个工作日内完成的手术,不包括门诊手术。中国日间手术合作联盟(China Ambulatory Surgery Alliance, CASA)成立于 2015 年,将日间手术定义为:患者在 1d(24h)内入、出院完成的手术或操作(对患者有计划进行的手术和操作,不含门诊手术;特殊病例由于病情需要延期住院的患者,住院最长时间不超过 48h)。目前,欧美国家的日间手术量已达到其手术总量的 80%。我国近年来将日间手术模式作为一种新型医疗服务模式,具有减少住院时间、降低院内感染率、加快周转率等优势,在国内得到快速推广。根治性前列腺切除术是泌尿肿瘤手术中难度最高、最复杂的手术之一,对该疾病进行日间手术大大缩短了患者住院时间、减少了医疗费用,取得了前列腺癌治疗的新突破。

第一节 日间手术模式

一、日间手术管理模式分类

目前全球常见的日间手术管理模式大致分为三类,即集中收集中治、集中收分散治、分散收分散治,各有其优缺点。

1. 集中收集中治 即建立日间手术中心,设有手术室和床位,将不同科室患者集中到该中心,由专人照护,这种模式为中心型模式。

2. 集中收分散治 建立手术中心,并将患者集中于该中心,并根据不同需求送至对应科室手术室进行手术,该模式被大多数医院所采用。

3. 分散收分散治 根据科室划分床位区域,由专门医疗小组在所属科室为患者进行手术。该模式的优势为可即刻开展,但因分散在各个科室,集束化和精细化管理程度不高。大多数医疗机构开展的日间手术管理组织都为医院医务处,负责管理日间手术质量与安全,协调各单位合作,促进日间手术健康、安全、有序地发展;而日间管理中心同样也接受医务处的领导,承担日间手术患者的信息登记、手术预约,出入院服务和随访工作;日间病房则主要负责帮助患者尽早恢复饮食和活动能力并评估出院指征;日间手术室则是实施日间手术的主要场所,以此垂直化管理确保日间手术模式的高速运转与顺利开展。

二、日间手术流程

1. 入院前流程　前列腺癌患者持就诊卡至门诊就诊后,通过专科医师进行初步的筛选,确定是否符合日间手术的条件。如相符合,医师将开具相应术前检查项目;如不相符合,则患者将继续常规的诊疗模式。医师及麻醉科根据患者相关检查结果完成手术及麻醉前评估,符合日间手术条件并同意进行日间手术的患者,医师将会为其办理日间手术登记预约。临近术日期,医师提前通知患者,与其再次确认手术日期及病情状况,并通知患者办理入院手续。

2. 住院流程　患者根据所通知的入院日期到相应的日间病房办理住院手续,由责任医师和责任护士共同审核患者身份及确认术前相关检查结果。医保范畴内患者按照各地医保规定办理入院手续。入院后,为患者进行各类风险评估及告知、落实常规的诊疗护理工作,并完善相应的病史等医疗文书。

3. 出院流程　患者出院当天,日间手术医师及护士双方结合麻醉后出院评分系统、改良早期预警评分共同对患者进行评估,快速、简便、科学地对疾病危险程度进行预测,识别患者的临床风险,并确定患者是否符合出院标准,满足日间手术的出院要求方可出院,否则需暂缓出院或转至普通病房继续进行治疗。因故暂缓日间手术的患者须重新完善日间手术入院前流程,所有条件均符合后才可再次预约日间手术。

日间手术模式的发展建立在术后加速康复外科理念的基础之上,经过循证医学的对比,优化麻醉方式、手术方式、康复、护理等各项措施,以此达到减轻患者术后的生理应激、心理创伤反应和利于加快康复的目的。

第二节　日间手术配合

一、术前准备

1. 患者准备　①术前与患者及家属充分沟通,明确其愿意接受日间手术,对手术方式、麻醉方式理解并认可;患者和家属理解围手术期护理内容,愿意并有能力完成相关内容。保证知情同意,签署书面知情同意书,识别手术风险因素,优化患者术前功能状态。②做好患者心理疏导,消除患者的顾虑,减轻心理负担,提高战胜疾病的信心和对治疗的依从性,以最佳心理状态配合治疗和护理。③仔细确认手术前各项检查、检验已完成,指标符合手术要求。④麻醉师根据检查结果进行评估,确认符合日间手术纳入标准,明确麻醉方式,与患者及家属充分沟通,取得理解及配合,并签署书面知情同意书。⑤完成术前宣教,包括健康宣教、饮食指导、用药指导及手术注意事项的强化,确认手术日期。

2. 仪器设备准备　内镜系统,监视器,摄像主机,气腹机,3DTIPCAM1 电子镜,3D 系统专用导光束,刻录机,超声刀主机,能量平台。腹腔镜常规器械 1 套:气腹针、穿刺套管(5、10、12mm)、剪刀、无损伤抓取钳、持针器、吸引器、双极电凝钳、超声刀手柄、HEMOLOK 结扎钳、保温杯(加热无菌注射用水 60~70℃,以术中预热消除腹腔镜镜头之起雾)。熟练掌握各种仪器的操作规程及使用注意事项。为方便手术者操作,将腹腔镜设备放置于手术床尾,超声刀主机、能量平台放置左侧,理顺各种导线,避免其相互缠绕而影响操作。术前检查仪器的工作状态,保证所有物品性能良好,备剖腹器械 1 套,做好随时转开腹手术的准备。

3. 医护准备 医师确认手术方式,护士与医师充分沟通,掌握手术配合要点,熟悉特殊器械的使用及术中的注意事项。由于腔镜器械零部件多,均为拆卸灭菌,加之导光束、摄像头、超声刀手柄连线、双极电凝线等导线较多,器械护士必须提前 30 分钟洗手,整理手术器械台,将腹腔镜器械安装好并检查器械完好性,妥善放置于器械台上,与巡回护士共同清点器械物品,特别是腹腔镜器械的各个细小关节和螺丝。

二、术 中 配 合

1. 巡回护士配合

(1)手术室温度设置在 25℃,备好液体加温仪、恒温箱及温毯仪等设备,对手术患者进行全程体温支持,避免发生体温过低,促进患者康复。

(2)严格落实手术患者的安全核查

1)护士与病房护士按"手术患者转运交接单"上的内容逐项核对(患者、药品、物品)。

2)患者入手术等待区时、入手术间时,分别核对患者姓名、性别、年龄、手术名称、手术部位、术前用药等。做到患者手腕带信息、与患者沟通结果、病历、影像学资料、手术通知单全部一致。安抚患者情绪,避免不良应激发生。

3)严格执行手术安全核查:麻醉开始前、手术开始前及患者离开手术间前,手术医师、麻醉医师和责任护士三方共同按照"手术安全核查单"上内容,逐一核对,准确无误、签字,方可实施相应操作。

(3)加强手术患者体位安全管理

1)患者先取平卧位,垫高臀部,上肩托。常规消毒铺巾,建立气腹,经腹置入穿刺器后,再取 10°~15° 头低足高位,以方便手术操作。为防止倾斜过度致患者术中体位滑动,双肩以锁骨为支点用肩托固定。

2)固定肢体时衬垫松紧适度,合理使用体位垫,确保血管、神经、皮肤、肢体不受压,避免术中下肢深静脉血栓(deep vein thrombosis, DVT)的发生。

3)避免暴露不必要的部位,保护患者隐私,手术体位安置完成,护士再次检查,确保患者安全。

4)术中密切观察肩托的位置和患者舒适情况,防止倾斜过度患者向头部滑动,引起臂丛神经损伤。

5)术前评估患者压力性损伤风险,根据患者年龄、体型、受压点皮肤、手术体位、麻醉方式、预计手术时间等,落实术中预防压力性损伤措施。

(4)设备管理

1)配合台上手术人员连接各管路,调节仪器设备的各个参数。根据医嘱调节适宜的气腹压力,一般在 12~15mmHg,二氧化碳流量由低至高,维持在 15~20L/min。连接双极电凝、超声刀或 Ligasure,测试后备用。

2)根据医师习惯,将各种脚踏开关放置在适宜部位,理顺各导线,避免相互缠绕,影响操作。

3)术毕,按照操作流程关闭机器,各线路盘曲整齐,直径≥15cm,防止扭曲缠绕,影响使用寿命。

(5)术中做好手术间的管理,保持手术间环境安静整洁。

（6）与麻醉医师共同观察生命体征，严密监测血氧饱和度、气道压力、呼气末二氧化碳分压、出血量，及时输液输血维持血流动力学的稳定。确保显像系统运行正常，及时供给台上所需物品，与器械护士共同清点用物，保证正确无误。

（7）落实预防术中低体温护理措施，术中使用液体加温至37℃，正确使用血液/液体加温仪、温毯仪等加温设备，采取安全措施，有效预防患者在手术过程中的意外灼伤。

（8）做好术后转运与交接：接麻醉师确认后，手术室护士逐项填写"手术患者转运交接单"，与转运人员做好患者交接。转运人员与病区护士在床旁交接患者，核查内容包括核对患者身份，按"手术患者转运交接单"上的术后交接项目逐项核查，检查患者皮肤及各管道。

（9）标本安全管理：严格落实标本管理制度，标本申请单字迹清晰、填写完整，无缺项，标本标签粘贴规范。标本固定液专人、上锁保管；使用中的固定液有开启日期、时间、责任人签名，在有效期内使用。

2. 器械护士配合

（1）提前30min洗手，整理无菌手术台，与巡回护士共同清点各类物品的数量及质量，装配腔镜手术器械，检查完整性，根据手术步骤将器械摆放有序，方便取用。配合手术医师消毒铺巾，将各管线妥善固定，防止锐器划伤冷光源的光纤及导线。

（2）根据手术步骤，密切观察手术进程，正确传递手术所需的物品。配合要点：①要保持电凝钩、超声刀或Ligasure的最佳使用状态，及时清除刀头上的焦痂组织，避免因刀头原因影响手术进程。②在进行盆腔淋巴清扫时，将清除的组织制成小标本送检，以确定肿瘤分期，估计预后情况。器械护士应注意分清左右淋巴组织，及时与手术医师核对确认，交予巡回护士做好标识，保证手术标本正确无误。③在游离、缝扎阴茎背血管复合体，切开膀胱颈时往往渗血较多，常取纱块压迫止血，洗手护士应清楚纱块填塞数量及位置，做到心中有数，提醒手术医师取出，以保证清点数量的正确。同时将可吸收缝线剪成20cm长，有利于在腔内打结。④间断吸引生理盐水，保持吸引装置通畅，出血较多者，准备三腔尿管插入，充盈气囊压迫止血。

（3）术毕认真检查腔镜器械的完好性，填写交接单，写清日期、手术间、器械名称、数量，洗手、巡回护士签名，仔细与腔镜清洗护士交接。

（4）严格按照操作规范执行，保证精密贵重仪器的使用寿命。

三、术后护理

1. 系统撤离，巡回护士将床旁系统推至手术间一角，手术床复位。器械护士协助医师完成引流管的放置及切口的关闭。器械护士与巡回护士共同做好常规器械、敷料及特殊器械的清点；巡回护士拆镜头保护套，完成手术器械型号、使用次数的登记。

2. 整理好患者的衣物及所带物品，妥善安置引流管、导尿管，检查患者皮肤、角膜情况，与手术医师、麻醉师一起护送患者至复苏室，与复苏室护士做好交接。

3. 手术器械进行初步预处理后，送至回收室进行交接处置，灭菌处理后备用。

第三节　日间手术患者评估

与普通住院手术相比，日间手术缺乏充分的评估时机，这对日间手术的顺利开展造成了不小的阻力。日间手术对医疗的安全性和术后康复的速度和质量要求更高，因此制订完善的日间手术评估制度对提高日间手术成功率、提高患者满意度、降低术后并发症等方面发挥了积极的作用。建议日间手术的评估应由外科医师、麻醉医师和日间手术护士共同完成对患者的整个评估流程。

一、术 前 评 估

日间手术患者的术前评估工作至关重要，是决定该患者是否能接受日间手术的准入环节，其内容包括心理评估、麻醉评估、高龄患者评估、特殊疾病评估、血栓评估、营养评估等。

1. 心理评估与患者宣教 术前焦虑不安等情绪会不同程度影响其术后康复。术前心理评估是日间手术管理的重要内容之一，准确有效地识别患者心理状态，完善术前宣教对日间手术的顺利进行至关重要。但日间手术患者要在 24h 内完成入院、手术和出院流程，缺乏普通手术患者的术前宣教时机。2019 年 3 月，英国麻醉医师协会和英国日间手术协会共同提出的日间手术指南要求，应在患者入院前提供日间手术相关信息，以便让患者有充分的时间对日间手术进行足够的了解。宣教内容应至少包括患者术前/术后的注意事项、术前/术后护理内容、在手术间内会涉及的具体细节、手术流程、术后预期结果，以及可能出现的临床问题等。通过宣教帮助患者做出决定、消除恐惧、减少心理应激，提高患者满意度。为了将日间手术术前宣教标准化，应针对特定人群或特定合并症的日间手术患者制订质量高、适应性强、观感舒适的患者教育手册、评估量表和流程方案，反映整体治疗和护理计划。有专家建议由专职的日间手术团队进行"一站式"术前宣教与评估，使患者和家属可通过多媒体技术熟悉日间手术区域内的环境，了解即将提供围手术期照护的医护人员，以便更好地配合完成日间手术流程。在向患者提供术前宣教的同时也应对护理人员进行日间手术流程的相关岗前培训。

2. 术前麻醉评估 日间手术患者应在入院前进行麻醉访视与评估，根据不同医疗机构开展的日间手术模式不同，可在麻醉科门诊完成或由日间手术中心的麻醉师完成。术前访视与评估的目的包括评判患者是否可施行麻醉，根据患者病情制订个体化的麻醉方案。评估内容至少涵盖了解患者病史、完成体格检查、根据患者病情制订术前辅助检查项目，进行美国麻醉医师学会（American Society of Anesthesiologists，ASA）分级及气道评估，重视麻醉前患者的生理功能状态，从而判断麻醉风险、手术风险以及患者的耐受性。病情稳定的慢性疾病患者，通常可安全地完成日间手术；ASA Ⅲ级且合并疾病稳定在 3 个月以上者，经过严格的麻醉评估及准备，亦可接受日间手术；对于病情不稳定的患者则需要进一步评估能否安全地进行麻醉，或需延期手术直至病情稳定后再进行。如患者因紧急情况必须进行手术时，则考虑改为住院治疗。

3. 老年患者评估 随着日间手术的不断发展，越来越多的老年患者被列为手术对象。日间手术对于很多老年患者而言已绝非禁区，与年轻患者相比，老年患者的不良结局并未明显增加。对于 65 岁以上的高龄患者，应结合手术与患者自身情况、麻醉方式、合并症的严重程度和控制情况等，综合判断能否进行日间手术。与此同时还需留意老年患者因其敏感性降低，对不适感的主诉相对减少。多学科团队应对老年患者日间手术前后进行其生理特点和需求的密切观察，以便提供适当的护理，从而获得更好的预后并降低手术风险。

4. 特殊患者评估 BMI 指数大的患者行日间手术时，出现围手术期并发症的风险更高。但日间手术的禁忌证尚未将肥胖列入其中。因此对于考虑行日间手术的肥胖患者，麻醉前应采用睡眠呼吸暂停综合征筛查量表（STOP-Bang 量表）作为睡眠呼吸暂停综合征术前筛查工具（表 11-1）。

表 11-1　STOP-Bang 评分量表

首字母	名称	描述
S	打鼾	是否鼾声响亮（响度超过说话或在紧闭房门外可闻及）
T	疲倦	是否经常觉得疲惫、乏力或白天觉得困倦
O	呼吸暂停	是否有任何人发现在睡眠时呼吸停止
P	血压	是否接受过 / 正在接受降压治疗
B	体质量指数	>35kg/m^2
A	年龄	>50 岁
N	颈围	>40cm
G	性别	男性

对于筛查为阻塞性睡眠呼吸暂停的患者，在其他相关并发症得到改善的情况下，通过缩短麻醉时间、术后主要采用非阿片类药物镇痛以及考虑延长 DVT 的预防时间和早期活动等可使围手术期的肥胖患者受益。对于合并心血管疾病的患者，应采用改良心脏风险指数、代谢当量评估患者严重心脏并发症的风险及心血管事件的发生率。对于术前合并肺部疾病的患者，术前呼吸功能锻炼有助于提高手术麻醉耐受性。麻醉前还应明确评估合并其他重要脏器疾病及存在术前用药史的患者，必要时请相关科室或多学科会诊并予针对性治疗，根据病情可考虑延期日间手术或改为住院治疗。

5. DVT 评估　2019 年 3 月，英国麻醉医师协会和英国日间手术协会共同提出的日间手术指南是目前日间手术领域重要的国际性指南。指南强调麻醉医师应重视预防 DVT 的发生。在日间手术的术前麻醉评估中，对 DVT 的初始评估是非常必要的。不仅如此，中国日间手术模式中，日间手术门诊的专职护士也会对患者进行 DVT 的初步风险评估，中风险以上的人群会交由医师和麻醉师进行下一步的评估与处理。无论国内外，日间手术患者的围手术期都应当遵循 DVT 风险评估和预防的相关指南。患者接受日间手术后，应在出院前评估患者是否恢复正常活动，如不能完全恢复活动，则应提供适当的 DVT 预防措施。

6. 营养评估　欧洲临床营养与代谢学会（European Society for Clinical Nutrition and Metabolism, ESPEN）在营养筛查 2002 年版指南中提出以营养筛查来引导营养治疗计划的概念。而美国肠外肠内营养学会（American Society for Parenteral and Enteral Nutrition, ASPEN）指南中也提出营养治疗计划的第一步应为营养筛查和评估。因此对前列腺癌患者在围手术期进行早期、及时、准确以及动态的营养筛查和评估，是制订完善的营养治疗计划的关键步骤。ESPEN 推荐了营养不良通用筛查工具（Malnutrition Universal Screening Tool, MUST）、营养风险筛查 2002（Nutrition Risk Screening 2002, NRS2002）、微型营养评定（Mini-Nutritional Assessment, MNA）；ASPEN 推荐了主观全面评定（Subjective Global Assessment, SGA）；美国糖尿病协会（American Diabetes Association, ADA）推荐患者参与的主观全面评定（Patient-Generated Subjective Global Assessment, PG-SGA）为肿瘤患者营养筛查首选方法。有研究表明脂肪摄入与前列腺癌的发病具有相关性，因此对前列腺癌患者及其家属进行营养教育确属必要。2021年《前列腺癌患者的营养治疗专家共识》推荐：前列腺癌患者应控制总能量摄入，坚持低脂饮食，减少红肉类食物的摄入；保持合理 BMI 值和适当运动；控制钙的摄入，可适量增加豆制品摄入；通过饮食调节保持瘦体组织和其他正常机体成分；增加富含硒元素、番茄红素食物的摄入；晚期前列腺癌患者出现营养不良，或预计将有 7 天以上不能进食，或每日摄入能量低于日能量消耗的 60% 且超过 10 天时，建议应进行肠内、肠外营养补充能量。

二、术后评估

1. 术后疼痛评估　为达到理想的镇痛效果，麻醉师通常会对可能影响患者镇痛效果的情况进行术前评估，并为患者提供镇痛教育，此时让患者学会使用视觉模拟评分法（Visual Analogue Scale，VAS）进行评估（表 11-2），为患者术后能熟练地运用 VAS 评分进行疼痛评估奠定了基础。对于术后镇痛的管理，建议日间手术患者采用多模式镇痛策略。由麻醉科医师、外科医师及护理人员组成的围手术期疼痛管理团队在疼痛治疗方面发挥着重要作用，其疼痛评估会贯穿术前、术中及术后，且术后疼痛评估是关系到整个疼痛策略实施效果的关键步骤。

表 11-2　VAS 评分

VAS 评分应用专用评分尺	患者主观满足度分级
1 级	症状基本消失，满足
2 级	症状减轻，满足
3 级	症状减轻，不满足
4 级	症状无改变
5 级	症状加重

2. 术后呕吐评估　评估患者发生术后恶心呕吐（postoperative nausea and vomiting，PONV）的风险，并根据相应风险制订预防 PONV 的干预方案。推荐使用 Apfel 简易风险评分预测日间手术患者发生 PONV 的风险（表 11-3）。根据相关风险因素将患者分为低危（0~1 个危险因素）、中危（2 或 3 个危险因素）及高危（>3 个危险因素）人群。有研究表明高风险人群术后 PONV 发生率高达 80%，会严重影响患者的术后康复。而目前预防 PONV 最为简单可靠的方式为多模式预防，其中包括非药物预防与药物预防。

表 11-3　术后恶心呕吐危险因素评分（Apfel 简易风险评分）

危险因素	得分
女性	1
非吸烟者	1
恶心呕吐或晕动病病史	1
术后使用阿片类药物	1
总分	4

3. 出入量评估　术后根据患者血压、心率、禁食水时间、手术失血量、失液量和尿量评估并制订患者所需的补液量，必要时联合容量监测，如每博量变异度，动脉脉压变异度等进行个体化的液体管理，通常优先选择平衡液进行液体治疗。

4. 睡眠评估　睡眠障碍是困扰术后患者的常见问题。术后睡眠障碍与疼痛、谵妄及围手术期心血管事件等密切相关,对患者的术后康复造成严重影响。患者术后的疼痛、环境等是影响睡眠的重要因素。近年来,在很多常见慢性疾病的临床指南和专家共识中均强调了睡眠障碍评估的重要性。常见的评估量表有匹兹堡睡眠质量指数、睡眠障碍的信念和态度量表、阿森斯失眠量表、失眠严重程度指数及斯坦福嗜睡量表等,可用于常见睡眠疾病的筛查和评估,从而指导日间手术团队进行围手术期心理干预、及时完善的术后镇痛、营造舒适的睡眠环境(避免强光、噪声)等措施,有效改善术后睡眠障碍,促进患者术后快速康复。

5. 并发症的评估　利用 Clavien 分类对手术并发症进行分级,共分为 5 级,包括Ⅰ级:无须特殊处理的并发症,但包括止吐、退热、镇痛、利尿、电解质等药物治疗、物理治疗及床旁处理的切口感染;Ⅱ级:需药物治疗,且包括切口感染需抗菌药物治疗、输血及全肠外营养,但Ⅰ级并发症所需的药物治疗除外;Ⅲ级:需外科、内镜及介入治疗;Ⅳ级:对生命存在威胁的并发症,需到重症监护室治疗;Ⅴ级:死亡。

6. 离院评估　采用日常生活自理能力量表进行患者术后自理能力的评估。一共包含 10 个条目,总分 100 分。评定标准为:100 分表示日常生活能力良好,不需要依赖他人;大于 60 分评定为良,表示轻度功能障碍,但日常生活基本自理,自理能力符合出院标准;41~60 分表示中度功能障碍,日常生活需要一定的帮助,有家属协助的患者可以纳入出院标准;小于 40 分表示重度功能障碍或日常生活完全依赖他人,此类患者不能纳入出院标准或直接转为普通住院治疗患者。

为了确保前列腺癌患者日间手术模式的顺利开展,必须不断完善日间手术管理机制。患者必须经过严格的审核程序,确保其可以采取日间手术的诊疗模式。完善患者术后并发症的处理措施:①健康宣教:做好患者术后及其出院健康宣教,告知其导尿管居家护理的相关注意事项等;②开设急诊绿色通道:急诊实行 24h 专科医师接诊模式,为术后出现并发症患者提供绿色通道,使者的术后并发症可以得到及时而有效的解决。

近年,随着我国社会经济水平的不断提升和人民生活饮食习惯的改变,肿瘤疾病谱也逐渐发生变化,其中前列腺癌的发病率呈逐年递增趋势。前列腺癌日间手术治疗在国外已广泛使用,而国内正处于起步探索阶段,较少见日间手术模式开展相关研究报道。日间手术模式下开展前列腺癌的手术治疗具有可行性,其术后患者满意度高,在减轻患者住院经济负担的同时,提高了医院床位的周转率,一定程度上缓解了患者"看病难、看病贵"的问题。

(王　晶　杨　帆)

参 考 文 献

[1] 于丽华.中国日间手术发展的历程与展望[J].中国医院管理,2016,36(6):16-18.

[2] 周月红,曹桂芳.快速康复外科理念护理措施在日间腹股沟疝修补术的应用[J].世界最新医学信息文摘,2019,19(81):270-271.

[3] 张能云,王金波,张晶晶,等.老年患者行腹腔镜直肠癌根治术后并发症的 Clavien-Dindo 分级及相关因素分析[J].全科医学临床与教育,2019,17(10):926-928.

[4] HE J, ZENG ZC, YANG P, et al. Clinical features and prognostic factors for patients with bone metastases from prostate cancer[J]. Asian J Androl, 2012, 14(3):505-508.

[5] VALERIO M, AHMED H U, EMBERTON M, et al. The role of focal therapy in the management of localised prostate cancer: a systematic review[J]. Eur Urol, 2014, 66(4):732-751.

［6］BARQAWI A B, STOIMENOVA D, KRUGHOFF K, et al. Targeted focal therapy for the management of organ confined prostate cancer［J］. J Urol, 2014, 192（3）: 749-753.

［7］WARD J F, JONES J S. Focal cryotherapy for localized prostate cancer: a report from the national Cryo on-line database（COLD）registry［J］. BJU Int, 2012, 109（11）: 1648-1654.

［8］公丕欣, 付春香. 快速康复外科在日间手术应用中的护理进展［J］. 泰山医学院学报, 2020, 41（2）: 157-160.

［9］BAILEY C R, AHUJA M, BARTHOLOMEW K, et al. Guidelines for day-case surgery 2019: Guidelines from the Association of Anaesthetists and the British Association of Day Surgery［J］. Anaesthesia, 2019, 74（6）: 778-792.

［10］KESNEN J, LEINO-KILPI H, LUND T, et al. Increased preoperative knowledge reduces surgery-related anxiety: a randomised clinical trial in 100 spinal stenosis patients［J］. Eur Spine J, 2017, 26（10）: 2520-2528.

［11］MADHUSUDAN P, WONG J, PRASAD A, et al. An update on preoperative assessment and preparation of surgical patients with obstructive sleep apnea［J］. Curr Opin Anaesthesiol, 2018, 31（1）: 89-95.

［12］BEVERLY A, KAYE A D, LJUNGQVIST O, et al. Essential elements of multimodal analgesia in enhanced recovery after surgery（ERAS）guidelines［J］. Anesthesiol Clin, 2017, 35（2）: 115-143.

［13］TODD O M, GELRICH L, MACLULLICH A M, et al. Sleep disruption at home as an independent risk factor for postoperative delirium［J］. J Am Geriatr Soc, 2017, 65（5）: 949-957.

［14］KOFFEL E, KROENKE K, BAIR M J, et al. The bidirectional relationship between sleep complaints and pain: analysis of data from a randomized trial［J］. Health Psychol, 2016, 35（1）: 41-49.

［15］DOLAN R, HUH J, TIWARI N, et al. A prospective analysis of sleep deprivation and disturbance in surgical patients［J］. Ann Med Surg（Lond）, 2016, 6: 1-5.

［16］SCARPA M, PINTO E, SARACENI E, et al. Randomized clinical trial of psychological support and sleep adjuvant measures for postoperative sleep disturbance in patients undergoing oesophagectomy［J］. Br J Surg, 2017, 104（10）: 1307-1314.

第十二章　前列腺癌放射性治疗的若干问题探讨

第一节　放射治疗的方式和实施

放射治疗是局限性和局部晚期前列腺癌的根治性治疗手段之一,适应证为临床分期为 $T_{1\sim4}N_{0\sim1}M_0$ 期的前列腺癌患者。放疗和手术是局限性早期($T_{1\sim2}$)前列腺癌的重要治疗手段,随着对早期前列腺癌进展风险的认识,主动监测也是局限性早期前列腺癌的治疗选择之一。过去的一些回顾性研究对比了手术和放疗在 $T_{1\sim2}$ 期前列腺癌治疗中的疗效差别,结果均认为根治性手术与外照射疗效相当,导致许多肿瘤学家均发表评论认为根治性手术与外照射在局限性前列腺癌中的治疗疗效一致。但这些研究发表时间相对较早,当时的手术和放疗水平无法与现在相媲美,且均为回顾性研究,手术组和放疗组病例选择存在较大差异,有些没有 PSA 检查,因此其结果具有很大的局限性。近年来,美国的一项回顾性研究认为针对同样风险的局限性前列腺癌,在中、低危前列腺癌中,放疗与根治性手术伴失败后挽救性放疗具有相同的长期无生化复发生存率;局限性高危前列腺癌放疗疗效则要优于根治性手术,但放疗和手术的无远处转移生存率(distant metastases-free survival, DMFS)和肿瘤特异性生存率均无明显差别。据美国 2013 年的统计结果表明,经过多学科讨论的局限性早期前列腺癌的治疗选择,最终 43.1% 为主动监测,43.1% 为根治性手术,13.8% 为放射治疗;如果尊重患者的选择,则 41.1% 的病例愿意选择放射治疗。局部晚期($T_{3\sim4}N_xM_0$)前列腺癌不能手术切除,放疗和激素治疗是有效的治疗手段,综合治疗提高了局部晚期前列腺癌的局部控制率和生存率。此外,晚期或转移性前列腺癌可以考虑姑息性放疗。

放疗方法包括外照射、近距离照射(组织间粒子植入)和质子治疗等。外照射技术包括常规照射,三维适形放射治疗(3-dimensional conformal radiation therapy, 3DCRT)和调强适形放射治疗(intensity-modulated radiation therapy, IMRT)等。近距离照射应用于预后好的局限性早期前列腺癌的治疗。最近 10 年,3DCRT、IMRT 和质子治疗可在正常组织毒副作用降低或未增加的同时提高肿瘤照射剂量,从而改善了肿瘤局部控制率和无病生存率。

一、根治性放疗

对于局限于盆腔(临床分期为 $T_{1\sim4}N_{0\sim1}M_0$)的前列腺癌,只要患者没有严重合并症,身体状况允许均可接受根治性放疗;对于相同复发风险的前列腺癌,根治性放疗与内分泌治疗的结合可取得与根治性手术相当的疗效。

根据临床分期、PSA 水平和 Gleason 评分,将盆腔局限性前列腺癌分为极低危/低危、中危、高危/极高危/N_1组,3 个组的照射靶区、放疗剂量、内分泌应用原则和预后各不同。肿瘤负荷越大、复发风险越高的前列腺癌照射范围越大,照射剂量更高,联合激素治疗的时间更长。

（一）循证医学证据

1. 常规外照射结果　早期前列腺癌单纯放疗和根治术疗效相同,长期随访 20 年,手术和放疗后复发率也相同,常规外照射长期治疗结果(表 12-1)和根治性前列腺切除术结果相似。

表 12-1　T_{1-3} 常规外照射治疗结果

研究	时间 / 年	分期	病例数	总生存率 /%			局部无复发生存率 /%		
				5 年	10 年	15 年	5 年	10 年	15 年
Bagshaw 等	1988	T_1	335	85	65	40	90	85	90
		T_2	242	83	55	35	80	70	65
		T_3	409	68	38	20	76	63	40
Hanks 等	1994	T_1	60	84	54	51	96	96	83
		T_2	312	74	43	22	83	71	65
		T_3	216	56	32	23	70	65	60
Zagars 等	1987	T_1	32	76	68	无	100	100	无
		T_2	82	93	70	无	97	88	无
		T_3	551	72	47	27	88	81	75
Perez 等	1993	T_1	48	85	70	无	90	80	无
		T_2	252	82	65	无	85	76	无
		T_3	412	65	42	无	72	60	无

最近 20 年,PSA 已广泛应用于临床。Zietman 等报道 504 例 T_{1-2} 期前列腺癌的 10 年无病生存率为 65%,而无生化复发生存率仅为 40%。其他研究证明,根治性放射治疗后生化复发比影像学诊断的临床复发时间提前约 1~2 年。Kupelian 等回顾性分析 T_{1-2} 前列腺癌,其中 298 例接受根治性前列腺切除术,253 例接受放射治疗,两组 5 年无生化复发生存率分别为 57% 和 43%。

局限性前列腺癌治疗前 PSA、Gleason 分级和 T 分期是生化复发的独立预后因素。Zagars 等报道 T_1 和 T_2 期前列腺癌 PSA≤4ng/ml 和 Gleason 2~6 分的 6 年无生化复发率为 94%,而 PSA≤4ng/ml 和 Gleason 7~10 分或者 PSA 4~10ng/ml 和 Gleason 2~7 为 70%,PSA>4ng/ml 和 Gleason≥8 分为 60%。Shipley 等进一步分析多中心 1 765 例 T_{1-2} 前列腺癌放疗的预后因素,剂量为 63~79Gy,5 年无生化复发生存率为 65.8%。PSA<9.2ng/ml、PSA 在 9.2~19.7ng/ml、PSA≥19.7ng/ml 和 Gleason 2~6,或 PSA≥19.7ng/ml 和 Gleason 7~10 分的 5 年无生化复发生存率分别为 81%、69%、47% 和 29%(表 12-2)。

2. 3DCRT 与 IMRT 结果　Kramer 等报道局限性前列腺癌 3DCRT 后 5 年无生化复发生存率为 74%,5 年无远处转移生存率为 95%,5 年总生存率为 95%。因此,3DCRT 可控制大部分局限性前列腺癌。Zelefsky 等报道 772 例局限性前列腺癌 IMRT 的结果,低危、中危和高危前列腺癌的 3 年无生化复发生存率分别为 92%、86%、和 81%。Fonteyne 等通过 IMRT 联合内分泌治疗了 80 例临床分期为 $T_{1-4}N_1M_1$ 的病例,其 3 年无生化复发生存率为 81%。中国医学科学院肿瘤医院于 2006 年 11 月至 2012 年 12 月应用 IMRT 治疗 140 例局限于盆腔的前列腺癌,74.3% 为局限性高危、极高危或盆腔转移病例,98% 接受了内分泌治疗,局限性中低危、高危、极高危及盆腔转移病例的 3 年无生化复发生存率分别为 100.0%、89.6%、82.5% 和 73.5%。

表 12-2 常规外照射无生化复发率结果

研究	时间 / 年	临床特点	无生化复发率 /%	随访时间 / 年
Zietman 等	1995	$T_{1~2}$	60	5
		$T_{3~4}$	32	
Zagars 等	1997	$T_{1~2}$	66	6
		$T_{3~4}$	37	
		PSA≤4ng/ml	84	
		PSA 4~10ng/ml	66	
		PSA 10~20ng/ml	49	
		PSA>20ng/ml	11	
Keyser 等	1997	PSA<4ng/ml	100	5
		PSA 4~10ng/ml	65	
D'Amico 等	1995	PSA≤4ng/ml	82	5
		PSA 4~10ng/ml	44	
		PSA 10~20ng/ml	30	
		PSA 20~50ng/ml	8	
		PSA>50ng/ml	0	
Kaplan 等	1993	PSA<10ng/ml	85	3
		PSA 10~20ng/ml	72	
		PSA 20~50ng/ml	28	
		PSA>50ng/ml	17	
Pisasky 等	1993	PSA<4ng/ml	69	3
		PSA 4~10ng/ml	57	
		PSA 10~20ng/ml	56	
		PSA>20ng/ml	20	

（二）放疗技术

前列腺癌的外照射治疗技术发展较快,已基本实现图像引导下的精准放疗,图像引导 3DCRT 和 IMRT 能提高局部照射剂量,改善疗效,对正常组织保护更好,越来越成为主导的外照射治疗技术,短程、精确、大分割放疗缩短了治疗疗程,且疗效与常规高剂量放疗相当,给患者带来了方便。

（三）定位技术规范

1. 体位和固定 仰卧或俯卧位,因前列腺癌多为老年患者,常用仰卧位。前列腺位置受直肠和膀胱体积影响较大,应当尽可能保持定位和每次治疗时膀胱和直肠状态的一致性,为减少直肠和膀胱照射,建议每次模拟定位和治疗前排空膀胱和直肠,喝水充盈膀胱后再进行定位或治疗。

2. CT 及 MRI 模拟定位　CT 定位前 1h 排空直肠和膀胱,口服饮用水 500~1 000ml(可含肠道对比剂),待膀胱充盈后开始定位,体膜或负压成型垫固定,CT 预扫描前列腺部位了解直肠膀胱状态并确定定位中心,静脉注射造影剂增强扫描(如果需要做盆腔淋巴引流区放疗建议增强扫描,若只做前列腺精囊腺部位放疗可不增强)可以准确地显示盆腔血管和转移淋巴结,有助于盆腔淋巴引流区勾画,扫描范围自 L$_4$ 椎体上缘至坐骨结节下 3cm,层厚 3mm。如果有条件建议同样原则下行前列腺精囊腺部位 MRI 定位,扫描后图像传至计划系统进行 CT 和 MRI 图像融合配准后勾画靶区及危及器官。

(四)放疗靶区定义

在定位 CT 上或 MRI 与定位 CT 融合图像上勾画靶区和正常器官,包括勾画肿瘤区(gross tumor volume, GTV)、临床靶区(clinical target volume, CTV),并外扩为计划靶区(planning target volume, PTV)。勾画靶区同时勾画邻近正常组织结构如直肠、膀胱、小肠、结肠、股骨头、骶髂骨等。

1. 靶区定义　①GTV 指在通过临床检查、CT 或其他影像学检查发现的大体肿瘤。前列腺癌为多灶性,靶区需包括整个前列腺及其包膜。因此,常直接勾画 CTV,无须勾画 GTV。如果前列腺内病灶范围很明确且计划行病灶补量,可以考虑勾画 GTV,或伴有盆腔明确淋巴结转移的病例,可以勾画 GTV,以便给予局部淋巴结补量。②CTV 定义为 GTV 加上可能受侵的亚临床病灶。前列腺癌常为多灶性,且多侵犯两叶,因此,CTV 应包括整个前列腺及其包膜。局限性中高危前列腺癌,精囊受侵的概率明显增高,CTV 需包括部分精囊腺。低危或中危局限性前列腺癌的 CTV 不需要包括盆腔淋巴引流区。对于高危患者,淋巴结转移常见,盆腔淋巴结预防照射有可能改善无病生存率,故临床实践中可根据前列腺癌复发风险、预期寿命、盆腔淋巴结转移概率等综合确定盆腔是否预防照射。③PTV:前列腺和精囊腺的运动受到直肠和膀胱的充盈状态、呼吸运动、治疗体位和摆位误差的影响,因此为了提高靶区(CTV 和 GTV)的放疗准确性,需要将 CTV 或 GTV 外放一定边界变为 PTV。受直肠和膀胱充盈度的影响,前列腺和精囊腺的运动主要在前后和上下方向,而左右方向的运动幅度较小。精囊腺的运动幅度要大于前列腺。各个放疗中心需要根据其摆位误差、直肠和膀胱状态的重复性决定各自单位从 CTV 到 PTV 的外放范围。一般建议没有图像引导时 PTV 需要在 CTV 基础上外放 7~10mm,由于前列腺后方为直肠,直肠前壁多包括在靶区内,为减少直肠照射剂量,PTV 在后方仅外放 5mm。如果盆腔预防照射,PTV 建议在 CTV 基础上均匀外扩 7~10mm。如果每次使用图像引导,外放边界可缩小至 5mm,直肠方向 3mm。

2. 前列腺癌靶区勾画基本原则　前列腺癌的放疗靶区主要包括前列腺、精囊腺和盆腔淋巴引流区。局限性低危前列腺癌只需要勾画前列腺,局限中危前列腺癌需要勾画前列腺及邻近 1.0~1.5cm 精囊腺,局限高危前列腺癌需要勾画前列腺及邻近 1.5~2.0cm 精囊腺。如果精囊腺证实受侵则需要包括全部精囊腺,如果盆腔淋巴结已有转移或盆腔淋巴结转移风险高还需预防照射盆腔淋巴引流区。

前列腺及精囊腺勾画可直接在定位 CT 片上或 MRI 与定位 CT 融合图像上勾画。勾画时包全前列腺及其包膜以及相应长度的精囊腺,下界注意包全前列腺尖部以防复发,下界应勾画至尿道球上 0.5cm 或阴茎海绵体脚上缘水平,前界在耻骨联合后缘,后界邻近直肠前壁,侧界至闭孔内肌内侧。

盆腔淋巴引流区主要包括髂外淋巴结、髂内淋巴结、闭孔淋巴结、部分髂总淋巴结及

S_{1-3}骶前淋巴结。勾画原则依据美国肿瘤放射治疗协作组织（Radiation Therapy Oncology Group，RTOG）的前列腺癌盆腔淋巴结勾画建议，基本原则如下：CTV 包括动静脉及其径向 7mm 距离；不能包括小肠、膀胱、骨、肌肉等；勾画从 L_5/S_1 到耻骨上缘水平；包含 S_{1-3}骶前淋巴结，即骶前淋巴结勾画至梨状肌出现层面；髂外淋巴结一直勾画至股骨头上缘层面（即腹股沟韧带处）；闭孔淋巴结一直要勾画至耻骨联合上缘层面。

3. 正常器官勾画 勾画靶区同时需要勾画邻近可能受照射损伤的正常器官，包括直肠、膀胱、股骨头、邻近 CTV 的小肠、结肠和盆骨（骶髂骨）等重要器官或结构，直肠从坐骨结节水平勾画至 S_3 水平（直肠离开骶前处），膀胱勾画全膀胱，股骨头勾画包括股骨头和股骨颈结构，小肠和结肠勾画范围：PTV 相应层面及 PTV 以上 3 层所有的小肠及结肠体积（包括肠壁和内容物），骶髂骨勾画自 L_5 椎体以下的骶骨和全部的髂骨，各重要器官的勾画参照 RTOG 勾画指南。

（五）放疗计划优化

前列腺癌调强或适形放疗通常采用共面野照射。采用固定野照射时，5~7 野共面调强计划即可获得较为理想的剂量分布；适形技术有时为了改善适形性，野数会增加，可以采用左右对称的均分角度布野。少量增加射野数对改善剂量分布帮助不大，且会增加治疗时间。目前，容积弧形调强放射治疗（volumetric intensity modulated arc therapy，VMAT）已广泛应用于前列腺癌的放疗。VMAT 治疗时，机架可以绕患者做 360° 等中心旋转照射，使射野入射角度更加优化。在机架旋转的同时，加速器的机架速度、多叶光栅的运动速度和出束剂量率均可根据优化条件逆向优化调节，从而获得比固定野调强更优的计划质量。通常采用 360° 单弧或顺时针和逆时针双弧照射。VMAT 计划在实施治疗过程中照射野连续运动，节省了固定野照射时切换射野的时间，大大提高了治疗效率。治疗计划设计原则应在保证正常组织和器官安全剂量下尽可能满足靶区处方剂量要求。

（六）处方剂量和正常组织限量

1. 3DCRT 或 IMRT 可以提高肿瘤照射剂量至 76~80Gy，采用常规分割照射，单次剂量 1.8~2.0Gy，5 次/周。如果进行全盆腔预防照射，照射剂量为 45~50Gy/5 周，然后缩野照射前列腺精囊腺，补量 26~30Gy。如果盆腔存在影像或穿刺病理证实的淋巴结转移，盆腔预防照射后可予局部残存淋巴结补量 16~20Gy。

给予靶区处方剂量同时需要给予正常器官剂量限制，以保证正常器官安全。前列腺和精囊腺紧邻直肠和膀胱，盆腔淋巴引流区照射时会增加小肠、结肠、盆骨、股骨头照射，靶区放疗时要尽量减少这些重要组织和器官的照射，将正常组织器官剂量限制在安全剂量范围之内。前列腺癌根治性放疗时正常组织器官限制剂量如下：①膀胱，50% 的膀胱 <50~60Gy，30% 的膀胱 <70Gy；②直肠，50% 的直肠 <50~60Gy，接受 70Gy 照射的直肠体积 <25%，避免高剂量照射点在直肠壁；③股骨头股骨颈，5% 的股骨头及股骨颈 <50Gy；④小肠，小肠最大剂量 ≤52Gy，50Gy 照射体积 <5%；⑤结肠，结肠最大剂量 ≤55Gy，50Gy 照射体积 <10%；⑥盆骨（骶髂骨），30% 盆骨照射 <30Gy，平均剂量 <20Gy。

2. 大分割放疗 前列腺癌较低的 α/β 值（1~4）决定了前列腺癌适合采用短疗程大分割方案放疗，多项随机对照研究证实了其有效性和安全性。基于临床研究的结果，目前 NCCN、EAU、AUA 前列腺癌临床治疗指南均认为：在局限性前列腺癌的放疗中，随机临床研究已经证实中等剂量的大分割影像引导调强放疗（2.4~4Gy/次，4~6 周完成）具有与常规分割方案的调强适形放疗相同的疗效和毒性，因此可作为常规分割方案的替代治疗；超大剂量的大分割影像引导调强放疗或体部立体定向放疗(stereotactic body radiation therapy,SBRT)(≥6.5Gy/次)是近些年来新兴的前列腺癌短疗程大分隔放疗方案,单中心的研究和汇总的结果表明其具有与过去常规分割放疗方案相似的疗效和毒性,建议在具备技术条件和临床经验的单位谨慎开展。随着放疗技术的进步,前列腺癌精确短程大分割放疗给患者带来了方便,节省了费用,具有相当于常规高剂量放疗的疗效,也节约了医疗资源,势必是未来发展方向。

(七)验证和治疗

建议放疗前进行放疗计划质量验证,单次剂量≥5Gy 的必须验证计划,符合要求后才能治疗,在加速器下应用射野电子成像系统拍摄射野验证片或锥形线束 CT(cone beam CT,CBCT)扫描验证放疗准确性。CBCT 还能了解直肠和膀胱重复情况,校正摆位误差,如果条件允许建议每次治疗前使用。外照射与内分泌治疗的结合能提高中高危及 N_1 期前列腺癌的治疗疗效,越来越多的证据表明放疗与 4~6 个月新辅助及辅助内分泌治疗的结合提高了局限性中危前列腺癌的无生化复发生存率,降低了远处转移率,并提高了肿瘤特异生存率;放疗与 2~3 年新辅助及辅助内分泌治疗的结合提高了局限性高危及 N_1 期前列腺癌的局部控制率和长期生存率,降低了前列腺癌的进展风险,但放疗与新辅助及辅助内分泌治疗的结合并不能进一步提高局限性低危前列腺癌的治疗疗效。放射治疗前新辅助内分泌治疗 3~6 个月,可缩小前列腺精囊腺或盆腔转移肿瘤,减少高剂量靶区照射范围,提高治疗安全性。

(八)放疗后 PSA 失败的定义

1997 年美国放射肿瘤学会(American Society for Therapeutic Radiology Oncology,ASTRO)制订了 PSA 失败的定义:治疗后 PSA 达到最低值后,连续 3 次 PSA 增高,PSA 检测时间需间隔 6 个月。失败时间指放射治疗后 PSA 最低值到连续 3 次 PSA 增高中首次 PSA 增高的中位时间。ASTRO 没有规定 PSA 最低值,但 PSA 最低值 <1ng/ml 是放疗后无 PSA 复发生存率的独立预后因素,可以作为参考最低值。2006 年 ASTRO 和 RTOG 对 PSA 复发进行了新的定义:PSA 最低值基础上增加≥2ng/ml,是放疗联合激素治疗后生化复发的标准定义,提高了诊断的灵敏度和特异度,在临床实践中更为通用。

二、术 后 放 疗

(一)循证医学

1. 根治性前列腺切除术后放疗 根治性前列腺切除术后放疗包括两种治疗方式:辅助性放疗和挽救性放疗(延迟放疗)。辅助性放疗指根治性前列腺切除术后对局部复发危险性高但远处转移危险性低的患者立即做术后瘤床的放疗。挽救性放疗指术后观察,等待出现生化复发后再做挽救放疗。

2. 复发危险因素 根治性前列腺切除术后局部复发的高危因素包括切缘阳性、包膜侵犯、高分级(Gleason 8~10 分)和精囊受侵。

根治性前列腺切除术后有 14%~41% 的患者病理切缘阳性,如果以 PSA 为标准,33%~62% 的患者术后未达到根治性效果。根治性前列腺切除术后 PSA 持续增高,表明肿瘤残存。PSA 正常并不能保证无肿瘤,微小肿瘤残存时仍可表现为 PSA 阴性。术后切缘阳性的患者,即使有肿瘤残存,PSA 检测在术后一定时段内也可表现为阴性,占 42%~70%(表 12-3)。

表 12-3 根治性前列腺切除术后切缘阳性患者的 PSA 阴性率

研究	PSA 阴性率 /%	随访时间
Paulson 等（1994）	42	5 年
Epstein 等（1996）	57.6	5 年
Ohori 等（1995）	64	5 年
D'Amico* 等（1995）	50	2 年
Lowe 等（1997）	70	45 个月（中位）
UCSF（1995）	52	3 年

UCSF：加州大学旧金山分校（University of California at San Francisco）；* 肿瘤 Gleason 分级 >7 或精囊受侵未包括在内。

3. 术后放疗研究 根治性前列腺切除术后放疗适应证包括：①病理切缘阳性；②前列腺包膜受侵或精囊受侵、病理 T_3 或 T_4；③术后 PSA 持续增高（生化复发）；④Gleason 8~10 分也可考虑术后放疗。

术后切缘阳性或前列腺包膜广泛受侵（pT_3）的患者，术后复发率为 30%~40%，是术后放疗适应证。局限性前列腺癌术后 PSA 持续增高表明有局部肿瘤残存，肿瘤高分级和局部复发率高有关，均需考虑术后放疗。虽然精囊受侵和肿瘤远处转移密切相关，但术后放疗联合内分泌治疗可能改善局部控制率和生存率。EORTC22911 和 Thompson 等的两项随机对照研究显示，术后放疗提高了无生化复发生存率和局部控制率，降低了临床复发率。国际上已完成的针对局限性根治性前列腺切除术后具有不良病理因素病例开展的术后辅助放疗价值的随机对照研究如表 12-4 所示。

表 12-4 局限性根治性前列腺切除术后具有不良病理因素的术后辅助放疗随机对照研究

研究	病例数	中位随访年限	无生化复发生存率 /%			10 年局部复发率 /%		
			S+RT	S	P 值	S+RT	S	P 值
German Cancer Society	385	4.5 年	72（5 年）	54（5 年）	0.015	无	无	无
SWOG8794	425	13 年	53（10 年）	26（10 年）	0.001	8	22	0.01
EORTC22911	1 005	10.6 年	60.6（10 年）	41.1（10 年）	0.000 1	8.4	17.3	0.001

S+RT：Surgery+Radiotherapy（根治性前列腺切除术后行放射治疗）；S：Surgery（根治性前列腺切除术后等待观察）。

EORTC22911206 的入组条件为病理分期 $pT_3N_0M_0$，具有下列预后不良因素：肿瘤侵袭包膜或精囊、切缘阳性。1992~2001 年共 1 005 例患者被分为术后立即放疗（60Gy）组和观察组，观察组患者在复发后再接受治疗。SWOG8794 包括了 425 例患者，入组条件同样为 $pT_3N_0M_0$，手术为盆腔淋巴结清扫 + 根治性前列腺切除术，其中低危患者未做盆腔淋巴结清扫。

多项回顾性研究报道根治性前列腺切除术后病理分期为 T_3 和 T_4 的患者行术后辅助性放疗与单纯手术相比较，辅助性放疗改善了局部控制率，单纯手术的 5 年局部复发率为

7%~30%，放疗后为0~5%。前列腺包膜受侵患者根治术后的5年无生化复发率仅为40%。有些回顾性分析研究比较了辅助性放疗和挽救性放疗的疗效，认为术后辅助性放疗的无病生存率优于挽救性放疗，且因为挽救性放疗需更高的放射剂量，术后辅助性放疗的毒副作用低于挽救性放疗，但这有待随机对照研究来进一步证实。英国在具有不良病理因素的术后病例中正在开展的对比术后辅助放疗和生化复发后及早挽救放疗的研究（PSA>0.1ng/ml开始挽救放疗），有可能提供更强的证据。

术后照射剂量和肿瘤局部控制率、无生化复发率有一定的相关性。Valicenti等报道术后放射治疗剂量≥61.5Gy的3年无生化复发生存率为91%，<61.5Gy时为57%（P<0.01）。Pisansky等报道放疗剂量≥64Gy的5年无生化复发率为56%，相反，低于此剂量的5年无生化失败率为36%（P=0.18）。患者在PSA增高时应及早开始挽救性放疗，Forman等发现在PSA≤2ng/ml时开始放射治疗疗效明显高于>2ng/ml；Schild等发现PSA≤1.1ng/ml能得到较好的放疗效果；目前还有研究认为在PSA≤0.1ng/ml开始挽救性放疗疗效更好。因此如果没有接受辅助放疗，及早挽救性放疗有可能弥补治疗失败。

（二）放疗技术

前列腺癌术后放疗应采用外照射技术，推荐VMAT或IMRT技术。对于有条件的单位，建议每日图像引导放疗（image-guided radiation therapy，IGRT）。

（三）定位技术规范

①术后放疗CT模拟定位，前列腺瘤床位置受直肠和膀胱体积影响较大，为保证治疗可重复性，建议定位前适当充盈膀胱并排空直肠。定位技术同根治性放疗。②术后放疗MRI模拟定位，有条件单位可在CT定位同时进行MRI模拟定位，尽量重复CT定位时的膀胱、直肠状态，并保证与CT定位过程体位、标记、扫描层厚的一致性。

（四）靶区定义

前列腺癌术后瘤床CTV应包括吻合口、膀胱颈和直肠膀胱间隙。具体勾画范围如下：从输精管残端勾画至膀胱尿道吻合口下8~12mm或阴茎球上缘水平，上界一般在耻骨联合上3~4cm以内；如果病理提示精囊腺受侵，应将精囊腺残端包全；在耻骨联合以上水平，前界包膀胱后1~2cm，后界达直肠系膜，侧界至邻近筋膜；在耻骨联合以下水平，前界在耻骨联合后方，后界达直肠前壁前，侧界延伸至肛提肌。

对于pN+和术后区域淋巴结复发的患者，推荐进行盆腔淋巴结引流区照射；对于术中未行充分淋巴结清除的高危患者，可考虑进行盆腔淋巴结引流区照射。照射区域包括髂外淋巴结、髂内淋巴结、闭孔淋巴结及S_{1-3}骶前淋巴结；对于髂内外区域淋巴结转移的患者，可酌情包括部分髂总淋巴结。

（五）放疗计划优化

前列腺术后放疗计划中靶区与危及器官交叠较多（如直肠、膀胱、小肠等），故在实际临床中较多采取IMRT技术（包括固定野调强和容积旋转调强）。对于需行IGRT引导放疗的计划，结合图像引导设备的扫描范围和临床医师关注点合理设置计划的中心点。固定野调强计划射野的设置一般遵循：入射平面离靶区中心距离尽可能短；避开周边危及器官，能量一般选取6~8MVX射线，采用7~9个射野。容积旋转调强一般采取6MVX射线，1~2个弧（2个弧时一般采取等中心共面照射），为降低正常组织低剂量照射，可适当采取部分弧避开离靶区较远的正常组织。

危及器官勾画：主要包括膀胱、直肠、肛管、结肠、小肠、阴茎球、股骨头和马尾。正常组织限量参考 RTOG 标准等推荐：膀胱 V55<50%、V70<30%，直肠 V50<50%、V70<30%，肛管 V20<75%，结肠 ≤60Gy，小肠 ≤50Gy，阴茎球 V50<70%、V70<30%，股骨头 V50<5%，马尾 ≤60Gy。

（六）处方剂量

前列腺癌术后放疗建议采用常规分割放疗。在保证正常组织安全前提下，瘤床推荐剂量为 64~72Gy；若存在临床局部复发，放疗剂量需进一步提高。对于需要进行盆腔淋巴结引流区照射的患者，预防剂量为 45~50Gy；对于影像学证实的复发盆腔淋巴结，推荐剂量为 60~70Gy，在保证正常组织安全前提下尽可能提高剂量。

三、转移性前列腺癌放疗

（一）寡转移放疗

1. 寡转移定义 寡转移的概念由 Hellman 和 Weichselbaum 在 1995 年首次提出，指介于局部病变与广泛转移之间的一种状态。目前普遍认为是转移灶和转移部位数目有限，并且可通过积极的局部根治性治疗达到长期生存乃至治愈的一种阶段。对于前列腺癌，寡转移的概念尚无统一定义，采用放射治疗和化疗时可参考 CHAARTED 研究定义中的高/低转移瘤负荷的定义。其中高转移瘤负荷定义为 ≥4 个骨转移（其中 ≥1 个骨转移位于盆腔或脊柱以外）或内脏转移，否则为低转移瘤负荷。

2. 原发灶治疗 推荐低转移瘤负荷的患者在内分泌治疗的基础上联合放射治疗；对于高转移瘤负荷的转移性前列腺癌，在无局部症状时，尚不推荐常规行局灶治疗（放疗或手术），除非进行临床试验。寡转移性前列腺癌单纯治疗前列腺局部或转移灶产生的效果有限。因此，放射治疗范围逐渐从单纯放疗原发灶或转移灶，向原发灶加转移灶全覆盖放疗发展。放疗剂量尚无统一共识，原则上需达到或接近根治剂量，可采用常规/中等分割或超大分割治疗模式。国外研究有采用大分割治疗的模式，如原发灶给予：36Gy/6f、6Gy/f、1 次/周、共 6 周，或 55Gy/20f、2.75Gy/f、1 次/d、共 4 周；转移灶根据部位及大小给予 19.5~48.0Gy/3~5f。SBRT 剂量限制参考美国物理学会医学工作组关于 SBRT 限量 101 报告。需要特别注意的是，使用超大分割技术的前提是应用 SBRT 相关的技术，如 SBRT 摆位和固定装置、前列腺内放置金属标记物进行 IGRT 或非共面放疗技术等，对于不具备条件的单位需慎用。采用常规/中等分割方案时，推荐给予原发灶及转移灶根治性剂量或接近根治性剂量，同时充分考虑危及器官限量。寡转移靶区中，前列腺及精囊靶区推荐中等分割模式，总剂量满足 70Gy 左右，分割次数 25~28 次；常规分割模式可予单次 1.8~2Gy，37~45f；盆腔淋巴引流区不进行常规预防照射，除非有阳性淋巴结。非椎体转移灶（根据转移灶部位及大小）剂量 65~70Gy/25f，2.6~2.8Gy/f（需充分考虑危及器官限量）或采用上述 SBRT 方案；椎体转移灶（根据转移灶部位及大小）剂量 60Gy/25f、2.4Gy/f，部分或全部椎体 40Gy/20f、2Gy/f，共 4 周（需充分考虑脊髓限量，必要时可以降低剂量）。放疗实施时强烈推荐 IGRT。

（二）姑息放疗

对于局部进展导致严重血尿、尿潴留等，或转移灶导致的脊髓压迫等症状，局部放疗可有很好的改善症状的效果，在充分考虑危及器官限量及运用 IGRT 等技术的条件下，推荐 SBRT 技术。

四、近距离放疗

（一）适应证和治疗原则

前列腺癌的近距离放疗是近 20 年来开展起来的，由于其治疗方法相对简单，毒副作用相对较低,已成为治疗局限性前列腺癌的重要治疗手段之一。前列腺癌的近距离放射治疗包括永久性低剂量率(low-dose-rate, LDR)放射性粒子植入和高剂量率(high-dose-rate, HDR)后装治疗。LDR 指剂量率 <4Gy/h 的同位素粒子如 ^{125}I、^{103}Pd、^{131}Cs 等的永久性植入治疗,HDR 指剂量率 >12Gy/h 的放射源 ^{192}Ir 的插植多次大剂量后装照射。多年来早期局限性前列腺癌的近距离放疗以 LDR 放射性粒子植入为主,但近年来美国各肿瘤治疗中心已逐渐开展了针对局限性前列腺癌的 HDR 后装治疗。HDR 后装治疗通常与外照射联合应用于局部中高危前列腺癌的根治,临床研究结果已初步证实了这一治疗方案的有效性,且单一HDR 后装治疗也可用于早期低危前列腺癌的治疗。NCCN 前列腺癌治疗指南推荐的前列腺癌单一 HDR 近距离放射治疗剂量为 13.5Gy×2 次,综合外照射 40~50Gy 后的前列腺补量剂量为(9.5~11.5Gy)×2次、(5.5~75Gy)×3 次或(4~6Gy)×4 次。HDR 后装治疗目前更多地用于结合外照射治疗,因此可适用于局限性低中高危各期前列腺癌。Meta 分析结果表明,HDR 后装与外照射结合治疗低、中、高危及局部晚期各期前列腺癌的 5 年无生化复发生存率分别为 85%~100%、80%~98%、59%~96% 和 34%~85%,而 3~4 级的泌尿道和肠道毒性则 <6%。因此,HDR 后装治疗值得在有条件的单位推广应用。鉴于 LDR 放射性粒子植入治疗目前在国内开展较多,以下集中介绍永久性 LDR 放射性粒子植入技术。近距离放射治疗技术需要经过特殊训练的医师方能操作,并需要包括物理师、麻醉师、B 超医师、护士等多学科的团队合作才能完成,以保证良好的治疗结果和安全性。

放射性粒子植入治疗仅适用于早期局限性前列腺癌。低危、预后好的早期前列腺癌可考虑单纯放射性粒子植入治疗,预后中等或中危应考虑外照射和放射性粒子植入综合治疗,或放疗前新辅助内分泌治疗以减少照射体积(表 12-5)。

表 12-5　局限早期前列腺癌放射性粒子植入治疗选择

选择指标	单纯粒子植入治疗	外照射 + 粒子植入治疗
Gleason 评分	2~6 分	7~10 分
PSA	≤10ng/ml	>10ng/ml
原发肿瘤	T_1 或 T_2,孤立结节≤2cm	T_2,结节 >2cm
活检	单侧病变	双侧病变或局部包膜受侵
前列腺体积	<60ml	<60ml
照射剂量	^{125}I: 145Gy ^{103}Pd: 125Gy	外照射:40~50Gy ^{125}I/^{103}Pd: 110Gy/90~100Gy

与根治性前列腺切除相比,放射性粒子植入具有简单、方便、操作时间短、创伤小、无手术切口和缝合、硬膜外麻醉相对安全、出血少、恢复快等优点。与外照射比较,超声引导经会阴永久性粒子植入应用实时超声显像使放射源能安全而精确地植入前列腺,保证照射剂量局限于前列腺,且低能量放射源如 ^{125}I 和 ^{103}Pd 衰减快,对周围正常组织照射少,降低了治疗相关并发症。除此之外,前列腺运动会影响外照射精确性,但粒子植入治疗不存在这一问题,具有治疗时间短、方便、对医护人员辐射极少的优势。但粒子植入治疗只能治疗早期局限性低危前列腺癌,或与外照射配合治疗局限性中危或少部分肿瘤负荷小的局限性高危前列腺癌。

（二）方法

前列腺癌近距离放疗技术包括 3 个步骤，即术前图像采集和计划制订、粒子植入和术后剂量分布评估。目前最常用于永久性粒子植入的同位素为 ^{125}I 和 ^{103}Pd，其物理特性总结（表 12-6）中的最大差别为半衰期。Meta 分析的结果认为，^{125}I 的副作用和疗效与 ^{103}Pd 相当。

表 12-6　^{125}I 和 ^{103}Pd 的物理特性

物理特性	^{125}I	^{103}Pd
大小	0.8mm × 4.5mm	0.8mm × 4.5mm
半衰期 / 天	60	17
能量 /keV	28	21
半价层 /cm	2	1.6
初始剂量率 /（cGy·h^{-1}）	8~10	20~24
最大照射剂量 /Gy	160	120

前列腺癌粒子植入技术包括手工插植、超声或 CT 引导下模板引导插植。经耻骨后 ^{125}I 植入术的长期随访结果证明如果技术应用不当，其局部复发率明显高于外照射，可能与植入的粒子不均匀分布导致剂量分布不均有关。

新的前列腺癌粒子植入技术应用先进的诊断定位技术和 CT 辅助的治疗计划系统，改善了放射源的分布，使靶区照射剂量分布均匀。最常用的方法为经直肠超声导引下经会阴永久性植入 ^{125}I 或 ^{103}Pd，治疗计划根据 CT 或 TRUS，以 5mm 为间隔显像，确定粒子的精确位置。治疗体位为仰卧位，麻醉方式为硬膜外麻醉。模板置于会阴部，穿刺针在直肠超声导引下经模板插入，植入同位素粒子，然后获得 CT 图像计算等剂量曲线，准确评价前列腺和周围组织的剂量。以 CT 为基础的三维治疗计划系统，患者应用独立的模板，使粒子植入靶区更精确。

（三）结果

精确的粒子植入照射技术使靶区得到高剂量照射而正常组织剂量少，预后好的早期前列腺癌 3~5 年无生化复发生存率为 76%~96%。$T_{1~2}$ 期前列腺癌单纯粒子植入治疗结果如表 12-7 所示。早期中低危前列腺癌粒子植入疗效与前列腺癌根治性手术或根治性外照射疗效相当，治疗毒性略有不同（表 12-8）。

表 12-7　$T_{1~2}$ 期前列腺癌单纯粒子植入治疗结果

研究	时间 / 年	例数	治疗	T_1 期比例 /%	Gleason>6 比例 /%	PSA/（ng·ml^{-1}）
Ragde 等	2000	147	^{125}I	22	0	8.8（Mean）
Grimm 等	2001	125	^{125}I	24	0	8.1（Mean）
Blasko 等	2000	403	$^{103}Pd/^{125}I$	21	9	8.4（中位数）
Brachman 等	2000	695	$^{103}Pd/^{125}I$	17	15	>20（11%）
Potters 等	2000	107	$^{103}Pd/^{125}I$	49	54	≤10（49%）

续表

研究	时间/年	例数	治疗	T_1期比例/%	Gleason>6比例/%	PSA/($ng \cdot ml^{-1}$)
Storey 等	2000	193	^{125}I	24	13	8.6（中位数）
Grado 等	1998	392	^{103}Pd/^{125}I	6	20（PD）	7.3（中位数）
Stokes 等	1997	147	^{125}I	15	0	10.6（均值）
Guedera 等	2006	1 050	^{125}I/^{103}Pd	54	9	7.3（中位数）
Zelefsky 等	2007	2 693	^{125}I/^{103}Pd	43	19	25%>10

PD：poorly differentiated，代表低分化级别前列腺癌。

表 12-8　局限中低危前列腺癌粒子植入治疗与外照射或根治性手术比较

研究	研究类型	治疗	病例数	疗效			晚期放射损伤	
				时间/年	bRFS	P 值	泌尿道	肠道
Giberti 2009	RCT	1. PB（^{125}I：>140Gy）	低危（100）	5	92%	NS	NS	NS
		2. RP	低危（100）		91%			
D'Amico 1998	回顾性	1. PB（^{103}Pd：115Gy）	低危（32）	5	NA	NS	NA	NA
		2. EBRT（66~70Gy）	低危（225）					
		3. RP	低危（402）					
D'Amico 2003	回顾性	1. PB	低中危（227）	5	95%	NS	NA	NA
		2. RP	低中危（406）		93%			
Kupelian 2004	回顾性	1. PB（^{125}I：144Gy/^{103}Pd：136Gy）	低危（950）	7	75%	0.18	NA	NA
		2. EBRT（72~83Gy）	低危（301）		81%			
		3. EBRT+PB（41.4Gy EBRT+^{125}I 108Gy 或 45Gy EBRT+^{103}Pd 102Gy）	低危（222）		77%			
		4. RP	低危（1 034）		76%			

续表

研究	研究类型	治疗	病例数	疗效			晚期放射损伤	
				时间/年	bRFS	P 值	泌尿道	肠道
Klein 2009	回顾性	1. PB(^{125}I：144Gy)	中危(204)	8	82%	0.052	PB 尿路刺激和狭窄更多见，手术尿失禁和性功能障碍多见	肠道反应PB和外照射多于手术
		2. EBRT(中位 81Gy)	中危(321)		75%			
		3. RP	中危(336)		63%			
Zelefsky 2011	回顾性	1. PB(^{125}I：144Gy)	低危(448)	7	95%	0.004	2级：15.6%与4.3%，$P<0.001$；3级：2.2%与1.4%，NS	2级：5.1%与1.4%，$P=0.018$；3级：1.1%与0.0%，NS
		2. EBRT(81Gy)	低危(281)		89%			

RCT：随机对照临床试验；PB：前列腺近距离治疗（这里指粒子植入）；RP：根治性前列腺切除术；EBRT：外照射治疗；NS：无差别；NA：数据没有报道；bRFS：无生化复发生存率。

（四）治疗毒性及并发症

放射性粒子植入的近期并发症有轻度刺激性或梗阻性尿路症状，持续几周至几个月，<5% 的患者发生尿潴留，需要间歇性或永久性尿管插入术治疗，前列腺体积大或治疗前有尿路梗阻症状的患者容易出现急性尿潴留。粒子植入后立即出现的尿路梗阻症状由水肿引起。照射引起尿路梗阻通常出现在粒子植入后数天，^{125}I 或 ^{103}Pd 出现的高峰时间在 7~10 天。粒子植入后勃起功能障碍发生率随年龄增高而增加，平均为 30%。1%~12% 的患者出现直肠炎，另外还有尿失禁、粒子移位、尿路感染风险增加、直肠溃疡、直肠瘘等并发症。

五、质子治疗

（一）循证医学证据

前列腺癌的质子治疗始于 20 世纪 70 年代，美国麻省总医院用该方法治疗 17 例前列腺癌。此后在 Loma Linda 大学医学中心和日本较广泛地开展了前列腺癌的质子治疗，最近在日本开展了碳离子治疗。1995 年 Shipley 等报道 $T_{3~4}$ 局部晚期前列腺癌的随机分组研究结果，患者入组条件为 $T_{3~4}$、N_x 或 $N_{0~2}$、M_0，先接受四野全盆腔光子照射 DT50.4Gy，然后随机分为常规光子治疗组（99 例）和质子高量照射组（103 例），增加剂量分别为 16.8Gy 和 25.2CGE，总剂量分别为 67.2Gy 和 75.6CGE。90% 的患者完成了质子加量治疗，而 97% 的患者完成了常规照射，两组的总生存率、无病生存率无显著差别。但质子治疗显著改善了分化差前列腺癌的局部控制率，质子治疗的 5 年和 8 年局部控制率分别为 94% 和 84%，而光子治疗 5 年和 8 年局部控制率分别为 64% 和 19%。

Slater 等报道了质子治疗早期前列腺癌结果，1990—1995 年有 319 例经病理证实的早期前列腺癌，全部病例为 $T_{1~2b}$ 期且 PSA≤15ng/ml，94% 的患者 Gleason 评分≤7 分。93 例患者在 225~250MeV 质子治疗 30CGE 后，用 18~23MeV 高能 X 线全盆腔照射，DT30Gy/25 次；

226 例单纯质子治疗总剂量 74CGE/37 次。质子治疗应用两侧野照射,照射野包括前列腺和精囊,外放 1.2cm 边缘。质子治疗全组 5 年无病生存率为 95%,无生化复发生存率为 89%;PSA≤4ng/ml,4.1~10ng/ml,10.1~15ng/ml 的无生化复发率分别为 100%,92% 和 73%。所有患者均未观察到Ⅲ/Ⅳ级胃肠道或泌尿道毒性;3 年修正 RTOG Ⅱ级胃肠道症状为 26%,发生时间在 4~57 个月,中位时间 27 个月;3 年 RTOG Ⅱ级泌尿道症状为 5%,发生时间从 6~31 个月,中位时间 18 个月。大部分症状为自限性,在数月内消失。

此后,Loma Linda 大学系统地总结了 1991—1996 年应用质子治疗 911 例局限性前列腺癌的结果,原发肿瘤均为 T_{1-3}。全组患者的 5 年无生化复发生存率为 82%,PSA>20ng/ml、T_3 和 Gleason 评分≥7 的预后较差,无生化复发生存率较低。根据 RTOG 标准,Ⅱ级直肠和膀胱毒性分别为 3.5% 和 5.4%。质子治疗改善了 10% 的无生化复发生存率,并减少了 10% 的Ⅱ级晚期毒性,全组未观察到Ⅲ/Ⅳ级毒性。

美国麻省总医院报道了局部晚期前列腺癌光子和质子联合治疗后的远期毒副作用,中位随访时间为 13 年。根据 RTOG 远期毒副作用标准,5 年和 15 年的Ⅱ度或Ⅱ度以上血尿的实际发生率分别为 21% 和 47%,Ⅲ度或Ⅲ度以上血尿分别为 3% 和 8%。Ⅱ度或Ⅱ度胃肠道长期毒副作用在 5 年和 15 年时均为 13%,Ⅰ度直肠出血达 41%。这些研究表明,前列腺癌应用质子治疗后,轻度直肠出血发生率增加,但Ⅱ度或Ⅱ度以上胃肠道毒性较低,且后者随时间延长并未增加。

（二）质子治疗的方法

对于局限的前列腺癌,研究结果显示,高适形度的光子和质子束放疗的生化控制结果类似,且质子治疗在直肠和泌尿系的长期副作用并不优于光子放疗。因此,对于现代技术条件下前列腺癌质子放疗,需注意以下几点:①技术方面,推荐采用笔形束扫描,也称调强质子治疗技术,以进一步提高靶区适形度;采用设备上加载的锥形束 CT 图像引导设备保证摆位的精确度。②辅助方式上,由于主要引起放疗副反应的是紧贴靶区的直肠,因此尽可能给予前列腺与直肠之间注射凝胶以增大前列腺与直肠的距离,以便进一步提高剂量的同时减轻直肠反应。③放疗方案应在以上精确质子治疗技术的基础上,进一步提高放疗总剂量,或改善分割模式,以提高等效生物学剂量;同时符合适应证的患者进行盆腔预防照射。

质子治疗方案推荐:放疗靶区同光子放疗,包括前列腺及部分或全部精囊,中危预后差及以上危险因素的患者进行盆腔淋巴引流区预防照射;放疗剂量同光子放疗,建议有条件的情况下在原有基础上通过增加总剂量,或提高单次剂量的方式提高等效生物学剂量;放疗技术采用笔形束调强技术、每日 CBCT 图像引导技术以及在直肠前列腺之间注射凝胶等辅助技术。

第二节　前列腺癌放疗联合内分泌治疗

放疗与内分泌治疗的结合能够提高局限性中高危前列腺癌的治疗疗效。局部晚期前列腺癌应考虑放疗和内分泌综合治疗,多项随机对照试验和回顾性研究证明,综合治疗疗效优于单纯放疗和单纯内分泌治疗,因此目前放疗联合内分泌治疗是局部晚期前列腺癌的标准治疗手段。

前列腺正常细胞和肿瘤细胞都对抗雄激素治疗敏感,是放疗前新辅助治疗或放疗后辅助治疗应用激素治疗的理论基础。新辅助内分泌治疗的目的在于应用激素治疗缩小前列腺体积和减少高量照射靶区,降低正常组织毒副作用。放射治疗后辅助内分泌治疗的目的在于消灭局部或远处残留的肿瘤细胞。

一、放疗联合内分泌综合治疗的随机对照研究

（一）局部晚期前列腺癌综合治疗和单纯放疗或单纯内分泌治疗的比较

局部晚期前列腺癌的放疗联合内分泌治疗的综合治疗对比单纯放疗的随机对照研究始于 20 世纪 60 年代。早年的研究中多应用雌激素类药物,综合治疗显著改善了局部控制率,但甲地孕酮和己烯雌酚有明显的毒副作用,故之后不再应用雌激素类药物。

全世界有多个大型的随机对照研究比较局部晚期前列腺癌综合治疗和单纯放疗的疗效（表 12-9）,这些研究结果显示,放疗联合新辅助或辅助内分泌治疗提高了无生化复发生存率、无病生存率和总生存率,降低了局部复发率和远处转移率。内分泌治疗应用新辅助治疗或辅助治疗方式,其中 RTOG86-10 和 TROG96-01 使用新辅助内分泌治疗,内分泌治疗始于放疗前 2~5 个月,共治疗 3~6 个月,放疗结束时终止内分泌治疗;RTOG85-31、EORTC22863、瑞典 Umea 大学和 DAmico 等四项研究中使用辅助内分泌治疗,激素应用于放疗中或放疗后。TROG96-01 比较了单纯放疗、3 个月或 6 个月内分泌治疗联合放疗的疗效,三组的 5 年局部复发率分别为 28%、17% 和 12%,5 年远处转移率分别为 19%、22% 和 13%,5 年无生化复发生存率分别为 38%、52% 和 56%,无病生存率分别为 32%、49% 和 52%,癌症相关生存率分别为 91%、92% 和 94%。3 个月内分泌综合治疗组和单纯放疗相比,显著改善了局部复发率、远处转移率、无生化复发生存率和无病生存率;与此同时,6 个月内分泌综合治疗组还提高了癌症相关生存率。

局部晚期前列腺癌放疗结合内分泌的综合治疗疗效也明显优于单纯内分泌治疗,NCIC-CTG-PR3/MRC-PR07/IntergroupT94-0110 试验在 1 205 例局部晚期前列腺癌中比较了综合治疗与单纯内分泌治疗的疗效差别,入组病例包括 $T_{3\sim4}N_0/N_xM_0$ 或 $T_{1\sim2}$,PSA>40ng/ml,或 PSA 在 20~40ng/ml 但 Gleason 评分在 8~10 分,随机分为终身内分泌治疗和内分泌联合放疗,放疗范围为前列腺精囊腺 + 盆腔淋巴引流区或单纯前列腺 + 精囊腺,放疗剂量为 64~69Gy/35~39 次。中位随访 8 年后,放疗的加入使死亡风险下降了 30%,中位生存时间增加了 14 个月。内分泌组和综合组的 10 年总生存率分别为 49% 和 55%,10 年无生化复发生存率分别为 27% 和 63%,10 年无进展生存率为 46% 和 74%,前列腺癌所致死亡率分别为 52% 和 32%,其余原因所致死亡率两组相当。放疗的加入尽管使研究的短期肠道和泌尿系毒性增加,但长期生活质量评价并没有明显差别。同样的,瑞典 SPCG-7 研究也表明放疗联合内分泌治疗较单纯内分泌治疗明显降低了局部晚期前列腺癌总的死亡风险（$HR=0.68$）和前列腺癌相关死亡风险（$HR=0.44$）。法国一项多中心研究在 264 例 $T_{3\sim4}N_0M_0$ 的前列腺癌中也报道综合治疗较单纯内分泌治疗明显改善了无进展生存率。

（二）早期前列腺癌综合治疗和单纯放疗的比较

内分泌和放疗综合治疗能改善局限性高危和局部晚期前列腺癌的局部控制率、无病生存率和总生存率。Zeliadt S B 回顾性分析了 31 643 例局限性前列腺癌放疗联合内分泌治疗的作用,发现联合内分泌治疗只是提高了局限性高危前列腺癌的 5 年和 8 年总生存,而对局限性低危前列腺癌并无作用,Ludwig M S 报告了美国多中心放疗联合内分泌治疗 1 218 例局限性中危前列腺癌的结果,表明放疗联合 6 个月的内分泌治疗提高了局限性中危前列腺癌的无生化复发生存率（$HR=0.599$;95% CI 0.367~0.978;$P<0.04$）,降低了远处转移率（$HR=0.114$;

表 12-9　局部晚期前列腺癌放疗联合内分泌治疗对比单纯放疗的随机对照研究结果

研究	研究时间	例数	入组条件	内分泌治疗时间	放疗	观察指标	放疗+内分泌	放疗	P值
RTOG 85-31	1987—1992年	945	$T_{1-2}N_1M_0$ $T_3N_{0-1}M_0$ $pT_3N_{0-1}M_0$	放疗最后1周开始至复发	60~75Gy	局部复发率（10年）	23	38	<0.0001
						远处转移率	24	39	<0.001
						疾病特异性死亡率	16	22	0.0052
						总生存率	49	39	0.002
RTOG 86-10	1987—1991年	456	$T_{2b-4}N_{0-1}M_0$	放疗前2个月和放疗中	60~75Gy	局部控制率（8年）	42	30	0.016
						远处转移率（10年）	34	45	0.04
						无病生存率（8年）	33	21	0.004
						无生化复发生存率（8年）	24	10	<0.0001
						总生存率（8年）	70	52	0.015
EORTC 22863	1987—1995年	401	T_{3-4}为主	放疗第1天开始，共3年	全盆+局部70Gy	局部控制率（8年）	97	79	<0.001
						无转移生存率（8年）	98	56	<0.001
						无病生存率	75	40	<0.001
						无生化复发生存率	81	43	<0.001
						总生存率	78	62	<0.001
Swedish	1998年	91	$T_{1-4p}N_{0-3}M_0$			无病生存率（9.3年）	69	39	0.005
						疾病特异性生存率	73	56	0.06
Harvard	1995—2001年	206	$T_{1b-2b}N_xM_0$ PSA10~40 或 Gleason≥7分	放疗前2个月开始，共6个月	局部适形70Gy	生存率（5年）	88	78	0.04
						无挽救治疗	82	57	0.002
RTOG 96-01	1998—2003年	760	$T_{2-3}N_0M_0$	从放疗开始持续24个月	64.8Gy	总生存率（12年）	76.3	71.3	0.04
						疾病特异性死亡率（12年）	5.8	13.4	<0.001
						远处转移率（12年）	14.5	23.0	0.005

95% CI 0.014~0.905；$P=0.04$），但内分泌治疗 6 个月以上与 6 个月相比无差别。最近 Pisansky 等报道了 RTOG99-10 的结果，在 1 489 例局限性中危前列腺癌中，对放疗联合 4 个月或 9 个月内分泌治疗进行比较，结果表明 9 个月内分泌治疗并无优势。目前的研究表明放疗联合 4~6 个月内分泌治疗可提高局限性中危前列腺癌的无生化复发生存率、降低远处转移率、并提高肿瘤特异性生存率。需要注意的是，早期前列腺癌放疗联合内分泌治疗时，激素治疗产生的毒副作用，如性功能障碍、肌力下降和贫血等，将可能影响患者的生活质量。

二、局部晚期前列腺癌综合治疗中内分泌治疗时长的研究

内分泌治疗联合放疗综合治疗时，长期内分泌治疗疗效优于短期内分泌治疗。RTOG 92-02 从 1995 年开始治疗 1 554 例局部晚期（T_{2C-4}、PSA<150ng/ml）前列腺癌，包括 1992 年 AJCC 临床分期 T_{2C-4}、无淋巴结受侵、卡式功能状态评分≥70 和治疗前 PSA<150ng/ml 的患者。随机分为短期内分泌治疗组和长期内分泌治疗组，在放疗前 2 个月和放疗中都应用戈舍瑞林联合氟他胺，长期内分泌治疗组在放疗结束后继续使用戈舍瑞林 2 年。所有患者接受全盆腔照射 DT44~50Gy，前列腺补量照射 65~70Gy。除总生存率外，放疗联合长期内分泌治疗组的 5 年疾病特异性生存率无病生存率均高于放疗联合短期内分泌治疗组，并降低了生化复发率，远处转移率和局部进展率。Horwitz 等综合分析 RTOG85-31 和 RTOG86-10 的疗效，局部晚期前列腺癌的长期内分泌治疗在无生化复发生存率，远处转移率和疾病特异性生存率均优于短期内分泌治疗。

多项随机对照研究观察更长时间新辅助内分泌治疗联合放疗是否优于短期内分泌治疗。这些研究显示，长期的新辅助内分泌治疗并未进一步提高无病生存率，也未改变复发类型（表 12-10）。

表 12-10　局部晚期前列腺癌新辅助内分泌治疗联合放疗的随机对照研究

研究	入组条件	内分泌治疗 +RT（入组人数）	观察指标	放疗	短期 NHT+放疗	长期 NHT+放疗	P 值
RTOG96-01 2005	$T_{2b-4}N_{0-1}M_0$	3 个月 NHT+RT：265 例 6 个月 NHT+RT：267 例 RT（66Gy）：270 例	局部复发率（5 年）	28%	17%	12%	未报告
			远处转移率	19%	22%	13%	未报告
			无生化复发生存率	38%	52%	56%	未报告
			无病生存率	32%	49%	52%	未报告
			无挽救治疗生存率	63%	68%	78%	未报告
			疾病特异性生存率	91%	92%	94%	未报告
Canada 2004	$T_{1c-4}N_0M_0$	3 个月 NHT+RT：177 例 8 个月 NTH+RT：184 例	无病生存率（5 年）	无	61%	62%	0.61
			无生化复发生存率	无	22.2%	22.3%	0.05
			局部复发	无	10.2%	6.5%	>0.05
			远处转移	无	3.4%	4.4%	>0.05

续表

研究	入组条件	内分泌治疗 +RT（入组人数）	观察指标	放疗	短期 NHT+ 放疗	长期 NHT+ 放疗	P 值
L-200 2004	$T_{2-3}N_0M_0$	5 个月 NHT+RT：147 例 10 个月 NHT+RT：148 例	无生化复发生存率（4 年）	无	65%	65%	0.55
RTOG99-10 2015	局限性中危	4 个月 NHT+RT：237 例 9 个月 NHT+RT：255 例	10 年疾病特异性生存率	无	95%	96%	0.45
			10 年总生存率	无	66%	67%	0.62
			10 年局部复发率	无	6%	4%	0.07
			10 年远处转移率	无	6%	6%	0.80
			10 年生化复发率	无	27%	27%	0.77

NHT：neoad- juvant hormonal therapy（新辅助内分泌治疗）；RT：radiotherapy（放射治疗）

　　Crook 等报道，378 例 T_{1-4} 期前列腺癌随机分为 3 或 8 个月内分泌去势（氟他胺 + 戈舍瑞林）治疗，再常规照射 66Gy。8 个月内分泌治疗比 3 个月显著缩小了前列腺体积，但两组的 5 年无失败生存率（failure-free survival，FFS）相同，分别为 62% 和 61%（P=0.36），失败类型也无差别。放疗后 2 年时对 205 例患者做前列腺活检，结果显示 8 个月组和 3 个月组活检阴性率分别为 77% 和 68%。因此，长期的新辅助内分泌治疗并未提高无病生存率或未改变失败类型。RTOG96-01 得到了相似的研究结果和单纯放疗相比，3 个月新辅助内分泌治疗联合放疗降低了局部复发率，提高了无生化复发生存率，无病生存率和无挽救治疗生存率（P<0.05），6 个月长期内分泌治疗在此基础上，进一步降低了远处转移率，并提高了癌症相关生存率（P<0.05）。和 3 个月内分泌治疗联合放疗相比，6 个月内分泌治疗联合放疗显著降低了远处转移率并提高了无挽救治疗生存率（P<0.05），但其他指标差异均无统计学意义。另一项研究中则显示，10 个月和 5 个月新辅助内分泌治疗比较，并未提高无生化复发生存率。

三、联合新辅助内分泌治疗对前列腺体积和正常组织的影响

　　放疗前新辅助内分泌治疗有效地缩小了前列腺癌体积，改善了靶区剂量，且未增加正常组织剂量。局部晚期前列腺癌因靶区体积大，周围正常组织受照射剂量高，因此可考虑放疗前使用内分泌治疗，以减少照射体积，降低放疗对正常组织的毒副作用。

　　Forman 等总结了 20 例前列腺癌，放疗前应用内分泌治疗后，前列腺体积缩小 37%，膀胱接受 40Gy、52Gy 和 64Gy 照射的体积分别减少了 15%、18% 和 20%，相应接受照射的直肠体积缩小 13%、20% 和 34%。Zelefsky 等证实，放射治疗前应用 3 个月注射用醋酸亮丙瑞林微球和氟他胺治疗，前列腺 PTV 减少 25%（3%~52%）。此后的进一步研究显示，45 例前列腺癌接受 3DCRT 和新辅助内分泌治疗使膀胱和直肠接受 95% 照射剂量的体积分别减少 46% 和 18%。Yang 等在放射治疗前用联合抗雄激素治疗 3 个月，前列腺体积从治疗前的

129cm³ 减少至治疗后的 73cm³（ P=0.005 9 ），直肠接受 80% 照射剂量的体积从 83.2cm³ 减少至 59.9cm³（ P=0.045 ），膀胱接受 80% 剂量的体积从 74.5% 下降至 40.2%。

放疗后活检证实了新辅助内分泌治疗能够改善局部控制率，并增加了放疗敏感性。Zelefsky 等报道新辅助内分泌治疗组的活检阳性率为 10%（ 3/31 ），显著低于单纯放疗组的 46%（ 48/105 ）（ P<0.001 ）。Laverdiere 等报道了随机分组研究的初步结果，$T_{2\sim3}$ 期前列腺癌放疗后 24 个月做活检，放疗前 3 个月行新辅助内分泌治疗联合 64Gy 放疗的活检阳性率为 28%，而单纯放疗的阳性率为 65%。

因此，目前 NCCN、AUA 以及 EUA 前列腺癌治疗指南均推荐局限性低危前列腺癌不使用内分泌治疗，局限性中危前列腺癌使用放疗联合内分泌治疗 4~6 个月（ 新辅助内分泌治疗 2~3 月，然后再同步及辅助内分泌治疗总计 4~6 月 ），局限性高危前列腺癌放疗联合内分泌治疗 2~3 年（ 其中新辅助内分泌治疗 4~6 月，然后再同步及辅助内分泌治疗总计 2~3 年 ）。

第三节　前列腺癌放疗的并发症及处理

放疗的近期和远期毒副作用主要为直肠和泌尿道毒性。远期并发症包括直肠出血、直肠或肛门狭窄、直肠疼痛、前列腺炎、出血性膀胱炎、尿痛、尿道狭窄、膀胱挛缩等，其中尿道狭窄主要发生在经尿道前列腺切除的患者。部分患者放疗后也会出现性功能障碍，放疗后 12~15 个月，73%~82% 的患者能保留性功能，勃起功能障碍随放疗后时间延长逐渐降低，放疗 5 年后为 30%~61%。性功能障碍和放疗引起的血管和神经丛损伤有关。三维适形放疗或调强适形放疗能更好地保护正常组织，降低对直肠或膀胱的毒副作用，改善患者的生活质量。

一、常规外照射

常规外照射剂量为 70Gy 时，60% 的患者将出现 RTOG/EORTC 标准中近期直肠和泌尿道Ⅱ级或Ⅱ级以上毒性。症状在放射治疗第 3 周左右出现，放射治疗结束后几天至数周恢复。远期毒副作用通常在放疗结束 3~6 个月后发生，2 级以上晚期直肠毒副作用发生的中位时间为 12~18 个月。常规照射 70Gy 的远期毒副作用发生率非常低，仅有 7.3% 的患者需住院治疗慢性泌尿道毒副作用如膀胱炎、尿道狭窄和膀胱挛缩；3.3% 的患者因慢性肠道毒性如慢性腹泻、直肠或肛门狭窄、直肠出血或溃疡等需住院诊断和治疗；仅 0.6% 的患者出现肠梗阻或穿孔；致命性毒副作用极罕见（ <0.2% ）。

应用常规外照射技术，如果照射剂量超过 70Gy，远期毒副作用的危险性增加。Leibel 等报道前列腺癌照射 >70Gy，6.9% 的患者出现Ⅲ~Ⅳ级毒副作用，而 <70Gy 组仅为 3.5%；Sandler 等报道照射剂量 >68Gy，3 年时Ⅲ~Ⅳ级直肠毒性为 9%，<68Gy 照射仅为 2%；Schultheiss 等报道 712 例患者接受常规外照射或适形放射治疗，71~74Gy 组患者在 5 年时发生Ⅱ级或Ⅲ级远期直肠毒性的比例为 27%，74~77Gy 组为 35%，>77Gy 为 43%（ P<0.001 ）。直肠并发症和直肠前壁受照射的剂量和体积有关，称为体积效应。Lee 等报道 PTV 为 76Gy 时，使用直肠铅挡块能降低Ⅱ~Ⅲ级直肠毒性发生率至 7%，而无直肠铅挡块为 22%（ P=0.003 ）。

二、三维适形放疗和调强适形放疗

3DCRT 能更好地保护正常组织，减少膀胱和直肠毒性。M.D. 安德森癌症中心的随机研究证明了 3DCRT 能减少长期毒副作用。$T_{2\sim3}$ 期前列腺癌随机接受 70Gy 和 78Gy 照射，常规四野照射 46Gy 后,70Gy 组缩野至前列腺常规四野补量 24~70Gy,后组用六野 3DCRT 补量 32~78Gy。根据 RTOG 标准评价远期正常组织毒副作用,3DCRT 和常规照射的 5 年Ⅱ级及以上膀胱毒性的发生率分别为 9% 和 20%(P=0.8),Ⅱ级及以上直肠毒性分别为 21% 和 14%(P=0.4)。远期直肠毒性有明显的剂量体积效应,25% 直肠接受≥70Gy 和 <25% 直肠接受≥70Gy 的 5 年Ⅱ级及以上直肠毒性发生率分别为 37% 和 13%(P=0.05),所有Ⅲ级直肠毒性均发生在 >30% 直肠接受≥70Gy。因此,3DCRT 时,超过 70Gy 照射剂量的直肠体积应低于 25%。Dearnaley 等的研究表明适形放疗或常规外照射 64Gy 的远期Ⅱ级直肠毒性分别为 5% 和 15%(P=0.01)。Fox Chase 癌症中心报道 3DCRT 和常规放疗比较,Ⅱ级胃肠和泌尿道毒副作用发生率分别为 34% 和 57%(P<0.001)。Zelefsky 等用 3DCRT 或 IMRT 治疗 1 100 例 $T_{1c\sim3}$ 期前列腺癌,肿瘤剂量以 5.4Gy 作为剂量梯度从 64.8Gy 增加到 86.4Gy。3DCRT 时,照射剂量和直肠毒性有关,64.8~70.2Gy 和 75.6~81Gy 患者在 5 年时Ⅱ级直肠毒性发生率分别为 5% 和 14%(P<0.001),但 IMRT 降低了直肠照射剂量和并发症。Zelefsky 等报道 3DCRT 和 IMRT 时直肠接受 75Gy 照射剂量的体积分别为 14% 和 9%(P<0.001)。而且 IMRT 显著改善了 PTV 剂量(81Gy),61 例患者应用常规六野适形放疗 81Gy,189 例应用 IMRT 81Gy,3 年Ⅱ级直肠毒性发生率分别 14% 和 4%(P<0.001)。但 IMRT 并未降低泌尿道毒副作用,这可能与美国纪念斯隆凯特琳癌症中心采用排空膀胱和未限制膀胱照射剂量有关。

三、常见并发症的处理

1. 放射性膀胱炎 调强放疗及图像引导放疗条件下,较严重的放射性膀胱炎发生率极低,即使是高剂量放疗,急性期Ⅲ级及以上泌尿系反应发生率仅为 0~8%(其中放射性膀胱炎为 1%),远期Ⅲ级及以上泌尿系统毒性仅为 2.2%~4.4%。①临床表现:肉眼血尿,或伴尿频、尿急、尿痛等膀胱刺激症状,可为突然、或反复出现,严重者极少见,可表现为排尿困难、急性尿潴留等。超声表现为膀胱壁增厚、内壁毛糙,以后壁三角区较为显著,并可探及突起;CT 可发现后壁三角区增厚隆起及原发病灶表现;膀胱镜可见水泡状改变、出血点、溃疡、团状隆起,膀胱镜活检是诊断放射性膀胱炎的金标准。②预防,在定位时可提前静脉注射造影剂显影膀胱、充分憋尿充盈膀胱,使用调强技术降低膀胱剂量,并在治疗期间行每日 IGRT 以保证膀胱充盈量。③治疗,主要包括药物治疗、高压氧治疗、膀胱灌注、冲洗、激光消融治疗、电凝止血,保守治疗无效者可行尿路改道或膀胱切除等。

2. 放射性直肠炎 现有的放疗技术条件下,Ⅲ级及以上的急性期放射性直肠炎发生率为零,晚期放射性直肠炎发生率仅为 0.7%,胃肠道反应总体发生率为 4.4%,无Ⅳ级及以上毒性。①临床及病理表现:急性放射性直肠炎往往是自限性的,主要表现为轻度腹泻、里急后重、疼痛和轻度直肠出血等。内镜下发现急性损伤包括黏膜溃疡、水肿、红斑和出血。活检可能发现嗜酸性隐窝脓肿、内皮小动脉肿胀、黏膜细胞缺失和广泛的炎症。晚期放射性直肠炎通常在严重急性直肠炎的患者出现,典型症状是直肠出血。内镜在慢性期的发现通常在齿状线周围,包括黏膜易碎、苍白、毛细血管扩张、狭窄、瘘管和溃疡。②预防:除了采用先进的放疗技术降低其物理剂量外,对于有每日 IGRT 及高质控水平的单位,建议在直肠侧的 PTV 尽量缩小至 <3mm,甚至避开直肠前壁。此外,前列腺与直肠之间注射凝胶可降低约 50% 的剂量。饮食方面,应注意低纤维素、低脂以改善放疗引起的腹泻症状,也可避免坚硬粪便反复摩擦;高热量及高蛋白饮食可以逆转营养不良,为机体提供必要的能量。

③治疗：发生放射性直肠炎后，主要采用药物治疗、内镜治疗和手术治疗。药物治疗：口服药物包括调节肠道菌群、补充必需氨基酸和维生素、放射防护剂、抗炎类药物、抗生素、止泻药等；保留灌肠药物包括硫糖铝及类固醇激素、短链脂肪酸等。内镜治疗：扩张，激光，冷冻治疗，射频消融术和间充质干细胞治疗。

3. 性功能障碍　与其他治疗方法相比，放疗引起的性功能障碍，包括 ED 的发生率较低。放疗后 ED 可能与阴茎结构及神经血管束的受照射剂量有关，目前来讲保护以上器官对于 ED 的预防尚无足够明确的证据。磷酸二酯酶选择性抑制剂西地那非和他达拉非已被证明对约 50% 的放疗后患者有效。但在 ED 的预防方面，尚无可靠的数据。此外，社会心理学咨询也是非常重要的治疗手段。

第四节　前列腺癌放疗的随访及监测项目

血清 PSA 水平监测是前列腺癌放疗后随访最重要的项目。建议治疗后的 2 年内每 3 个月复查血清 PSA 及 DRE 检查，2 年后每 6 个月、5 年后每年复查。治疗后出现 PSA 持续升高或 DRE 检查异常，或提示转移的临床症状，如骨痛，建议完善盆腔 MRI 或 CT、骨扫描检查，有条件者可行 PSMA-PET/CT 检查，以尽早发现转移病灶。放疗后前列腺腺体仍存在，PSA 的下降速度比手术治疗后慢，可能在放疗后 1~3 年达到最低值。研究显示放疗后 3~5 年时，PSA 最低值 <0.5ng/ml 与预后良好相关。

（刘　博　秦保龙）

参 考 文 献

［1］李洪振，高献书，纪辰，等. 前列腺癌放疗中前列腺体积缩小与新辅助内分泌治疗时间的关系研究［J］. 中华放射肿瘤学杂志，2015，24（5）：511-515.

［2］刘跃平，李晔雄，肿瘤放射治疗学［M］. 5 版. 北京：中国协和医科大学出版社，2018.

［3］DONOVAN J L，HAMDY F C，LANE J A，et al. Patient-reported outcomes after monitoring，surgery，or radiotherapy for prostate cancer［J］. N Engl J Med，2016，375（15）：1425-1437.

［4］FIZAZI K，FAIVRE L，LESAUNIER F，et al. Androgen deprivation therapy plus docetaxel and estramustine versus androgen deprivation therapy alone for high-risk localised prostate cancer（GETUG 12）：a phase 3 randomised controlled trial［J］. Lancet Oncol，2015，16（7）：787-794.

［5］JACKSON W C，SILVA J，HARTMAN H E，et al. Stereotactic body radiation therapy for localized prostate cancer：a systematic review and meta-analysis of over 6，000 patients treated on prospective studies［J］. Int J Radiat Oncol Biol Phys，2019，104（4）：778-789.

［6］JAMES N D，DE BONO J S，SPEARS M R，et al. Abiraterone for prostate cancer not previously treated with hormone therapy［J］. N Engl J Med，2017，377（4）：338-351.

［7］LUDWIG M S，KUBAN D A，STROM S S，et al. The role of androgen deprivation therapy on biochemical failure and distant metastasis in intermediate-risk prostate cancer：effects of radiation dose escalation［J］. BMC Cancer，2015，15：190.

［8］MORGAN S C，HOFFMAN K，LOBLAW D A，et al. Hypofractionated radiation therapy for localized prostate cancer：executive summary of an ASTRO，ASCO，and AUA evidence-based guideline［J］. Pract Radiat Oncol，2018，8（6）：354-360.

［9］PASCOE C，DUNCAN C，LAMB B W，et al. Current management of radiation cystitis：a review and practical guide to clinical management［J］. BJU Int，2019，123（4）：585-594.

［10］PENG X, ZHOU S, LIU S, et al. Dose-volume analysis of predictors for acute anal toxicity after radiotherapy in prostate cancer patients［J］. Radiat Oncol, 2019, 14（1）: 174.

［11］PHILIPPOU Y, PARKER R A, VOLANIS D, et al. Comparative oncologic and toxicity outcomes of salvage radical prostatectomy versus nonsurgical therapies for radio recurrent prostate cancer: a meta-regression analysis［J］. Eur Urol Focus, 2016, 2（2）: 158-171.

［12］ROSENTHAL S A, HU C, SARTOR O, et al. Effect of chemotherapy with docetaxel with androgen suppression and radiotherapy for localized high-risk prostate cancer: the randomized phase Ⅲ NRG Oncology RTOG 0521 trial［J］. J Clin Oncol, 2019, 37（14）: 1159-1168.

［13］WIDMARK A, GUNNLAUGSSON A, BECKMAN L, et al. Ultra-hypofractionated versus conventionally fractionated radiotherapy for prostate cancer: 5-year outcomes of the HYPO-RT-PC randomised, non-inferiority, phase 3 trial［J］. Lancet, 2019, 394（10196）: 385-395.

［14］YAO L, SHOU J, WANG S, et al. Long-term outcomes of moderately hypofractionated radiotherapy（67.5 Gy in 25 fractions）for prostate cancer confined to the pelvis: a single center retrospective analysis［J］. Radiat Oncol, 2020, 15（1）: 231.

第十三章 前列腺癌内分泌治疗若干问题探讨

第一节 单纯去势治疗

自从 Huggins 和 Hodges 在 1941 年首次报道前列腺癌的激素依赖性以来,去势治疗即在临床上得到广泛应用,目前已成为治疗前列腺癌的重要手段之一。绝大多数患者在前列腺癌的治疗过程中,都会在某一个或几个治疗阶段接受去势治疗。去势的目的是使血清睾酮浓度降低到去势水平,目前对于去势水平的判定尚有争议,通常认为睾酮值降至治疗前基线值的 5%~10% 以下,文献中报道的去势水平各有不同,但最常用的标准是雄激素水平≤50ng/dl。

对于接受根治性治疗的中高危局部进展期前列腺癌患者来说,同时应用去势治疗可能会提高总体生存率。对于不适合手术的非转移性前列腺癌、复发性前列腺癌或局部进展期前列腺癌,去势治疗仅对有症状的患者、PSA 水平高于 50mmol/L 以及 PSA 翻倍时间小于12 个月的患者有益。因此,去势治疗更多是在转移性前列腺癌患者中应用。对此类患者,去势治疗可能延长总体生存、缓解骨痛、并显著降低 PSA 水平,但该治疗方式仍被认为是姑息性的,随着疾病的进展和去势治疗的长期应用,前列腺癌终将从激素敏感进展为去势抵抗性前列腺癌。此时,即使睾酮处于去势水平,肿瘤也将开始进展,最常见的去势抵抗时间约为 14~20 个月,此后的总体生存期通常为 16~18 个月。对于无症状的转移性前列腺癌患者,是否立即开始去势治疗仍存在争议,即刻内分泌治疗可能并不能给这些患者带来明显的总体生存优势,但可能提高癌症特异性生存率,并降低病理性骨折、脊髓压迫、下尿路梗阻的发生率。

去势治疗被越来越广泛地应用于前列腺癌患者的临床管理中,对无法进行局灶治疗的前列腺癌患者有着良好的效果。然而,去势治疗也存在明显的副作用和并发症。

潮热是最常见的副作用之一,常由应激、睡眠不佳、气温变化、体位改变、饮用热饮等因素引起,典型表现为突然的体温升高,面部、颈部及胸背部发热,并可伴有皮肤潮红、大汗、恶心和焦虑。潮热的具体机制尚不明确,有学者认为是血清睾酮浓度降低刺激下丘脑体温调节中枢,从而导致外周血管扩张所致。潮热发生于 55%~80% 的患者,对患者的生活质量有着很大的影响,15%~27% 的患者认为潮热是最不适的治疗副反应。

雄激素可通过两种方式促进血红蛋白的生成:①促进促红细胞生成素的产生;②直接激活红系祖细胞。因此,前列腺癌去势治疗可导致血红蛋白下降。Strum 等的研究显示,接受去势治疗后,90% 的患者血红蛋白下降 10%,13% 的患者下降超过 25%。治疗后 4~6 个月,血红蛋白降低 25~28g/L。然而血红蛋白的降低与生活质量的下降似乎没有明显联系。

性欲下降和勃起功能障碍是最早发现的副作用之一,通常在治疗后几个月内出现。Fowler 等分别对接受去势治疗或根治性前列腺切除术的患者进行随访,治疗前两组性功能障碍的患者比例无显著差异,分别为 23% 和 22%,治疗后比例分别上升至 72% 和 55%

（$P<0.0001$）。Potosky 等对 431 位接受内分泌治疗的各期前列腺癌患者进行的调查显示，治疗后 1 年，接受双侧睾丸切除术的患者中，性欲低下的患者比例从术前的 27.6% 上升至 63.6%，勃起功能障碍的患者比例从 35.0% 上升至 38.6%，无性生活的患者比例从 47.9% 上升至 82.2%；使用促性腺激素释放激素类似物（gonadotropin-releasing hormone analogue，GnRHa）治疗的患者中，性欲低下的患者比例从治疗前的 31.7% 上升至 58.0%，勃起功能障碍的患者比例从 37.9% 上升至 73.3%，无性生活的患者比例从 45.0% 上升至 80.2%。由此可见，接受内分泌治疗后，患者性欲低下和勃起功能障碍的发生率显著高于非内分泌治疗患者，但内分泌治疗的方式（双侧睾丸切除术或 GnRHa）对性欲及勃起功能的影响无显著差别。

长期接受内分泌治疗 10 年，骨质疏松的发病率将提高 80%。骨质疏松本身并不对生活造成很大影响，但一旦出现骨折，则可导致患者生活质量明显下降、活动能力减退、再次骨折风险提高，并伴随着长期的住院时间和大量的医疗费用。内分泌治疗后骨折发病率升高的观点不断被证实。Shahinian 等对 SEER 数据库中 50 613 例前列腺癌患者进行研究发现，存活 5 年以上的患者中，接受内分泌治疗的患者 19.4% 发生了骨折，而接受非内分泌治疗的患者仅为 12.6%（$P<0.001$），且骨折的发生风险与内分泌治疗初始 12 个月内 GnRHa 注射的剂量和次数密切相关。Smith 等的回顾性研究表明，接受内分泌治疗的患者所有骨折发病率为 7.91/100 人年，显著高于对照组的 6.55/100 人年。

众多试验已证实前列腺癌的内分泌治疗可导致糖尿病及心血管系统疾病的发病率升高。前瞻性的研究显示，短期的内分泌治疗即可引起胰岛素水平升高，是导致心血管系统疾病的独立危险因素；长期治疗可引起血糖升高。Wadhwa 等对前列腺癌患者的死亡原因进行调查发现，非前列腺癌相关性死亡高达 53%，其中心血管系统疾病为最主要的死因。Keating 等对 73 196 例 66 岁以上的前列腺癌患者进行随访（中位随访时间 4.55 年，最长 10 年），其中 36.3% 的患者接受 GnRHa 治疗。结果表明，接受 GnRHa 治疗的患者糖尿病、冠心病、心肌梗死及心源性猝死的发病率显著提高，危险比分别为 1.44（$P<0.001$）、1.16（$P<0.001$）、1.11（$P=0.03$）和 1.16（$P<0.004$），且患者接受治疗仅 1~4 个月后，这些影响已经非常显著。Saigal 等对 22 816 名前列腺癌患者进行调查的结论与上述结果相符，接受内分泌治疗 1 年以上的患者新发心血管疾病的概率较对照组升高了 20%。随后 Keating 等对 37 443 名前列腺癌患者的随访再次证实了以上结果，并发现接受手术去势的患者糖尿病、冠心病发病率分别提高 16% 和 40%。

（一）手术去势治疗

手术去势（双侧睾丸切除术）是去势治疗的金标准，手术操作简单，可在全身麻醉、半身麻醉甚至局部麻醉下完成，手术及麻醉相关并发症少。手术的同时可以植入人工睾丸以改善外观，但选择人工睾丸植入术的患者较少。手术去势可以在 24 小时内使血清睾酮浓度迅速降低 90%~95%，达到去势水平，使之成为最快的去势手段。有报道显示，手术去势可将睾酮降至 15ng/dl 以下，与睾酮水平在 20~50ng/dl 的患者相比预后更好。手术去势的有效性被大量研究证实，与对照组相比，去势治疗显著改善了晚期前列腺癌患者的预后和生活质量。虽然与药物去势相比，手术去势更加直接和廉价，但许多男性因担心外观变化、不可逆性等因素，不愿意接受该手术。

（二）药物去势治疗

药物去势指在不切除睾丸的前提下，通过使用药物，使血清睾酮浓度达到去势水平。多项随机对照试验均证明，在总体生存、无进展生存、去势抵抗等方面，药物去势均达到了与手术去势相类似的效果。其主要药物包括雌激素、GnRHa 及 GnRH 拮抗剂三类。

在雌激素中，己烯雌酚的应用最为广泛，在 20 世纪 70 年代前多被用作手术去势的替代疗法。虽然己烯雌酚能显著降低睾酮水平，但常引起心血管事件增加，因此临床应用受到较大限制。

GnRHa 与传统药物己烯雌酚相比疗效类似，而心血管系统风险明显降低。由于其能够降低睾酮水平且具有可逆性的特点，避免了患者身体和心理上的创伤，已取代手术去势，成为内分泌治疗的主要方式。自 1982 年起，GnRHa 被用于药物去势，其中亮丙瑞林和戈舍瑞林最为常用。内源性的 GnRH 由下丘脑合成并分泌，主要作用于垂体前叶，使垂体前叶的黄体生成素、卵泡生成素分泌，到达靶器官后，刺激睾丸生成睾酮。长期使用 GnRHa，将下调垂体中的 GnRH 受体表达，导致睾酮达到去势水平。在用药初期，睾酮水平激增，导致出现"再燃"现象，肿瘤短期内甚至出现快速进展现象，在转移性前列腺癌患者尤为明显。为了预防"再燃"，通常在应用 GnRHa 之前需服用 2~4 周的抗激素类药，阻断睾酮水平升高对外周雄激素受体的影响。

GnRH 拮抗剂也可以有效治疗前列腺癌，可与 GnRH 受体迅速结合，在不产生"再燃"现象的同时使黄体生成素、卵泡刺激素、睾酮水平迅速下降，更有利于有症状的局部晚期患者或转移性前列腺癌患者。有报道提示，与 GnRHa 相比，应用 GnRH 拮抗剂可能带来更长的无进展生存期，然而，该结论仍需要大规模随机对照试验证实。并且由于 GnRH 拮抗剂缺乏长效制剂，故限制了其在临床上的应用。目前 GnRH 拮抗剂主要应用于有症状的晚期前列腺癌患者，且有以下一项或多项情况，不适合单独应用 GnRHa 的患者：①由于前列腺癌转移导致的神经系统损害；②局部侵犯或转移导致的输尿管梗阻或膀胱出口梗阻；③前列腺癌导致的骨转移甚至骨痛。

第二节 单纯抗雄激素类药治疗

考虑到去势治疗相关的安全性问题和生活质量问题，对于局部晚期前列腺癌患者以及转移性前列腺癌患者，需要采用相关的替代方案。抗雄激素类药能与前列腺癌细胞核内的雄激素受体结合，启动细胞凋亡、抑制细胞增殖。根据化学结构不同，可分为甾类抗雄激素类药物和非甾类抗雄激素类药物。甾类抗雄激素类药物以醋酸环丙孕酮为代表，该类药物除了有阻断雄激素受体的作用外，可同时抑制垂体及肾上腺的激素分泌作用。常用的非甾类抗雄激素类药物包括尼鲁米特、氟他胺、比卡鲁胺、恩扎卢胺、阿帕他胺等，该类药物作用机制单一，仅与雄激素受体结合。但非甾类抗雄激素药物可与垂体雄激素受体结合，抑制睾酮的反馈调节，最终可导致部分患者睾酮升高。抗雄激素类药有着使用方便、副作用小等优点，并且避免了手术去势对患者心理的损伤，因而在临床上得到了广泛的应用。

一、甾体类抗雄激素类药物

甾体类抗雄激素类药物主要包括醋酸环丙孕酮、醋酸甲地孕酮等，在小规模研究中，表现出了与去势相仿的治疗效果。在一项纳入 37 名有症状的转移性前列腺癌患者的前瞻性随机对照试验中，19 名患者接受了手术去势，18 名患者服用醋酸环丙孕酮。随访发现，70.6% 抗雄激素类药物治疗的患者症状在治疗 3 月后改善，中位复发时间 9 个月；接受去势治疗的患者中，83.3% 的患者症状在手术 3 月后改善，中位复发时间 11 个月，两组的差异没有统计学意义,且两组的中位生存时间均为 13 个月。然而,此类小样本的临床研究并不能证明甾体类抗雄激素药物的非劣效性。同时也有报道,单用醋酸环丙孕酮与单用戈舍瑞林相比,中位进展时间更短(P=0.016)。考虑到甾体类抗雄激素类药物可引起更大的心血管系统风险,应用已逐渐减少。

二、非甾体类抗雄激素类药物

传统的非甾体类抗雄激素类药物主要包括尼鲁米特、氟他胺、比卡鲁胺等。尼鲁米特单药治疗的研究较少。在每日 300mg 的剂量下,38.5% 的转移性前列腺癌患者对治疗出现应答,中位生存期 23 个月,无进展生存期仅 9 个月。约 1/3 患者出现了视觉相关并发症,较多患者出现恶心和酒精不耐受。鉴于尼鲁米特的治疗效果及较高的副作用发生率,目前已经极少在临床中应用。

Prout 等最早对氟他胺进行了临床研究,共纳入 13 名转移性前列腺癌患者,其中 7 名患者达到客观缓解,同期报道提示 90.5% 的患者出现主观或客观的疾病缓解,奠定了氟他胺治疗晚期前列腺癌的基础。多项研究比较了氟他胺单药抗雄激素的疗效与去势治疗的区别。Boccon-Gibod 等纳入了 104 名新发转移性前列腺癌患者,进行随机对照研究,患者被分为氟他胺治疗组和手术去势组,结果显示两组的中位进展时间几乎相同,且总体生存期均为 69 个月;氟他胺导致的副作用主要为男性乳房发育、潮热、腹泻等,4 例患者因无法耐受副作用而退组。该研究证明每天 3 次、每次 250mg 的氟他胺治疗是可能的手术去势替代方案。其他众多研究也将氟他胺与己烯雌酚相比较,东部肿瘤合作组(The Eastern Cooperative Oncology Group, ECOG)进行了双盲的随机对照试验,纳入 92 名患者,其中 48 例接受己烯雌酚治疗,44 例患者应用氟他胺,两组应答率类似,虽然己烯雌酚组的生存期更长,但也导致了更严重的心血管事件和血栓栓塞并发症。

在比卡鲁胺应用的早期,学者们尝试过 30mg 和 50mg 的剂量,发现均能降低转移性前列腺癌患者的碱性磷酸酶水平。有研究纳入 150 例患者,采用 50mg 剂量治疗转移性前列腺癌,并开展多中心、Ⅱ期临床试验,发现客观应答率为 70%,39% 的患者 PSA 下降 90% 以上或下降至 4ng/ml 以下,小于 6 个转移灶的患者应答率更高,起到了良好的治疗效果。虽然早期试验中碱性磷酸酶下降与去势治疗类似,但 PSA 时代来临后,学者们很快发现 50mg 比卡鲁胺的治疗效果并不如去势治疗。由于抗雄激素治疗更容易耐受,临床试验中也尝试了更高的剂量,最高达 600mg,然而当剂量达到 200mg 时,增加用药剂量似乎对治疗的帮助不大。比卡鲁胺和去势治疗早期的对照试验中,多采用 50mg 剂量。Chodak 等主导了一项多中心随机对照试验,243 名患者每天服用 50mg 比卡鲁胺,另 243 名患者接受去势治疗,两组中位治疗时间分别为 39 周和 42 周。比卡鲁胺组 53% 的患者出现治疗失败、43% 出现疾病进展;去势治疗组 42% 的患者出现治疗失败、33% 的患者出现疾病进展,均优于抗雄激素类药治疗组。虽然在此研究中,比卡鲁胺不及去势有效,但良好的生活质量结果和不良事件的低发生率为我们提供了在更高剂量下评估单纯抗雄激素类药治疗的理由。目前最常用的单纯抗雄激素类药治疗剂量为 150mg。有研究纳入 1 453 例转移性或局部进展期前列腺癌患者,接受比卡鲁胺(150mg)或去势治疗,中位随访时间 100 周,对于入组时即为转移性前列腺癌的患者来说,服用比卡鲁胺的中位生存期短于 6 周,效果不及去势治疗,仅在生活质量等方面显示出优势,具有更好的耐受性。因此,比卡鲁胺 150mg 单纯抗雄激素治疗是转移性前列腺癌患者的另一个选择,尤其适合年轻的、性活跃的、肿瘤负荷相对低的局部晚期肿瘤患者。

正如药理学预测的那样,比卡鲁胺单药治疗对生活质量的影响小于去势治疗和全雄阻断。性生活是男性生活质量极其重要的组成部分,Iversen 对接受去势治疗、全雄阻断、单药抗雄治疗患者的体力、情绪幸福感、性兴趣、社会功能、疼痛、活动限制、整体健康状况等指标进行评价,发现单药抗雄治疗的患者性功能受影响较小。比卡鲁胺 150mg 单药抗雄激素治疗的患者,性功能与基线相比下降 18%,而去势治疗组下降了 37%。此外,单药抗雄治疗对体力的影响也相对较小。该评估包含了日常生活的诸多方面,例如步行、爬楼梯、弯腰、举重、穿衣、洗澡、购物等多项容易受去势引起的肌肉减少影响的运动,虽然组间差异由于样本量等原因没有显示出统计学意义,但结果均显示出单纯抗雄治疗的患者相较于去势治疗,更容易维持正常的生活方式。另外,单纯抗雄治疗对骨密度的影响较小,由于睾酮水平在治疗过程中维持于生理水平,比卡鲁胺并不会导致骨质疏松和骨折的风险增加。29 名患者前列腺癌患者,接受比卡鲁胺治疗的中位治疗时间为 5.5 年,其股骨近端和髋关节的骨密度与同年龄段的男性对照组具有可比性。

在传统非甾体类抗雄激素类药物中,比卡鲁胺的安全性优于尼鲁米特和氟他胺。男性乳房发育、乳房疼痛在抗雄治疗中较为常见;腹泻多发生于应用氟他胺进行治疗时,且耐受性尚可,仅 0.5% 的患者因胃肠道功能紊乱无法耐受治疗;肝脏毒性和无症状的氨基转移酶升高也多见于氟他胺治疗时;仅应用尼鲁米特的临床研究报道了视觉障碍、呼吸障碍和酒精不耐受。大剂量比卡鲁胺单药治疗的结果也提示,该非甾体类抗雄药物具有良好的耐受性,例如潮热等去势治疗中最常见的副作用在比卡鲁胺单药抗雄治疗的过程中似乎并不多见。

传统抗雄激素类药物种类较少,由于不同患者肿瘤生物学行为具有明显差异,各个患者实际可选择的治疗方案非常有限。近年来,随着恩扎卢胺、阿帕他胺等新型抗雄激素类药物的面市,给患者带来了更多选择和希望。

第三节　以药物或手术去势为基础的联合治疗方案

转移性激素敏感性前列腺癌指就诊时即发现转移且未经内分泌治疗的晚期前列腺癌,是严重影响患者预后的重要疾病阶段。在欧美人群中,转移性前列腺癌仅占新发前列腺癌的 5%~6%,而这一比例在中国高达 54%。转移性前列腺癌的预后较差,中位生存时间仅为 40 个月,5 年生存率仅为 40%。在过去的 70 多年,ADT 一直是转移性激素敏感性前列腺癌(metastatic hormone-sensitive prostate cancer, mHSPC)的标准治疗方案。中国 mHSPC 患者的治疗同样以 ADT 为主,包括药物去势或手术去势。尽管绝大多数患者对初始 ADT 内分泌治疗有反应,但随着治疗时间的延长,几乎所有患者都会逐渐进入去势抵抗状态,且一旦进入去势抵抗阶段,患者的平均生存时间不足 3 年。如何有效延长患者进入去势抵抗的时间,从而延长患者的总生存期,是 mHSPC 治疗的核心目标。因此,在 mHSPC 阶段,传统内分泌治疗方案亟待优化改进,以满足临床治疗需求。近年来,随着前列腺癌研究的迅猛发展,针对转移性前列腺癌患者的治疗已经取得了突破性的进展。目前,已有多项大规模临床研究为 mHSPC 的治疗提供了新的证据与方案,以 ADT 为基础的联合治疗能显著地改善 mHSPC 患者的生存预后已成为普遍共识。其中,如 CHAARTED 研究和 STAMPEDE 研究证实的 ADT 联合多西他赛化疗方案,或 LATITUDE 研究和 STAMPEDE 研究提示的 ADT 联合阿比特龙,以及后续的 ENZAMET、ARAMIS 和 TITAN 研究中的 ADT 联合新型雄激素受体拮抗剂等,均将原本用于转移性 CRPC 阶段的治疗方案进行了前移,为 mHSPC 的治疗提供多种有效的治疗方案。从研究结果来看,无论是将化疗或是将新型内分泌治疗前移,均为患者提供了包括生活质量及总体生存时间在内的显著获益。

本节将对以去势治疗为基础的联合治疗方案,包括联合多西他赛化疗与联合新型内分泌药物治疗现状进行介绍与展望。

一、雄激素剥夺治疗联合多西他赛化疗

近年来,我国前列腺癌的发病率和病死率呈逐年递增趋势,并且高危进展性和转移性前列腺癌所占比例较高,约70%的前列腺癌患者发现时已是晚期。事实上,自2004年多西他赛化疗首次应用于转移性CRPC的治疗后,不断有新的探索将多西他赛治疗前移,包括激素敏感性前列腺癌。直至2013年,来自法国的GETUG-AFU 15研究第1次评估了多西他赛联合ADT治疗在mHSPC中的疗效,此后,多项大规模、多中心、前瞻性、随机对照研究奠定了多西他赛联合ADT在mHSPC治疗中的地位。

基于国际上三项大样本随机对照临床研究(GETUG-AFU 15、CHAARTED、STAMPEDE)的结论,针对mHSPC患者早期联合应用ADT与多西他赛化疗可显著改善患者的生存预后。目前,国内外各指南均推荐将内分泌治疗联合多西他赛化疗纳入首次治疗且能够耐受的mHSPC患者的一线标准治疗方案中。多西他赛化疗目前已是贯穿于晚期前列腺癌整个治疗过程的基础治疗手段之一。

CHAARTED研究是首个证实多西他赛联合ADT治疗mHSPC患者有临床受益的多中心、随机对照研究,具有里程碑式的意义。该研究纳入了790例mHSPC,并根据转移情况将患者分成高肿瘤负荷组和低肿瘤负荷组,其中高肿瘤负荷满足存在内脏转移和/或≥4处骨转移灶,且其中≥1处为盆腔或脊椎以外的骨转移的条件。研究结果显示,多西他赛联合ADT治疗较单独ADT治疗可显著延长总体生存(57.6个月 vs 47.2个月;$HR=0.72$;$P=0.001\ 8$)。其中,高肿瘤负荷患者获益更显著($HR=0.63$,95% CI 0.50~0.79;$P<0.001$),高肿瘤负荷组中多西他赛联合ADT治疗组的中位OS为51.2月,而单纯ADT组中位OS为34.4月。然而,低肿瘤负荷患者没有因此获益。

STAMPEDE是一项由英国发起的多臂、多期、多中心研究,该研究纳入了转移性前列腺癌患者、淋巴结阳性患者、高危局部进展患者及高危局部复发患者,主要研究目的为探索多种新治疗药物联合ADT能否延长患者总生存。研究对照组患者入组后接受标准的ADT(±放疗)治疗。该试验设立了多个研究组,包括目前治疗mHSPC的一线药物阿比特龙和多西他赛。研究组入组2 962例患者(A、B、C、E研究臂),按照2∶1∶1∶1随机接受标准去势、去势联合多西他赛化疗、去势联合唑来膦酸、去势联合多西他赛化疗+唑来膦酸治疗。多西他赛化疗用药按75mg/m² 给予6周期(21天为1个周期)联合泼尼松10mg/d治疗。研究的主要终点为总生存时间。研究结果显示,与标准治疗ADT组相比,针对转移性前列腺癌患者,联用多西他赛可以获得15个月的总生存获益($HR=0.76$,95% CI 0.62~0.92),而局限性前列腺癌患者联用多西他赛化疗无总生存获益。因此,CHAARTED研究、STAMPEDE研究结果均表明ADT联合多西他赛化疗较单纯ADT可显著延长mHSPC患者总生存期。

二、雄激素剥夺治疗联合新型内分泌药物治疗

1. 阿比特龙 前列腺癌是一类雄激素驱动的恶性肿瘤。当雄激素与细胞质中的AR结合后,AR激活并形成二聚体,进入细胞核,介导前列腺癌细胞的复制,从而促进肿瘤增殖转

移;另一方面,前列腺癌细胞本身也可介导雄激素合成,抑制雄激素降解,延长其半衰期,从而形成恶性循环。CYP17是一种在睾丸、肾上腺和前列腺肿瘤组织中与雄激素生成密切相关的关键酶。醋酸阿比特龙是CYP17的一种选择性不可逆抑制剂,可抑制雄激素合成通路中关键酶CYP17的活性,从而阻断睾丸、肾上腺乃至前列腺癌细胞的雄激素合成。

在2017年随着LATITUDE研究与STAMPEDE研究结果的公布,mHSPC治疗领域取得了突破性的进展,阿比特龙联合泼尼松+ADT成为mHSPC的标准治疗方案。LATITUDE和STAMPEDE等研究表明,相比于单纯去势治疗,去势治疗联合阿比特龙1 000mg/d与泼尼松5mg/d治疗,可以显著延长mHSPC患者的总生存期,改善患者生存质量。

LATITUDE研究是一项国际多中心、双盲、随机对照的III期临床研究,纳入1 199例高危mHSPC患者。其中mHSPC是指尚未接受过ADT或对ADT有疗效应答的转移性前列腺癌。对于高危mHSPC,LATITUDE研究定义为满足以下条件中的两条:Gleason评分≥8分,或3个及以上的骨病灶,或存在可测量的内脏转移灶。主要研究终点为总生存期及rPFS,次要研究终点包括疼痛进展时间,后续治疗开始时间等。LATITUDE研究最终结果显示,对于高危mHSPC患者,阿比特龙可使死亡风险降低34%,推迟无进展生存时间(33.0个月 vs 14.8个月),延长总生存时间(53.3个月 vs 36.5个月,$HR=0.66$,95% CI 0.56~0.78,$P<0.000\ 1$),并能减缓疼痛的进展(47.4个月 vs 16.6个月),推迟症状性骨相关事件发生和化疗类药物的应用。值得注意的是,如果按照CHAARTED研究标准将入组患者进行高肿瘤负荷与低肿瘤负荷分层分析可以发现,高肿瘤负荷患者中试验组与对照组的总生存期分别为49.7个月VS 33.3个月($HR=0.62$,$P<0.000\ 1$),而低肿瘤负荷患者中两组生存数据并没有统计学差异($HR=0.72$,$P=0.124\ 2$)。LATITUDE研究开启了mHSPC的治疗新时代,以阿比特龙为基础的一线治疗成为高危mHSPC赢得长期生存获益的重要起点。

STAMPEDE研究的治疗对象主要由转移性患者组成,也包括少数高危局部晚期前列腺癌患者(满足至少2项以下条件:肿瘤分期T_3或T_4;Gleason评分8~10分;PSA≥40ng/ml)。研究共纳入1 917例前列腺癌患者(52%为转移性前列腺癌患者,20%为淋巴结阳性的未转移患者,28%为淋巴结阴性未转移患者)。所有患者以1:1的比例随机分配,单独接受ADT治疗或ADT联合阿比特龙(每日1 000mg)和泼尼松龙(每日5mg)治疗。研究组转移性患者持续使用阿比特龙直至发生进展,高危局部晚期患者若接受局部放疗则连续使用阿比特龙2年。对照组接受2年以上ADT治疗,主要研究终点为全因死亡率。总生存时间分析,阿比特龙联合治疗组和单独ADT治疗组的3年OS分别为83% vs 76%($HR=0.63$,95% CI 0.52~0.76,$P<0.001$),与单独ADT治疗相比,阿比特龙联合治疗具有显著生存优势,降低37%死亡风险。阿比特龙联合治疗组3年FFS为75%,单独ADT治疗组为45%($HR=0.29$,95% CI 0.25~0.34,$P<0.001$),阿比特龙联合治疗组疾病进展或死亡风险降低71%,并在各亚组中均显示出获益。此外,在联合治疗组中,次要终点如3年PFS、3年无症状性骨骼事件率等在转移性患者中优势更加显著。尽管该试验的对照组中有约58%的患者在进展后接受阿比特龙或恩扎卢胺,试验组仍体现出总体生存获益,进一步显示了早期使用阿比特龙的优势。更重要的是,STAMPEDE研究表明,阿比特龙联合方案不仅对高肿瘤负荷患者有显著获益,同时对低肿瘤负荷患者同样有显著获益。需要注意的是,在临床应用中,阿比特龙在抑制CYP17降低雄激素合成的同时,也使糖皮质激素皮质醇的合成降低,还会引起促肾上腺皮质激素(adrenocorticotropic hormone, ACTH)水平上调,可能导致高血压和电解质紊乱等不良反应。联合服用泼尼松(皮质醇)能通过补充糖皮质激素抑制ACTH的过高分泌,

降低不良反应的发生率和严重性,提高患者的生活质量。同时,应当密切关注阿比特龙与泼尼松联用时可能产生的低钾血症、体液潴留,以及激素过量引起的心血管不良反应、肾上腺皮质机能不全、肝脏毒性等不良反应。

2. 恩扎卢胺　恩扎卢胺是一种新型非甾体类雄激素受体拮抗剂,可通过识别 AR 的配体结合域,抑制雄激素与 AR 的结合;抑制活化 AR 的核转运以及 AR 与 DNA 的结合,从而阻断 AR 介导的 DNA 转录。恩扎卢胺在前列腺癌中已获批 3 个治疗适应证,包括转移性 CRPC、非转移性 CRPC、转移性激素敏感性前列腺癌。在 mHSPC 中,恩扎卢胺(160mg/d)联合去势治疗可以显著改善 mHSPC 患者的预后。

ARCHES 研究是一个多中心、随机、安慰剂对照的Ⅲ期临床研究,对比了 ADT 联合恩扎卢胺及 ADT 联合安慰剂治疗无症状或轻度症状的 mHSPC 患者的有效性及安全性数据。该研究选取了共 202 个中心 2016 年 3 月至 2018 年 1 月的 mHSPC 患者共 1 150 例,1∶1 随机分组,最终 1 146 例患者入组用药。其中,共有 727 名患者(63.2%)符合 CHAARTED 研究高肿瘤负荷标准。同时,该研究还纳入了 205 名(17.9%)既往接受过多西他赛化疗的患者以及 145 名(12.6%)既往接受过放疗的患者。该研究以 rPFS(包括治疗结束后 24 个月之内发生的未发生影像学进展的死亡)作为主要研究终点,次要终点包括 OS、PSA 进展时间、至去势抵抗时间、至生活质量恶化时间、至新的抗肿瘤治疗时间、有症状的骨相关事件时间以及疼痛进展时间等。截至 2018 年 10 月,研究结果显示,恩扎卢胺 +ADT 相比于对照组可以显著降低 rPFS 和 61% 死亡风险(HR=0.39, 95% CI 0.30~0.50; NR vs 19 个月,P<0.001)。2021 年 5 月,ARCHES 最新随访结果公布,恩扎卢胺联合治疗组的 OS 获益也相当显著,而且各个亚组的生存获益也基本一致。无论低肿瘤负荷还是高肿瘤负荷,恩扎卢胺 +ADT 可显著降低 34% 的死亡风险(NR vs NR,HR=0.66, 95% CI 0.53~0.81;P<0.001),无论有没有接受多西他赛化疗,患者死亡风险均有不同程度降低(HR: 0.74 vs 0.64)。另外,ARCHES 研究进一步证实了恩扎卢胺的安全性,并且恩扎卢胺不需要联合使用糖皮质激素,所以能够很大程度地避免长期应用激素所导致的相关并发症。但是,恩扎卢胺组(特别是接受早期多西他赛的患者)可能出现癫痫等其他毒性反应。

ENZAMET 是一项多中心、随机对照的Ⅲ期临床试验,共入组了 1 125 名 mHSPC 患者,按 1∶1 随机分配至 ADT 联合恩扎卢胺 160mg/d 组或 ADT 联合传统非甾体类抗雄激素药物治疗组。分组因素包括年龄、肿瘤负荷(根据 CHAARTED 定义分组),以及是否同时接受多西他赛治疗。其中 503 例同时接受多西他赛治疗,602 例有较高肿瘤负荷。2022 年美国临床肿瘤学会(American Society of Clinical Oncology, ASCO)年会上报道了 ENZAMET 最新 OS 数据分析结果。研究表明,在中位随访 68 个月后,恩扎卢胺治疗组相比于对照组可延长 mHSPC 患者的 OS,降低约 30% 死亡风险(P<0.000 1)。其中,对照组的中位 OS 为 73.2 个月(64.7~NR),恩扎卢胺组尚未达到。两组 5 年生存率分别为 57% 和 67%。与对照组相比,恩扎卢胺联合 ADT 治疗可延长 mHSPC 患者的 OS,不论肿瘤负荷高低均有获益,且低肿瘤负荷患者获益更为显著。综上,这两项研究清楚地表明,ADT 联合恩扎卢胺对 mHSPC 患者及其各亚组人群均有益。

3. 达罗他胺　作为新一代雄激素受体拮抗剂,达罗他胺可通过抑制雄激素与 AR 的结合、阻止活化 AR 的核转位,抑制 AR 与癌细胞的 DNA 结合来阻断 AR 基因转录。达罗他胺在非转移性 CPRC 治疗中率先得到成果应用。2020 年 9 月,*NEJM* 公布了达罗他胺的Ⅲ期 ARAMIS 研究结果,表明达罗他胺联合 ADT 不仅可以降低转移风险(40.4 个月 vs 18.4 个月，$HR=0.41$；95% CI 0.34~0.50；$P<0.001$），还可以降低 31% 的死亡风险（$HR=0.69$；95% CI 0.53~0.88；$P=0.003$），显著改善非转移性 CRPC 患者总生存期（3 年生存率，83% vs 77%）。因此，以达罗他胺为代表的新型 AR 拮抗剂成为非转移性 CRPC 的标准治疗药物，改变了非转移性 CRPC 的治疗格局。

在 mHSPC 治疗中，达罗他胺同样显示出良好的治疗效果，2022 年 8 月 FDA 批准了 mHSPC 为达罗他胺的治疗适应证。ARASENS 研究是一项随机、双盲的安慰剂对照试验，是全球首个前瞻性设计三药联合方案。研究共纳入 1 306 例首诊或复发的 mHSPC 患者，按 1∶1 随机分为多西他赛 +ADT+ 达罗他胺组和多西他赛 +ADT+ 安慰剂治疗组，评估达罗他胺治疗 mHSPC 的有效性和安全性。2022 年 2 月 17 日，ARASENS 临床试验结果在 2022 年 ASCO 泌尿生殖系肿瘤研讨会（ASCO-GU）及 *NEJM* 发布，结果显示，与安慰剂相比，达罗他胺显著降低 32.5% 的死亡风险，各亚组中一致显示出显著 OS 获益；同时，达罗他胺联合治疗组显著延迟了至 CRPC 的时间；安全性方面，相比安慰剂联合治疗组，达罗他胺联合治疗组未增加安全性风险。此外，ARASENS 研究同步纳入中国患者超过 200 例，使研究结果更加符合中国临床实践。

与此同时，2022 年 ASCO-GU 会议公布了达罗他胺的双药强化治疗研究 ARANOTE 的设计方案。ARANOTE 是一项国际、多中心、随机、双盲、安慰剂对照的Ⅲ期临床研究，目的为评估达罗他胺联合 ADT 治疗 mHSPC 患者的有效性和安全性。研究共纳入 555 例患者，按 2∶1 被随机分配接受达罗他胺（600mg，每日 2 次）或安慰剂联合 ADT 治疗。主要研究终点是 rPFS，次要研究终点包括 OS、至 CRPC 的时间、至 PSA 进展的时间和安全性等。研究目前正在进行中，预计研究完成日期为 2025 年 9 月。在达罗他胺联合多西他赛化疗以外，达罗他胺联合 ADT 的强化治疗效果如何，将需要更多证据的支持。

4. 阿帕他胺　阿帕他胺是新一代的口服雄激素受体拮抗剂。在非转移性 CRPC 治疗中，临床研究证实阿帕他胺可显著延长患者的无转移生存 24.3 个月，显著延长总生存 21.1 个月，是目前唯一实现高危非转移性 CRPC 患者 OS 超过 6 年的药物。

2019 年 ASCO 会议正式公布的 TITAN 研究结果表明，阿帕他胺联合 ADT 治疗可显著改善 mHSPC 预后，而且阿帕他胺联合 ADT 治疗作为 mHSPC 的一线治疗已在 NCCN 指南中得到Ⅰ类证据推荐。TITAN 研究是一项多中心、随机、安慰剂对照、双盲研究。研究纳入了 1 052 例 mHSPC 患者，1∶1 随机分配接受阿帕他胺（240mg，每日 1 次）+ADT 方案（$n=525$）或安慰剂 +ADT 方案（$n=527$），治疗直至病情进展或出现不可接受的治疗相关毒性或治疗结束。2021 年 ASCO-GU 会议上公布了 TITAN 研究的最新研究数据。在经过了 44 个月的中位随访时间后，mHSPC 患者早期应用阿帕他胺联合 ADT 治疗的 4 年生存率可以达到 65% 左右，并且显著降低了 35% 的死亡风险（$P<0.000\ 1$）。在排除交叉入组后，阿帕他胺的 4 年生存率相比对照组可提高 27.3%，实际可降低患者死亡风险高达 48%。OS 的亚组分析显示，阿帕他胺对各种类型的 mHSPC 患者均可带来明显甚至显著的治疗获益。值得注意的是，无论 mHSPC 患者肿瘤负荷高低，阿帕他胺均可带来显著的 OS 获益。阿帕他胺可显著降低高肿瘤负荷患者 30% 的死亡风险，显著降低低肿瘤负荷患者 48% 的死亡风险。在研究最终分析中，试验组相对于对照组在至第二次疾病进展以及至去势抵抗的时间上也表现出显著的差异。对照组患者中位至 CRPC 时间为 11.4 个月，而阿帕他胺联合治疗组患者在近 4 年的随访时间里仍未达到中位至 CRPC 时间，显著推迟了 66% 的 CRPC 进展风险。此外，研究表明，使用阿帕他胺联合 ADT 治疗后进展的 mHSPC 患者，无论选择新型内分泌治

疗（如阿比特龙）还是紫杉烷类化疗作为后续治疗方案,均能够给患者带来显著大于安慰剂组的生存获益,有效降低患者的第二次疾病进展或死亡的风险。在安全性方面,无论是整体的 AE 发生率或是Ⅲ~Ⅳ级 AE 发生率,阿帕他胺均与对照组保持一致,未增加治疗相关不良事件的发生率。在临床实践中,阿帕他胺组比安慰剂组更容易出现多为Ⅰ~Ⅱ级的皮疹。

5. 新型内分泌治疗与基于多西他赛的化疗在 mHSPC 中的治疗选择与思考 对于 mHSPC 的两种Ⅰ类推荐治疗方案即新型内分泌治疗 +ADT 和基于多西他赛的化疗 +ADT 如何进行选择,目前已有研究进行了初步的探索。以醋酸阿比特龙为例,如前文所述,STAMPEDE 作为多臂、多期、多中心、随机对照研究,评估了不同治疗策略在局部晚期或新发的转移性激素敏感性前列腺癌系统治疗中的疗效。通过对 arm C（Standard of Care+ 多西他赛 + 泼尼松,SOC+DocP）和 arm G（SOC+ 阿比特龙 + 泼尼松,SOC+AAP）中同时期纳入的患者进行分析,STAMPEDE 研究实现了一线药物阿比特龙和多西他赛的直接比较。研究共纳入 566 名患者（SOC+DocP 组 189 名,SOC+AAP 组 377 名）,分析结果显示:阿比特龙组相对于多西他赛组 OS 无显著差异,*HR*=0.69（95% *CI* 0.82~1.65）;阿比特龙组的患者 FFS 和 PFS 则获益明显,*HR* 分别为 0.51（95% *CI* 0.39~0.67）、0.65（95% *CI* 0.48~0.88）。交互作用检验结果显示,无论患者是否存在远处转移,治疗效果均无显著性差异。在 2020 年 ASCO-GU 大会上最新公布的生活质量数据显示,阿比特龙组生活质量评分优于多西他赛组。由此,STAMPEDE 研究结果表明,虽然 OS 获益在两组中无明显差异,但是 FFS 和 PFS 的结果为新诊断 mHSPC 患者一线选择阿比特龙治疗提供了有力的证据支持。结合上述生存数据和生活质量的结果,与多西他赛组相比,初发 mHSPC 患者采用阿比特龙治疗可能达到更好的疾病控制,并且在治疗过程中可以维持较长时间的高生活质量水平。另一方面,越来越多的证据表明,针对前列腺癌组织与外周血的循环肿瘤 DNA（circulating tumor deoxyribonucleic acid, ctDNA）检测可以为晚期转移性前列腺癌患者提供个体化的临床治疗方案指导,最大化延长患者的生存时间。比如,携带 *AR* 突变及 AR-V7 等 AR 剪接体的患者可能对阿比特龙以及恩扎卢胺等原发性耐药,携带 *CDK12* 基因体系突变的患者接受阿比特龙治疗的效果差;携带 *TP53* 基因或 *RB1* 基因体系突变的患者,如接受阿比特龙或多西他赛化疗,疗效均不佳。因此,对于 mHSPC 在阿比特龙或多西他赛的治疗选择中,应当充分考虑包括肿瘤负荷、基因突变、患者状态等综合情况,为患者提供最佳治疗方案。

6. 三药强化联合治疗在 mHSPC 的现状与未来 对于 mHSPC 的标准一线治疗,已经从单独 ADT,到 ADT 联合化疗、新型内分泌治疗、放疗等多模式变化。新的联合治疗模式是否能为 mHSPC 患者带来更大程度的获益仍未明确。对于多方案联合治疗,既往有数项临床试验在亚组分析中评估了三药强化治疗 mHSPC 的疗效,包括 ARCHES、ENZAMET、TITAN 和 PEACE-1,而这些试验的结论不一。目前,仅有少数研究证实了多药强化联合的疗效。其中,PEACE-1 试验证实阿比特龙、ADT 及多西他赛联合治疗 mHSPC 可显著延长 OS（*HR*=0.75;95% *CI* 0.59~0.96;*P*=0.017）,有望改写 mHSPC 的标准治疗方案。另外三项试验均未能证明三药强化治疗可延长 OS,例如,在 ENZAMET 研究中,亚组分析显示,恩扎卢胺联合多西紫杉醇 +ADT 治疗组患者相比于多西他赛联合 ADT 治疗组无显著的生存期获益。

PEACE-1 是一项探究原发转移性去势敏感性前列腺癌患者在多西他赛与 ADT 治疗基础上联合阿比特龙与泼尼松的多中心、随机、开放标签、2×2 析因分析Ⅲ期研究,共纳入 1 173 例患者。最新研究结果表明,在总体人群中,阿比特龙组较非阿比特龙组,降低 46% 的疾病进展风险（*P*<0.000 1）和 18% 的死亡风险（*P*=0.030）。在 ADT 联合多西他赛人

群（联合或者不联合阿比特龙）中，联合阿比特龙组体现出更好的生存获益，包括 rPFS（*HR*=0.50；99.9% *CI* 0.34~0.71；*P*<0.000 1）与 OS（*HR*=0.75；95.1% *CI* 0.59~0.95；*P*=0.017），表明三联治疗方案可帮助 mHSPC 患者实现最长的生存期，中位生存期约长达 61 个月。

　　此外，ARASENS 试验同样探究了三药联合强化治疗在 mHSPC 中的疗效，并取得了令人振奋的结果。如前文所述，ARASENS 试验将 mHSPC 患者随机分配至达罗他胺（每日 2 次，每次 600mg）+ 多西他赛 +ADT 组和多西他赛 + 安慰剂 +ADT 组。研究纳入了 1 306 例患者，86.1% 在初始诊断时已有转移。结果表明，达罗他胺可以显著延长患者 OS，降低 32.5% 的死亡风险（*HR*=0.68；95% *CI* 0.57~0.80；*P*<0.001），且各亚组中一致显示出显著 OS 获益；同时，达罗他胺联合治疗组显著延迟了至 CRPC 的时间。尽管 ARASENS 试验目前纳入低肿瘤负荷 mHSPC 患者的数据有限，ARASENS 是第一项直接比较三药强化治疗与标准治疗的随机对照试验，纳入患者数量多，结果可靠，mHSPC 的标准治疗方案有望开启从双药联合迈入三药强化治疗的时代。目前还有数项注册试验在评估三药强化疗法对 mHSPC 的疗效。这些试验将 ADT 与不同机制的治疗方法联用，包括免疫疗法、PARP 抑制剂和 AKT 抑制剂等。MK3475-991 试验比较帕博利珠单抗 + 恩扎卢胺 +ADT 与恩扎卢胺 +ADT 的疗效，CAPItello-281 试验比较 PI3K/AKT 抑制剂 Capivasertib+ 阿比特龙 +ADT 与阿比特龙 +ADT，而 TALAPRO-3 和 AMPLITUDE 试验则分别评估不同 PARP 抑制剂 + 阿比特龙 +ADT 的疗效。未来，更多的研究将推动 mHSPC 治疗进入三药强化治疗时代。

第四节　间歇性与持续性药物去势的选择

　　传统 ADT 治疗以持续性治疗方案为主，通过周期性的注射 GnRH 类似物或拮抗剂，使患者血清睾酮达到去势水平。ADT 可引发诸多治疗相关的副反应，包括性功能障碍、内分泌功能失衡（如体重增加、胰岛素抵抗和代谢综合征）、心血管相关疾病（如血栓形成和缺血性心脏病风险增加）以及不良生活质量指标（包括抑郁症和身体能力下降）等。这些副反应的发生概率和严重程度随着 ADT 治疗时间的延长而增加。因此，为减少或弱化持续性 ADT 治疗所带来的不良反应，间歇性 ADT 治疗模式应运而生。在间歇性 ADT 治疗期间，患者在接受一定时长的 ADT 治疗后血清睾酮下降至去势水平即暂停用药；并在经过一段无 ADT 治疗的时间窗后再次进入到下一周期的 ADT 治疗。间歇性 ADT 治疗的理论基础为：通过对前列腺肿瘤细胞进行周期性的雄激素剥夺、停药及再暴露，形成治疗间歇期，存活的肿瘤细胞在间歇期进入正常分化阶段并保持对 ADT 治疗的敏感性。由此维持 ADT 治疗的抗肿瘤疗效并推迟去势抵抗的发生。在过去的 30 年间，大量临床研究深入探索了间歇性 ADT 治疗的安全性、有效性及对患者的临床获益。

一、间歇性与持续性雄激素剥夺治疗的临床疗效对比

　　1. 局限性晚期前列腺癌　　多项随机对照试验对局限性晚期前列腺癌阶段间歇性与持续性 ADT 治疗的疗效进行了对比。加拿大主导的 PR.7 临床试验纳入了 1 386 名 PSA>3ng/ml 的在外照射治疗后出现生化复发的前列腺癌患者。其中 690 名被随机分配至间歇性 ADT 治疗组，另 696 名则被分配至持续性 ADT 治疗组。经过中位时间 6.9 年的随访后，在 OS 方面间歇性与持续性 ADT 治疗组患者无显著差异（8.8 年 vs 9.1 年；*HR*=1.02；95% *CI* 0.86~1.21）。在通过对其他变量进行多因素校正分析后，该研究也得到了一致的结果。值

得注意的是,持续性 ADT 治疗组进展到 CRPC 的时间较间歇性 ADT 治疗组明显缩短(HR: 0.81,95% CI 0.68~0.98,P=0.03)。在治疗安全性方面,ADT 治疗所致的副作用,如疲劳、排尿相关问题、潮热、性欲和勃起功能障碍等,在间歇性 ADT 治疗组中均得到不同程度的减轻。

在一项覆盖欧洲多国的 ICELAND 临床试验中,701 名局限性晚期或根治手术 / 放疗后生化复发的前列腺癌患者被随机分配至间歇性(n=340)与持续性(n=361)ADT 治疗组。两组患者在 PSA 进展时间、PSA 无进展生存期、OS、不同时间点的平均 PSA 水平、生活质量及 AE 发生等方面均无显著性差异。

此外,南欧泌尿外科小组则分别使用 GnRHa 联合醋酸环丙孕酮(SEUG 9401)或醋酸环丙孕酮单药(SEUG 9901)治疗方案探索了间歇性与持续性 ADT 治疗的疗效差异。在 SEUG 9401 临床试验中,经过 51 个月的中位随访后,间歇性和持续性 ADT 治疗在局限晚期前列腺癌患者中并未表现出 OS 层面的差异(HR=0.86,95% CI 0.65~1.14,P=0.386)。而在 SEUG 9901 临床试验中,两种治疗方式对于非转移性前列腺癌患者的 OS 影响依旧相似。但在 PSA≤1ng/ml 的患者亚组中,间歇性治疗组相比持续性治疗组患者死亡风险则明显下降(HR=0.79,95% CI 0.61~1.02,P=0.07)。

一项纳入 6 项随机对照试验的 Meta 分析对局限性晚期前列腺癌患者在间歇性与持续性 ADT 治疗中的疗效进行了比较。结果发现,两种治疗方式在死亡率和病情进展方面表现相似,但间歇性 ADT 治疗在改善患者生活质量和减少不良反应发生等方面更具优势。综合现有研究数据可见,对于局限性晚期或复发性前列腺癌患者,间歇性 ADT 治疗具有不劣于持续性 ADT 治疗的临床疗效,且具有更佳的治疗耐受性及更低的不良反应风险。

2. 转移性前列腺癌 SEUG 9401 及 SEUG 9901 研究各纳入了 191 名(30.5%)及 103 名(11.1%)转移性前列腺癌患者。两个临床试验的亚组分析均表明,对于转移性前列腺癌患者,在 OS 层面间歇性和持续性 ADT 治疗具有类似的疗效。SWOG 9346 研究是目前在转移性激素敏感性前列腺癌患者中比较间歇性和持续性 ADT 治疗的最大样本的随机对照试验。该研究纳入的 1 535 名患者被随机分配到持续性 ADT 治疗组(n=765)与间歇性 ADT 治疗组(n=770)。在经过中位 9.8 月的随访后,两组患者的预后结果相似(中位 OS:5.8 个月 vs 5.1 个月,HR=1.10,90% CI 0.99~1.23)。该研究在根据患者的转移负荷、骨痛症状、体能状态评分、基线 PSA 水平、既往内分泌治疗经历、人种、所在地区进行的亚组分析中亦得到一致的结果。在生活质量方面,接受间歇性 ADT 的患者相比接受持续性 ADT 的患者在治疗 3 个月时具有更优的勃起功能和心理健康状况表现,而在 3 月后的随访中这种优势则不再显著。

SWOG 9346 研究的远期随访分析结果显示,相较于持续性 ADT 治疗,间歇性 ADT 对改善内分泌、骨相关事件及认知相关事件方面的副作用并无明显优势,而血栓形成和局部缺血的风险还有所增加。与之相反,一项纳入了 9 772 名 66 岁以上晚期前列腺癌患者的研究则显示,与持续性 ADT 相比,间歇性 ADT 可明显减少严重心血管事件(HR=0.64,95% CI 0.53~0.77),降低心力衰竭(HR=0.62,95% CI 0.49~0.78)及骨折的风险(HR=0.52,95% CI 0.38~0.70)。

国内也有团队开展了相关研究,何青峰等人的一项临床试验纳入了 96 例在初始内分泌治疗后 PSA 明显下降的晚期前列腺癌患者,其中 43 例后续接受间歇性 ADT 治疗,另 53 例则接受持续性 ADT 治疗。该研究结果显示间歇性 ADT 组的 5 年生存率在数值上略高于持续性 ADT 组,但两者并无统计学显著的差异(72.1% vs 63%,P>0.05)。此外,间歇性治疗组的各类不良反应的发生率均明显低于持续性 ADT 组。

尽管多个 Meta 分析的结果显示,间歇性 ADT 治疗可达到与持续性 ADT 治疗类似的疗效,但亦有学者认为,在现有的大多数研究中,间歇性 ADT 与持续性 ADT 治疗相比在患者生存方面的非劣效性受研究随访时间短、未排除非肿瘤相关死亡,以及过于宽松的非劣效检验标准的影响,在临床工作中应当被谨慎解读。

二、间歇性内分泌治疗的方案与原则

目前尚无公认的间歇性 ADT 治疗方案。不同的临床试验所使用的间歇性 ADT 治疗策略亦有不同。此外,关于何类患者应被推荐接受间歇性 ADT 治疗目前尚无统一标准。一般而言,若患者在 ADT 治疗的初期即出现 PSA 进展,提示对内分泌治疗不敏感,应使用持续性而非间歇性 ADT 治疗。

在间歇性 ADT 治疗的临床实践中,目前学界达成了以下共识:第一,在间歇性/持续性 ADT 治疗选择之前,患者应接受 ADT 诱导治疗,通常持续 7~12 个月,旨在判断患者是否对内分泌治疗敏感;第二,在 ADT 诱导治疗后,应通过评估患者的血清 PSA 水平等指标确定后续是否进入治疗间歇期;第三,只有在前列腺肿瘤未出现进展且患者表现出明确的治疗反应时,才可考虑停药。若患者的血清 PSA 水平未下降至相关阈值,则不适合接受间歇性 ADT 治疗。既往研究采用的 PSA 阈值包括 1ng/ml, 4ng/ml, 10ng/ml 等,其中 4ng/ml 较为常用。此外,可通过治疗后 PSA 较基线水平的降幅,如降幅≥80%,判断患者是否适合进行间歇性 ADT 治疗;第四,在患者停药期间,须制订严密的随访方案。通常 3~4 月进行一次 PSA 检测;肿瘤级别越高,则更应随访密切;若患者出现可疑进展,则进行相关影像学检查。当患者 PSA 上升超过预设界值(常以 10ng/ml 或 20ng/ml 为界),或者出现影像学/临床进展,则应重启内分泌治疗。

三、小　　结

间歇性 ADT 治疗自 1986 年被首次报告至今已在临床使用近 40 年。众多研究提示间歇性治疗在维持 ADT 疗效的同时可有效减少治疗相关的不良反应发生。鉴于此,NCCN 指南推荐对合适的 M_0 或晚期前列腺癌患者可考虑使用间歇性 ADT 治疗。值得重视的是,现有的关于间歇性 ADT 治疗的众多研究在试验设计、治疗方案、终点定义、随访时长及患者基线筛选等方面存在较大差异。这些研究间的异质性一方面使临床医师难以客观认识间歇性 ADT 治疗的确切疗效,另一方面也导致目前国内外尚无通用的间歇性 ADT 治疗方案。在临床实践中,医师通常根据患者的个体情况决定间歇性 ADT 治疗的治疗期及间断期。此外,间歇性 ADT 治疗的最佳获益人群目前亦无定论。有研究指出应综合评估患者在初始 ADT 治疗期间对 ADT 的耐受性及肿瘤本身的恶性程度来制订间歇性或持续性 ADT 治疗方案。

第五节　前列腺癌新辅助内分泌治疗

前列腺癌新辅助内分泌治疗指在前列腺肿瘤局灶治疗(根治性手术或根治性放疗)前对患者给予的内分泌治疗。与其他肿瘤类似,前列腺癌新辅助治疗的主要目的是在根治手术或放疗前降低肿瘤负荷,方便局灶治疗的开展,并减少潜在的微转移灶。因此,接受新辅助治疗的前列腺癌患者往往既存在明确的原发灶局灶治疗指征又具有较高的肿瘤复发风险。很明显,高危前列腺癌患者正是满足这一标准的合适人选,因而在临床上常被视作适合接受新辅助治疗的潜在人群。众所周知,绝大多数前列腺肿瘤细胞具有雄激素依赖特征,在局限性前列腺癌阶段更是如此。因此,在前列腺癌的新辅助治疗选择中,内分泌治疗占有重要的地位。早在 1944 年,Vallett 等人就首次报道了新辅助内分泌治疗在前列腺癌患者中的应用。此后,一系列关于前列腺癌根治性手术或根治性放疗前的新辅助内分泌治疗相关研究逐步开展。

一、前列腺癌根治手术前的新辅助内分泌治疗

现有的多数新辅助内分泌治疗相关研究均是在经典内分泌治疗的背景下展开。这些研究探索了术前 3~8 个月的新辅助内分泌治疗对患者术后病理、血清学、临床结局的影响。新辅助内分泌治疗方案主要包括 GnRH 拮抗剂或一代抗雄激素类药物单药治疗及联合使用。

对于外科医师而言,新辅助内分泌治疗最直观的作用是可明显缩小患者的前列腺体积,从而使手术开展更加便利。有研究报道显示,在经过术前平均 3.7 个月的新辅助内分泌治疗后,患者的前列腺体积可平均缩小 33%。但也有学者指出新辅助内分泌治疗后前列腺缩小的成分主要是良性的前列腺组织而非肿瘤本身。在患者的各项术后指标上,大量随机对照试验的结果表明新辅助内分泌治疗可显著降低患者的术后阳性切缘、包膜外侵犯及淋巴结转移的发生。一项纳入了 14 项研究的 Meta 分析显示,新辅助内分泌治疗组患者相较直接手术组,术后切缘阳性(RR=0.49, 95% CI 0.42~0.56, P<0.000 01)及淋巴结转移(RR=0.49, 95% CI 0.42~0.56, P<0.02)的风险明显降低。若干研究结果还显示,新辅助内分泌治疗可使患者的术后 Gleason 评分相较术前穿刺标本出现降级。此外,新辅助内分泌治疗还可显著降低前列腺癌患者的血清 PSA 水平。Gleave 等发现,1 个月的新辅助内分泌治疗可使患者血清 PSA 下降 84%,而 3~8 个月的新辅助内分泌治疗则可使 PSA 进一步降低 52%。

基于以上结果推测,既然新辅助内分泌治疗可在上述临床病理特征层面显著降低前列腺癌患者的术后危险分级,理论上讲,它应该也能延长患者的总体生存时间,但现有的研究结果却并不十分支持这一预期。一项 Meta 分析纳入了 5 项临床研究进行汇总分析,结果显示 5 项研究的随访时间从 6 个月到 7 年不等,均未观察到接受与未接受新辅助内分泌治疗的患者在无疾病生存期上的差异。Meta 分析的结果还显示,在 5 年无复发生存率上,新辅助内分泌治疗组相比直接手术治疗组患者并无明显差异(OR=1.24, 95% CI 0.97~1.57, P=0.13)。类似地,在患者的术后总体生存时间上,Meta 分析的结果亦显示新辅助内分泌治疗并不增加患者获益(OR: 1.11, 95% CI 0.67~1.85, P=0.69)。

二、前列腺癌根治放疗前的新辅助内分泌治疗

4 项随机对照试验探索了在前列腺癌根治放疗前进行新辅助内分泌治疗对患者生存预后的影响。其中有 3 项研究分别在经过 127 个月、109 个月、>120 个月的随访后观察到新辅助内分泌治疗组相比单纯放疗组患者具有更长的无生化复发生存期、无远处转移生存期及肿瘤特异性生存期。而另一项研究由于随访时间相对较短(60 个月),因此仅将无生化复发生存期作为终点指标,但同样得出了新辅助内分泌治疗组患者预后更佳的阳性结果。然

而,另一项 Meta 分析的结果则显示,若以 OS 作为终点进行分析,在 8 年生存率上新辅助治疗组相比单纯放疗组患者并无有统计学意义的差异(53% vs 44%,$P=0.10$)。亚组分析的结果则显示,对于 Gleason 2~6 分的前列腺癌患者,新辅助内分泌治疗可显著提升患者的 8 年生存率(70% vs 52%,$P=0.015$)。

耐人寻味的是,不同研究分析所得出的放疗前新辅助内分泌治疗的最佳获益人群并不一致。在 RTOG 94-08 研究的亚组分析中,新辅助内分泌治疗组无论是在 OS 还是肿瘤特异性生存期层面均仅在中危前列腺癌患者中显示出优于直接放疗组的优势,而在低危及高危患者中则未得到统计学显著的优于对照组的表现。与此不同,TTROG 96-01 研究的结果则支持高危前列腺癌患者更能从新辅助内分泌治疗中获益。此外,关于新辅助治疗的最佳时长在不同的研究中也存在争议。TTROG 96-01 研究的结果显示,6 个月的新辅助内分泌治疗相比 3 个月的治疗能为患者带来更大的预后提升。但另一些研究则指出,延长的新辅助内分泌治疗时间并不能为前列腺癌患者提供额外的生存获益。

三、新型新辅助内分泌治疗药物

传统去势治疗仅能减少睾丸产生的雄激素,而不能抑制肾上腺或肿瘤内的雄激素生物合成。新型内分泌治疗药物靶向作用于雄激素受体信号通路。它们的诞生为前列腺癌内分泌治疗带来了更优的选择。理论上讲,将雄激素抑制作用更强的新型内分泌治疗药物应用于前列腺癌的新辅助内分泌治疗应该能产生相较于传统内分泌治疗更佳的疗效。近年来,一系列临床试验对此进行了深入探索。

2014 年,一项随机对照试验比较了阿比特龙 +GnRHa 作为新辅助内分泌治疗对局限性前列腺癌患者的影响。该研究共纳入了 58 例高危前列腺癌患者,并将所有患者随机分到阿比特龙 +GnRHa 新辅助治疗组($n=29$)或 GnRHa 单药治疗组($n=27$)。在治疗 12 周后,所有患者再次进行了前列腺穿刺,将所得肿瘤组织用于雄激素水平的检测。研究结果发现,联合治疗组患者相比 GnRHa 单药组的肿瘤组织中具有更低的双氢睾酮(0.180pg/mg vs 1.307pg/mg,$P<0.001$)及睾酮(0.061pg/mg vs 0.098pg/mg,$P=0.021\,6$)水平。提示与 GnRHa 单药治疗相比,阿比特龙和 GnRHa 联合的新辅助内分泌治疗具有更佳的抗肿瘤作用。

一项关于恩扎卢胺的新辅助治疗研究结果显示,恩扎卢胺与 GnRHa 的联合治疗相比恩扎卢胺单药治疗,在患者的病理相关结局(包括病理学完全缓解、微小残留病灶、阳性切缘等)、肿瘤组织雄激素抑制(包括睾酮、双氢睾酮、雄烯二酮等)及血清 PSA 下降方面均更具优势。另一小样本的单臂前瞻性研究纳入了 36 例在 6 个月恩扎卢胺联合 ADT 新辅助治疗后接受根治性前列腺切除术的患者,并通过 mpMRI 记录了 59 个前列腺癌病灶。该研究发现,在术前 mpMRI 评估中,55/59(93.2%)的病灶出现了 >50% 的缩小;而在术后病理中则有 15 名患者达到了微小残留病灶的标准(肿瘤 <0.05cm^3 或病理学完全缓解)。

近期,ARNEO 试验报道了阿帕他胺联合地加瑞克进行新辅助治疗的疗效。该研究将所纳入的 89 名高危前列腺癌患者随机分配到阿帕他胺联合地加瑞克组($n=45$)以及地加瑞克单药治疗组($n=44$)。两组患者均接受 12 周的新辅助治疗。结果显示,阿帕他胺联合地加瑞克组相比对照组患者具有更高的微小残留病灶率(38% vs 9.1%,$P=0.002$)。在治疗后血清 PSA 及睾酮水平下降方面,阿帕他胺联合地加瑞克组亦更具优势。

值得注意的是,尽管新型内分泌治疗在前列腺癌新辅助治疗中显示出不错的疗效,也有研究表明,双重新型内分泌治疗联合 GnRHa 并不能进一步为患者带来更大获益。

四、小　结

新辅助内分泌治疗尽管在缩小前列腺体积、减少切缘阳性、降低病理分级及血清PSA等临床病理指标上效果显著，但其对前列腺癌患者长远预后的影响并不明朗。现有的关于传统内分泌治疗在新辅助治疗中应用的相关研究均年代久远，而由于局限性前列腺癌的随访周期较长，目前也缺乏更新的高等级证据。因此，无论是NCCN指南还是EAU指南均不推荐在临床试验之外对前列腺癌患者常规开展新辅助内分泌治疗。近年来，将新型内分泌治疗运用到新辅助阶段的研究逐渐涌现并显露出相比传统内分泌治疗更佳的疗效，但这些新型治疗是否可为患者带来的确切临床获益还有待随访时间的积累，以及更多设计严谨的研究去揭示。有学者提出，在未来，前列腺癌患者的新辅助治疗应基于测序技术精准开展，而不应局限于雄激素受体信号通路的相关治疗。

（曾　浩　潘家骅　赵劲歌　胡　森）

参　考　文　献

［1］董柏君，薛蔚. 转移性前列腺癌基因检测的临床应用价值［J］. 中华泌尿外科杂志，2021，42（Z1）：15-17.

［2］何青峰，吴娟，张景宇，等. 晚期前列腺癌患者间歇性内分泌治疗的疗效观察［J］. 中国癌症杂志，2015，25（12）：989-993.

［3］CHI K N, AGARWAL N, BJARTELL A, et al. Apalutamide for metastatic, castration-sensitive prostate cancer［J］. N Engl J Med, 2019, 381（1）：13-24.

［4］CUCCHIARA V, COOPERBERG M R, DALL'ERA M, et al. Genomic markers in prostate cancer decision making［J］. Eur Urol, 2018, 73（4）：572-582.

［5］DAVIS I D, MARTIN A J, STOCKLER M R, et al. Enzalutamide with standard first-line therapy in metastatic prostate cancer［J］. N Engl J Med, 2019, 381（2）：121-131.

［6］DEVOS G, DEVLIES W, DE MEERLEER G, et al. Neoadjuvant hormonal therapy before radical prostatectomy in high-risk prostate cancer［J］. Nat Rev Urol, 2021, 18（12）：739-762.

［7］FIZAZI K, FOULON S, CARLES J, et al. Abiraterone plus prednisone added to androgen deprivation therapy and docetaxel in de novo metastatic castration-sensitive prostate cancer（PEACE-1）：a multicentre, open-label, randomised, phase 3 study with a 2 × 2 factorial design［J］. Lancet, 2022, 399（10336）：1695-1707.

［8］FIZAZI K, SHORE N, TAMMELA T L, et al. Darolutamide in nonmetastatic, castration-resistant prostate cancer［J］. N Engl J Med, 2019, 380（13）：1235-1246.

［9］FIZAZI K, SHORE N, TAMMELA T L, et al. Nonmetastatic, castration-resistant prostate cancer and survival with darolutamide［J］. N Engl J Med, 2020, 383（11）：1040-1049.

［10］FIZAZI K, TRAN N, FEIN L, et al. Abiraterone plus prednisone in metastatic, castration-sensitive prostate cancer［J］. N Engl J Med, 2017, 377（4）：352-360.

［11］GILLESSEN S, ARMSTRONG A, ATTARD G, et al. Management of patients with advanced prostate cancer: report from the advanced prostate cancer consensus conference 2021［J］. Eur Urol, 2022, 82（1）：115-141.

［12］HE Y, XU W, XIAO Y T, et al. Targeting signaling pathways in prostate cancer: mechanisms and clinical trials［J］. Signal Transduct Target Ther, 2022, 7（1）：198.

［13］JAMES N D, DE BONO J S, SPEARS M R, et al. Abiraterone for prostate cancer not previously treated with hormone therapy［J］. N Engl J Med, 2017, 377（4）：338-351.

［14］MCKAY R R, XIE W, YE H, et al. Results of a randomized phase Ⅱ trial of intense androgen deprivation therapy prior to radical prostatectomy in men with high-risk localized prostate cancer［J］. J Urol, 2021, 206

（1）：80-87.

[15] MENGES D, YEBYO H G, SIVEC-MUNIZ S, et al. Treatments for metastatic hormone-sensitive prostate cancer: systematic review, network meta-analysis, and benefit-harm assessment[J]. Eur Urol Oncol, 2022, 5(6): 605-616.

[16] MORI K, MOSTAFAEI H, SARI MOTLAGH R, et al. Systemic therapies for metastatic hormone-sensitive prostate cancer: network meta-analysis[J]. BJU Int, 2022, 129(4): 423-433.

[17] PERERA M, ROBERTS M J, KLOTZ L, et al. Intermittent versus continuous androgen deprivation therapy for advanced prostate cancer[J]. Nat Rev Urol, 2020, 17(8): 469-481.

[18] SMITH M R, HUSSAIN M, SAAD F, et al. Darolutamide and survival in metastatic, hormone-sensitive prostate cancer[J]. N Engl J Med, 2022, 386(12): 1132-1142.

[19] STENZL A, DUNSHEE C, DE GIORGI U, et al. Effect of enzalutamide plus androgen deprivation therapy on health-related quality of life in patients with metastatic hormone-sensitive prostate cancer: an analysis of the arches randomised, placebo-controlled, phase 3 study[J]. Eur Urol, 2020, 78(4): 603-614.

[20] TSAI H T, PFEIFFER R M, PHILIPS G K, et al. Risks of serious toxicities from intermittent versus continuous androgen deprivation therapy for advanced prostate cancer: a population based study[J]. J Urol, 2017, 197(5): 1251-1257.

第十四章　前列腺癌新型药物治疗及进展

第一节　新型内分泌治疗药物

内分泌治疗包括雄激素剥夺治疗和抗雄激素治疗,在前列腺癌的治疗中占有非常重要的作用。随着新型内分泌治疗药物的出现和应用,内分泌治疗的作用更显突出。在前列腺癌治疗的各个阶段,例如转移性 CRPC、非转移性 CRPC、mHSPC,新型内分泌治疗药物临床研究层出不穷,相继获得治疗适应证。新型内分泌治疗药物包括醋酸阿比特龙、恩扎卢胺、阿帕他胺、达罗他胺和瑞维鲁胺。本节对不同新型内分泌治疗药物的作用机制、临床研究及适应证进行系统阐述。

一、药物类型及主要指标比较

1. 阿比特龙　醋酸阿比特龙是 CYP17 抑制剂首创新药,为 250mg 的白色或类白色片剂,推荐剂量为 1 000mg(4×250mg/ 片)口服(必须空腹服用,服用本品后至少 1 小时内不得进食,或餐后至少 2 小时服用),每日 1 次。

治疗转移性 CRPC 患者时,须联用泼尼松或泼尼松龙 5mg 每日 2 次,口服;治疗新诊断的高危 mHSPC 患者时,须联用泼尼松或泼尼松龙 5mg 每日 1 次,口服。在治疗的同时,患者应接受去势治疗(药物去势或手术去势)。

阿比特龙原研药物最早于 2011 年 4 月 28 日在美国上市,适用于转移性 CRPC 患者;2018 年 2 月美国 FDA 批准新适应证 mHSPC。2016 年 1 月阿比特龙在中国上市,2018 年 12 月获批新适应证 mHSPC,目前适应证为:与泼尼松或泼尼松龙合用,治疗转移性 CRPC 患者、新诊断的高危 mHSPC 患者(包括未接受过内分泌治疗或接受内分泌治疗最长不超过 3 个月患者)。

阿比特龙相关临床研究分为转移性 CRPC 研究(化疗后 COU-AA-301 研究,化疗前 COU-AA-302 研究)和 mHSPC 研究(STAMPEDE G 臂研究,LATITUDE 研究)。

2. 恩扎卢胺　恩扎卢胺在以前被称为 MDV3100,是作用于雄激素受体信号传导通路中三个阶段的新型拮抗剂:①阻断雄激素与 AR 结合;②抑制 AR 的核移位;③影响 AR 与 DNA 结合,阻止基因表达的调节。其与 AR 的亲和力远胜于比卡鲁胺,同时抑制了 AR 的核移位,避免了部分激动剂样作用,为 40mg 的白色至类白色椭圆形软胶囊,内容物为无色至黄色的油状液体。推荐剂量为 160mg(4×40mg/ 片)口服(伴餐或不伴餐均可),每日 1 次。

恩扎卢胺原研药物最早于 2012 年 8 月在美国上市,用于转移性 CRPC 患者;2018 年 7 月美国 FDA 批准恩扎卢胺用于非转移性 CRPC 的新适应证,2019 年 12 月美国 FDA 批准 mHSPC 新适应证。2019 年 11 月在中国上市,2020 年 11 月获批新适应证非转移性 CRPC,目前适应证为:有高危转移风险的非转移性 CRPC 成年患者;ADT 失败后无症状或有轻微症状且未接受化疗的转移性 CRPC 成年患者的治疗。接受恩扎卢胺治疗的患者应进行药物去势或手术去势,无须服用激素。

恩扎卢胺相关研究分为转移性 CRPC 研究(化疗后 AFFIRM 研究,化疗前 PREVAIL 研究、TERRAIN 研究),非转移性 CRPC 研究(PROSPER 研究),mHSPC 研究(ENZAMET 研究,ARCHES 研究)。

3. 阿帕他胺　阿帕他胺是新型雄激素受体拮抗剂,可直接与 AR 的配体结合域结合,抑制 AR 核转位及 DNA 结合,并阻止 AR 介导的转录,为 60mg 的浅黄绿色至灰绿色椭圆形薄膜衣片。推荐剂量为 240mg(4×60mg/片)口服(伴餐或不伴餐均可),每日 1 次。

阿帕他胺原研药物最早于 2018 年 2 月在美国上市,用于非转移性 CRPC;2019 年 9 月美国 FDA 批准阿帕他胺用于 mHSPC 的新适应证。2019 年 11 月在中国上市,目前适应证为:mHSPC 成年患者;有高危转移风险的非转移性 CRPC 成年患者。

4. 达罗他胺　达罗他胺是新型雄激素受体拮抗剂,主要是通过与 AR 结合,阻断雄激素诱导的 AR 信号激活,抑制 AR 核移位,最终抑制 AR 介导的 PSA 以及其他激素调节基因的转录及表达,从而阻断 CRPC 的进展。达罗他胺为 300mg 白色或类白色椭圆形薄膜衣片,推荐剂量为 600mg(2×300mg/片)口服(与食物同服),每日 2 次。

达罗他胺原研药物最早于 2019 年 7 月在美国上市,用于治疗非转移性 CRPC。2021 年 2 月在中国上市,目前适应证为:适用于治疗有高危转移风险的非转移性 CRPC 成年患者。

达罗他胺结构中独特的柔性连接子和极性基团,使得达罗他胺在分子结构上更具优势。与其他雄激素受体拮抗剂比较,达罗他胺与 AR 的结合力是后者的 8~9 倍;同时,达罗他胺对野生型和突变型的 AR 都具有较强的结合能力。此外,达罗他胺不易通过血脑屏障,在安全性方面更有保障。

5. 瑞维鲁胺　瑞维鲁胺是国产新型雄激素受体拮抗剂,可与 AR 紧密结合,同时阻滞受体核转位以及受体与 DNA 结合,从而抑制 AR 信号通路,抑制前列腺癌细胞生长及诱导前列腺癌细胞凋亡。瑞维鲁胺 80mg 为白色薄膜衣片,推荐剂量为 240mg(3×80mg/片),每日一次。2022 年 6 月获批准在中国上市,适应证为高肿瘤负荷的 mHSPC 患者。

以上新型内分泌治疗药物醋酸阿比特龙、恩扎卢胺、阿帕他胺、达罗他胺和瑞维鲁胺按照药物机制分类,醋酸阿比特龙为一类,后四者为一类;按照疾病不同发展阶段转移性 CRPC、非转移性 CRPC、mHSPC,新型内分泌治疗药物分别参与了不同阶段的研究,获得了不同适应证(表 14-1)。

表 14-1　新型内分泌治疗药物主要指标比较

	醋酸阿比特龙	恩扎卢胺	阿帕他胺	达罗他胺	瑞维鲁胺
机制	CYP17 抑制剂	新型雄激素受体拮抗剂	新型雄激素受体拮抗剂	新型雄激素受体拮抗剂	新型雄激素受体拮抗剂
规格	250mg	40mg	60mg	300mg	80mg
用量	1 000mg, qd	160mg, qd	240mg, qd	600mg, bid	240mg, qd
用法	必须空腹	伴餐或不伴餐	伴餐或不伴餐	与食物同服	伴餐或不伴餐
激素同服	√				
半衰期	(12±5)h	5.8d	3d	20h	4d
血脑屏障		可穿过		可能性较低	较低

	醋酸阿比特龙	恩扎卢胺	阿帕他胺	达罗他胺	瑞维鲁胺
转移性CRPC	√	√			
非转移性CRPC		√	√	√	
mHSPC	√	√	√	中国、美国待批	√（中国）
主要不良反应	水钠潴留,肝酶升高	乏力,中性粒细胞减少	乏力,白细胞减少、高甘油三酯血症	尿潴留、感染性肺炎和血尿,中性粒细胞减少,肝酶升高	肝酶升高

二、在不同阶段前列腺癌治疗中的作用

新型内分泌治疗药物是相对于传统内分泌治疗（去势、抗雄激素）而言,在传统内分泌治疗的基础上,除了更进一步抑制雄激素的作用,还表现在不同阶段前列腺癌（转移性 CRPC,非转移性 CRPC 和 mHSPC）治疗中的作用,对患者的针对性更强,作用更彻底（图 14-1）。

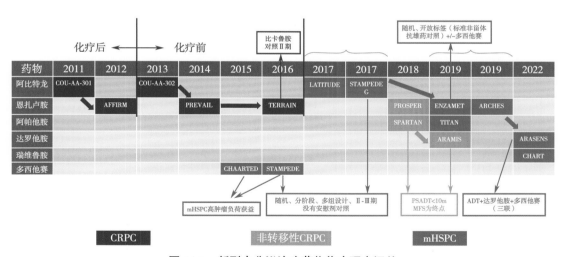

图 14-1　新型内分泌治疗药物临床研究汇总

（一）转移性 CRPC 相关研究（表 14-2）

1. COU-AA-301 研究（2011 年）　2008 年前后,化疗是当时转移性 CRPC 患者的标准一线治疗,此时开展的第 1 个阿比特龙Ⅲ期临床试验 COU-AA-301 研究入组化疗后转移性 CRPC 患者,以转移性 CRPC 二线治疗为切入点,确立了阿比特龙在经过化疗的转移性 CRPC 患者治疗中的地位。研究首次结果在 2011 年发表于 *NEJM*,最终结果在 2012 年发表于 *LANCET ONCOLOGY* 杂志。从 2008 年 5 月至 2009 年 7 月,这项随机、双盲、安慰剂对照、Ⅲ期临床试验从 13 个国家或地区 147 个中心共入组 1 195 例经过化疗的转移性 CRPC

表 14-2 转移性 CRPC 相关研究

研究	队列（例）	时间、国家或地区（中心数）	入选标准	中位随访时间/月	主要终点/月	次要终点/月	意义
COU-AA-301 *NEJM* 2011 *LANCET ONCOL* 2012	随机、双盲、安慰剂对照Ⅲ期（1 195）阿比特龙+泼尼松（797）安慰剂+泼尼松（398）	2008年5月至2009年7月 13个国家或地区（147）	化疗后出现转移性 CRPC; ECOG 评分 0~2 分	20.2	OS: 15.8 vs 11.2	中位至 PSA 进展时间: 8.5 vs 6.6; rPFS: 5.6 vs 3.6; PSA 缓解率: 29.5% vs 5.5%	化疗后转移性 CRPC
AFFIRM *NEJM* 2012	随机、双盲、安慰剂对照Ⅲ期（1 199）恩扎卢胺（800）安慰剂（399）	2009年9月至2010年11月 15个国家或地区（156）	经过化疗的转移性 CRPC; ECOG 评分 0~2 分	14.4	OS: 18.4 vs 13.6	rPFS: 8.3 vs 2.9	化疗后转移性 CRPC
COU-AA-302 *NEJM* 2013 *LANCET ONCOL* 2015	随机、双盲、安慰剂对照Ⅲ期（1 088）阿比特龙+泼尼松（546）安慰剂+泼尼松（542）	2009年4月至2010年6月	未行化疗转移性 CRPC; ECOG 评分 0~2 分; 无症状或轻微症状; 排除内脏转移或服用酮康唑 >7d	49.2	rPFS: 16.5 vs 8.3 OS: 34.7 vs 30.3	中位至癌症镇痛药物使用时间: NR vs 23.7; 中位至细胞毒性药物使用时间: 25.2 vs 16.8; 中位至 ECOG 降低≥1 时间: 12.3 vs 10.9; 中位至 PSA 进展时间: 11.1 vs 5.6	化疗前转移性 CRPC

续表

研究	队列（例）	时间、国家或地区（中心数）	入选标准	中位随访时间/月	主要终点/月	次要终点/月	意义
PREVAIL *NEJM* 2014	随机、双盲、安慰剂对照III期（1 717）恩扎卢胺（872）安慰剂（845）	2010年9月至2012年9月 全球（207）	未行化疗的转移性CRPC；ECOG评分0~2分；可以有内脏转移；除外使用过酮康唑、阿比特龙	22	1年rPFS：65% vs 14%；rPFS：NA vs 3.9 OS：32.4 vs 30.2	中位至细胞毒性药物使用时间：28.0 vs 10.8；中位至FACT-P全球评分下降时间11.3 vs 5.6；中位至首次骨相关事件时间31.1 vs 31.3；中位至PSA进展时间：11.2 vs 2.8	化疗前，无/轻微症状转移性CRPC
TERRAIN *LANCET ONCOL* 2016	随机、双盲、比卡鲁胺对照II期（375）恩扎卢胺（184）比卡鲁胺（191）	2011年3月至2013年7月 北美、欧洲18个国家或地区（84）	转移性CRPC至少满足以下1项：骨扫描至少2处骨转移；CT或MRI上软组织转移病灶；CT或MRI上明确的淋巴结短轴>2cm	20.0	PFS：15.7 vs 5.8	中位至PSA进展时间：19.4 vs 5.8；中位至FACT-P全球评分下降时间：13.8 vs 8.5	对比比卡鲁胺，化疗前转移性CRPC

患者,ECOG 评分为 0~2 分;阿比特龙 + 泼尼松组 797 例,安慰剂 + 泼尼松组 398 例;中位随访时间为 20.2 个月。主要终点为 OS,阿比特龙组较安慰剂组延长 4.6 个月(15.8 个月 vs 11.2 个月,$HR=0.74$,95% CI 0.64~0.86,$P<0.000\ 1$);次要终点包括中位至 PSA 进展时间(8.5 个月 vs 6.6 个月,$HR=0.63$,$P<0.000\ 1$)、rPFS(5.6 个月 vs 3.6 个月,$HR=0.66$,$P<0.000\ 1$)、PSA 缓解率(29.5% vs 5.5%,$P<0.000\ 1$),阿比特龙组均较安慰剂组获益。最常见的不良反应为盐皮质激素浓度升高相关反应,包括低血钾、体液潴留和高血压。最常见的Ⅲ~Ⅳ级不良反应为疲乏(9% vs 10%)、贫血(8% vs 8%)、背痛(7% vs 10%)和骨痛(6% vs 8%)。

2. AFFIRM 研究(2012 年) 2012 年,针对化疗后转移性 CRPC 患者的恩扎卢胺 AFFIRM 研究结果发表于 *NEJM*,确立了恩扎卢胺在化疗后转移性 CRPC 治疗中的地位。AFFIRM 研究全称为"一项评价试验性药物 MDV3100 有效性和安全性的研究"(a study evaluating the efficacy and safety of the investigational drug MDV3100, AFFIRM)。 从 2009 年 9 月至 2010 年 11 月,这项涉及 15 个国家或地区 156 个中心的随机、双盲、Ⅲ期临床试验共入组 1 199 例经过化疗的转移性 CRPC 患者,ECOG 评分 0~2 分;恩扎卢胺组 800 例,安慰剂组 399 例;中位随访时间为 14.4 个月。主要终点为 OS,恩扎卢胺组较安慰剂组延长 4.8 个月(18.4 个月 vs 13.6 个月,$HR=0.63$,95% CI 0.53~0.75,$P<0.001$)。次要终点 rPFS 等,恩扎卢胺组也较安慰剂组获益(rPFS:8.3 个月 vs 2.9 个月,$HR=0.4$,$P<0.001$)。

3. COU-AA-302 研究(2013 年) 当针对化疗后患者的 COU-AA-301 研究还在实施中时,针对未经化疗转移性 CRPC 患者的 COU-AA-302 研究于 2009 年开展,该研究最终确立了阿比特龙在未经化疗的转移性 CRPC 患者治疗中的地位。2013 年,初步结果发表于 *NEJM*,总生存期数据在 2015 年发表于 *LANCET ONCOLOGY* 杂志。从 2009 年 4 月至 2010 年 6 月,这项随机、双盲、安慰剂对照、Ⅲ期临床试验共入组 1 088 例未行化疗的转移性 CRPC 患者,ECOG 评分为 0~1 分,无症状或有轻微症状,排除内脏转移或服用酮康唑 >7d 的患者;阿比特龙 + 泼尼松组 546 例,安慰剂 + 泼尼松组 542 例;中位随访时间为 49.2 个月(新型内分泌治疗药物临床研究中随访时间最长);主要终点为 rPFS 和 OS。阿比特龙组较安慰剂组 rPFS 延长 8.2 个月(16.5 个月 vs 8.3 个月,$HR=0.53$,95% CI 0.45~0.62,$P<0.001$),OS 延长 4.4 个月(34.7 个月 vs 30.3 个月,$HR=0.81$,95% CI 0.70~0.93,$P=0.003\ 3$)。次要终点包括中位至癌症镇痛药物使用时间(NR vs 23.7 个月,$P<0.001$)、中位至细胞毒性药物使用时间(25.2 个月 vs 16.8 个月,$P<0.001$)、中位至 ECOG 降低至少 1 分时间(12.3 个月 vs 10.9 个月,$P=0.005$)、中位至 PSA 进展时间(11.1 个月 vs 5.6 个月,$P<0.001$),阿比特龙组均较安慰剂组获益。最常见的Ⅲ~Ⅳ级不良反应为心脏问题(8% vs 4%)、谷丙转氨酶升高(6% vs<1%)和高血压(5% vs 3%)。

上述国际 COU-AA-301 研究、COU-AA-302 研究确立了阿比特龙在化疗后、化疗前转移性 CRPC 治疗中的作用。此后在我国开展了桥接研究 COU-AA-3001(2012 年 7 月至 2014 年 4 月)、COU-AA-3002,进一步证明了阿比特龙可有效治疗亚洲转移性 CRPC 患者。

4. PREVAIL 研究(2014 年) PREVAIL 研究确立了恩扎卢胺在化疗前的转移性 CRPC 治疗中的地位,2014 年发表于 *NEJM*。从 2010 年 9 月至 2012 年 9 月,这项涉及全球 207 个中心的随机、双盲、安慰剂对照、Ⅲ期临床试验共入组 1 717 例未经化疗的转移性 CRPC 患者,ECOG 评分 0~1 分,可以有内脏转移,但除外使用过酮康唑、阿比特龙的患者;恩扎卢胺组 872 例,安慰剂组 845 例;中位随访时间为 22 个月。主要终点为 rPFS,恩扎卢胺组较安慰剂组获益(1 年 rPFS:65% vs 14%,$HR=0.19$,95% CI 0.15~0.23,$P<0.001$,rPFS:NA vs 3.9 个月),降低

了 81% 的风险；主要终点 OS，恩扎卢胺组较安慰剂组延长 2.2 个月（32.4 个月 vs 30.2 个月，HR=0.71，95% CI 0.60~0.84，P<0.001），降低了 29% 的死亡风险。次要终点包括中位至细胞毒性药物使用时间（28.0 个月 vs 10.8 个月，P<0.001）、中位至 FACT-P 全球评分下降时间（11.3 个月 vs 5.6 个月，P<0.001）、中位至首次骨相关事件时间（31.1 个月 vs 31.3 个月，P<0.001）、中位至 PSA 进展时间（11.2 个月 vs 2.8 个月，P<0.001）恩扎卢胺组均较安慰剂组获益。

5. TERRAIN 研究（2016 年）　类似地，TERRAIN 研究以比卡鲁胺为对照组，验证了恩扎卢胺在未经化疗的转移性 CRPC 治疗中的地位，2016 年发表于 *LANCET ONCOLOGY* 杂志。从 2011 年 3 月至 2013 年 7 月，这项涉及北美、欧洲 18 个国家的 84 个中心的随机、双盲、II 期临床试验共入组 375 例未经化疗的转移性 CRPC 患者，满足以下至少 1 项：骨扫描至少 2 处骨转移；CT 或 MRI 上软组织转移病灶；CT 或 MRI 上明确的淋巴结短轴 >2cm。恩扎卢胺组 184 例，比卡鲁胺组 191 例。中位随访时间为 20.0 个月。主要终点为 PFS，恩扎卢胺组较比卡鲁胺组获益（15.7 个月 vs 5.8 个月，HR=0.44，95% CI 0.34~0.57，P<0.000 1）。需要注意的是此项临床试验为非安慰剂对照的 II 期临床试验，且例数较 PREVAIL 研究少得多。

（二）非转移性 CRPC 研究（表 14-3）

非转移性 CRPC 是转移性 CRPC 之前的重要阶段，代表着影像学不可见转移灶的 CRPC 阶段。从非转移性 CRPC 到出现转移性 CRPC，一般会经历 14~18 个月，延长此阶段，就可能延长患者的 OS。从 2018 年到 2019 年，恩扎卢胺、阿帕他胺和达罗他胺有关非转移性 CRPC 的研究密集发表，在此领域展现出"三强争霸"的态势。

1. PROSPER 研究（2018 年）　PROSPER 研究确立了恩扎卢胺在非转移性 CRPC 治疗中的作用，发表于 2018 年 *NEJM*，更新于 2020 年 *NEJM*。2013 年 11 月至 2017 年 6 月，这项涉及 32 个国家（>300 个中心）的随机、双盲、安慰剂对照、III 期临床试验共入组 1 401 例非转移性 CRPC 患者，PSA 倍增时间 <10 个月，ECOG 评分 0~1 分，除外神经内分泌分化、印戒细胞、小细胞特征，除外脑转移、活动性软脑膜疾病、癫痫病史或可能诱发癫痫疾病。恩扎卢胺组 933 例，安慰剂组 468 例。中位随访时间为 48 个月。主要终点为无转移生存率（metastasis-free survival，MFS，）恩扎卢胺组较安慰剂组延长了 21.9 个月（MFS：36.6 个月 vs 14.7 个月，HR=0.29，95% CI 0.24~0.35，P<0.001），降低了 71% 影像学进展或死亡风险。次要终点为中位至 PSA 进展时间（37.2 个月 vs 3.9 个月，P<0.001）、中位至抗肿瘤药物时间（39.6 个月 vs 17.7 个月，P<0.001）、OS（67 个月 vs 56.3 个月，HR=0.73，95% CI 0.61~0.89，P=0.001），恩扎卢胺组较安慰剂组获益。

2. SPARTAN 研究（2018 年）　发表于 2018 年 *NEJM* 的 SPARTAN 研究确立了阿帕他胺在非转移性 CRPC 中的应用价值，最终结果于 2021 年发表在 *European Urology* 杂志。从 2013 年 10 月至 2016 年 12 月，北美洲、欧洲、亚太 26 个国家或地区的 332 个中心，随机、双盲、安慰剂对照、III 期临床试验共入组 1 207 例非转移性 CRPC 患者，PSA 倍增时间 <10 个月。阿帕他胺组 806 例，安慰剂组 401 例。中位随访时间为 52.0 个月（新型内分泌治疗药物临床研究中随访时间最长者）。主要终点为 MFS，阿帕他胺组较安慰剂组延长 24.3 个月（40.5 个月 vs 16.2 个月，HR=0.28，95% CI 0.23~0.35，P<0.001）。次要终点为中位转移时间（40.5 个月 vs 16.6 个月，HR=0.27，95% CI 0.22~0.34，P<0.001）、中位无进展生存期（40.5 个月 vs 14.7 个月，HR=0.29，95% CI 0.24~0.36，P<0.001）、中位症状进展时间（NR vs NR，HR=0.45，95% CI 0.32~0.63，P<0.001）、中位 OS（73.9 个月 vs 59.9 个月，HR=0.78，95% CI 0.64~0.96，P=0.016）、中位至化疗使用时间（NR vs NR），阿帕他胺组均较安慰剂组获益。

表 14-3　非转移性 CRPC 相关研究

研究	队列（例）	时间，国家或地区（中心数）	入选标准	中位随访时间/月	主要终点/月	次要终点/月	意义
PROSPER *NEJM* 2018, 2020	随机,双盲,安慰剂对照Ⅲ期（1 401）恩扎卢胺（933）安慰剂（468）	2013 年 11 月至 2017 年 6 月 32 个国家或地区（>300）	非转移性 CRPC, PSA 倍增时间 <10 个月; ECOG 评分 0~1 分; 除外神经内分泌分化, 印戒细胞, 小细胞特征; 除外脑转移, 活动性软脑膜疾病, 癫痫病史或可能诱发癫痫	48	MFS: 36.6 vs 14.7	中位至 PSA 进展时间:37.2 vs 3.9; 中位至抗肿瘤药物时间:39.6 vs 17.7; OS: 67 vs 56.3	非转移性 CRPC
SPARTAN *NEJM* 2018 *EU* 2021	随机,双盲,安慰剂对照Ⅲ期（1 207）阿帕他胺（806）安慰剂（401）	2013 年 10 月至 2016 年 12 月 北美洲, 欧洲, 亚太 26 个国家或地区（332）	非转移性 CRPC, PSA 倍增时间 <10 个月	52.0	MFS: 40.5 vs 16.2	中位转移时间:40.5 vs 16.6 中位无进展生存期:40.5 vs 14.7 中位症状进展时间:NR vs NR 中位 OS:73.9 vs 59.9 中位至化疗使用时间:NR vs NR	非转移性 CRPC
ARAMIS *NEJM* 2019, 2020	随机,双盲,安慰剂对照Ⅲ期（1 509）达罗他胺（955）安慰剂（554）	2014 年 9 月至 2018 年 3 月	非转移性 CRPC, PSA 倍增时间 <10 个月 ECOG 评分 0~1 分	29.0	MFS: 40.4 vs 18.4	3 年 OS: 83% vs 77% 无疼痛进展比例: 53% vs 32% 未行化疗的比例: 83% vs 75% 无症状性骨相关事件比例:96% vs 92%	非转移性 CRPC

MFS: metastasis-free survival, 无转移生存率。

3. ARAMIS 研究（2019 年） 发表于 2019 年 *NEJM*，更新于 2020 年 *NEJM* 的 ARAMIS 研究为随机、双盲、安慰剂对照Ⅲ期研究，于 2014 年 9 月至 2018 年 3 月在全球入组 1 509 例新诊断的非转移性 CRPC 患者，ECOG 评分 0~1 分，其中达罗他胺组 955 例，安慰剂组 554 例。中位随访时间为 29 个月。主要终点为 MFS，达罗他胺组较安慰剂组延长 22.0 个月（40.4 个月 vs 18.4 个月，*HR*=0.41，95% *CI* 0.34~0.50，*P*<0.001）。次要终点为 OS（83% vs 77%，*P*=0.003）、无疼痛进展比例（53% vs 32%，*P*<0.001）、未行化疗的比例（83% vs 75%，*P*<0.001）、无症状性骨事件比例（96% vs 92%，*P*=0.005），达罗他胺组均较安慰剂组获益。

（三）mHSPC 研究（表 14-4）

当新型内分泌治疗药物在转移性 CRPC 患者中取得成功后，研究者很快将目光转向 mHSPC。化疗这种一般用于转移性 CRPC 的治疗手段，在高危/高肿瘤负荷 mHSPC 中的作用也得到了证实（CHAARTED 研究，STAMPEDE 研究）。有充分的理由对阿比特龙在 mHSPC 中的作用进行研究。当一系列试验按部就班地实施和分析后，2017 年 *NEJM* 接连发表了 STAMPEDE G 臂研究和 LATITUDE 研究，宣告了 mHSPC 阶段应用新型内分泌治疗药物时代的到来。值得注意的是，阿比特龙的 STAMPEDE G 臂研究和 LATITUDE 研究在化疗的 CHAARTED 研究和 STAMPEDE 研究结果发表之前即开始设计和实施，反映了研究者的超前思维。

1. STAMPEDE G 臂研究 晚期或转移性前列腺癌全身治疗药物有效性评价（the systemic therapy in advancing or metastatic prostate cancer：evaluation of drug efficacy，STAMPEDE）研究是一项首次采用分阶段、多组设计的随机对照试验，用以验证阿比特龙与 ADT 联用作为一线治疗对 OS 的获益。

STAMPEDE G 臂研究是一项随机、分阶段、多组设计、Ⅱ~Ⅲ期临床试验，2017 年 6 月 3 日在线发表于 *NEJM*。从 2011 年 11 月至 2014 年 1 月，共入组 1 917 例新诊断的转移性或淋巴结阳性或高危局部晚期（至少符合以下两条：T_3/T_4，Gleason 8~10 分，PSA≥40ng/ml）前列腺癌患者。ADT+ 阿比特龙 + 泼尼松组 960 例，ADT 组 957 例。中位随访时间为 40 个月。主要终点为 3 年 OS，阿比特龙组较安慰剂组获益（83% vs 76%，*HR*=0.63，95% *CI* 0.52~0.76，*P*<0.001）。次要终点包括 3 年 FFS（75% vs 45%，*HR*=0.29，*P*<0.001）、3 年 PFS（80% vs 62%，*HR*=0.40，*P*<0.001）、3 年无症状性骨相关事件率（88% vs 78%，*HR*=0.46，*P*<0.001），阿比特龙组均较安慰剂组获益；前者Ⅲ~Ⅴ级不良反应发生率为 47%，后者为 33%。

2. LATITUDE 研究 于 *NEJM* 在线发表的 LATITUDE 研究以更高等级的研究结果确立了阿比特龙在 mHSPC 治疗中的地位（更新结果在 2019 年发表于 *Lancet Oncology* 杂志。2013 年 12 月至 2014 年 11 月，这项随机、双盲、安慰剂对照Ⅲ期临床试验在欧洲、亚太、拉丁美洲、加拿大 34 个国家或地区的 235 家中心共入组 1 199 例新诊断的 mHSPC 患者（至少符合以下两条：Gleason 评分 8~10 分，≥3 处骨转移，可测量的内脏转移），ECOG 评分 0~2 分，并除外神经内分泌癌和小细胞癌。ADT+ 阿比特龙 + 泼尼松组 602 例，ADT+ 安慰剂组 597 例。中位随访时间为 51.8 个月。主要终点 OS，阿比特龙组较安慰剂组延长 16.8 个月（53.3 个月 vs 36.5 个月，*HR*=0.66，95% *CI* 0.56~0.78，*P*<0.000 1）；另一主要终点 rPFS，阿比特龙组较安慰剂组延长 18.2 个月（33 个月 vs 14.8 个月，*HR*=0.47，95% *CI* 0.39~0.55，*P*<0.001），将影像进展或死亡风险相对降低了 53%。次要终点包括中位至疼痛进展时间（47.4 个月 vs 16.6 个月，*P*=0.000 24）、至骨相关事件时间（NR vs NR，*P*=0.018 1）、至化疗开始时间（NR vs 57.6 个月，*P*<0.000 1）、至后续前列腺癌治疗时间（54.9 个月 vs 21.2 个月，*P*<0.000 1）、

表 14-4　mHSPC 相关研究

研究	队列（例）	时间,国家或地区（中心数）	入选标准	中位随访时间/月	主要终点/月	次要终点/月	意义
STAMPEDE G 臂 *NEJM* 2017	随机,分阶段,多组设计,II~III期（1917）ADT+阿比特龙+泼尼松（960）ADT（957）	2011年11月至2014年1月英国（111）瑞士（5）	新诊断的转移性或淋巴结阳性或高危局部晚期（至少符合以下两条：T_3/T_4, Gleason 8~10分,PSA≥40ng/ml）前列腺癌	40	3年OS:83% vs 76%	3年FFS:75% vs 45%;3年PFS:80% vs 62%;3年无症状性骨相关事件率:88% vs 78%	mHSPC 或高危局部晚期前列腺癌（没有安慰剂对照）
LATITUDE *NEJM* 2017 *Lancet Oncol* 2019	随机,双盲,安慰剂对照III期（1199）ADT+阿比特龙+泼尼松（597）ADT+双安慰剂（602）	2013年12月至2014年11月欧洲,亚太,拉丁美洲,加拿大34个国家或地区（235）	新诊断的mHSPC;ECOG评分0~2分;至少符合以下两条:Gleason 8~10分,≥3处骨转移,可测量的内脏转移;除外神经内分泌癌和小细胞癌	51.8	OS:53.3 vs 36.5rPFS:33 vs 14.8	至疼痛进展时间:47.4 vs 16.6;至骨相关事件时间:NR vs NR;至化疗开始时间:NR vs 57.6;至后续前列腺癌治疗时间:54.9 vs 21.2;至PSA进展时间:33.3 vs 7.4;至第二次疾病进展时间:53.3 vs 30.1	mHSPC
ENZAMET *NEJM* 2019	随机,开放标签III期（1125）ADT+恩扎卢胺±多西他赛（563）ADT+标准非甾体抗雄激素类药±多西他赛（562）	2014年3月至2017年3月全球（83）	新诊断的mHSPC;ECOG评分0~2分	34	3年OS:80% vs 72%	3年PSA无进展生存率:67% vs 37%;3年临床无进展生存率:68% vs 41%	mHSPC
TITAN *NEJM* 2019	随机,双盲,安慰剂对照III期（1052）ADT+阿帕他胺（525）ADT+安慰剂（527）	2015年12月至2017年7月全球23个国家或地区（260）	新诊断的mHSPC;ECOG评分0~1分;可以有内脏或淋巴转移	22.7	2年rPFS:68.2% vs 47.5%2年OS:82.4% vs 73.5%	至细胞毒性药物使用时间:NE vs NE	mHSPC

续表

研究	队列（例）	时间,国家或地区（中心数）	入选标准	中位随访时间/月	主要终点/月	次要终点/月	意义
ARCHES *JCO* 2019	随机,双盲,安慰剂对照Ⅲ期(1 150) ADT+恩扎卢胺(574) ADT+安慰剂(576)	2016年3月至2018年1月 北美洲,拉丁美洲,欧洲,亚洲(202)	mHSPC; 除外神经内分泌分化、印戒细胞、小细胞特征; ECOG评分0~1分	14.4	rPFS: NR vs 19	中位至PSA进展时间: NR vs NR; 中位至使用新的抗肿瘤药物时间: 30.2 vs NR; PSA不可测率: 68.1% vs 17.6%; 客观缓解率: 83.1% vs 63.7%	mHSPC（包括低肿瘤负荷或接受过多西他赛化疗）
ARASENS *NEJM* 2022	随机,双盲,安慰剂对照Ⅲ期(1 306) 达罗他胺+ADT+多西他赛(651) 安慰剂+ADT+多西他赛(655)	2016年11月至2018年6月	mHSPC; ECOG评分0~1分; ADT和多西他赛	43.7, 42.4	OS: NE vs 48.9	至CRPC的时间: NR vs 19.1 至疼痛进展时间: NR vs 27.5 无症状骨骼事件生存:51.2 vs 39.7 第1次有症状的骨骼事件的时间: NR vs NR 开始后续全身抗肿瘤治疗的时间: NR vs 25.3	mHSPC 三联方案
CHART *Lancet Oncol* 2022	随机,开放标签,活性药对照Ⅲ期(654) 瑞维鲁胺+ADT(326) 比卡鲁胺+ADT(328)	2018年6月至2020年8月 中国,波兰,捷克,保加利亚(72)	mHSPC; 除外神经内分泌癌和小细胞癌; 高肿瘤负荷: ≥4处骨转移,至少1处在骨盆和中轴骨外,或淋巴结以外的内脏转移; ECOG评分0~1分	21.2	rPFS: NR vs 25.1; OS: NR vs NR	未报告	mHSPC 高肿瘤负荷

至 PSA 进展时间（33.3 个月 vs 7.4 个月，*P*<0.000 1）、至第二次疾病进展时间（53.3 个月 vs 30.1 个月，*P*<0.000 1），阿比特龙组均较安慰剂组获益。阿比特龙组的 3 级高血压或低血钾发生率组高于安慰剂组。

3. ENZAMET 研究　对于恩扎卢胺在 mHSPC 治疗中的作用，ENZAMET 研究做出了证实，2019 年 6 月发表在 *NEJM*。ENZAMET 研究是涉及全球 83 个中心的随机、开放标签Ⅲ期临床试验，从 2014 年 3 月至 2017 年 3 月，共入组 1 125 例新诊断的 mHSPC 患者，ECOG 评分 0~2 分。ADT+ 恩扎卢胺 ± 多西他赛组 563 例，ADT+ 标准非甾体抗雄激素类药 ± 多西他赛组 562 例。中位随访时间为 34 个月。主要终点为 3 年 OS，恩扎卢胺组较对照组获益（80% vs 72%，*HR*=0.67，95% *CI* 0.52~0.86，*P*=0.002）。次要终点为 3 年 PSA 无进展生存率（67% vs 37%，*HR*=0.39，95% *CI* 0.33~0.47，*P*<0.001），3 年临床无进展生存率（68% vs 41%，*HR*=0.41，95% *CI* 0.33~0.49，*P*<0.001），恩扎卢胺组较对照组获益。

4. TITAN 研究　2019 年 6 月 2 日，ASCO 会议首日公布了 TITAN 研究结果，同步发表于 *NEJM*。TITAN 研究为随机、双盲、安慰剂对照Ⅲ期研究，全球 23 个国家或地区 260 个中心入组 1 052 例新诊断的 mHSPC 患者，ECOG 评分 0~1 分，可以有内脏或淋巴转移，其中 ADT+ 阿帕他胺组 525 例，ADT+ 安慰剂组 527 例。中位随访时间为 22.7 个月。主要终点为 2 年 rPFS、2 年 OS，阿帕他胺组较安慰剂组获益（rPFS：68.2% vs 47.5%，*HR*=0.48，95% *CI* 0.39~0.60，*P*<0.001；OS：82.4% vs 73.5%，*HR*=0.67，95% *CI* 0.51~0.89，*P*=0.005）。次要终点为至细胞毒性药物使用时间（NE vs NE，*HR*=0.39，95% *CI* 0.27~0.56，*P*<0.001），阿帕他胺组较安慰剂组获益。其他次要终点如中位至疼痛进展时间（NE vs NE）、中位至慢性镇痛药物应用时间（NE vs NE）、中位至骨相关事件时间（NE vs NE）尚未达到两组间差异。

5. ARCHES 研究　ARCHES 研究时间为 2016 年 3 月至 2018 年 1 月，涉及北美洲、拉丁美洲、欧洲、亚洲 202 个中心的随机、双盲、Ⅲ期临床试验，共入组 1 150 例 mHSPC 患者，ECOG 评分 0~1 分，除外神经内分泌分化、印戒细胞、小细胞特征。ADT+ 恩扎卢胺组 574 例，ADT+ 安慰剂组 576 例。中位随访时间为 14.4 个月。主要终点为 rPFS，恩扎卢胺组较对照组获益（NR vs 19 个月，*HR*=0.39，95% *CI* 0.30~0.50，*P*<0.001）。次要终点为中位至 PSA 进展时间（NR vs NR，*HR*=0.19，95% *CI* 0.13~0.26，*P*<0.001），中位至使用新的抗肿瘤药物时间（30.2 个月 vs NR，*HR*=0.28，95% *CI* 0.20~0.40，*P*<0.001），PSA 不可测率（68.1% vs 17.6%，*P*<0.001），客观缓解率（objective response rate，ORR；83.1% vs 63.7%，*P*<0.001），恩扎卢胺组较对照组均获益。

6. ARASENS 研究　与前述研究不同的是，ARASENS 研究旨在研究达罗他胺联合 ADT 和多西紫杉醇，与安慰剂比较治疗 mHSPC 的疗效。这项随机、双盲、安慰剂对照Ⅲ期研究，发表于 2022 年 *NEJM*。2016 年 11 月至 2018 年 6 月，全球入组 1 306 例 mHSPC 患者，ECOG 评分为 0~1 分，达罗他胺 +ADT+ 多西他赛组 651 例，安慰剂 +ADT+ 多西他赛组 655 例。中位随访时间两组分别为 43.7 个月、42.4 个月。主要终点为 OS，达罗他胺组获益（NE vs 48.9 个月，*HR*=0.675，95% *CI* 0.57~0.80，*P*< 0.001），达罗他胺联合治疗可显著降低 32.5% 的死亡风险。次要终点为至 CRPC 的时间（NR vs 19.1 个月，*HR*=0.36，95% *CI* 0.30~0.42，*P*<0.001），至疼痛进展时间（NR vs 27.5 个月，*HR*=0.79，95% *CI* 0.66~0.95，*P*=0.01），无症状骨骼事件生存（51.2 个月 vs 39.7 个月，*HR*=0.61，95% *CI* 0.52~0.72，*P*<0.001），第一次有症状的骨骼事件的时间（NR vs NR，*HR*=0.71，95% *CI* 0.54~0.94，*P*=0.02），开始后续全身抗肿瘤治疗的时间（NR vs 25.3 个月，*HR*=0.39，95% *CI* 0.33~0.46，*P*<0.001），达罗他胺联合治疗均更

为获益。

而 ARANOTE 研究是对比达罗他胺和安慰剂治疗 mHSPC 的随机、双盲、安慰剂对照Ⅲ期研究,正在进行中,结果尚未公布。

7. CHART 研究　2022 年 9 月 5 日,*Lancet Oncology* 杂志在线发表了瑞维鲁胺联合 ADT 对比比卡鲁胺联合 ADT 治疗高肿瘤负荷的转移性激素敏感性前列腺癌的Ⅲ期临床研究(CHART 研究)结果。这项随机、开放标签、活性药对照Ⅲ期研究由国内学者叶定伟牵头,中国、波兰、捷克、保加利亚的 72 家中心入组 654 新诊断的 mHSPC 患者,除外神经内分泌分化和小细胞癌,满足高瘤负荷标准(≥4 处骨转移,至少 1 处在骨盆和中轴骨外;或淋巴结以外的内脏转移),ECOG 评分 0~1 分。瑞维鲁胺 +ADT 组 326 例,比卡鲁胺 +ADT 组 328 例,中位随访时间是 21.2 个月。主要终点为 PFS,瑞维鲁胺较比卡鲁胺获益(NR vs 25.1 个月,*HR*=0.44,95% *CI* 0.33~0.58,*P*<0.000 1);另一主要终点为中位 OS,两组均未达到,统计结果表明瑞维鲁胺较比卡鲁胺获益(NR vs NR,*HR*=0.58 95% *CI* 0.44~0.77,*P*=0.000 1)。

三、代表药物的临床研究对比

(一)研究设计的异同

阿比特龙、恩扎卢胺、阿帕他胺、达罗他胺和瑞维鲁胺作为新型内分泌治疗的代表,相关研究有类似之处:

(1)均以去势治疗作为基础治疗,包括药物去势或手术去势。

(2)大部分研究均为随机、双盲、安慰剂对照Ⅲ期研究,只有恩扎卢胺的 TERRAIN 研究是Ⅱ期研究,且以比卡鲁胺为对照;恩扎卢胺的 ENZAMET 研究以标准非甾体抗雄激素类药为对照,而且是开放标签研究;阿比特龙 STAMPEDE G 臂为非盲法Ⅱ~Ⅲ期研究,对照组是空白。

(3)大部分研究是比较去势治疗基础上联合试验组或安慰剂组,是两种治疗方案的联合。但在针对 mHSPC 的研究中,恩扎卢胺的 ENZAMET 研究试验组和对照组均有 +/- 多西他赛,达罗他胺 ARASENS 研究试验组和安慰剂组均联合多西他赛,是三种治疗方案的联合。

新型内分泌治疗药物相关研究设计有不同之处,表现在:

(1)针对的前列腺癌阶段不同:阿比特龙适应证包括转移性 CRPC 和 mHSPC,恩扎卢胺适应证包括转移性 CRPC,非转移性 CRPC 和 mHSPC,阿帕他胺适应证包括非转移性 CRPC 和 mHSPC,达罗他胺适应证包括非转移性 CRPC 和 mHSPC(后者正在审批)。

(2)不同前列腺癌阶段研究的主要终点、随访时间不同:研究主要终点的选择非常重要,甚至关系到研究的成败。对于不同阶段的前列腺癌,研究终点确定后,随访时间即能大致预估,研究的随访时间取决于主要终点;主要终点的选择亦非随意,受研究允许的时间限制。主要终点、随访时间是互相制约、相辅相成的关系。

转移性 CRPC 阶段:转移性 CRPC 患者处于比较晚的疾病阶段,采用 OS 作为主要终点比较合适,但阿比特龙的 COU-AA-301 研究随访时间 20.2 个月,COU-AA-302 研究随访时间 49.2 个月,相差较大,原因在于前者是化疗后研究,患者生存期较短,后者是化疗前研究,患者生存期较长。恩扎卢胺的 AFFIRM 研究、PREVAIL 研究、TERRAIN 研究的随访时间分别为 14.4 个月、22 个月、20.0 个月,AFFIRM 研究是化疗后研究,随访时间不长,PREVAIL 研究、TERRAIN 研究是化疗前研究,为何随访时间不如 COU-AA-302 研究长?原因在于入选标准中可以有内脏转移患者,而 COU-AA-302 研究排除了内脏转移患者。

非转移性 CRPC 阶段:非转移性 CRPC 所处的阶段疾病还未发生转移,患者可能有比较长的 OS,不宜随访太长时间,用是否转移评价效果比较可控,因此首选 MFS 而不是 OS 作为主要终点。恩扎卢胺 PROSPER 研究、阿帕他胺 SPARTAN 研究、达罗他胺 ARAMIS 研究的主要终点均选择 MFS,随访时间分别是 48 个月、52 个月、29 个月,与研究实施的客观时限有关。

mHSPC 阶段:mHSPC 虽然有转移,但处于激素治疗敏感阶段,治疗持续时间比较长,在使用 OS 或者 rPFS 评价效果时加上 2 年或 3 年的时间限制比较合适。阿比特龙 STAMPEDE G 臂研究、LATITUDE 研究随访时间分别是 40 个月、51.8 个月,主要终点分别是 3 年 OS 和 OS;恩扎卢胺的 ENZAMET 研究、ARCHES 研究的随访时间分别是 34 个月、14.4 个月,主要终点前者是 3 年 OS,后者是 rPFS;阿帕他胺 TITAN 研究随访时间为 22.7 个月,主要终点是 2 年 rPFS、2 年 OS;达罗他胺 ARASENS 研究随访时间为 43.7 个月和 42.4 个月,主要终点是 OS。

由上可见,OS 反映了患者的真实生存情况,是评价治疗效果的主要指标。转移性 CRPC 患者处于比较晚的疾病阶段,采用 OS 作为主要终点比较合适;非转移性 CRPC 阶段患者尚未有转移病灶,衡量治疗作用时用 MFS 比较合适;mHSPC 虽然有转移,但处于激素治疗敏感阶段,治疗持续时间比较长,使用 2 年或 3 年的 OS 或者 rPFS 评价比较合适。

(3)mHSPC 亚组结果:多西他赛化疗仅对高肿瘤负荷的 mHSPC 患者有益,但基本上所有新型内分泌治疗药物(阿比特龙、恩扎卢胺、阿帕他胺、达罗他胺)对所有 mHSPC 患者均较安慰剂组有益。

(二)安全性数据

新型内分泌治疗药物的不良反应略有不同。阿比特龙由于对 CYP17 的抑制作用会导致盐皮质激素水平升高,临床最常见的不良反应是高血压、低钾血症、外周水肿、体液潴留和尿路感染。其他重要的不良反应包括心脏疾病、肝脏毒性、骨折和过敏性肺泡炎。联合应用皮质类固醇能够降低这些药物不良反应的发生率和严重程度。3/4 级氨基转移酶升高(至少 5 倍上限)发生率约为 6%,通常发生在治疗开始后前 3 个月。建议在治疗前、治疗开始后前 3 个月每半月 1 次、其后每月 1 次检查氨基转移酶和胆红素。食物会增加阿比特龙的暴露量达 10 倍,因此应该空腹服用阿比特龙(至少在服药前 2 小时及服药后 1 小时内禁食)。

与阿比特龙不同,轻度、中度或重度肝功能损害患者服用恩扎卢胺无须调整剂量。轻度或中度肾功能损害患者服用恩扎卢胺无须调整剂量。恩扎卢胺常见药物不良反应为乏力/疲乏、食欲下降、潮热、关节痛、头晕/眩晕、高血压(约 11%)、头痛和体重降低。常见的实验室检查异常为中性粒细胞减少症(1~4 级发生率为 15%,3~4 级的发生率为 1%)。

有轻度或中度肝损害的患者服用阿帕他胺无须调整剂量,轻度至中度肾损害患者无须调整剂量。阿帕他胺最常见的不良反应为疲乏、关节痛、皮疹、食欲下降、跌倒、体重降低、高血压、潮热、腹泻和骨折。常见的实验室检查异常为白细胞减少、高甘油三酯血症。

服用达罗他胺的轻度肝损害患者无须调整剂量,中度肝损害患者推荐起始剂量为 300mg,每日两次。轻度或中度肾损害患者无须调整剂量。发生率≥1% 的严重不良事件包括尿潴留、感染性肺炎和血尿。常见的实验室检查异常为中性粒细胞计数减低、AST 升高、胆红素升高。

四、小　结

总之,最近十多年的高等级临床研究表明,新型内分泌治疗药物(阿比特龙、恩扎卢胺、阿帕他胺、达罗他胺和瑞维鲁胺)对前列腺癌患者具有较好的治疗效果。不管是 CRPC 患者、非转移性 CRPC 患者,还是 mHSPC 患者,内分泌治疗均有一席之地。内分泌治疗构成了局晚期前列腺癌治疗的主线,新型内分泌治疗加强了这一治疗主线。达罗他胺 ARASENS 研究包含了传统 ADT、新型内分泌治疗药物和化疗,是 mHSPC 治疗领域不同类型药物的"三联"。前列腺癌治疗领域的另外一种新型药物——PARP 抑制剂的 PROpel 研究,将 rPFS 在阿比特龙的基础上继续延长了 8.2 个月,是转移性 CRPC 治疗领域中的"三联"(传统 ADT、阿比特龙、PARP 抑制剂)。传统 ADT、新型内分泌治疗药物、化疗、PARP 抑制剂有无可能联合起来,成为 mHSPC 治疗领域的"四联"药物,在特定的患者群中发挥治疗作用,其结果值得期待。相信今后会有更多、更好的新型内分泌治疗药物应用于临床、造福患者。

第二节　细胞毒性化疗药物

一、多西他赛

多西他赛(docetaxel)又名多西紫杉醇,是一种紫杉烷类抗肿瘤药物,属于抗微管类药物,主要作用于有丝分裂期(M 期)。多西他赛通过加强微管蛋白聚合作用和抑制微管蛋白解聚作用,从而阻止有丝分裂,最终导致细胞死亡,达到抗肿瘤的作用。同时,多西他赛具有的 AR 抑制特性,与其预防微管依赖性核转运有关。多西他赛是首个试验证实可提高转移性 CRPC 患者总生存率的药物。常见不良反应包括骨髓抑制、过敏反应、胃肠道反应、体液潴留、心血管不良反应以及其他不良反应。

1. 新辅助治疗　一项前瞻性研究探讨了局部高危前列腺癌患者行新辅助化疗和内分泌治疗(6 个周期多西他赛 +ADT)的效果,对照组为单纯行根治性前列腺切除术的患者。结果显示,两组 3 年无生化进展生存期差异无统计学意义($HR=0.87$ vs 0.82, $P=0.13$),5 年无生化进展生存期差异无统计学意义($HR=0.81$ vs 0.74; $P=0.06$);但是与对照组相比,新辅助组的无事件生存期有所提高(平均 $HR=0.61$; 95% CI 0.48~0.78)。中位无事件生存期为 4.53 年(95% CI 3.34~5.75 年),手术组的中位无事件生存期为 1.81 年(95% CI 1.23~2.64 年)。该研究数据不支持临床上局部高危前列腺癌患者行根治性前列腺切除术前常规使用新辅助化疗联合内分泌治疗。

2. 在 mHSPC 中的应用　多项大型临床Ⅲ期随机对照试验,比较了 ADT 联合多西他赛化疗($75mg/m^2$,每 3 周 1 次,联合泼尼松 10mg/d,6 个周期)和单独 ADT(药物或手术去势)治疗 mHSPC 的临床疗效,CHAARTED 研究和 STAMPEDE 研究结果均显示相比单纯去势,ADT 联合多西他赛化疗可以显著改善 mHSPC 患者的总体预后。Gravis G 等对上述 2 个试验数据进一步分析表明,对于低转移负荷患者,多西他赛 +ADT 联合治疗较单独 ADT 治疗总生存获益较小,因此,仅推荐多西他赛作为高肿瘤负荷的 mHSPC 的一线选择。Clarke 等人采用 CHAARTED 肿瘤负荷标准对 STAMPEDE 的长时间随访数据进行二次分析,中位随访 78.2 个月后,结果显示多西他赛对 OS 仍有明显的获益($HR=0.81$; $P=0.009$),高肿瘤负荷和低肿瘤负荷亚组之间的治疗效果无显著差异($P=0.827$),两亚组的 HR 也一致(0.81 vs

0.76）。这与 Gravis G 等人的报道的结论不一致,化疗联合内分泌治疗不仅对低肿瘤负荷患者没有负面影响,而且带来了更大的绝对 OS 收益,该试验 mHSPC 患者包括开始即出现转移或经局灶治疗后血清睾酮水平未达到去势水平。基于此,推荐将 ADT 联合多西他赛化疗作为 mHSPC 患者的一线标准治疗方案。另外,关于多西他赛 +ADT+AR 信号通路抑制剂的多个大型临床试验已经开展。2021 年 ASCO 会议上公布的第 1 个结果表明,将阿比特龙添加到 ADT+ 多西他赛中,可显著改善新发转移性前列腺癌男性患者的影像学 PFS,且没有额外的短期毒性。更多的数据有待后续更新,该试验的结果有望提出新的联合治疗方案。

3. 在转移性 CRPC 中的应用　　美国 FDA 于 2004 年批准多西他赛用于治疗转移性 CRPC,主要基于 SWOG 9916 和 TAX 327 两个里程碑式Ⅲ期临床试验。SWOG 9916 试验中共有 770 名转移性 CRPC 患者随机接受多西他赛（$60mg/m^2$+ 地塞米松）和艾司莫司汀（280mg,每日 3 次,治疗第 1~5 天）或米托蒽醌和泼尼松。多西他赛组取得了更好的 OS（$HR=0.80$,$P=0.02$）。TAX 327 试验中 1 006 名转移性 CRPC 患者随机接受多西他赛（$75mg/m^2$,每 3 周或每周给药方案,6 周计划）,使用泼尼松（5mg,每日 2 次）或米托蒽醌（$12mg/m^2$）与泼尼松。与米托蒽醌组相比,多西他赛的 OS 更长（$HR=0.76$,$P=0.009$）,PSA 应答率更高（45% vs 32%,$P<0.001$）,症状缓解更佳（疼痛减少 35% vs 22%,$P=0.01$）。目前 EUA 推荐多西他赛联合泼尼松为转移性 CRPC 的一线治疗方案:多西他赛 $75mg/m^2$,3 周 1 次,联合泼尼松 5mg,每日 2 次,共 10 个周期;如果存在禁忌证或无化疗不良反应,可不使用泼尼松。如果患者无法耐受上述方案,可调整为多西他赛 $50mg/m^2$,每 2 周 1 次,该方案患者耐受性良好,3~5 级 AE 较少,一直应用到治疗失败终止。

二、卡 巴 他 赛

卡巴他赛（cabazitaxel）是第三代半合成紫杉烷类药物,是一种新型微管蛋白结合紫杉烷,对 P- 糖蛋白的亲和力较差,可降低耐药机会。通过结合微管细胞内 β - 微管蛋白亚基的不同位点,促进微管蛋白组装成微管,通过与微管蛋白结合使细胞进入有丝分裂期受到抑制,导致癌细胞的有丝分裂阻滞和凋亡。与多西他赛不同,卡巴他赛可以通过血脑屏障,并且半衰期较多西他赛更长,作用更持久。

FDA 于 2010 年批准卡巴他赛与泼尼松或泼尼松龙联合用于治疗多西他赛难治性转移性 CRPC。TROPIC Ⅲ期临床试验的结果表明,与米托蒽醌相比,卡巴他赛组在中位总生存期（15.1 个月 vs 12.7 个月）和中位无进展生存期（2.8 个月 vs 1.4 个月）方面均有改善;此外,在卡巴他赛组中 PSA 和肿瘤应答率更高。CARD 试验研究比较了卡巴他赛与阿比特龙或恩扎卢胺对 mCRPC 转移性 CRPC 患者的疗效和安全性,纳入试验的患者均接受过多西他赛化疗,并且在替代 AR 靶向治疗的 12 个月内取得进展。结果显示,接受卡巴他赛的患者比接受阿比特龙或恩扎卢胺的患者有更长的影像学 rPFS。此外,卡巴他赛组的 OS、PFS、PSA 和肿瘤反应也都明显优于内分泌治疗组。FIRSTANA Ⅲ期临床试验探讨了卡巴他赛与多西他赛在转移性 CRPC 患者中的一线用药情况,结果表明卡巴他赛没有明显的优势。这些研究表明,卡巴他赛在多西他赛治疗失败后仍然有效,是目前转移性 CRPC 的标准二线化疗方案。转移性 CRPC 患者的一线多西他赛治疗失败后,是进一步选择卡巴他赛还是新型内分泌治疗药物,目前尚无统一标准。de Wit 等人进行了第一次大型前瞻性试验,将 255 例在接受多西他赛治疗失败后的 CRPC 患者随机分组接受卡巴他赛或另一种新型内分泌治疗药物治疗。结果显示,卡巴他赛组的主要终点 rPFS（8.0 个月 vs 3.7 个月,$P<0.001$）和次要

终点 OS（13.6 个月 vs 11.0 个月，$P=0.008$）均更为获益，两组的严重不良事件相似（38.9% vs 38.7%）。这项前瞻性试验的结果与 Caffo 等人进行的回顾性分析一致。George 等人报道了转移性 CRPC 在一线、二线和三线使用不同药物治疗的情况。卡巴他赛分别占 1%、6% 和 11%，多西他赛分别占 15%、14% 和 24%，新型内分泌治疗药物分别占治疗的 65%、54% 和 30%；这份数据说明，尽管长期以来有证据表明新型内分泌治疗药物之间存在交叉耐药性，且前瞻性试验证明卡巴他赛的 PFS 和 OS 更获益，但是卡巴他赛方案的使用率并不是很高。目前有学者正试图寻找一些预测性生物标志物来指导两种方案的选择，如 BIND-014 分子、AR-splice 等，但是到目前为止，还没有准确、可靠、有效的预测性生物标志物来指导紫杉烷类药物和新型内分泌治疗药物之间的治疗抉择。

PROSELICA 研究中探讨了卡巴他赛 C20 组（20mg/m^2）对比 C25（25mg/m^2）的非劣效性。结果显示，对于多西他赛治疗后的转移性 CRPC 患者，C20 组和 C25 组在中位生存期上无明显差异（13.4 个月 vs 14.5 个月，$HR=1.024$），在次要终点中，C20 组 PSA 的缓解率较低（29.5% vs 42.9%，$P<0.001$），但是 C20 组 3 级中性粒细胞减少率仅为 41.8%（C25 组为 73.3%），发热性中性粒细胞减少率为 2.1%（C25 组为 9.2%）。因此，25mg/m^2 仍然是一个合适的起始剂量，但对于骨髓抑制较重的患者，可减少至 20mg/m^2，不影响预后。卡巴他赛联合泼尼松化疗方案最常见的不良反应为中细粒细胞减少，建议对于中性粒细胞计数低于 4 500/mm^3 的患者，在治疗开始时应预防性使用粒细胞集落刺激因子。

三、米托蒽醌

米托蒽醌（Mitoxantrone）是一种半合成蒽环类药物，属于细胞周期非特异性抗肿瘤药物，结构与阿霉素相近，通过与细胞 DNA 结合，抑制核酸合成导致细胞死亡，能杀灭所有细胞周期的肿瘤细胞。米托蒽醌具有较广的抗瘤谱和较高的抗肿瘤活性，可与多种抗肿瘤药物联用，且具有协同作用。米托蒽醌于 1996 年被批准用于有症状的 CRPC 患者，为化疗作为晚期前列腺癌的标准治疗开创先河，但是米托蒽醌未能延长患者的总体生存时间。随着多西他赛、卡巴他赛等可以延长转移性 CRPC 患者总生存时间的药物获得批准，米托蒽醌已不再作为转移性 CRPC 患者的常规选项，但是对于其他化疗药物无效或者无法耐受化疗不良反应同时希望改善症状的患者，米托蒽醌仍然是合理的选择。

四、铂类化疗药物

研究表明，小细胞、神经内分泌前列腺癌或侵袭性变异前列腺癌患者对标准的紫杉烷类药物治疗没有反应，NCCN 指南建议，基于铂类药物的化疗被认为是这些肿瘤的主要治疗方法。在Ⅲ期 SPARC 随机研究中，口服萨特铂与安慰剂组的 OS 无差异。但是多项小型Ⅰ期和Ⅱ期临床试验证明在转移性前列腺癌患者中紫杉烷类联合铂类化疗方案的安全性和有效性，但在这些试验中存在一些不一致的结果，主要原因是缺乏预测性生物标志物来确定哪些患者最可能受益于这些药物组合，以及纳入的差异标准及治疗方案。下一代测序技术将有助于识别预测性生物标志物，有助于确定哪些患者最有可能从紫杉联合铂类治疗中获益。根据目前已有的研究结果，神经内分泌分化标志物、DNA 损伤修复基因的改变和 CXCR2/Bcl-2 的丢失是基于铂类化疗反应的潜在生物标志物，但是，这些标志物应用于临床前需要在大型前瞻性临床试验中进一步验证。

五、环 磷 酰 胺

Shruti Parshad 等研究了 30 份有关低剂量化学疗法的回顾性或前瞻性研究的报告,其中 29 份关于转移性 CRPC,结果显示环磷酰胺(cyclophosphamide)是最常用的药(27/30,90%)。在所有研究中,低剂量化学疗法的临床获益率为 56.8% ± 24.5%,只有少数非血液学相关的 3 级或 4 级不良事件报道。因此,对于年老、体弱或经济无法承担其他治疗方案的转移性 CRPC 患者,低剂量化学疗法是一种耐受性良好的治疗选择。但是,在将低剂量化学疗法应用于实践之前,还需要进行前瞻性Ⅲ期临床试验来进一步评估其在转移性 CRPC 中的有效性和安全性。

第三节　免疫治疗药物

近年来,肿瘤的免疫治疗取得了极大的发展,其方式目前主要分为两种:一种是通过刺激免疫系统以增强免疫系统功能(如疫苗、细胞因子等);另一种是通过抑制免疫抑制信号通路增强 T 细胞的抗肿瘤作用,如免疫检查点抑制剂。免疫检查点抑制剂是一种针对调节性或抑制性分子的抗体,通常通过抑制 T 细胞的激活或促进对 T 细胞的耐受来降低机体免疫应答。在前列腺癌领域,目前研究相对成熟且应用于临床治疗的主要是细胞毒性 T 淋巴细胞相关抗原 4(cytotoxic T-lymphocyte-associatded antigen-4, CTLA-4)和程序性死亡受体 1(programmed death-1, PD-1)位点。

一、细胞毒性 T 淋巴细胞相关抗原 4

CTLA-4 可竞争性抑制 CD28 与 B7 的结合,通过 CD4$^+$ T 细胞特征性地减弱 T 细胞的激活作用,从而导致辅助性 T 细胞免疫反应的广泛性减弱。CTLA-4 还会干扰 "T 细胞抗原受体(T cell receptor, TCR)停止信号",这种信号对于维持 TCR 和主要组织相容性复合体(major histocompatibility complex, MHC)接触具有重要作用。而阻断这一通路可以增加 IL-2 和 γ 干扰素(interferon-γ, IFN-γ)的分泌,增加 MHC I 类分子的表达,显著增加对肿瘤细胞的杀伤力。2011 年,首个免疫检查点抑制剂 Ipilimumab(伊匹木单抗)获美国 FDA 批准上市并明显改善了黑色素瘤的治疗效果。伊匹木单抗是一种阻断 CTLA-4 的单克隆抗体。一项针对转移性 CRPC 的Ⅲ期临床试验表明,接受伊匹木单抗治疗相比于安慰剂治疗对患者的疾病无进展生存期和 PSA 水平的降低均有明显获益。另一项针对转移性 CRPC 患者的Ⅲ期临床试验表明,接受伊匹木单抗治疗的患者相对于安慰剂患者,其疾病无进展生存期延长了大约 2 个月,并且对 PSA 有更高的免疫应答反应。上述两项临床试验均表明伊匹木单抗单药治疗对转移性 CRPC 患者的总生存期获益不大,但是该 T 细胞检查点抑制剂与其他疗法相结合的有效性仍在进一步的探究中。

二、程序性死亡受体 1/ 程序性死亡受体配体 1

PD-1 通路包括 PD-1、程序性死亡受体配体 1(programmed death-ligand 1, PD-L1;又称 B7-H1)和程序性死亡蛋白配体 2(programmed death ligand-2, PD-L2;又称 B7-DC)。肿瘤细胞可通过这一途径下调 T 细胞活性从而实现免疫耐受。研究表明,肿瘤组织中淋巴细胞表面高表达 PD-L1 与较差的预后及生存期相关,阻滞这一通路可提升机体抗肿瘤能力。PD-

1/PD-L1 抑制剂如纳武利尤单抗、帕博利珠单抗（作用于 PD-1）及阿维鲁单抗、阿替利珠单抗（作用于 PD-L1）的出现使前列腺癌的治疗出现了突破性进展。纳武利尤单抗是一种人源性抗 PD-1 的 IgG4 抗体，既往研究表明其可提高黑色素瘤、非小细胞肺癌、肾细胞癌、头颈部癌的总体生存率。2020 年公布的纳武利尤单抗联合伊匹木单抗治疗多西他赛未化疗前 / 化疗后进展的转移性 CRPC 的 Ⅱ 期临床试验（Check Mate650）结果提示，PD-L1≥1%、存在 dMMR、存在同源重组修复缺陷或高肿瘤突变负荷的患者的 ORR 较高。帕博利珠单抗是一种人源性 IgG4κ 亚型抗体，对 PD-1 具有高度选择性，已被美国 FDA 批准用于所有错配修复缺陷（deficient mismatch repair, dMMR）癌症或微卫星高度不稳定（microsatellite instability-high, MSI-H）的癌症，该适应证并不仅仅用于前列腺癌，已扩展到多种恶性肿瘤。一项针对 12 种不同的晚期癌症患者的研究显示，1 例参加该研究的前列腺癌患者出现完全而持久的反应（≥24 周）。由英国伦敦癌症研究所和英国皇家马斯登 NHS 信托基金会的研究团队领导的 Ⅱ 期临床试验结果表明，在部分既往治疗失败的转移性 CRPC 患者中，帕博利珠单抗更有抗癌活性。在所有其他前列腺癌患者中，帕博利珠单抗单药治疗仍处于试验阶段。推荐的成人用药剂量为 200mg，每 3 周 1 次，静脉注射。一项早期研究中，无内脏转移的 CRPC 患者经恩扎卢胺治疗后进展，应用帕博利珠单抗联合恩扎卢胺，部分患者达到了接近完全 PSA 应答。EYNOTE-199 Ⅱ 期研究表明，对曾接受过多西他赛及至少一种新型内分泌治疗的转移性 CRPC 患者，无论 MSI 状态如何都用帕博利珠单抗，结果显示无骨转移的患者 ORR 更高，应答更加持久。帕博利珠单抗最常见的不良反应包括乏力、瘙痒、腹泻、厌食、便秘、恶心、皮疹、发热、咳嗽、呼吸困难和肌肉骨骼疼痛。基于现有数据，专家组支持在一线全身治疗后进展、有 MSI-H 或 dMMR 的转移性 CRPC 患者中应用帕博利珠单抗（2B 类证据）。

三、抗肿瘤疫苗

抗肿瘤疫苗旨在通过疫苗接种促使患者免疫系统开始攻击肿瘤细胞，目前针对前列腺癌免疫治疗在研的疫苗有单核细胞疫苗、树突状细胞（dendritic cell, DC）疫苗、癌细胞疫苗、病毒疫苗、腺病毒疫苗、细菌疫苗、肽类疫苗、DNA 疫苗等。2010 年 4 月单核细胞疫苗 Sipuleucel-T 作为首个新型肿瘤免疫治疗药物获得了 FDA 的批准。一个完整的 Sipuleucel-T 治疗方案分为 3 个基本疗程，疗程与疗程之间相隔两周时间：①采集患者自己的外周血单核细胞，用来分离、培养、生成抗原呈递细胞；②血细胞（主要是 DC）在培养条件下用一种基因工程制备的融合蛋白（PA2024）孵育，这种融合蛋白是由抗原 - 前列腺酸性磷酸酶（prostatic acid phosphatase, PAP；在 95% 的前列腺癌细胞中表达）和粒细胞 - 巨噬细胞集落刺激因子（granulocyte-macrophage colony-stimulating factor, GM-CSF；一种能帮助 DC 成熟和激活的免疫信号因子）两部分组成；③收集经融合蛋白孵育刺激的 DC 等免疫活性细胞重新注入患者体内，激发体内产生针对携带 PAP 抗原的前列腺癌细胞的抗肿瘤免疫反应。Sipuleucel-T 的疗效判定，部分以测定 DC 表达 CD54 抗原是否增加为标准，常用于评价获益与否的标志物（PSA 下降、骨扫描或 CT 提示改善）无法确定个体患者有无获益。有关 Sipuleucel-T 的 Ⅲ 期、多中心、随机、双盲临床试验（D9902B）的结果显示，Sipuleucel-T 治疗使死亡风险降低了 22%。专家组推荐 Sipuleucel-T 可用于无症状或有轻微症状的转移性 CRPC 患者的初始治疗，从而降低疾病负担，同时促进免疫功能更加完整。此外，这也是二线治疗的一种选择。拟采用该治疗方案的患者应具有较好的体能水平（ECOG 评分 0~1 分）、预期寿命 >6 月且无肝转移。Sipuleucel-T 不建议用于小细胞 / 神经内分泌前列腺癌患者。Sipuleucel-T 的耐受性良好,常见并发症包括寒战、发热和头痛。Sipuleucel-T 治疗后的后续治疗应按照临床推荐,尤其是在症状进展时。目前除 Sipuleucel-T 外,其他各种疫苗接种方案在后期试验中均未表现出显著的临床获益。

第四节 靶向治疗药物

一、多腺苷二磷酸核糖聚合酶抑制剂

多腺苷二磷酸核糖聚合酶抑制剂(PARP 抑制剂)是一类新型小分子靶向药物,可利用细胞 DNA 损伤修复途径缺陷杀灭肿瘤细胞,是首个基于“合成致死”原理研发的抗肿瘤药物。PARP 抑制剂的基本结构为小分子烟酰胺腺嘌呤二核苷酸(nicotinamide adenine dinucleotide, NAD)类似物,通过竞争性抑制 NAD 与 PARP 酶催化域结合降低 PARP 酶的活性。催化活性下降的 PARP 无法完成聚 ADP- 核糖化反应(PAR 化)并导致 DNA 修复蛋白无法招募。其次,PARP 抑制剂还可在 DNA 损伤位点捕获 PARP-1 和 PARP-2,其具体机制尚不明确,目前主要有两种相关学说:①PARP 抑制剂通过抑制自动 PAR 化阻止 DNA 释放 PARP-1;②PARP 抑制剂与催化位点结合使 PARP-1 结构的变化增强了 PARP 与 DNA 的亲和力。

PARP 抑制剂作为靶向 DNA 损伤修复(repair of DNA damage)途径的一种新型药物,为携带 DNA 损伤修复基因突变的晚期前列腺癌患者提供了一种新的治疗方案。PARP 抑制剂作为单一疗法或联合疗法的有效性已被大量临床试验证实,均取得了令人满意的结果。目前,4 种 PARP 抑制剂(卢卡帕利、奥拉帕利、尼拉帕利和他拉唑帕利)已获得美国 FDA 批准。

TRITON-2 研究证实了卢卡帕利在接受过多种治疗的前列腺癌患者中的潜力:治疗组 ORR 为 44%,15 例患者缓解持续时间(duration of response, DOR)≥6 个月。此外,在对 115 例有 *BRCA* 突变的患者中,观察到 55% 的 PSA 应答率。因此,卢卡帕利成为第一个治疗转移性 CRPC 的 PARP 抑制剂。

PROfound 研究是一项前瞻性Ⅲ期临床试验,旨在评估奥拉帕利对比新型内分泌治疗药物在既往接受一种新内分泌治疗后病情进展的患者中的干预作用,结果显示,接受奥拉帕利治疗的患者在疼痛进展时间上表现出明显的延迟,且 OS 及 rPFS 获益更多。这一结果开启了转移性 CRPC 精准治疗的大门。

GALAHAD 研究是尼拉帕利在转移性 CRPC 中的Ⅱ期临床研究,在 *BRCA* 突变患者中,尼拉帕利组 ORR 为 41%,完全缓解率(complete remission rate, CRR)为 63%,DOR 为 5.5 个月,在非 *BRCA* 突变受试者中,尼拉帕利组 CRR 仅为 17%。该研究初步展现了尼拉帕利带来的生存获益。

Ⅲ期临床试验 PROpel 探索 PARP 抑制剂与新型内分泌药物联用是否比新型内分泌药物加安慰剂治疗有更佳的抗肿瘤疗效。该试验对奥拉帕利联合阿比特龙与安慰剂联合阿比特龙进行了比较,结果表明,转移性 CRPC 一线治疗中,奥拉帕利和阿比特龙联合疗法比安慰剂联合阿比特龙组降低疾病进展风险达 34%(*HR*=0.66; 95% *CI* 0.54~0.81; *P*<0.000 1)。奥拉帕利联合阿比特龙组的中位 rPFS 为 24.8 个月,而安慰剂联合阿比特龙 rPFS 为 16.6 个

月。CLARKE 等进行了一项双盲、随机、安慰剂对照的Ⅱ期试验,比较了奥拉帕利联合阿比特龙与安慰剂联合阿比特龙治疗 142 名转移性 CRPC 患者(前期接受多西他赛化疗、不需要特定的 DNA 损伤修复基因突变)的疗效,结果显示,奥拉帕利和阿比特龙联合与单独的阿比特龙治疗相比具有明显的治疗优势,中位 rPFS 分别为 13.8 个月与 8.2 个月。由此可见,PARP 抑制剂与新型内分泌药物联合可能会产生协同效应。

迄今为止,免疫疗法治疗前列腺癌的疗效还不是很明显,这可能跟免疫抑制的肿瘤微环境和细胞免疫功能受损有关。CheckMate 9KD 是一项旨在评估纳武利尤单抗 + 卢卡帕利 / 多西他赛 / 恩扎卢胺干预转移性 CRPC 患者的疗效和安全性的Ⅱ期临床研究。队列 A1 纳入既往接受 1~2 线紫杉烷类方案化疗失败、≤2 线新型内分泌治疗失败的 88 例患者,给予纳武利尤单抗联合卢卡帕利的治疗。结果显示,ORR 为 10.3%,PSA 缓解率为 11.9%,中位 rPFS 和中位 OS 分别为 4.9 个月和 13.9 个月;其中,出现靶病灶缩小和 PSA 下降的几乎均为同源重组修复缺陷(homologous recombination deficient, HRD)阳性患者,特别是 *BRCA2* 基因突变的患者。队列 A2 纳入既往接受过新型内分泌治疗失败但未经过化疗的患者,给予纳武利尤单抗联合卢卡帕利的治疗。结果显示,总体 ORR 为 15.4%,PSA 缓解率为 27.3%。其中 HRD 阳性患者 ORR 为 25%,PSA 缓解率为 41.9%,*BRCA1/2* 突变阳性患者 ORR 和 PSA 缓解率分别为 33.3% 和 84.6%。所有纳入研究的患者,中位 rPFS 和中位 OS 分别为 8.1 个月和 20.2 个月。对于采用该方案治疗的 HRD 患者而言,其总体疗效不明显;但对于 HRD 阳性,尤其是 *BRCA1/2* 突变阳性的患者疗效显著。

2019 年,Ⅰb/Ⅱ期 KEYNOTE-365 试验初步评估了帕博利珠单抗和奥拉帕利联用的安全性和抗肿瘤活性。所纳入的 41 例患者均未选择 DNA 修复基因(DNA repair genes, DRGs)突变类型。有 5 例患者在治疗过程中 PSA 下降 >50%,约有 50% 的患者发生了大于Ⅲ级的不良反应。Ⅲ期 KEYLYNK-010 试验已于 2019 年开始招募患者,进一步研究上述方案在未选择基因突变类型的转移性 CRPC 患者中的效果。综上,PARP 抑制剂联合免疫抑制剂用于转移性 CRPC 患者具有良好的抗肿瘤活性,长期研究结果值得期待。

在 PARP 抑制剂的使用过程中,血液系统相关的 AE 最为常见。在 TOPARP-B 试验中,发生概率最高的 AE 依次为贫血、疲劳和恶心。贫血是最常见的 3~5 级 AE (300mg 和 400mg 队列中发生率分别为 31% 和 37%)。有 Meta 分析纳入了 10 项随机对照临床试验,累计 3 129 例患者,结果表明,贫血、中性粒细胞减少和白细胞减少是最常见的血液系统 AE,另外 13.3% 的患者发生了严重的药物不良反应。在 PROfound 试验中,因药物相关 AE 引起的停药及大于Ⅲ级的 AE,奥拉帕利组均多于阿比特龙组。在对比 PARP 抑制剂单药和与其他药物联用所引发的 AE 时,联合用药并没有给患者带来更多的 AE。

在转移性 CRPC 的 DRGs 突变的靶向治疗中,目前的 PARP 抑制剂临床试验取得较好成果。PARP 抑制剂的出现和应用使恶性肿瘤的治疗进入了精准医学时代。近期的数据表明,很大比例的前列腺癌患者携带了 DRGs 突变,这也可能代表了一个新的受益于 DNA 损伤反应途径的前列腺癌亚组。正在进行的研究结果表明,合并 *BRCA1/2* 突变的患者可以从 PARP 抑制剂中明显获益,PARP 抑制剂也表现出令人满意的临床疗效和可接受的不良事件发生率,但对于突变率较低的基因表型,如 *PALB2*、*FANCA* 等却知之甚少。基于目前的试验证据,若将 PARP 抑制剂与其他 DNA 修复途径的抑制剂联合运用,其抗肿瘤效果会得到明显的加强。除了在转移性 CRPC 时期应用 PARP 抑制剂外,对于局部进展期前列腺癌、非转移性 CRPC 应用 PARP 抑制剂的临床疗效研究也正在进行,有望将 PARP 抑制剂应用到早期癌症。总之,在转移性 CRPC 患者中使用 PARP 抑制剂是一种个性化的治疗策略,也将恶性肿瘤的精准治疗引入了新的阶段。

二、Zeste基因增强子人类同源物 2 抑制剂

Zeste 基因增强子人类同源物 2(enhancer of zeste homolog 2, EZH2)基因是多梳抑制复合物 2(Polycombrepressive complex 2, PRC2)的催化组分,能够催化组蛋白 3 的第 27 位赖氨酸的三甲基化,从而诱导下游基因的染色质构象变化并造成转录抑制或激活,在多种生物学进程中发挥重要作用。

1. EZH2 在前列腺癌中过表达的临床意义及分子机制　EZH2 在多种泌尿系统肿瘤中显著过表达,且其表达情况与患者的临床病理学特征及预后相关,有望成为泌尿系统肿瘤早期诊断和预后判断的分子标志物。在超过 12 400 例前列腺癌标本的组织芯片中,EZH2 免疫组化染色阳性率为 56.6%,相较于染色阴性者,EZH2 染色阳性与高 Gleason 分级、高肿瘤病理分期、淋巴结阳性、术前 PSA 高水平、早期生化复发、较快肿瘤生长、*TMPRSS2:ERG* 重排和 *ERG* 表达相关,并与 *PTEN*、6q15、5q21 和 3p13 缺失相关。另外,EZH2 还是前列腺癌中 Gleason 评分高、淋巴结转移和预后差的独立影响因素,它可能为前列腺癌干细胞标志,易造成基因组不稳定及侵袭性超强的肿瘤出现,因此可应用在术前预测前列腺癌侵袭性并进行危险度分层。前列腺癌组织中部分高 DNA 甲基化基因的调控区段可检测到 EZH2 结合位点及 H3K27me3 的富集,显示 EZH2 表达及 H3K27me3 富集具有潜在诊断意义。EZH2 可通过多种方式在前列腺癌中过表达并发挥促癌作用。前列腺癌中 EZH2 为 miR-141、miR-143-3p、miR-24-2-5p、miR-1253、miR-26a/b 等多种 miRNA 的直接靶基因,当这些 miRNA 因 lncRNA、环状 RNA(circular RNA, circRNA)或转录因子调控而下调时,可以导致靶基因 EZH2 竞争性表达升高,参与前列腺癌的发生及发展。转录因子 E2F3、睾丸核受体 4、缺氧诱导因子等可直接在转录水平激活 EZH2;而 lncRNA MALAT1 及 DANCR 也可结合 EZH2 作为其辅助因子。此外,USP44 介导的去泛素化能够调控 EZH2 的蛋白稳定性,促进前列腺癌的发生及发展。

2. EZH2 在前列腺癌治疗耐药中的作用及相关机制　雄激素阻断治疗是转移性前列腺癌的基础疗法,但大多数接受雄激素阻断的患者最终不可避免地发展成为 CRPC,因此,阐明 CRPC 的分子学机制极为重要。AR 可调控 EZH2 表达,而在 CRPC 细胞中,雄激素虽然被阻断,EZH2 却仍可通过其他机制和调控网络参与肿瘤进展及 CRPC 发生。KDM8 可与 AR 相互作用,促进包括 EZH2 在内的雄激素反应基因的表达,从而使前列腺癌细胞在缺乏雄激素时仍能生存。在恩扎卢胺耐药细胞中,KDM8、EZH2 及神经内分泌分子标志的表达上调,EZH2 抑制剂或 KDM8 敲减能使耐药细胞重新对恩扎卢胺敏感。PTEN/TP53 双缺失前列腺组织中,SKP2 下调可减少 TRAF6 介导的 EZH2 泛素化,在转录后水平造成 EZH2 蛋白表达显著增加,促进 CRPC 的发生。胞质中 CCN3 可通过结合 AR 的 N 端结构域(N-terminal domain, NTD)将其截留在胞质内,从而降低 AR 转录活性;CRPC 细胞中 EZH2 上调可造成 CCN3 被显著抑制,促进 AR 核转位,AR 通路重新激活而促进肿瘤进展。最新研究发现靶向抑制 EZH2 可改变 AR 顺反组并显著增强 AR 通路,在 CRPC 细胞中阻断 EZH2 后,肿瘤细胞更依赖 AR 通路;应用 EZH2 抑制剂可恢复 AR 表达及肿瘤细胞对抗雄激素治疗的敏感性,同时阻断 EZH2 及 AR 能协同性发挥抗癌作用。此外,AR 可与 EZH2 协同促进下游基因的沉默,但 AR 被阻断或拮抗时,被抑制的下游基因可重新激活,肿

瘤细胞可绕过 AR 通路,通过其他旁路如糖皮质激素受体(glucocorticoid receptor,GR)通路、YAP1 通路继续生长,从而对雄激素阻断耐药。另外,CRPC 可转变为神经内分泌前列腺癌,此时 ADT 及手术去势能激活环磷腺苷效应元件结合蛋白(cAMP-response element binding protein,CREB)进而增强 EZH2 活性,AR 信号通路被阻断而 PRC2-EZH2 通路激活,从而促进前列腺癌的神经内分泌分化、血管生成及肿瘤进展。此外,多西他赛耐药的前列腺癌细胞中 miR-101-3p 及 miR-138-5p 沉默,从而造成 EZH2 表达上调,阻断 EZH2 的表达或活性可增强癌细胞对多西他赛的敏感性,抑制多西他赛诱导的肿瘤干细胞数量。EZH2 还可通过促进启动子 H3K27me3 抑制两种促凋亡 miRNA(miR-205 和 miR31)从而在前列腺癌中抑制多西他赛诱导的细胞凋亡。喜树碱等化疗或 γ 射线照射等放疗手段治疗 CRPC,都可降低 EZH2 表达。EZH2 抑制剂 GSK12 可抑制 EZH2 的 PRC2 依赖或非依赖的通路,应用 GSK12 可增强 CRPC 细胞对喜树碱的敏感性。

3. 靶向 EZH2 在前列腺癌中的治疗前景　靶向 EZH2 的药物有望成为进展性前列腺癌的有效治疗策略。根据 HLA-A3 父本等位基因设计的 EZH2 源性多肽 EZH2733-741 可刺激多肽特异性细胞毒性 T 细胞,从而对前列腺癌细胞造成细胞毒性。利用小干扰 RNA 模板脂蛋白颗粒靶向敲减 B 类I型清道夫受体可显著减少肿瘤中 AR 及 EZH2 蛋白表达,而利用甲氧基聚乙二醇 - 聚乙烯亚胺(Methoxy-poly(ethylene glycol)-Polyethyleneimine,mPEG-PEI)纳米颗粒结合靶向 EZH2 的短发卡 RNA,也可下调 EZH2,在未产生脱靶毒性的情况下显著抑制前列腺肿瘤生长。UNC1999 为 EZH2 和 EZH1 的双重抑制剂,蛋白酶抑制剂通过阻断 RB-E2F 通路可抑制 EZH2 转录,UNC1999 联合蛋白酶抑制剂避免了单一蛋白酶抑制剂造成的 EZH1 通路激活,从而显示出较强的协同抗前列腺癌作用;此外,EZH2 的小分子抑制剂,如阿司咪唑、3- 去氮腺嘌呤 A 及其衍生物芒霉素,也能抑制 EZH2 及 AR 的表达,在 PRC2 依赖的肿瘤中应用前景可观。此外,能靶向 EZH2 的植物提取物也可能在前列腺癌中发挥抗癌作用,如和厚朴酚能通过抑制 c-myc 基因的表达、磷酸化以及包括 EZH2 在内的下游靶标来抑制肿瘤;水飞蓟素可减少 EZH2 的磷酸化,增加总 DNA 甲基转移酶的活性,减少组蛋白去甲基化酶表达,通过多个靶点来治疗前列腺癌;天然植物提取物卡马拉素及重楼皂苷I能通过抑制 EZH2,显著抑制 CRPC 细胞的生长、迁移、侵袭,并促进细胞周期阻滞。

许多新型 EZH2 抑制剂在前列腺癌中的应用正在被研究,包括 CP-1205,PF-06821497,Tazemetostat 和 DS-3201b。CPI-1205 是一种选择性和辅因子竞争性 EZH2 抑制剂,可能通过增加抗肿瘤活性来改善早期和晚期转移性 CRPC 患者的 ADT 疗效。目前 EZH2 抑制剂已经显示出良好耐受的安全特性,有望在未来被应用于 CPRC 患者中。

三、刺猬信号 - 锌指转录因子通路抑制剂

刺猬(hedgehog,Hh)信号通路的主要功能为调控细胞增殖,在前列腺癌的发生、发展过程中具有重要作用。刺猬信号 - 锌指转录因子通路(Hedgehog-Gli,Hh-Gli)是参与胚胎发育、干细胞生物学特性和维持组织稳态的关键途径。近年来研究发现,Hh-Gli 信号传导异常与多种类型的癌症有关。Hh-Gli 信号是前列腺上皮再生所必需的,其活性异常增强将使前列腺祖细胞转化为癌细胞并增强癌细胞的转移能力。

Hh 信号传导在成年人的前列腺中相对较少,但在调节前列腺上皮的再生方面仍然发挥重要作用。越来越多的研究表明 Hh 信号传导在前列腺癌的发生和进展中起积极的作用。基因表达谱分析显示,发生早期转移的前列腺癌患者与无早期转移者的 Hh 信号表达存在

明显差异。在早期转移患者中 SHH 上调了 3.7 倍,表明在具有转移潜能的前列腺癌中 Hh 信号表达增加。Fan 等发现在前列腺癌的 LNCaP 细胞中 SHH 过表达将会导致基质 Gli1 表达增加并且在异种移植瘤模型中加速肿瘤生长。

Hh-Gli 信号传导激活可导致肿瘤形成,因而靶向抑制 Hh-Gli 信号通路被认为是一种有效的癌症治疗策略。目前 Hh-Gli 信号通路抑制剂根据其调节途径分为调节 Hh/Ptch 相互作用类、抑制 Smo 易位和活化类及抑制 Gli 核易位和转录激活类。

1. 调节 Hh/Ptch 相互作用类　细胞实验研究显示,干扰 Hh 配体和 Ptch 之间的相互作用可减弱 Hh 信号传导。用单克隆抗体 5E1 阻断 Hh 配体与 Ptch1 的结合,可致 Hh 信号中断,目前已被广泛用于 Hh 信号相关体外细胞实验研究,但尚未用于临床。此外,robotnikinin 蛋白可结合并抑制 SHH 蛋白,而 5- 酰基 -6,7- 二氢噻吩并［3,2-c］吡啶是 Hh 酰基转移酶抑制剂,可阻碍 SHH 棕榈酰化并阻断 Hh 信号传导。

2. 抑制 Smo 易位和活化类　强效的 Smo 抑制剂 TAK-441 在前列腺癌异种移植瘤模型中表现出抑制肿瘤生长的作用。环巴胺是一种衍生自藜芦、具有致畸性的生物碱,可抑制 Smo 活性以达到抑制肿瘤生长的目的。研究表明环巴胺可减少小鼠中的成神经管细胞瘤发育,并可抑制许多人类癌细胞系的异种移植。然而,由于口服溶解度差,环巴胺并不适合临床开发。为改善环巴胺的药效,目前合成的新型衍生物有 KAAD- 环巴胺、IPI-609、IPI-926 等。环巴胺类抑制剂常见的不良反应包括肌肉痉挛、味觉丧失、脱发、疲劳、恶心、腹泻、食欲下降、体重减轻和低钠血症等。减轻环巴胺不良反应的最佳策略是将其与其他药物组合使用,或是单剂或较低剂量的间歇给药。

3. 抑制 Gli 核易位和转录激活类　Gli 是 Hh 信号的最终效应器,阻滞 Gli 生成或抑制其活性是抑制 Hh 信号通路激活的有效方法,并可解决肿瘤细胞对 Smo 抑制剂产生耐药性的问题。研究证实 GANT61 和 GANT58(Gli1 介导的转录抑制剂)能够干扰 Gli1 和 Gli2 介导的靶基因转录并以 Gli 依赖性方式抑制肿瘤细胞生长。天然产物生物素 F 和 B 可作为 Gli 介导的转录活性抑制剂,而溴结构域蛋白 4 可直接占用 Gli1 和 Gli2 转录关键启动子。超末端结构抑制剂能有效对抗通过 Smo 突变或 Gli2 和 *MYCN* 基因扩增逃避 Smo 拮抗剂的肿瘤细胞,但其潜在毒性仍有待阐明。三氧化二砷可抑制 Gli 转录因子,直接与 Gli1 蛋白结合并抑制其转录活性,同时阻断 Hh 诱导的 Gli2 聚集。抑制 Hh 信号传导的其他化合物可通过作用其他蛋白靶向调节 Gli 转录因子,如毛喉素通过激活蛋白激酶 A 抑制 Hh 信号传导,而蛋白激酶 A 又参与 Gli2、Gli3 的磷酸化促使其蛋白水解加工成 C- 末端截短阻遏物;类似的还有咪喹莫特诱导蛋白激酶 A 介导的 Gli 磷酸化,使 Gli 活化水平降低。

现阶段已经有 2 种药物被批准应用于转移性 CRPC,TAK-441 和 Vismodegib。在小鼠实验中,TAK-441 可能通过破坏肿瘤微环境中 Hh 通路介导的旁分泌信号传导来延迟 CRPC 中的肿瘤进展。在服用 Vismodegib 的转移性 CRPC 患者中,绝大部分患者组织中 Hh 信号传导被抑制,但是 PSA 指标并未表现出有显著性差异的降低,因而不适合作为单一治疗药物。

前列腺癌与 Hh-Gli 信号的研究面临两大问题:①明确 Hh-Gli 信号通路诱发前列腺癌形成的具体机制;②研究开发更多对人体危害更小、药效更佳的抑制 Hh-Gli 信号通路的药物以拓展前列腺癌治疗的新领域。通过对 Hh-Gli 信号通路更深刻、更全面的认识,能为基因治疗提供新的靶点以供新的药物开发,Hh 依赖性前列腺癌的治疗将会有更多、更有效的办法。

第五节 放射性治疗药物

放射性药物治疗是将放射性原子输送到肿瘤相关靶点的一种安全有效的靶向治疗多种癌症的方法。在放射性药物治疗中,辐射是通过药物系统或局部传递的,这些药物要么优先结合癌细胞,要么通过生理机制累积。几乎所有用于治疗的放射性核素都能发射出可成像的光子,从而使治疗剂的生物分布呈非侵入性可视化。与几乎所有其他全身癌症治疗方案相比,放射性药物治疗显示出较好的疗效和最小的毒性。随着最近 FDA 对几种放射性治疗药物的批准,这种治疗的巨大潜力正逐渐被认识到。

1. ^{89}Sr ^{89}Sr 是一种 β 放射性核素,物理半衰期为 50.53d,衰变时主要放出 β 射线。^{89}Sr 用于治疗骨肿瘤的研究最早可追溯到二十世纪三四十年代。Pecher C 于 1941 年发表论文,表明 ^{89}Sr 发射的 β 射线能干扰痛觉在脊髓中的传导,有明显的止痛作用,对骨转移癌引起的疼痛具有良好的镇痛效果。作为钙的同族元素,^{89}Sr 是一种亲骨性放射性核素。^{89}Sr 进入体内后,与钙一样参加骨矿物质的代谢过程,在骨转移病灶的摄取率大于正常骨组织的 2~25 倍。其作用一是缓解病情,延长患者生命;二是起到良好的镇痛作用,减少患者的痛苦。^{89}Sr 在正常骨内的生物半衰期为 14d,在转移灶内的生物半衰期大于 50d,在体内具有有效半衰期长和治疗作用维持时间长的特点,一次静脉注射疗效维持长达 3~6 个月,可有效改善癌症患者的生活质量。目前,市售的 ^{89}Sr 核素产品为氯化锶注射液,主要用于前列腺癌、乳腺癌、肺癌等晚期恶性肿瘤骨转移所致骨痛的缓解,是骨痛镇痛的一种补充性治疗选择,也是治疗前列腺癌和乳腺癌骨转移疗效较好、毒性较低的放射性药物。1989 年,^{89}Sr 在英国开始正式应用于临床,20 世纪 90 年代进入中国市场。

2. ^{177}Lu 作为医用核素,^{177}Lu 因其本身的诸多特性而引起放射性药物领域的广泛关注,如其衰变产生低能 β 粒子,半衰期为 6.646d。在制备方面,多个研究型反应堆可以制备得到高比活度的 ^{177}Lu,其易得性也使得 ^{177}Lu 作为靶向治疗核素引起广泛关注。与此同时,^{177}Lu 衰变过程中产生的 γ 射线及其能量特性使 ^{177}Lu 适合应用于单光子计算机断层扫描,所获得的图像可用于获取放射性药物的靶向性、治疗前的成像、肿瘤及组织器官吸收剂量的评估、药物代谢动力学以及排泄行为,因此,^{177}Lu 也可以作为诊疗一体化核素应用。

^{177}Lu-J591 作为放射性免疫治疗的药物,其人源化单克隆抗体 J591 能靶向 PSMA,将 ^{177}Lu 特异性输送到前列腺肿瘤部位,实现对前列腺癌的靶向辐照,很快就进入了临床研究阶段。目前 ^{177}Lu-J591 正处于前列腺癌治疗的临床 IIb 期研究中,有望开发成为靶向放射性治疗药物,以在肿瘤发展早期根除微转移病灶。目前的临床研究有望确定 ^{177}Lu-J591 在转移性 CRPC 微转移阶段对生存期的影响。在治疗转移性 CRPC 方面,^{177}Lu-J591 在临床研究中显著降低了 PSA 水平,但其单独用药的效果与小分子 ^{177}Lu-PAMA 靶向配体药物相比略有逊色。鉴于此,Batra 等 2020 年对转移性 CRPC 病例进行多西他赛联合 ^{177}Lu-J591 治疗的 I 期临床试验,考察安全性、剂量极限性以及最大承受剂量,结果显示,分次使用 ^{177}Lu-J591 联合标准剂量多西他赛的用药方案初步显现出有效的治疗效果,可以实现精准靶向治疗。

3. ^{223}Ra 目前世界上第一个发射 α 粒子的靶向放疗药物——氯化镭(^{223}Ra)注射液,用于治疗有症状骨转移且未发现已知内脏转移的转移性 CRPC 患者。^{223}Ra 静脉注射后,从血液中快速清除,主要分布在骨骼或分泌进入肠道。注射 15min,血液中残留的放射性活度约为 20%,4h 残留约 4%,24h 降至 1% 以下。注射 10min,在骨骼和肠道中即可检测到放射性活度；4h 后，骨骼和肠道中的放射性活度分别约为 61% 和 49%；其他器官（如心脏、肾脏、膀胱和脾脏等）没有明显摄取。^{223}Ra 是一种可衰变但不可代谢的同位素。

^{223}Ra 在转移性 CRPC 患者的治疗中具有良好的临床疗效和安全性，呈现广阔应用前景。国外临床研究证实，^{99m}Tc-MDP SPECT/CT 是 ^{223}Ra 治疗过程中最基本也是必不可少的评估工具，^{18}F-FDG、^{18}F- 胆碱、^{18}F/^{68}Ga-NOTA-AE105、^{18}F-NaF 等 PET/CT 显像均能提高对转移性 CRPC 患者转移灶的识别能力、疗效和预后的评估能力，但尚未有 PET/MRI 显像评估 ^{223}Ra 治疗转移性 CRPC 患者的研究报道。国内是否能运用 PET/CT 显像评估 ^{223}Ra 的疗效，建议根据医院自身条件、患者病情及经济状况决定。

第六节　中 医 药

前列腺癌在中医学属于积聚、癃闭、尿血、淋证等范畴。其病因病机为本虚标实，虚实夹杂且以虚为主，总体治则为扶正解毒、祛瘀利湿。中医采用整体辨证与综合治疗相结合的方法治疗晚期前列腺癌，在提高生活质量、延长生存期方面显示出了较好的前景。

临床中使用的放疗、化疗、ADT 治疗、消融、免疫治疗等对前列腺癌均有一定抑制作用，然而最终不可避免地产生抵抗性，且有较多的不良反应，而中药有效成分、单味中药、中药复方具有多靶点、多途径、多环节发挥作用且毒副反应小等独特优势，在调节免疫的同时，改善前列腺癌的多种症状，提高生活质量，越来越成为前列腺癌研究的热点。此外中西医结合也可发挥协同作用，减少西药治疗所带来的不良反应，达到减毒的作用。

目前，接受中医药治疗的前列腺癌患者大多数已为晚期，出现骨和淋巴结的广泛转移，此时达到肿瘤病灶的完全缓解已不是治疗的主要目的。治疗要解决的最大问题在于如何减轻患者痛苦，提高生存质量，延长 OS。中医药治疗晚期前列腺癌的优势在于扶助正气，整体调节，进而稳定瘤灶，提高生活质量，延长 OS；同时改善临床症状，减少放化疗的毒副作用和并发症。

在现代医学的治疗背景下，分期论治前列腺癌的中医药治疗策略被提出。肿瘤患者的诊治过程主要经历围手术期、辅助放化疗期、随访观察期和晚期姑息期共 4 个时期。前列腺癌中医药的分期治疗可从改善患者尿失禁、减轻放化疗毒副反应、预防肿瘤复发转移、改善肿瘤相关并发症和提高生活质量等方面入手。

1. 手术后期　患者多为气血亏虚证，并伴随一些长期并发症，如大小便失禁、性功能丧失等。此期患者肿瘤负荷已基本解除，应尽快扶助正气以提升机体自身免疫功能，促进术后快速康复。应以益气养血、收敛固涩为其治则，常用方药可选四君子汤、四物汤、六味地黄丸、金樱子散等。中医在改善患者尿失禁方面具有独特优势，中医对于根治性前列腺切除术后尿失禁的治疗方法趋向多元化，采用中药口服、针灸并用、针罐结合、电针疗法等，具备简单方便、便宜有效的优势，较易为更多的患者所接受。

2. 放射治疗期　放疗的射线可归属于中医的热（火）毒之邪，具有耗气伤阴、损伤机体津液的作用，故此期患者辨证多为气阴两伤证或热毒炽盛证。放疗期间，患者的肿瘤负荷仍然存在，不宜使用毒性较大的解毒抗癌中药，以免加剧正气损耗。应当以益气养阴、清热解毒为治则，常用中药包括太子参、沙参、黄精、玉竹、山茱萸、天花粉等。再根据并发症表现的不同，选择相应的治法。以异常疲倦乏力或毛发脱落为主时，治宜滋补肝肾，可选用枸杞子、女贞子、何首乌、山茱萸、菟丝子、补骨脂等中药加减组方。

3. 内分泌治疗期　中医认为睾酮为"先天之精",脏腑功能的正常发挥有赖于"先天之精"的温煦和气化作用。当去势治疗后,"先天之精"的产生和作用途径被阻断,不能发挥正常的生理功能,导致机体脏腑失和、阴阳失调,从而产生一系列的病理表现。因此,肝肾不足、疏泄失常、气机郁滞、阴阳失衡是 CRPC 的主要病机。处于内分泌治疗期的晚期前列腺癌,中医药干预的主要作用如下。①缓解激素敏感性患者 ADT 后的不良反应。其常见不良反应有贫血及其引起的全身乏力、代谢综合征和血管收缩症状。贫血及其引起的全身乏力在中医可辨为气血亏虚、脾虚生化乏源之证,治疗可采用益气养血健脾之法,选用四物汤、八珍汤、四君子汤、补中益气汤等加减治疗。代谢综合征和血管收缩症状表现为面红潮热、烘热汗出、急躁易怒、失眠易惊、男性乳房发育等,此乃 ADT 后激素水平改变所致。对此中医常辨为阴阳失调、营卫不和之证,治疗当以养阴清热、调和营卫、宁心安神为法,可选六味地黄丸加减,另可配伍沙参、麦冬、五味子、玉竹、生地黄、鳖甲、淮小麦、地骨皮、白芍、酸枣仁等中药治疗。②延缓激素敏感性向 CRPC 转变的时间,激素敏感性前列腺癌患者后期几乎都发展为 CRPC。中医认为,ADT 使"先天之精"的产生和作用途径被阻断,导致机体不能发挥正常的生理功能,进而脏腑失和、阴阳失调,此时肝肾不足、疏泄失常、气机郁滞、阴阳失衡是其主要病机,治疗当以疏肝解郁、调和阴阳、扶正祛邪为法,可选逍遥散、小柴胡汤等加减治疗。

4. 化学治疗期　ADT 失败的患者可行化疗,常用药物如多西他赛等,易引起中性粒细胞减少症、肝功能损伤、过敏反应、骨髓抑制、肢体麻木、恶心呕吐、呃逆、纳呆、便溏、倦怠乏力等毒副反应。中医认为此类毒副反应多因正气受损、气机升降失调、脾胃功能减退所致。此期使用中医药治疗应以增加患者化疗通过率、缓解化疗不适症状为主,不宜加入毒性较大的抗癌中药,以免增加肝肾负担。当以健脾益气为治则,代表方为四君子汤,常配伍姜半夏、代赭石、佛手、黄芪等中药。有学者提出周氏芪凌汤联合艾迪注射液治疗 CRPC 可有效改善患者相关临床指标,提高疗效的同时还能减少并发症的发生,对改善患者的预后具有一定意义,值得临床推广运用。

但需要注意慎用补肾中药。晚期前列腺癌多出现正气不足的症状,因此在治疗时往往需加用补益药物。但因前列腺癌的发生、发展与转归多与雄激素有关,因此在应用补益药物时需注意一些补肾壮阳中药,如鹿茸、人参、冬虫夏草、淫羊藿、肉苁蓉等多有类雄激素样作用,在雄激素依赖阶段应尽量避免使用。

（宋　刚　陈从波　桂定文）

参 考 文 献

［1］宋楠楠,陆斌.根治性前列腺切除术后尿失禁的中医药治疗研究进展［J］.中国中医急症,2020,29（3）:552-554.

［2］张瑶,李小江,贾英杰.中医"健脾利湿化瘀法"在前列腺癌治疗中的运用［J］.天津中医药,2021,38（3）:317-321.

［3］周琦,孙慧娟,陈宁.中医药治疗前列腺癌的作用机制研究进展［J］.中国实验方剂学杂志,2021,27（13）:207-214.

［4］JAMES N D, DE BONO J S, SPEARS M R, et al. Abiraterone for prostate cancer not previously treated with hormone therapy［J］. N Engl J Med, 2017, 377（4）:338-351.

［5］ZHANG Y, ZHENG D, ZHOU T, et al. Androgen deprivation promotes neuroendocrine differentiation and angiogenesis through CREB-EZH2-TSP1 pathway in prostate cancers［J］. Nat Commun, 2018, 9（1）: 4080.

［6］SMITH M R, SAAD F, CHOWDHURY S, et al. Apalutamide and overall survival in prostate cancer［J］. Eur Urol, 2021, 79（1）: 150-158.

［7］CHI K N, AGARWAL N, BJARTELL A, et al. Apalutamide for metastatic, castration-sensitive prostate cancer［J］. N Engl J Med, 2019, 381（1）: 13-24.

［8］ZHOU H, WU G, MA X, et al. Attenuation of TGFBR2 expression and tumour progression in prostate cancer involve diverse hypoxia-regulated pathways［J］. J Exp Clin Cancer Res, 2018, 37（1）: 89.

［9］DE WIT R, DE BONO J, STERNBERG C N, et al. Cabazitaxel versus abiraterone or enzalutamide in metastatic prostate cancer［J］. N Engl J Med, 2019, 381（26）: 2506-2518.

［10］FIZAZI K, BLUE I, NOWAK J T. Darolutamide and survival in nonmetastatic, castration-resistant prostate cancer: a patient perspective of the ARAMIS trial［J］. Future Oncol, 2021, 17（14）: 1699-1707.

［11］HUSSAIN M, FIZAZI K, SAAD F, et al. Enzalutamide in men with nonmetastatic, castration-resistant prostate cancer［J］. N Engl J Med, 2018, 378（26）: 2465-2574.

［12］熊义文, 周辉. EZH2 在前列腺癌中的研究进展及临床前景［J］. 现代泌尿生殖肿瘤杂志, 2020, 12（03）: 189-92.

［13］KIRBY M K, RAMAKER R C, ROBERTS B S, et al. Genome-wide DNA methylation measurements in prostate tissues uncovers novel prostate cancer diagnostic biomarkers and transcription factor binding patterns［J］. BMC Cancer, 2017, 17（1）: 273.

［14］LE D T, DURHAM J N, SMITH K N, et al. Mismatch repair deficiency predicts response of solid tumors to PD-1 blockade［J］. Science, 2017, 357（6349）: 409-413.

［15］CLARKE N, WIECHNO P, ALEKSEEV B, et al. Olaparib combined with abiraterone in patients with metastatic castration-resistant prostate cancer: a randomised, double-blind, placebo-controlled, phase 2 trial［J］. Lancet Oncol, 2018, 19（7）: 975-986.

［16］ALEMASOVA E E, LAVRIK O I. Poly（ADP-ribosyl）ation by PARP1: reaction mechanism and regulatory proteins［J］. Nucleic Acids Res, 2019, 47（8）: 3811-3827.

［17］FONG K W, ZHAO J C, KIM J, et al. Polycomb-mediated disruption of an androgen receptor feedback loop drives castration-resistant prostate cancer［J］. Cancer Res, 2017, 77（2）: 412-422.

［18］KU S Y, ROSARIO S, WANG Y, et al. Rb1 and Trp53 cooperate to suppress prostate cancer lineage plasticity, metastasis, and antiandrogen resistance［J］. Science, 2017, 355（6320）: 78-83.

［19］HUSSAIN M, CARDUCCI M A, SLOVIN S, et al. Targeting DNA repair with combination veliparib（ABT-888）and temozolomide in patients with metastatic castration-resistant prostate cancer［J］. Invest New Drugs, 2014, 32（5）: 904-912.

第十五章 放射性核素在前列腺癌治疗中的应用进展

前列腺癌为放疗敏感性肿瘤,这为放射性核素内照射治疗前列腺癌提供了良好的理论基础。目前应用于前列腺癌的放射性核素内照射治疗方式主要包括以下三种:放射性核素治疗前列腺癌骨转移、近距离放射治疗(放射性粒子植入)前列腺癌和 PSMA-RLT。

第一节 放射核素治疗前列腺癌骨转移

放射性核素内照射治疗是针对肿瘤骨转移的姑息性治疗手段之一,尤适用于以成骨或硬化性骨转移为主的前列腺癌骨转移,骨痛缓解率可达 70%~90%。目前,用于抗前列腺癌骨转移的放射性药物包括:发射 β 射线的氯化锶 -89($^{89}SrCl_2$)、钐 -153- 乙二胺四甲基膦酸($^{153}Sm-EDTMP$)、铼 -188- 羟乙二膦酸($^{188}Re-HEDP$)和发射 α 射线的 $^{223}RaCl_2$。

$^{89}SrCl_2$ 和 $^{223}RaCl_2$ 同为钙类似物,$^{89}SrCl_2$ 是 β 射线放射性药物,$^{223}RaCl_2$ 是短距离 α 射线放射性药物。引入体内后,$^{89}SrCl_2$ 和 $^{223}RaCl_2$ 可选择性地与骨转移瘤骨转换增加区域结合(尤其是成骨或硬化性骨转移灶)并发射高能射线,引起肿瘤细胞 DNA 损伤而达到抗骨转移治疗目的。

$^{89}SrCl_2$ 可以有效缓解前列腺癌骨转移患者骨痛症状。$^{188}Re-HEDP$、$^{153}Sm-EDTMP$ 和 $^{89}SrCl_2$ 在红骨髓剂量、血小板减少以及骨痛症状改善率、程度和持续时间方面基本相似。

$^{223}RaCl_2$ 能量集中在骨转移灶,对周围红骨髓的穿透射程较短,较少影响周围组织,降低血液毒性。2020 年 8 月,国家药品监督管理局批准了氯化镭(^{223}Ra)注射液上市,适应证为伴症状且无内脏转移的去势抵抗性前列腺癌骨转移。^{223}Ra 的半衰期为 11.4d,其在体内清除的方式单一,通过肠道排出,不经肝肾代谢。$^{223}RaCl_2$ 治疗前后应避免使用钙剂。该治疗方法常见的副反应主要是胃肠道不适,早期轻度的骨髓抑制一般可在 40d 内恢复。

$^{223}RaCl_2$ 可以有效缓解患者骨痛症状,降低症状性骨相关事件发生,还可延长患者总体生存,与安慰剂相比,$^{223}RaCl_2$ 治疗延长了转移性 CRPC 患者的中位 OS(14.9 个月 vs 11.3 个月)和首次出现骨相关事件的时间(15.6 个月 vs 9.8 个月),并减少了骨痛,改善了患者生活质量。$^{223}RaCl_2$ 是治疗有症状的转移性 CRPC 骨转移患者的一种安全有效的治疗方式,还可与其他系统及局灶治疗方法序贯或联合使用。

第二节 近距离放射治疗(放射性粒子植入)

近距离放射治疗一般分为两种:低剂量近距离放射治疗和高剂量近距离放射治疗。低剂量近距离放射治疗常用的放射性核素及其性质如表 15-1 所示,在中国较常用的是 ^{125}I 粒子植入治疗。高剂量近距离放射治疗使用的两种放射性核素为 ^{192}Ir 和 ^{60}Co。^{192}Ir 在北美较常用,半衰期为 73.8d,平均光子能量为 380keV。^{60}Co 的半衰期长达 5.3 年,平均光子能量为 1.17~1.33MeV。

表 15-1　低剂量近距离放射治疗中常用的放射性核素及其性质

核素	^{103}Pd	^{125}I	^{131}Cs
半衰期 /d	17.0	59.4	9.7
平均能量 /keV	20.7	28.4	30.4
粒子活度 /mCi	1.1~2.2	0.3~0.6	2.5~3.9
治疗剂量范围 /Gy	115~130	140~160	100~115

　　放射性粒子植入治疗属于近距离放射治疗范畴,是将含有放射性核素(如 ^{125}I)的微型封闭粒子源植入到肿瘤靶区组织中进行照射治疗,可使靶病灶获得足够照射剂量,同时最大限度地减少周围正常组织受到的损伤。

　　放射性粒子植入治疗是适用于局限性前列腺癌的一种安全、有效的局部介入治疗手段,疗效肯定,安全性和耐受性良好,且极少造成患者性功能障碍。低剂量近距离放射治疗的绝对和相对禁忌证如表 15-2 所示,在多学科综合评估临床管理下,存在相对禁忌证的患者也可从近距离放射治疗——^{125}I 粒子植入中获益。^{125}I 粒子植入的围手术期不良反应包括感染、出血、麻醉并发症及膀胱梗阻等,发生率低于 5%,相对少见。由于泌尿道及直肠与前列腺毗邻,泌尿道及肠道毒性损伤是前列腺局部放射治疗十分重视的两类不良反应。患者在 ^{125}I 粒子植入早期可能出现尿路刺激症状如尿频、尿急、排尿困难和夜尿多,后期泌尿道症状少见。^{125}I 粒子植入造成放射性直肠炎的发生率及严重程度均低于外照射治疗。通过局部注射水凝胶垫片可减少直肠照射。

表 15-2　低剂量率前列腺近距离放射治疗的绝对和相对禁忌证

绝对禁忌证	相对禁忌证
预期寿命有限	炎症性肠病
无法耐受手术	既往盆腔放疗史
存在远处转移	前列腺中叶肥大
共济失调毛细血管扩张史	植入时前列腺体积 >60cm^3
直肠缺失	排尿功能差(国际前列腺症状评分 >20)
经尿道前列腺切除术后(残余前列腺不足)	

　　^{125}I 粒子植入可有效控瘤,疗效已获广泛认可。对于低危前列腺癌,单用 ^{125}I 粒子植入即可使 82% 以上患者达到 PSA 长期控制;对于中危前列腺癌患者,^{125}I 粒子植入的生化控制率约 70%~89%,疗效与外照射治疗及根治性前列腺切除术相当;对于高危前列腺癌,多建议将近距离放射治疗与外照射治疗或雄激素剥夺治疗联合使用。在临床工作中,可视患者病情需要,将近距离放射治疗与其他治疗方式(如外照射治疗、雄激素剥夺治疗)联合使用以使患者得到更好获益。利用分子影像技术指导优化近距离放射治疗范围、规划剂量,以进一步提高安全性和有效性,并将近距离放射治疗与其他治疗方法序贯、整合使用是发展的方向。

第三节 前列腺特异性膜抗原靶向放射性配体治疗

PSMA 在 90%~100% 的前列腺癌以及淋巴结转移和骨转移中过表达,是一种可靠的前列腺癌组织标志物。PSMA 也是前列腺癌及其转移灶靶向治疗的靶点之一。近些年,基于 PSMA 与放射性核素结合的核素诊疗一体化受到广泛关注。借助于放射性核素的不同衰变性质,核医学诊疗一体化方案可以先使用具有成像属性的核素(如 ^{68}Ga、^{18}F)标记某些化合物,对特定的疾病靶点(如细胞表面受体或膜转运体)进行显像,达到诊断疾病的目的。然后使用具有治疗属性的核素(如 ^{177}Lu、^{90}Y)标记相同或类似的化合物,将电离辐射传递到表达这些靶点的组织和细胞中,引起肿瘤细胞 DNA 损伤,以达到治疗疾病的目的。

使用显像核素(如 ^{68}Ga、^{18}F)标记 PSMA 配体可无创、可视化前列腺癌的 PSMA 表达。PSMA PET 显像的作用从探测前列腺癌生化复发、转移性前列腺癌分期、再分期、辅助前列腺癌诊断和疗效评估,发展到了目前的深度融合、全程指导患者个体化精准诊疗。PSMA-RLT 的原理是携带放射性核素的 PSMA 配体进入前列腺癌细胞,核素释放 α 或 β 粒子产生辐照引起细胞 DNA 损伤,从而杀伤肿瘤细胞。一般先需要通过 PSMA PET 成像识别、筛选出 PSMA 阳性的可获益患者,再用治疗类核素(如 ^{177}Lu、^{225}Ac)标记 PSMA 抗体、抗体片段或小分子配体,为所筛选出的 PSMA 阳性患者提供靶向的放射性核素内照射治疗,此方法是核素诊疗一体化成功进行临床转化的范例。

用于前列腺癌 PSMA-RLT 的部分放射性核素特点如表 15-3 所示。一般而言,选用何种放射性核素取决于其所要标记的分子的药代动力学。^{177}Lu 由于治疗时间窗适中(半衰期为 6.65d)、疗效好且毒性低等优势成为前列腺癌 PSMA-RLT 研究和临床使用最多的核素。其他放射性核素(如 ^{225}Ac)标记的 PSMA-RLT 药物也显示出了良好的疗效和应用前景。PSMA 靶向放射性配体治疗与其他治疗方法(如 ADT、化疗、靶向、免疫治疗)的联合或序贯使用也受到了越来越多的关注。例如,由于放射治疗在一定程度能诱导机体产生肿瘤特异性 T 细胞,从而促进患者对免疫检查点抑制剂产生疗效反应,PSMA-RLT 与免疫治疗的联合显示出良好的抗肿瘤潜力。

表 15-3 用于前列腺癌靶向 PSMA 放射性配体治疗的核素

核素	发射粒子	半衰期	组织内最大射程 /mm	粒子能量 /Mev
^{90}Y	β^-	2.67d	12.000	2.28
^{177}Lu	β^-	6.65d	1.600	0.49
^{131}I	β^-/γ	8.02d	2.400	0.97
^{161}Tb	β^-/俄歇电子	6.89d	0.030	0.15
^{213}Bi	α/β^-	45.60min	0.084	8.38
^{225}Ac	α	10.00d	0.061	28.00
^{211}At	α	7.20d	0.067	5.87
^{227}Th	α	18.70d	0.100	6.14

一、^{177}Lu- 前列腺特异性膜抗原靶向放射性配体治疗

^{177}Lu-PSMA-617 是靶向 PSMA 的 β 粒子核素治疗药物,是目前研究和临床使用最多的 PSMA-RLT 药物,已积累了多个国家的临床数据和经验,安全性良好,有效性确切,可改善转移性去势抵抗性前列腺癌患者的无进展生存期及总生存期。2022 年 3 月,FDA 批准 ^{177}Lu-PSMA-617 用于治疗化疗或内分泌治疗失败的 PSMA 阳性转移性 CRPC。其他有利于患者更好获益的筛选条件包括:预期寿命≥6 个月、血肌酐低于正常值上限的 2 倍、氨基转移酶低于正常值上限的 5 倍、白细胞≥2.5 × 10^9/L、血小板≥75 × 10^9/L。

^{177}Lu-PSMA-617 放射性核素靶向治疗的安全性和患者耐受性好,目前多作为二线、三线治疗手段应用于转移性 CRPC 患者。^{177}Lu-PSMA-617 与标准治疗的比较研究及联合用药研究结果均证实了其良好的疗效。VISION 研究表明 ^{177}Lu-PSMA-617+ 标准治疗的 PSMA 阳性转移性 CRPC 患者死亡风险更低,OS 和 rPFS 可获益。该研究纳入 831 例既往接受 1 种以上新型内分泌治疗以及 1~2 种紫杉烷类药物化疗的转移性 CRPC 后线治疗患者,按 2∶1 比例分配到 ^{177}Lu-PSMA+ 标准治疗组和单用标准治疗组,结果显示,与单纯标准治疗相比,^{177}Lu-PSMA+ 标准治疗组患者的 PSA 应答率更优(46%),死亡风险降低了 38%,影像学疾病进展的风险降低了 60%,中位无进展生存期 8.7 个月。

与三线疗法(阿比特龙、恩扎卢胺和卡巴他赛等)相比,^{177}Lu-PSMA-617 治疗的有效性更高。TheraP 研究比较了 ^{177}Lu-PSMA-617 与卡巴他赛对接受过多西他赛或任一新型内分泌治疗后进展的转移性 CRPC 患者的疗效,^{177}Lu-PSMA-617 组 PSA 应答率(66%)优于卡巴他赛(37%),RECIST 标准评估 ^{177}Lu-PSMA-617 干预的客观缓解率明显优于卡巴他赛(49% vs 24%)。^{177}Lu-PSMA-617 组的 1 年 PFS 率为 19%,G3/G4 不良事件更少,与卡巴他赛相比,^{177}Lu-PSAM-617 治疗显著延长了疾病进展时间,且患者生活质量更佳,经过中位 3 年的随访,两者 OS 相似(19.1 vs 19.6 个月)。

通过一些方法改造 PSMA-RLT 药物,如使用白蛋白结合剂伊文思蓝或聚合物 PEG 修饰,以改善 PSMA 小分子抑制剂在前列腺癌中的药代动力学(如延长血液循环半衰期、增加前列腺肿瘤摄取、降低唾液腺和肾脏摄取等),对降低治疗核素使用剂量,减少器官毒性,提升 PSMA-RLT 治疗前列腺癌的疗效有益。初步临床研究显示患者接受经伊文思蓝修饰的 ^{177}Lu-EB-PSMA-617 治疗耐受良好,疗效可。

^{177}Lu-PSMA-RLT 的疗程一般为 6 个周期(取决于治疗反应、预后及毒性),周期之间的时间间隔为 6~8 周。临床可用于预测转移性 CRPC 患者 ^{177}Lu-PSMA-RLT 疗效和 / 或预后的标志物可以分为 3 类:患者 / 肿瘤特征、实验室指标和治疗前影像特征(表 15-4)。^{177}Lu-PSMA-RLT 后应进行疗效评估、毒性检测和再分期检查。治疗 2~3 个周期后复查 PSMA 显像(PET/CT 或 PET/MRI)以评估疗效及再分期。

PSA 波动是前列腺癌治疗过程中常规存在的一种现象。PSMA-RLT 治疗后 PSA 波动并不影响生存获益。大多数接受放射性配体治疗的患者,PSA 水平的初始增加或减少是持续的。持续的 PSA 下降与生存期延长相关,但是治疗过程中 PSA 波动者仍可获得相似的生存获益。因此,治疗后 PSA 波动不是终止 PSMA-RLT 的指征,尤其是无影像学进展的情况下。

延长 ^{177}Lu-PSMA-617 的治疗周期对转移性 CRPC 也是可行和有效的。有研究对治疗 6 个周期后无进展且未出现Ⅲ级及以上毒性的患者继续给予治疗,在延长治疗期间(多达

表 15-4　^{177}Lu-PSMA-RLT 治疗疗效和 / 或预后标志物

患者 / 肿瘤特征	实验室指标	治疗前影像特征
年龄	PSA/PSA 倍增时间	内脏转移
ECOG	LDH	广泛骨转移
临床症状	ALP	肿瘤 / 肝脏比
Gleason 评分	C 反应蛋白	PSMA 阳性肿瘤体积
紫杉醇化疗史	血红蛋白	PSMA 摄取低 /FDG 摄取高
AR 抑制剂治疗的响应	血小板	骨扫描指数

LDH：乳酸脱氢酶（lactate dehydrogenase）；ALP：碱性磷酸酶（alkaline phosphatase）。

13 个周期），50% 的患者 PSA 水平进一步下降，其中 8% 的患者获得了基于 PSA 和影像学的完全缓解。

^{177}Lu-PSMA-617 与其他治疗方法（如 ADT、化疗、靶向、免疫治疗或 ^{223}RaCl$_2$）可进行联合或序贯使用。^{177}Lu-PSMA-617 与肿瘤特异性辐射增敏剂（NOX66）联合，对于已出现广泛治疗耐药、疾病进展的晚期患者，疗效显著，约 70% 的患者在接受联合治疗后，PSA 水平下降了 50% 以上，毒副反应无增加，患者耐受性良好。2022 年 ASCO 发布的关于 ^{177}Lu-PSMA-617 联合帕博利珠单抗（PRINCE 研究）试验的摘要显示，该研究纳入了 37 例既往多西他赛化疗（70%）、阿比特龙或恩扎卢胺（100%）治疗失败的患者，给予中位 5 个周期的 ^{177}Lu-PSMA-617 治疗和中位 12 次的帕博利珠单抗治疗，中位随访 16 个月后，PSA 应答率达 76%，78% 的患者 RECIST 评估疗效达部分缓解，患者中位 rPFS、PSA 无进展生存期和 OS 分别为 11.2 个月、8.2 个月和 17.8 个月，12 个月的 rPFS 和 OS 率分别为 38% 和 83%，表明 ^{177}Lu-PSMA-617 联合帕博利珠单抗具有良好的抗肿瘤效果，安全性与单药一致，可为多线治疗失败的转移性 CRPC 治疗提供一种新的选择。

二、^{225}Ac- 前列腺特异性膜抗原靶向放射性配体治疗

^{225}Ac 是一种发射 α 射线的核素，α 粒子传能线密度更高，射线能量高，射程短，相对生物学效应更高，对肿瘤细胞杀伤作用更强，对正常细胞毒副作用更低。在治疗方面，α 粒子比 β 粒子具有更高的射线能量，因此在诱发细胞核中 DNA 双螺旋链的断裂以及细胞杀伤方面，具有更大的效能，且 α 射线较 β 射线射程短、安全性更高。^{225}Ac-PSMA 对肿瘤周围正常组织及骨髓毒性小。副作用为口干、眼干、体重下降、食欲不振、易疲劳、便秘、肾功能损伤等，一般患者可耐受，症状在每个疗程用药的 1 周后逐渐减轻，但对治疗前已经存在广泛骨髓转移、严重贫血或肾功能衰竭的患者，须综合评估。

^{225}Ac-PSMA-617 在初治转移性 CRPC 患者以及多线治疗失败（包括 ^{177}Lu-PSMA-617 耐药）的转移性 CRPC 患者中都可达到良好的抗肿瘤疗效。^{225}Ac-PSMA-617 对 80% 以上的初治转移性 CRPC 患者有效，治疗后 PSA 下降≥90%，40% 以上的患者达到影像学完全缓解并可维持 12 个月，主要的不良反应是轻度口干，患者均可耐受。多项临床试验证明，经 ^{177}Lu-PSMA-617 治疗无效或治疗后仍进展的晚期转移性 CRPC，采用 ^{225}Ac-PSMA 治疗后，显示出了良好的抗肿瘤作用。73 例对多种治疗方法（包括 ^{177}Lu-PSMA-617）耐药的晚期转移性 CRPC 患者接受 ^{225}Ac-PSMA-617 治疗的研究结果显示：83% 的患者治疗后 PSA 下降，其中 70% 的患者 PSA 下降幅度超过 50%；通过 ^{68}Ga-PMSA PET 评估疗效，有 29% 的患者达到疾病完全缓解，PFS 和 OS 分别为 15.2 个月和 18 个月；口干和贫血发生率低、程度较轻，

基线肾功能正常的患者未出现肾功能损伤。Meta 分析也表明，即使接受不同周期的 ^{225}Ac-PSMA-617 治疗，在治疗剂量相近的情况下，^{225}Ac-PSMA-617 治疗对 85% 以上的患者有效，约 60% 的患者 PSA 下降幅度在 50% 以上，安全性良好，是一种疗效确切、可耐受且可提高患者生存率的治疗方法。

三、发　展

PSMA-RLT 的发展方向主要有：与其他治疗方法序贯或联合使用，适应证前移，改良靶向 PSMA 配体和进一步扩展治疗所用放射性核素。实际上，PSMA-RLT 与化疗药联合治疗高肿瘤负荷激素敏感转移性前列腺癌、单用 PSMA-RLT 或联合其他疗法治疗低肿瘤负荷激素敏感转移性前列腺癌、PSMA-RLT 单独用于局部晚期前列腺癌术前新辅助治疗等的研究都在进行中。PSMA-RLT 在一线及二线治疗中与现有标准治疗手段相比优劣如何需要更多研究进行论证。对放射性配体进行进一步改良，增加其在肿瘤内的靶向结合浓度，降低非靶组织（如唾液腺、肾脏）分布，有利于提高抗肿瘤能效、降低毒副作用。同样，放射性核素的扩展不仅要与所标记的特定化合物适配，还需要与肿瘤大小、体积适配，以达到集中能量高效杀伤肿瘤而对周围组织损伤小的目的。总之，随着科学技术的不断进步，靶向 PSMA 分子探针的开发会朝着高灵敏度、高特异性及低成本的目标迈进，而 PSMA-RLT 也将依托核素诊疗一体化平台向着抗肿瘤疗效更佳、副作用更小的方向发展。

第四节　总结与展望

放射性核素治疗范围涵盖了骨转移、前列腺局部及全身系统。放射性药物 ^{223}RaCl$_2$ 治疗前列腺癌骨转移不仅可以有效缓解患者骨痛症状，降低症状性骨相关事件发生，还可延长患者总体生存。近距离放射治疗（放射性粒子植入）对前列腺局部的肿瘤控制效果肯定，安全性和耐受性良好，且极少造成患者性功能障碍。PSMA-RLT 是目前临床研究的重要方向，它在晚期转移性前列腺癌中显示出了良好的抗肿瘤能力，即使在接受多线全身治疗后的终末期患者中也具有良好的临床疗效和安全性。PSMA-RLT 与其他治疗方法序贯或联合使用，适应证前移，改良靶向 PSMA 配体和进一步扩展治疗所用放射性核素等都是非常具有潜力的发展方向。

总之，核素诊疗一体化在前列腺癌基础研究和临床诊疗中都具有巨大的应用潜力。核素治疗与其他治疗手段联合或序贯使用的方法会不断得到优化，基于 PSMA 或其他靶点的放射性配体治疗均在发展进步。未来，放射性核素治疗有望惠及更多前列腺癌患者，为改善患者生存质量、延长生存期和改善预后提供更多助力。

（邹思娟　朱小华）

参　考　文　献

［1］ALGHAZO O, EAPEN R, KOSCHEL S, et al. The application of theranostics in different stages of prostate cancer［J］. Future Oncol, 2021, 17（27）: 3637-3644.
［2］HOFMAN M S, EMMETT L, SANDHU S, et al.［^{177}Lu］Lu-PSMA-617 versus cabazitaxel in patients with

metastatic castration-resistant prostate cancer (TheraP): a randomised, open-label, phase 2 trial [J]. Lancet, 2021, 397 (10276): 797-804.

[3] MA J, LI L, LIAO T, et al. Efficacy and safety of ^{225}Ac-PSMA-617-targeted alpha therapy in metastatic castration-resistant prostate cancer: a systematic review and meta-analysis [J]. Front Oncol, 2022, 12: 796657.

[4] PARKER C, NILSSON S, HEINRICH D, et al. Alpha emitter radium-223 and survival in metastatic prostate cancer [J]. N Engl J Med, 2013, 369 (3): 213-223.

[5] PATHMANANDAVEL S, CRUMBAKER M, YAM A O, et al. ^{177}Lu-PSMA-617 and Idronoxil in men with end-stage metastatic castration-resistant prostate cancer (lupin): patient outcomes and predictors of treatment response in a phase I/II trial [J]. J Nucl Med, 2022, 63 (4): 560-566.

[6] PRASAD V, ZENGERLING F, STEINACKER J P, et al. First experiences with ^{177}Lu-PSMA therapy in combination with Pembrolizumab or after pretreatment with Olaparib in single patients [J]. J Nucl Med, 2021, 62 (7): 975-978.

[7] SARTOR O, DE BONO J, CHI K N, et al. Lutetium-177-PSMA-617 for metastatic castration-resistant prostate cancer [J]. N Engl J Med, 2021, 385 (12): 1091-1093.

[8] SATHEKGE M, BRUCHERTSEIFER F, KNOESEN O, et al. ^{225}Ac-PSMA-617 in chemotherapy-naive patients with advanced prostate cancer: a pilot study [J]. Eur J Nucl Med Mol Imaging, 2019, 46 (1): 129-138.

[9] SATHEKGE M, BRUCHERTSEIFER F, VORSTER M, et al. Predictors of overall and disease-free survival in metastatic castration-resistant prostate cancer patients receiving ^{225}Ac-PSMA-617 radioligand therapy [J]. J Nucl Med, 2020, 61 (1): 62-69.

[10] STISH B J, DAVIS B J, MYNDERSE L A, et al. Brachytherapy in the management of prostate cancer [J]. Surg Oncol Clin N Am, 2017, 26 (3): 491-513.

[11] ZANG J, FAN X, WANG H, et al. First-in-human study of ^{177}Lu-EB-PSMA-617 in patients with metastatic castration-resistant prostate cancer [J]. Eur J Nucl Med Mol Imaging, 2019, 46 (1): 148-158.

第十六章　前列腺癌多学科团队协作诊疗模式的临床价值

第一节　多学科团队协作的概念及优势

一、多学科团队协作的概念

前列腺癌是一种起病隐匿、异质性强、多阶段发展的恶性肿瘤。不同患者、不同阶段前列腺癌的生物学行为各不相同，分子标志物水平和影像学特征有差别，局灶治疗和系统治疗的效果也存在差异。随着医疗水平的不断提高，肿瘤的诊断治疗方式日趋多样化。而且，随着医疗技术水平的革新，越来越多的前列腺癌患者获得长期生存，防癌抗癌工作的需求从单维度的疾病诊治跃升为全流程的健康管理。单个学科、单项技术公式化地处理某种疾病的传统医学，已经无法满足前列腺癌等肿瘤的诊疗需求，单一专科的专家很难掌握疾病全面的治疗进展，多学科的团结协作已经成为肿瘤治疗的必由之路，因此多学科团队协作（multidisciplinary team, MDT）综合诊疗模式应运而生。

MDT 是指以患者为中心、以多学科专业人员为依托，为患者提供科学诊疗服务的模式，具体通过 MDT 病例讨论会形式开展。MDT 为肿瘤患者提供全流程的医疗决策和健康管理方案，包括早期诊断、在各疾病阶段制订治疗计划、随访、预防和管理诊疗相关的并发症，为患者制订个性化、精准化的整体诊疗方案，最终改善患者生存预后和生活质量，并减少诊疗时间和费用。同时，MDT 还将显著促进不同学科、不同医院的医师之间学习交流，有助于提高专业水平，改善区域间医疗水平不均衡的局面。

前列腺癌 MDT 集合泌尿外科、肿瘤科、放疗科、影像科、病理科、核医学科、检验科、超声科等各个学科的专家，针对肿瘤患者的病情展开深入讨论，最终给出综合性、个体化的治疗方案，并由一个临床专科单独或多学科联合执行该治疗方案。它把具有各专业知识、技能和经验的专家聚集在一起，以患者为中心，确保为患者提供高质量诊断、循证医学决策和最佳治疗模式。近年来，欧美和澳大利亚等国家的癌症医疗体系广泛实施了 MDT 诊疗模式，中国多家医院也开设了 MDT 门诊，实现了 MDT 诊疗常态化，显著提高了前列腺癌 MDT 诊疗方式的可及性。事实表明，肿瘤多学科会诊这种诊疗模式的优势越来越受到肿瘤患者的认可，被称为肿瘤治疗的"最佳途径"。

二、多学科团队协作的四大优势

相较传统诊疗模式，MDT 模式的四大优势可以总结为：高效、疗效、经济、互动。

1. 肿瘤患者诊疗流程规范高效　在传统诊疗模式中，肿瘤患者的诊疗方案的制订受首次就诊科室医师的影响较大。比如，外科医师接诊肿瘤患者时优先考虑能否手术将肿瘤切除，若无法切除常常推荐药物等系统治疗手段；放疗科医师接诊时则首先考虑能否进行肿瘤局部放射治疗；在多个科室分别咨询的过程中，患者往往面临着重复检查、多次转诊、对方案感到无所适从的窘境，还可能因此延误病情，错过最佳治疗时机。

MDT 让"患者围着医师转"转变为"医师围着患者转"。患者进入 MDT 诊疗模式，他面对的就不仅仅是一个接诊医师，而是一个诊疗专家团队。MDT 完全根据患者的病情需要来选择专家构成，提出适合患者的最佳治疗方案，并由相关学科单独或多学科联合执行该治疗方案，从而保证高质量的诊治建议和最佳的治疗计划，避免过度诊疗和误诊误治，使患者受益最大化。患者不需要权衡来自不同科室医师的不同意见，一站式服务，就医体验良好。专家团队共同制订科学、合理、规范化、个体化的诊疗方案，最大限度减少了误诊误治，节约了宝贵的诊疗时间。此外，MDT 的出现还让很多互联网＋医疗模式得以更好地实施。多项研究已经表明，接受 MDT 减少了癌症患者从诊断到治疗的等待时间。

Bjegovich-Weidman 等人曾发起肺癌多学科诊疗的回顾性和描述性研究，评估 MDT 对从诊断到治疗的间隔时间的影响，结果发现，从诊断（活检）到治疗的间隔时间从多学科之前的平均等待 24d 减少到多学科之后的 18d（$P<0.0008$）。

Xu 等人研究了 MDT 对乳腺癌脑转移患者治疗方案的具体影响。他们发现，在开展 MDT 后，患者的脑转移检出率明显提升，且更容易接受新技术（$OR=7.0$，$P<0.001$），系统治疗的质量也得到了提升，从而提高了患者生存率。

2. 改善患者预后和生活质量　MDT 模式从始至终采用正确合理的治疗方案，避免了患者从一种治疗方案转向另一种方案的过程，抓住了最佳治疗时机，从而大大改善了预后。多项研究证实，MDT 讨论改变了部分肿瘤患者的治疗决策，有利于患者的生存，并提高了患者的生活质量。

为评估 MDT 对晚期前列腺癌患者临床决策的影响，MEDLINE 综述筛选了 441 篇文献和摘要，最终纳入 16 篇文献，其中 9 篇使用定量方法（包括对临床登记数据、患者病例／MDT 会议记录的 3 次回顾性分析和 3 次横断面调查），观察性研究、定性定量相结合的研究、小型综述各 1 篇，4 篇社论。研究显示，MDT 影响 46.9% 和 33.4% 的晚期和转移性前列腺癌患者诊断和治疗计划，使转诊到肿瘤内科的Ⅳ期前列腺癌患者接受化疗的可能性提高至未转诊的 7 倍，有助于转移性前列腺癌患者接受新药治疗。疗效方面，高危复发前列腺癌患者接受 MDT 者发生生化复发、转移性进展、癌症特异性死亡和总死亡的可能性明显减少，科室间合作使患者护理得到改善。

Pituskin 等人曾对接受门诊姑息放疗的骨转移患者发起转诊并开展前瞻性研究（2007 年），系统评估多学科筛查以及非医师评估对患者管理建议的影响，结果发现，引入多学科筛查和非医师评估后，疼痛、疲劳、抑郁、焦虑、嗜睡症状以及整体健康都得到了改善（4 周后报告）。

3. 减少患者医疗费用　传统诊疗模式中，患者难以获得综合性的治疗方案。面对多科医师不同的意见，多数患者都感到无所适从，且在不同科室之间反复检查、重复治疗，浪费了大量的时间成本并产生了很多不必要的费用支出。而 MDT 诊疗模式能制订出最佳治疗方案，精确掌握患者病情可能的进展方向，在最合适的时机采用最佳治疗手段，除了通过减少治疗等待时间节省费用外，更避免了重复检查、重复治疗给患者家庭带来的经济负担。研究人员总结了头颈部肿瘤患者在采用 MDT 和传统诊疗模式时的不同花费，发现 MDT 可以为每位患者节省大约 5 366 瑞士法郎。

4. 优化医患交流和医师互动　传统治疗模式中，往往因多次转诊、反复检查以及各个专家解释的差异，有可能引发患者对治疗方案的不信任。MDT 诊疗模式中，多位专家共同制订的合理治疗方案,可以增强患者战胜疾病的信心。让患者了解、参与治疗的全过程,有助于提升患者的依从性。MDT 给患者和家属充分知情权与充分保障,而更多的保障会带来更多希望。

MDT 是肿瘤患者诊疗的最佳途径,有利于促进学科成员自我成长、增进院内及国内外学术交流。同时,MDT 还是医院科研、凝聚团队精神的优秀平台,为推进临床研究提供高质量的数据。从医院角度来讲,该模式提高了医院的综合诊治水平,保障了参与科室诊疗行为的规范,提高了医院影响力。此外,MDT 的出现还让很多互联网 + 医疗模式得以更好地实施。

第二节　多学科团队协作与前列腺癌治疗

一、多学科团队协作在治疗决策中的应用

前列腺癌通常涉及多学科的联合治疗,单一专科的专家很难掌握这类复杂疾病全面的治疗进展,难以达到理想的治疗效果。但是,通过 MDT 模式将相关学科的专家集中起来,针对患者个体,制订出个体化的治疗方案,可以使患者受益。

MDT 讨论是优化泌尿系统恶性肿瘤诊疗决策的重要途径。Kurpad 等人曾进行过泌尿系统恶性肿瘤的前瞻性队列研究(2007—2008 年),评估多学科对于癌症患者诊断和治疗决策的影响,结果发现 MDT 讨论后,38% 的患者诊断或治疗决策发生了改变。Korman 等人曾对多学科数据和医院登记数据(2006—2011 年)进行回顾性队列分析,对比引入 MDT 治疗前后,泌尿生殖系统恶性肿瘤患者的治疗决策遵循 NCCN 指南的情况。结果发现,参加 MDT 的中危患者,90% 的治疗遵循 NCCN 指南,但非 MDT 患者的治疗只有 76% 遵循 NCCN 指南(P=0.01)。*Cancers* 发表的综述的结论相似,MDT 讨论使 1.6%~43.0% 的前列腺癌治疗策略发生变化。

四川大学华西医院前列腺癌 MDT 团队报道了 422 例转移性 CRPC 患者的回顾性分析结果,显示参与 MDT 讨论是 OS 延长的独立预测因素(MDT 组和无 MDT 组的中位 OS 分别为 39.7 个月和 27.0 个月,HR=0.549,P=0.001)。以 mHSPC 患者为研究对象的回顾性研究显示,与 ADT 单药治疗相比,多西他赛化疗联合 ADT 组患者年龄更小、合并症更少、体能状态更好、肿瘤负荷更高。在对这些因素进行调整后,MDT 的存在是化疗药物使用的独立预测因子(OR=2.77,95% CI 1.68~4.59)。接受化疗的患者 2 年 OS 率为 82.1%,显著高于 ADT 单药治疗组(59.9%,95% CI 55.4%~64.4%),提示 MDT 的开展增加 mHSPC 患者化疗药物的使用,并改善了患者预后。

二、多学科团队协作在新辅助治疗中的价值

根治性前列腺切除术和外照射治疗是局限性或局部进展期前列腺癌患者主要的治疗方法。根治性前列腺切除术在前列腺癌中的应用越来越广泛,但存在术后切缘阳性率高、复发率高的问题。越来越多的临床研究表明,在根治性前列腺切除术前给予新型内分泌药物或者多西他赛新辅助治疗,可降低肿瘤分期、缩小肿瘤病灶、降低 PSA 水平、减少淋巴结转移。而且指南强调根治手术和外照射治疗仅是综合治疗的一部分。对于泌尿外科医师来说,局部进展期前列腺癌的手术治疗是临床实践中的重要挑战。目前多项系统综述指出,ADT 及

联合雄激素阻断治疗的新辅助治疗虽可降低切缘阳性率,但并不能改善预后。近年来,多项化疗及新型内分泌药物的新辅助治疗相关临床研究结果陆续公布,发现 ADT+ 新型内分泌治疗药物为主的新型新辅助治疗不仅可以降低切缘阳性率,还可降低病理分期,为局部晚期患者的预后改善带来希望。新辅助治疗方案的制订是 MDT 应用的新场景。

新辅助化疗或新辅助内分泌治疗单药虽未观察到临床获益,但是,新辅助化疗联合内分泌治疗的肿瘤控制效果初步得到证实。CHAARTED/GETUG 12 研究评估了新辅助多西他赛 + 雌莫司汀 +ADT 方案对比单纯新辅助 ADT 方案对根治术后生存期的获益,中位随访 8.8 年,结果显示,两组 RFS 有明显差异(62% vs 50%,HR=0.71)。上海交通大学医学院附属仁济医院开展新辅助化疗联合内分泌治疗 vs 新辅助 ADT vs 空白对照的三臂临床试验,结果显示新辅助化疗联合内分泌治疗可改善术后 PSA 不可检测水平以及无生化复发生存率。上述两项研究表明,新辅助化疗联合内分泌治疗可使高危局限性前列腺癌患者获益。新型内分泌治疗药物如恩扎卢胺、阿比特龙等应用于新辅助治疗,展示出卓越疗效。一项新型内分泌治疗联合 ADT 新辅助治疗的研究,对比新型内分泌治疗联合 ADT 与单纯 ADT 用于高危局限性前列腺癌患者新辅助治疗的疗效。结果显示,与单独使用 ADT 新辅助治疗相比,联合治疗方案显著降低肿瘤体积,同时,超过 4 年的随访结果显示,新辅助治疗后肿瘤体积越小的患者,生化复发率越低(P=0.001 4)。

然而,局限性高危前列腺癌和局部进展期前列腺癌的治疗模式仍然没有标准答案。是否行新辅助治疗和新辅助方案的选择,目前尚缺乏高质量的临床研究证据。前列腺癌的个体化新辅助治疗方案的选择方面,尚缺乏分子 / 基因检测等特异性标志物,困扰着临床实践中新辅助治疗方案的选择。这种背景下,MDT 介入前列腺癌新辅助治疗方案的选择,能够汇总多个科室专家的临床实践经验和最新文献报道,群策群力,在现有条件下做出最适合患者的方案选择。

三、加速康复外科的多学科团队协作

ERAS 是以循证医学证据为基础,通过外科、麻醉、护理、营养、康复理疗、心理等多学科协作,优化围手术期相关治疗的临床路径,缓解患者的围手术期应激反应,进而减少术后并发症、缩短住院时间,并改善术后康复和预后。ERAS 的核心任务首先是保证更好的康复质量,其次是力争更快的康复速度,从而实现高质量围手术期治疗。因此,做好 ERAS 要全面考虑患者的基础疾病、个体差异、手术类别、围手术期并发症等具体情况,更需要开展深入的临床研究以论证 ERAS 相关路径的可行性及必要性。

ERAS 的核心原则是通过多模式方法减轻手术应激反应,进而降低并发症风险。ERAS 运行模式是 MDT,包含外科、麻醉、护理、手术、营养、心理、康复等学科,以及患者和其亲属的配合,这是进行 ERAS 的前提。这里必须强调患者及其亲属积极参与配合的重要性,否则无法充分发挥 ERAS 的效果。MDT 中各学科优化围手术期管理措施以及手术流程再造,常用的措施包括术前宣教、术前评估及并发症预防、缩短术前禁食水的时间、鼓励使用微创手术、短效全身麻醉及局部麻醉、多模式镇痛、尽量不放置引流装置、术后早期经口进食、早期下床活动、早期拔除导尿管等,每一项优化措施均应有循证医学证据的支撑。在术前、术中、术后的管理中,围手术期 MDT 组合应用于同一患者,密切协作、贯穿始终,以取得最佳效果,达到减少疼痛和降低风险,实现快速康复的目的。

ERAS 提供了标准化护理流程和改善预后的框架。EARS 基于多模式方法和 MDT 模式运作,专注于减少术前、术中和术后手术应激的行动将有利于降低围手术期相关并发症的发生率,而不增加再入院率。由于手术技术的复杂性和并发症的高风险,ERAS在前列腺癌手术中的实施一直具有挑战性。

为评估多模式增强型手术后恢复方案对机器人辅助根治性前列腺切除术后围手术期阿片类药物使用和住院时间的影响,对176名ERAS组根治性前列腺切除术患者与MDT模式运行之前的176名非ERAS组患者进行了比较。结果显示,非ERAS组的围手术期护理并不统一:术前,营养优化和运动能力的改善主要基于外科医师的个体偏好;术中,容量管理和血流动力学监测因麻醉师而异;术后多模态镇痛技术并不常规应用阿片类药物。而ERAS组患者在手术前7天引入ERAS方案,开始接受有关运动、营养习惯的教育;在手术前3天,如无禁忌,患者应用对乙酰氨基酚(1 000mg,每8小时)、加巴喷丁(300mg,每8小时),以及塞来昔布(200mg,每12小时),并且向患者提供三杯富含碳水化合物的饮料,并说明在手术前24小时服用两杯,最后一杯在手术前3小时服用;在手术全身麻醉当天,患者接受了三联药物,即地塞米松(4mg,静脉注射,切口前)、氯胺酮(0.2mg/kg,切口前)、酮咯酸(如果自上次NSAID剂量以来>6小时,则在手术结束时静脉注射30mg),除非有禁忌证。术中葡萄糖稳态(目标110~180mg/dl)通过床旁测量实现,使用侵入性监护仪和中心静脉,不鼓励使用导管。此外,行60ml局部麻醉药物(20ml的1.3%脂质体布比卡因结合20ml 0.5%布比卡因和20ml生理盐水)伤口部位全层注射,鼓励早期行走和镇痛药物的阶梯式使用。多变量Logistic回归分析显示,与非ERAS组相比,ERAS组术后疼痛评分、术后阿片类药物消耗量(15 vs 46,$P<0.01$)和LOS(1.2 vs 1.7天,$P<0.01$)较低。在ERAS队列中,只有22%的人有长期的LOS,而非ERAS组的这一比例为39%($P<0.01$)。在多变量Logistic回归分析中,ERAS是延长住院时间的负预测因子($OR=0.39$,95% CI 0.22~0.70,$P<0.01$)。包含阿片类药物的多模式ERAS方案的实施改善了疼痛控制,并与围手术期阿片类药物的使用减少以及机器人辅助根治性前列腺切除术后住院时间的缩短有关。

MDT是恶性肿瘤治疗的总体趋势,其优势在前列腺癌的诊断治疗中尤其突出。MDT模式在中国前列腺癌诊疗的临床应用中不断普及和完善,多学科诊疗的组织体系、工作制度、操作流程、诊疗规范日臻成熟,必将在健康中国行动中发挥越来越重要的作用。

(杨春光　潘　炜　王志华)

参 考 文 献

[1] 中国抗癌协会泌尿男生殖系肿瘤专业委员会,中国临床肿瘤学会前列腺癌专家委员会,中国肿瘤医院泌尿肿瘤协作组,等.泌尿男生殖系统肿瘤多学科团队诊治组织与实施规范中国专家共识(2020年版)[J].中国癌症杂志,2020,30(4):313-320.

[2] ASHRAFI A N, YIP W, GRAHAM J N, et al. Implementation of a multimodal opioid-sparing enhanced recovery pathway for robotic-assisted radical prostatectomy[J]. J Robot Surg, 2022, 16(3):715-721.

[3] XU F, OU D, QI W, et al. Impact of multidisciplinary team on the pattern of care for brain metastasis from breast cancer[J]. Front Oncol, 2023, 13:1160802.

[4] WESTIN T, STALFORS J. Tumour boards/multidisciplinary head and neck cancer meetings: are they of value to patients, treating staff or a political additional drain on healthcare resources?[J]. Curr Opin Otolaryngol Head Neck Surg, 2008, 16(2):103-107.

[5] HOLMES A, KELLY B D, PERERA M, et al. A systematic scoping review of multidisciplinary cancer team

and decision-making in the management of men with advanced prostate cancer[J]. World J Urol, 2021, 39(2): 297-306.

[6] KOCO L, WEEKENSTROO H H A, LAMBREGTS D M J, et al. The effects of multidisciplinary team meetings on clinical practice for colorectal, lung, prostate and breast cancer: a systematic review[J]. Cancers(Basel), 2021, 13(16): 4159.

[7] KORMAN H, LANNI T J R, SHAH C, et al. Impact of a prostate multidisciplinary clinic program on patient treatment decisions and on adherence to NCCN guidelines: the William Beaumont Hospital experience[J]. Am J Clin Oncol, 2013, 36(2): 121-125.

[8] KURPAD R, KIM W, RATHMELL W K, et al. A multidisciplinary approach to the management of urologic malignancies: does it influence diagnostic and treatment decisions?[J]. Urol Oncol, 2011, 29(4): 378-382.

[9] NAYAK A L, FLAMAN A S, MALLICK R, et al. Do androgen-directed therapies improve outcomes in prostate cancer patients undergoing radical prostatectomy? A systematic review and meta-analysis[J]. Can Urol Assoc J, 2021, 15(8): 269-279.

[10] PITUSKIN E, FAIRCHILD A, DUTKA J, et al. Multidisciplinary team contributions within a dedicated outpatient palliative radiotherapy clinic: a prospective descriptive study[J]. Int J Radiat Oncol Biol Phys, 2010, 78(2): 527-532.

[11] ZHU S, CHEN J, NI Y, et al. Dynamic multidisciplinary team discussions can improve the prognosis of metastatic castration-resistant prostate cancer patients[J]. Prostate, 2021, 81(11): 721-727.

第十七章 前列腺癌局灶治疗的探索与前景

临床局限性前列腺癌的治疗包括主动监测、根治性前列腺切除术、根治性放射治疗和局灶治疗（focal therapy），其中局灶治疗包括前列腺癌冷冻治疗、高能聚焦超声（high intensity focused ultrasound, HIFU）、不可逆电穿孔、组织内肿瘤射频消融、光动力疗法（photodynamic therapy, PDT）等。近十年来，影像引导下靶向前列腺癌肿瘤区域的局灶治疗应用逐年增多。相较于根治性前列腺切除术和根治性放射治疗，局灶治疗创伤小、恢复快、尿控和勃起功能保留好，肿瘤控制的中、短期疗效可，但还需要更多的临床研究以评估远期疗效和安全性。

近年来，随着 PSA 检测的广泛应用和临床上对前列腺疾病的重视，初次诊断为局限性前列腺癌患者的数量不断上升，包括极年轻和高龄患者。这部分患者在治疗上存在一定的争议，有可能被过度诊断和治疗。一方面，国际上推荐的主动监测会对患者产生心理影响，特别是中国的患者，很难接受主动检测，而且主动监测确实有一定概率会导致低危局限性前列腺癌快速进展为高危或转移性。另一方面，根治性前列腺切除术或根治性放射治疗虽然在控制肿瘤的长期结果上更为有效，但这些方法会破坏病灶周围结构，具有较高的并发症发生率，甚至可能导致永久的尿失禁、勃起功能障碍，严重影响患者的生活质量。此外，部分患者因为伴随较多基础疾病或受到先前其他治疗的影响，不适合进行根治性手术或不能耐受放疗。局灶治疗通过作用于目标区域（覆盖整个肿瘤病变）达到局部消除肿瘤的目的，可以有效减少对膀胱、直肠、神经血管束和其他周围解剖结构的潜在伤害，同时具有良好的抗肿瘤作用。因此，前列腺癌局灶治疗在临床上越来越受到重视。基于不同能量平台的靶向肿瘤区域的前列腺癌精准消融治疗，已取得了一系列成果，并已广泛应用于临床。同时，前列腺癌局灶治疗还在转移性前列腺癌、无转移的 CRPC 中做了探索性研究，为难治性前列腺癌的多模式联合治疗提供了新的治疗方式。

第一节　前列腺癌局灶治疗的类型和特点

一、前列腺癌冷冻治疗

前列腺癌冷冻治疗通过前列腺治疗区域细胞内外冰晶形成、渗透压和 pH 值改变及微血管损伤，导致细胞凋亡和坏死，并继发免疫反应引起肿瘤免疫杀伤，已成为局限性前列腺癌可选择的治疗方式之一。1960 年首次报道了冷冻术在前列腺癌治疗中的应用，冷冻治疗也是第一种进入临床的前列腺癌局灶治疗。在影像工具成像下，将冷冻针通过会阴部插入前列腺，到达指定位置后，冷冻针开始冷却病变部位，形成冰球，通过两个循环的冷冻和解冻，诱导不可逆的细胞破裂和凋亡。经直肠超声引导和监测能实现对病灶区域的实时监控，术中使用温度探针可为手术医师提供足够的信息，以确保对目标病变进行完整的冷冻破坏治疗的同时最大限度地保留周围组织。对实时监控的需求促使了磁共振成像兼容的低温探头技术的发展,MRI 引导下的冷冻疗法可以在治疗中高度精确的监测温度,还可以对特定范围内的冰球进行实时 3D 监视,从而对消融病变的大小进行监视和准确评估。

（一）适应证

1. 初治的局限性前列腺癌　①预期寿命 <10 年的局限性前列腺癌患者,或由于其他原因不适合行根治性前列腺切除术治疗的局限性前列腺癌患者;②血清 PSA<20ng/ml;③Gleason 评分≤7 分;④前列腺体积≤40ml（以保证有效的冷冻范围）,如前列腺体积 >40ml,可先行新辅助内分泌治疗缩小体积后再手术。对于预期寿命 >10 年的局限性前列腺癌患者,须告知目前此术式尚缺乏远期疗效相关数据。

2. 挽救性前列腺癌局灶治疗　用于前列腺癌根治性放疗后局部复发的挽救性治疗。

3. 前列腺癌局灶治疗靶向冷冻消融　其适应证目前尚无统一标准,大部分专家认为需满足以下条件:①单病灶或多病灶的中低危前列腺癌;②穿刺方法为影像引导下经会阴系统穿刺联合靶向穿刺;③治疗边界超过已知肿瘤边界 5mm;④前列腺体积和患者年龄不是决定条件;⑤仅治疗主要病灶,而非主要病灶可以密切监测。

（二）疗效

对局限性前列腺癌,冷冻治疗与根治性前列腺切除术或外照射治疗相比,1 年无生化复发率或总生存率无显著性差异,靶向冷冻消融治疗临床局限性前列腺癌患者的 3 年无生化复发率亦无统计学意义。一项真实世界研究显示,对低 / 中危局限性前列腺癌,冷冻治疗与根治性前列腺切除术治疗疗效相当。Shah 等人的多中心研究显示,中、高危局限性前列腺癌接受冷冻消融局灶治疗后,总体 3 年无治疗失败生存率 90.5%,高危和中危患者分别为 84.7% 和 93.3%,无尿失禁发生,勃起功能障碍发生率 16.1%。因此,对于中高危局限性前列腺癌,冷冻局灶治疗也是有效的治疗选择。

（三）并发症

前列腺癌冷冻治疗患者的 1 年尿失禁率显著低于根治性前列腺切除术患者,与外照射治疗相比差异没有统计学意义;前列腺癌冷冻治疗患者的 1 年勃起功能障碍率与根治性前列腺切除术相似（0~40%）,但尚无研究比较冷冻治疗与外照射治疗的差异。前列腺癌冷冻治疗术后尿道狭窄的发生率明显低于根治性前列腺切除术。其他并发症包括会阴部水肿、尿路感染、组织脱落、盆腔疼痛及尿潴留等。前列腺靶向冷冻消融局灶治疗的开展,使冷冻治疗并发症发生率显著下降,最常见的并发症为尿路感染和会阴水肿。

二、前列腺癌高能聚焦超声治疗

HIFU 是利用超声发生器发射高能超声波,将能量聚焦在病变组织区域,使温度高于 65℃,通过机械、热和气蚀效应,达到肿瘤组织发生凝固性坏死的目的。HIFU 是一种可行且有效的前列腺癌局灶治疗技术,可以实现前列腺癌患者的局部肿瘤控制,与根治性治疗比较,无创性、无电离辐射,以及与治疗相关的低并发症发生率是其潜在的关键优势。由于 HIFU 是以可控方式选择性破坏肿瘤组织,使周围组织保持完整,因此需要一种成像方法进行引导。超声成像引导 HIFU 和 MRI 引导 HIFU 均已得到广泛运用。超声的局限性在于它只能定位病变位置,无法提供有关组织温度的精确信息;与超声成像比较,MRI 具有成像和实时温度监控的双重优势,能在更大的视野范围内提供更好的组织对比度和解剖学分辨率。

（一）适应证

与冷冻治疗类似,主要适用于低 / 中危局限性前列腺癌患者。对于预期寿命 >10 年的患者,须告知目前此术式尚缺乏远期疗效数据。

（二）疗效

HIFU 的 3~5 年无进展生存率为 63%~87%,但大部分研究的中位随访时间较短,为 12~24 个月。比较 HIFU 与根治性前列腺切除术 / 外照射治疗在临床局限性前列腺癌中的治疗效果,HIFU 患者的 1 年无生化复发率显著高于外照射治疗,但两者之间的 5 年无生化复发率无显著性差异;HIFU 患者的 1 年无进展生存率显著高于外照射治疗,但两者的 3 年无进展生存率差异无统计学意义。最近一项多中心、大样本、队列研究显示,HIFU 局灶治疗局限性前列腺癌的 7 年 FFS 率为 69%（64%~74%）,其中中危和高危前列腺癌 7 年 FFS 率分别为 68% 和 65%;Clavien-Dindo>2 级的并发症发生率为 0.5%（7/1 379）。

（三）并发症

HIFU 的并发症发生率较低,最常见的并发症包括排尿困难（22%~30%）,急性尿潴留（2%~24%）,尿道组织脱落（22%）和尿路感染（17%）。HIFU 患者的 1 年尿失禁率显著低于根治性前列腺切除术,尿道狭窄的发生率高于外照射治疗。

三、前列腺癌不可逆电穿孔治疗

不可逆电穿孔治疗是前列腺癌局灶治疗中最新颖的技术之一,在超声或 MRI 引导下,将电流探针置入会阴周围的消融靶标,高压脉冲电流通过探针,在组织上产生短而强烈的电场脉冲,引起细胞膜上纳米孔的形成,通过扰动细胞稳态以让细胞死亡。作为一种新型非热消融疗法,不可逆电穿孔治疗具有创伤小,不损伤尿道、直肠、大血管、神经血管束、神经及术后无勃起功能障碍等特点。目前已有多个国家及地区开展此类治疗并取得近 / 中期满意疗效。我国自主创新研发的第二代不可逆电穿孔治疗技术的研究成果已公开发表于 *JAMA Surgery*,治疗设备也已批准上市,用于局限性前列腺癌的精准局灶治疗。

（一）适应证

与冷冻治疗或 HIFU 类似,不可逆电穿孔治疗主要适用于低 / 中危局限性前列腺癌患者。对于预期寿命 >10 年的患者,须告知目前此术式尚缺乏远期疗效相关数据。

（二）疗效

研究显示,不可逆电穿孔治疗术后半年,消融区域肿瘤检出率为 16%~25%。最近一项研究显示,不可逆电穿孔治疗局限性前列腺癌后消融区域复发率为 2.7%~9.8%,3 年 FFS 率为 96.75%,无转移生存率（metastasis-free survival, MFS）为 98.5%,3 年总生存率为 100%。王海峰等的研究提示,117 例接受高频不可逆电穿孔治疗的局限性前列腺癌患者,术后 6 个月行重复穿刺,6 例患者检出 csPCa（其中包含 1 例为治疗区域内检出,5 例为治疗区域外）;csPCa 发生率 6%,显著低于其他能量平台的历史对照组（20%）;术后 6 个月平均 PSA 水平为 1.08ng/ml（术前平均 PSA 水平为 9.0ng/ml）。另外在消融肿瘤的同时,不可逆电穿孔对治疗区域的神经、血管、尿道没有任何损伤,国际前列腺症状评分平均为 4.5 分、国际勃起功能评分平均为 2.0 分,为术后患者恢复尿控功能和性功能奠定了基础。

（三）并发症

最常见的并发症为血尿（15%~18%）、尿路感染（8%~15%）、排尿困难（4%~15%）及尿潴留（6%~22%）。不可逆电穿孔与根治性前列腺切除术相比,尿失禁和勃起功能障碍的发生率明显降低,主要原因为不可逆电穿孔是非热能消融方法,对血管、神经等周围组织损害程度明显低于前列腺腺体组织。

第二节　随访原则及监测项目

前列腺癌局灶治疗随访的主要目的是适时评估肿瘤治疗疗效和并发症情况,同时也给予患者心理健康辅导。

常见的随访监测项目包括 PSA、DRE、影像学检查(如:经直肠超声、前列腺 mpMRI 及 ^{68}Ga-PSMA-PET/CT 扫描等)(表 17-1)。首次随访应在术后 1~3 个月以内完成,PSA 水平及 mpMRI 检查能很好地评估手术疗效。之后也应长期规律随访,随时监测病情变化。骨扫描不推荐作为术后常规随访项目,仅在 PSA 持续升高或发生骨痛时需行骨扫描检查。如需确认前列腺癌原发病灶是否复发,可考虑行影像引导下的前列腺系统穿刺 + 靶向穿刺,以指导后续治疗选择。

表 17-1　前列腺癌局灶治疗术后随访项目简表

随访项目	首次评估时间 / 月	术后 0~1 年	术后 1~2 年	术后 2~3 年	术后 3~4 年	术后 4~5 年
PSA	3	每 3 个月	每 6 个月	每 6 个月	每 6 个月	每 6 个月
影像学	6	第 6 个月	每年			
系统穿刺活检	6~12	第 6~12 个月	如首次穿刺阴性,则之后随访中无须常规行穿刺活检,除非出现 PSA 进展或 DRE、影像学阳性发现			
靶向穿刺活检	6~12	第 6~12 个月				
功能评估	3~6	第 3~6 个月	定期评估直至疾病稳定			

(一)血清 PSA 水平

血清 PSA 水平的监测是前列腺癌根治性治疗或全身治疗的首选非影像学标志物。在接受局灶治疗的患者中,监测血清 PSA 水平变化是必要的,其在一定程度上能反应疾病的进展。目前尚无共识定义局灶治疗后生化复发的标准。文献报道,HIFU 治疗后患者 PSA 最低值与治疗效果关系密切:治疗后 PSA 最低值处于 0~0.2ng/ml 之间时,治疗失败率约为 11%;而 PSA 最低值处于 0.21~1.00ng/ml 之间时,治疗失败率为 46%;大于 1ng/ml 时,治疗失败率为 48%。大部分专家推荐使用斯图加特标准(stuttgart criteria),即 PSA 水平较最低点升高 1.2ng/ml 可用于判断 HIFU 治疗后的生化复发。另外一项涉及 227 例患者的欧洲多中心研究结果显示,术前 PSA 为 4.0~10.0ng/ml 的患者,5 年无进展生存率为 57%。对于冷冻治疗,有中心使用 PSA 小于 0.1ng/ml 作为冷冻治疗成功的一个标志,认为连续三次 PSA 升高代表治疗失败。第二代冷冻技术研究表明,如果 PSA 阈值设定为 0.5ng/ml,则低危和高危前列腺癌患者的 5 年无进展生存率分别为 60% 和 36%。

术后首次复查应在 3 个月以内完成,术后第 1 年每 3 个月随访,之后每 3~6 个月复查 PSA。对于血清 PSA 持续升高患者建议行盆腔 MRI 及骨扫描;存在骨痛,不论 PSA 水平均应行骨扫描检查判断复发。

(二)DRE

不同于根治性手术,DRE 可以被推荐用于判断局灶治疗后的前列腺癌局部复发,若在治疗后出现新的结节,应怀疑局部复发,结合 PSA 变化及前列腺 MRI、超声决定是否行穿刺活检确认。

（三）前列腺 MRI、超声造影或 PET/CT 扫描

前列腺 mpMRI 对早期发现前列腺局部复发有重要价值。经治疗的病灶在 MRI 上呈现早期增强提示局灶治疗失败，其他指征还包括：治疗区域在 T_2 上呈现低信号，或者在高 b 值 DWI 序列上呈高信号并且 ADC 图呈低信号。对于不适合行 mpMRI 的患者，可以考虑超声造影替代 MRI 检查。谢少伟等研究显示实时经直肠超声造影是临床上局限性前列腺癌靶向冷冻消融术后随访的有效影像学技术，可有效评价局限性前列腺癌冷冻治疗术的疗效，检出生化复发患者的可疑复发灶，指导临床干预手段的选择。术后首次 MRI 检查建议在术后 6 个月内完成，也有学者推荐在术后 4~6 周行首次 MRI 评估局灶治疗效果。之后的 MRI 随访推荐至少每年 1 次，对于有 PSA 进行性升高、DRE 阳性等患者应根据实际需求行 MRI 检查；对于年轻或有遗传易感因素的患者可以适当缩短间隔期。有研究提示 ^{68}Ga-PSMA-PET/CT 对前列腺癌诊断有更高的敏感性，在根治性前列腺切除术后 PSA<1.0ng/ml 的生化复发患者中便能早期检出病灶，但尚无确切证据认为 PET/CT 对局灶治疗复发的评判优于 MRI。

（四）影像引导下前列腺靶向和系统穿刺病理活检

对于接受前列腺癌局灶治疗的患者，多数研究均在治疗后 1 年内采用穿刺活检作为评估治疗疗效的标准手段。在 2020 年召开的美国国家癌症中心共识会议上，专家推荐使用 MRI 靶向融合穿刺活检评价手术局灶治疗效果；同时 86% 的专家推荐除了靶向穿刺外，还需通过模板穿刺进行全腺体系统活检，以进一步排除治疗区域外可能遗漏的其他病灶。对术后首次随访中活检阴性的患者，不推荐在之后的随访过程中继续常规采用穿刺活检评估疾病状态，仅推荐当患者出现 PSA 持续升高、DRE 异常或影像学检查中出现异常时进行再次活检，并且在存在影像学新发病灶时应尽可能采取靶向穿刺活检的方式排除肿瘤复发或新发。

（五）患者术后生活质量及功能恢复的评估

随着经济社会的发展，患者治疗后的生活质量和功能恢复情况越发受到关注。性功能和尿控功能的损害是前列腺癌根治性治疗后的常见并发症，而局灶治疗可能减少术后勃起功能障碍和尿失禁的发生。不同研究报道不同局灶治疗方式（如冷冻治疗、HIFU、不可逆电穿孔等）尿失禁的发生率均在 5% 以下，而勃起功能障碍的发生率在 5%~30% 之间。

推荐术后 3~6 个月时使用国际前列腺症状评分评估患者排尿症状，使用国际勃起功能评分 –5 评估患者术后勃起功能，使用改良版 - 扩展前列腺癌复合指数量表评估前列腺癌患者生活质量。

（董柏君　杨　俊　卢宇超）

参 考 文 献

[1] 陈翠,张时君,李红丽,等.经直肠超声造影对前列腺癌靶向冷冻消融术的疗效评价及指导生化复发干预的价值[J].中国临床医学影像杂志,2021,32(8):4.

[2] 董柏君,王艳青,谢少伟,等.靶向冷冻消融治疗局限性前列腺癌的临床研究[J].中华泌尿外科杂志,2016,37(10):754-757.

[3] 董柏君,王艳青,谢少伟,等.影像联合穿刺病理指导下靶向冷冻消融治疗局限性前列腺癌的临床应用[J].中华泌尿外科杂志,2017,38(6):457-460.

[4] 谢少伟,董柏君,王艳青,等.实时超声造影在局灶性前列腺癌靶向冷冻消融治疗后随访中的应用价值

[J].肿瘤影像学,2018,27(5):5.

[5] BLAZEVSKI A, SCHELTEMA M J, YUEN B, et al. Oncological and quality-of-life outcomes following focal irreversible electroporation as primary treatment for localised prostate cancer: a biopsy-monitored prospective cohort[J]. Eur Urol Oncol, 2020, 3(3): 283-290.

[6] HEARD J R, NASER-TAVAKOLIAN A, NAZMIFAR M, et al. Focal prostate cancer therapy in the era of multiparametric MRI: a review of options and outcomes[J]. Prostate Cancer Prostatic Dis, 2022, 26(2): 218-227.

[7] HOPSTAKEN J S, BOMERS J G R, SEDELAAR M J P, et al. An updated systematic review on focal therapy in localized prostate cancer: what has changed over the past 5 years?[J]. Eur Urol, 2022, 81(1): 5-33.

[8] JIN K, QIU S, ZHENG X, et al. Cryotherapy shows no inferiority compared with radical prostatectomy for low-risk and intermediate-risk localized prostate cancer: a real-world study from the SEER database[J]. J Cancer, 2020, 11(19): 5738-5745.

[9] MURRAY K S, EHDAIE B, MUSSER J, et al. Pilot study to assess safety and clinical outcomes of irreversible electroporation for partial gland ablation in men with prostate cancer[J]. J Urol, 2016, 196(3): 883-890.

[10] REDDY D, PETERS M, SHAH T T, et al. Cancer control outcomes following focal therapy using high-intensity focused ultrasound in 1379 men with nonmetastatic prostate cancer: a multi-institute 15-year experience[J]. Eur Urol, 2022, 81(4): 407-413.

[11] SCHELTEMA M J, CHANG J I, BOHM M, et al. Pair-matched patient-reported quality of life and early oncological control following focal irreversible electroporation versus robot-assisted radical prostatectomy[J]. World J Urol, 2018, 36(9): 1383-1389.

[12] SHAH T T, PETERS M, ELDRED-EVANS D, et al. Early-medium-term outcomes of primary focal cryotherapy to treat nonmetastatic clinically significant prostate cancer from a prospective multicentre registry [J]. Eur Urol, 2019, 76(1): 98-105.

[13] SHAH T T, REDDY D, PETERS M, et al. Focal therapy compared to radical prostatectomy for non-metastatic prostate cancer: a propensity score-matched study[J]. Prostate Cancer Prostatic Dis, 2021, 24(2): 567-574.

[14] TING F, TRAN M, BOHM M, et al. Focal irreversible electroporation for prostate cancer: functional outcomes and short-term oncological control[J]. Prostate Cancer Prostatic Dis, 2016, 19(1): 46-52.

[15] VALERIO M, CERANTOLA Y, EGGENER S E, et al. New and established technology in focal ablation of the prostate: a systematic review[J]. Eur Urol, 2017, 71(1): 17-34.

[16] VAN DEN BOS W, JURHILL R R, DE BRUIN D M, et al. Histopathological outcomes after irreversible electroporation for prostate cancer: results of an ablate and resect study[J]. J Urol, 2016, 196(2): 552-559.

[17] VAN DEN BOS W, SCHELTEMA M J, SIRIWARDANA A R, et al. Focal irreversible electroporation as primary treatment for localized prostate cancer[J]. BJU Int, 2018, 121(5): 716-724.

[18] VAN DER POEL H G, VAN DEN BERGH R C N, BRIERS E, et al. Focal therapy in primary localised prostate cancer: the european association of urology position in 2018[J]. Eur Urol, 2018, 74(1): 84-91.

[19] WANG H, XUE W, YAN W, et al. Extended focal ablation of localized prostate cancer with high-frequency irreversible electroporation: a nonrandomized controlled trial[J]. JAMA Surg, 2022, 157(8): 693-700.

[20] WANG Y, GALANTE J R, HAROON A, et al. The future of PSMA PET and WB MRI as next-generation imaging tools in prostate cancer[J]. Nat Rev Urol, 2022, 19(8): 475-493.

第十八章 寡转移性前列腺癌局灶治疗的研究进展

第一节 寡转移性前列腺癌的定义及简介

前列腺癌是欧美发达国家男性常见恶性肿瘤,其发病率位居第一,死亡率位居第二。虽然我国仍属于前列腺癌低发国家,但随着人口老龄化、生活方式和饮食结构的改变,前列腺癌的发病率呈逐年上升趋势。我国前列腺癌人群特征与欧美国家存在巨大差异。欧美国家由于普及 PSA 筛查,其初诊患者中临床局限性病例约 81%,远处转移患者仅占 4%,而我国约 54% 的前列腺癌患者在初诊时已发生远处转移。一直以来,转移性前列腺癌的治疗方式主要是以内分泌治疗为基础的全身系统性治疗。尽管其最初疗效显著,但是几乎所有 mHSPC 患者经 ADT 治疗 18~36 个月后都会出现药物耐药,进展为转移性 CRPC。即使近年来各种治疗药物不断取得发展,转移性 CRPC 患者预后仍较差,中位生存时间不足 3 年。

寡转移性前列腺癌是转移性前列腺癌的一种亚型,多定义为转移病灶数目为 1~5 个的前列腺癌患者。早在 1995 年,Hellman 和 Weichselbaum 就提出了寡转移的概念,认为寡转移是介于局限性疾病到广泛性转移的一种中间状态。这一状态下的肿瘤虽然已出现转移,但侵袭性较低,意味着可通过积极治疗原发灶或寡转移灶从而遏制肿瘤进展,甚至达到治愈的效果。后续的诸多研究也证明了这一观点,寡转移性前列腺癌患者可从针对原发灶或转移灶的局灶治疗中获益。寡转移前列腺癌局灶治疗的直接目的是减少肿瘤负荷,其难点在于如何精确定位病灶。随着影像技术的发展,这个难题也逐步得到解决,最新的影像学技术如 PSMA-PET/CT 已经提高了对病灶的精准定位,增加了局灶治疗的可行性。

近年来,有学者陆续报道了多项关于寡转移性前列腺癌患者局灶治疗的临床试验研究结果,这些结果支持局灶治疗在寡转移性前列腺癌中的应用。但鉴于证据水平较低,仍缺乏大型Ⅲ期临床试验的证据证实其有效性。目前,欧洲泌尿外科学会指南建议,转移性前列腺癌的局灶治疗仍然只是一种试验性的治疗方法,还需进一步探索。本章节概述了局灶治疗在寡转移前列腺癌患者中的研究进展。

目前,寡转移性前列腺癌的定义尚未达成一致,大多数研究以转移灶数目≤3~5 个作为定义标准(表 18-1)。Singh 等在一项回顾性临床研究中指出,转移灶数目≤5 个的前列腺癌患者的生存期与无转移的患者相比无明显差异,而显著优于转移灶 >5 个的前列腺癌患者。因此临床上多以转移灶≤5 作为定义标准。Foster 等的系统综述表明,在纳入的 25 项研究中,10 项(40%)将寡转移性前列腺癌转移灶数目定义为≤5 个,3 项(12%)定义为≤4 个,12 项(48%)定义为≤3 个。在 2017 年晚期前列腺癌共识大会中,66% 的专家认为寡转移病灶数目应≤3 个,20% 认为应≤5 个,14% 认为应≤2 个。可见由于不同研究者对寡转移性前列腺癌的理解不同导致其定义仍存在较大差异。除此之外,过去主要依赖传统影像学如 CT、MRI、骨扫描等发现转移病灶,而随着影像学的进展,如 PSMA-PET/CT 可以检测出传统影像学发现不了的微小病灶,这些微小病灶是否与传统意义上的寡转移病灶具有相同的生物学行为仍存在疑问,使得寡转移性前列腺癌的定义更加复杂和缺乏共识。此外,在寡转移性前列腺癌的定义问题上不仅要考虑转移灶数目和部位,也要考虑发现转移灶时患者所处治疗阶段。Gandaglia 等发现在转移性前列腺癌患者中,远期生存与转移灶部位相关,内脏转移患者的预后较骨转移或淋巴结转移者差。欧洲放射治疗与肿瘤学会联合欧洲癌症研究与治疗组织进一步将寡转移性前列腺癌细分为三种,分别是初发寡转移前列腺癌、寡复发前列腺癌和寡进展前列腺癌。初发寡转移指初诊时即明确为转移性疾病;寡复发指初诊无转移灶,根治性治疗后,在无治疗的间隔期出现转移灶;寡进展指在全身系统治疗过程中出现影像学进展。

表 18-1 寡转移性前列腺癌定义

研究	试验设计	寡转移性前列腺癌类型	局灶治疗	定义
Deek et al.（2021）	回顾性	寡进展 CRPC	SBRT	≤5 个进展病灶
Cem Onal et al.（2021）	回顾性	寡进展 CRPC	SBRT	≤5 个骨或淋巴结转移病灶
Heidenreich et al.（2015）	回顾性	初发寡转移 HSPC	减瘤根治性前列腺切除术	≤3 个骨转移病灶,没有内脏或淋巴结转移
Gandaglia et al.（2016）	回顾性	初发寡转移 HSPC	减瘤根治性前列腺切除术	≤5 个骨转移病灶,伴或不伴淋巴结转移
Mandel et al.（2019）	前瞻性	初发寡转移 HSPC	减瘤根治性前列腺切除术	≤3 个骨转移病灶,没有内脏转移
POPSTAR（2018）	前瞻性	寡复发 HSPC	SBRT	≤3 个骨或淋巴结转移病灶
STOMP（2017）	RCT	寡复发 HSPC	SBRT+ 转移灶切除	≤3 个颅外转移病灶
STAMPEDE（2018）	RCT	初发寡转移 HSPC	外照射治疗	≤3 个局限于椎体或骨盆的转移灶,无内脏转移

第二节 PSMA-PET/CT 在寡转移性前列腺癌中的应用进展

前列腺癌转移灶的精确定位是为患者提供最优临床决策的基础。目前常用的转移灶检测手段是传统影像学,包括 CT、MRI 和骨扫描(^{99m}Tc-MDP),然而传统影像学无法获得让人满意的诊断准确率。胆碱 PET/CT 在评估转移灶方面优于传统影像学,灵敏度和特异度可分别达到 49%~62% 和 92%~95%,然而胆碱 PET/CT 在 PSA 较低的患者中敏感性较低,限制了它的应用。近年来,以 PSMA 为靶点的成像技术快速发展,显著提高了前列腺癌转移灶的检出率。PSMA 是一种在前列腺细胞表面表达的跨膜蛋白,其在前列腺癌细胞表面过度表达,目前已经开发出多种以 PSMA 为靶点的分子特异性对比剂,具有代表性的是 ^{68}Ga-PSMA-11 和 ^{18}F-DCFPyL。

在初诊前列腺癌患者中,PSMA-PET/CT 对转移灶的检出率显著高于传统影像学。一项前瞻性、多中心研究发现,在初诊并且骨扫描阴性的前列腺癌患者中,^{68}Ga-PSMA-PET/CT

对于淋巴结转移灶的灵敏度和特异度分别为 41.5%（95% CI 26.7%~57.8%）和 90.9%（95% CI 79.3%~96.6%）。另一项Ⅱ/Ⅲ期、前瞻性、多中心研究（OSPREY）显示，在 252 名高危前列腺癌患者中，^{18}F-DCFPyL-PET/CT 对淋巴结转移灶的特异度为 97.9%（95% CI 94.5%~99.4%），灵敏度为 40.3%（95% CI 28.1%~52.5%）。一项 Meta 分析发现在中高危前列腺癌患者中，与 MRI 相比，PSMA-PET/CT 对淋巴结转移灶具有更高的灵敏度和相似的特异度。一项前瞻性多中心研究评估了 108 例中高危患者，发现与常规分期相比，PSMA-PET/CT 在 25% 的患者中检测到常规分期未发现的淋巴结转移，在 6% 的患者中检测到常规分期未发现的骨或内脏转移。在一项前瞻性多中心随机对照研究中（proPSMA），302 名高危前列腺癌患者被随机分配到传统影像学组（CT 和骨扫描）和 ^{68}Ga-PSMA-PET/CT 组，研究结果显示 ^{68}Ga-PSMA-PET/CT 对于转移灶的诊断准确率比传统影像学高 27%（92% vs 65%；$P<0.000\,1$）；与 PSMA-PET/CT 相比，传统影像学的灵敏度（38% vs 85%）和特异度（91% vs 98%）都较低。以上研究表明，对于转移灶的诊断准确性，PSMA-PET/CT 要优于传统影像学。

在复发性前列腺癌患者中，PSMA-PET/CT 也显示出较高灵敏度。在 Perera 等的 Meta 分析中，共纳入 37 篇文献，结果显示在生化复发前列腺癌患者中，^{68}Ga-PSMA-PET/CT 的综合灵敏度和特异度分别为 75% 和 99%。此外，^{68}Ga-PSMA-PET/CT 的灵敏度随 PSA 水平的升高而增加，其中 PSA 水平为 <0.20ng/ml、0.20~0.49ng/ml、0.50~0.99ng/ml、1.00~1.99ng/ml、>2ng/ml 的患者的阳性检出率分别为 33%、46%、57%、82%、97%。在一项前瞻性研究中，纳入了 38 例根治性手术或放疗后出现生化复发的前列腺癌患者，发现与胆碱 PET/CT 相比，^{68}Ga-PSMA-PET/CT 对于转移灶的灵敏度更高，在 PSA 值低于 0.5ng/ml 患者中差异最为显著（50% vs 12%，$P=0.03$）。另一项研究中，Bluemel 等对比了 PSMA-PET/CT 和胆碱 PET/CT，结果显示 PSMA-PET/CT 在 43.8% 的胆碱 PET/CT 检查阴性的患者中发现了复发病灶。除此之外，有研究发现在去势抵抗阶段时，PSMA 表达上调。这一特征使得 PSMA-PET/CT 在 CRPC 患者评估中极具吸引力。Fendler 等回顾性分析了 200 例非转移性 CRPC 患者，这些患者的传统影像学检查都显示无明显转移灶，而通过 PSMA-PET/CT 检查发现 196 例患者有阳性病灶。这项研究表明 PSMA-PET/CT 极大提高了 CRPC 患者转移灶检出率，为寡进展 CRPC 患者的局灶治疗提供了可能性。

PSMA-PET/CT 也存在局限性。既往研究发现约 10% 的前列腺癌不表达 PSMA。而且有研究报道 PSMA-PET/CT 在一些良性骨病中也表现为 PSMA 高摄取，例如骨折、骨赘、软骨淋巴结、椎体血管瘤、Paget 骨病。PSMA 表达在转移性前列腺癌患者中也存在异质性。Paschalis 等通过免疫组化检测转移性 CRPC 和 mHSPC 患者肿瘤组织中的 PSMA 表达，结果发现 42% 的 mHSPC 和 27% 的转移性 CRPC 组织样本中未检测到 PSMA。他们进一步在所有的 mHSPC 和 84% 的转移性 CRPC 患者中观察到了明显的肿瘤异质性，转移病灶间 PSMA 表达不均，其中在肝转移瘤中表达最低，在 DNA 损伤修复基因突变的患者中 PSMA 表达较高。这些研究表明在转移性前列腺癌中 PSMA 表达存在异质性，可能会影响 PSMA-PET/CT 的检测结果。

虽然没有证据明确表明 PSMA-PET/CT 在寡转移性前列腺癌中的优越性，但在 2017 年晚期前列腺癌共识大会中，专家组建议使用 ^{68}Ga-PSMA-PET/CT 检测转移灶，从而对寡转移性前列腺癌进行诊断。综上所述，PSMA-PET/CT 的运用提高了寡转移性前列腺癌患者转移灶的检出率，使这类患者在疾病早期得到确诊和临床干预。

第三节　局灶治疗的理论基础

Heidenreich 等发现,在接受 6 个月 ADT 治疗后的前列腺癌患者的根治性前列腺癌标本内依然含有 100% 活性的前列腺癌细胞;另一项研究回顾性分析了 ADT 联合多西他赛化疗的进展期或转移性前列腺癌根治标本,发现有 90.6% 的患者原发灶内仍有活性肿瘤细胞残存。这些研究表明以 ADT 为基础的系统治疗不能将前列腺癌原发灶的侵袭性细胞完全清除,提示对原发灶进行局灶治疗有可能达到更好的肿瘤控制。

研究发现,前列腺癌原发灶与转移灶之间存在相互影响的内在关联。原发灶通过释放 CTCs 并创造有利的转移前环境使 CTCs 更易扩散、定植在远处器官,从而形成远处转移。例如释放血管内皮生长因子,促进宿主环境中的血管生成;释放基质金属蛋白酶,促进细胞外基质重塑,使 CTCs 更容易迁移。远处转移病灶可进一步释放细胞因子、化学因子等与原发灶通过信号通路相互作用,并进一步促进 CTCs 的种植。因此,对原发灶和转移灶进行局灶治疗可抑制或切断相应的信号通路,延缓疾病进展,增加系统治疗的敏感性,并减少新发转移灶形成。Cifuentes 等利用 PC3-Luc 细胞和裸鼠建立原发灶可切除的转移性前列腺癌肿瘤模型,并通过对小鼠原发灶的切除观察转移灶的变化。结果发现在对原发灶进行手术切除后,手术组小鼠的转移灶大小较对照组明显缩小且数目减少,手术组小鼠转移灶大小较手术前也有缩小。

也有研究认为在寡转移阶段,转移灶多来源于原发灶,两者为线性关系,肿瘤细胞克隆异质性高;而在广泛转移阶段,肿瘤细胞克隆异质性高,侵袭性明显。因此提出了这样一种假设,即使在转移灶存在的情况下,对原发肿瘤进行根治性治疗也有可能阻止新的转移灶的形成,甚至阻止已经存在的转移灶的进展。这种假设在几项回顾性研究中得到证实,在转移灶存在的情况下,对肿瘤原发灶进行局灶治疗可以改善前列腺癌的特异性生存率和总生存率。

第四节　初发寡转移前列腺癌局灶治疗

一、原发灶手术治疗

在转移性前列腺癌中,一项基于美国 SEER 数据库的研究纳入了 474 例接受局灶治疗的患者(313 例行根治性前列腺切除术,151 例行前列腺放疗),其中 54 名(11%)是 M_{1a},325 名(68%)是 M_{1b},95 名(20%)是 M_{1c}。结果显示手术或放疗均可显著降低肿瘤特异性死亡率。但由于 SEER 数据库没有具体的病灶部位及数量信息,并且也没有系统治疗的相关数据,使这一结果证据等级较低。

Heidenreich 等的一项病例对照研究共纳入 61 例骨转移病灶数目≤3 个的前列腺癌患者(表 18-2),23 例患者接受减瘤性根治性前列腺切除术,38 例患者接受标准内分泌治疗,结果发现手术组显著延长 PFS 和至 CRPC 的时间,CSS 也得到了改善,但 OS 并没有显著差异。Gandaglia 等对 11 例接受减瘤性根治性前列腺切除术和扩大盆腔淋巴结清扫的寡转移前列腺癌患者(骨转移病灶≤5 个,伴或不伴盆腔/腹膜后淋巴结转移)进行长期随访分析,7 年 PFS 和 CSS 分别为 45% 和 82%。该研究为寡转移前列腺癌患者接受减瘤性根治性前列腺切除术提供了安全性和长期随访的证据。Lumen 等在一项前瞻性研究中纳入了 109 名寡转移性前列腺癌患者（48 名接受减瘤性根治性前列腺切除术，26 名接受放疗，35 名接受非局灶治疗），结果发现与非局灶治疗相比，减瘤性根治性前列腺切除术和放疗均能显著提高患者的 OS，且两者间无显著性差异。Mandel 等在一项前瞻性研究中对 33 例行减瘤性根治性前列腺切除术的寡转移 HSPC 患者进行随访分析，结果显示 3 年无转移性 CRPC 生存期（ Metastatic CRPC-free survival, mCRPC-FS ）和 OS 分别为 65.6% 和 87.9%。最近，复旦大学附属肿瘤医院叶定伟教授团队发表了一项Ⅱ期临床试验的结果，研究共纳入 200 例初诊寡转移前列腺癌患者（≤5 个骨或盆腔外淋巴结转移），对比 ADT 联合根治性局灶治疗（根治性前列腺切除术或放疗）与单用 ADT 的预后差异，结果发现 ADT 联合根治性局灶治疗可显著延长患者的 rPFS 和 OS。但也有学者提出不同的意见，Lan 等在一项对 111 名骨转移≤5 处的前列腺癌患者（35 名接受减瘤性根治性前列腺切除术 +ADT，76 名仅接受 ADT ）的回顾性研究中发现，减瘤性根治性前列腺切除术不能显著提高 PFS 和 CSS。

　　迄今为止，仍缺少高质量的前瞻性研究支持对寡转移性前列腺癌患者行原发肿瘤根治性切除术。目前有几项临床试验正在进行中，包括 TroMbone、SWOG S1802、g-RAMMP。

表 18-2　原发灶手术或放疗的相关研究

研究	试验设计	寡转移性前列腺癌类型	病例数	影像学	局灶治疗	预后
Gandaglia et al. （2021）	回顾性	寡转移 HSPC	11	骨扫描 +CT	CRP+ 盆腔淋巴结清扫	7 年 PFS：45%；7 年 CSS：82%
Luman et al. （2021）	前瞻性	低转移负荷 HSPC	109	骨扫描 +CT	CRP or RT	2 年 OS：93% for CRP，100% for RT，69% for NLT （CRP vs NLT：$P=0.007$；RT vs NLT：$P=0.035$；CRP vs RT：$P=0.912$）
STAMPEDE （2018）	随机对照	低转移负荷 HSPC	819	骨扫描 +CT	Prostate RT	RT vs control：$HR=0.68$，95% CI 0.52~0.90；$P=0.007$
HORRAD （2018）	随机对照	低转移负荷 HSPC	160	骨扫描	Prostate RT	RT vs control：HR：0.68；95% CI 0.42~1.10；$P=0.68$
Culp et al. （2014）	回顾性	转移性前列腺癌包含寡转移	8 185	未知	RP or RT	5 年 OS：RP 67.4%，RT 52.6，NLT 22.5%（RP vs NLT：$P<0.001$；RT vs NLT：$P<0.001$）
Heidenreich et al.（2015）	回顾性	寡转移 HSPC	61	骨扫描 +CT+MRI	CRP	CRP vs ADT：mCRPC-FS：40 个月 vs 29 个月，$P=0.04$；CSS：95.6% vs 84.2%，$P=0.043$
Mandel et al. （2019）	前瞻性	寡转移 HSPC	33	骨扫描 +CT+MRI	CRP	3 年 mCRPC-FS：65.6%；3 年 OS：87.9%
Bo Dai et al （2022）	随机对照	初诊 HSPC	200	骨扫描 +CT+MRI	RP or RT	RP/RT vs ADT：3 年 rPFS：79% vs 56%，$P=0.001$；3 年 OS：88% vs 70%，$P=0.008$

　　CRP. 减瘤性根治性前列腺切除术；RP. 根治性前列腺切除术；RT. 放疗；NLT. 无局部治疗。

二、原发灶放射治疗

有 2 项多中心、Ⅲ期、随机对照临床试验发现,前列腺放疗不会改善初诊转移性前列腺癌患者的长期生存,但亚组分析提示可能会改善低转移负荷患者的预后(表 18-3)。HORRAD 试验招募了 432 名初诊骨转移 HSPC 患者,并将患者随机分配到外照射治疗 + ADT 组和单独使用 ADT 组。放疗区域是前列腺加上任何前列腺扩展部位,并且不对区域盆腔淋巴结进行放疗。结果发现接受外照射治疗联合 ADT 治疗的患者与仅接受 ADT 的患者相比,OS 没有显著差异。但亚组分析显示,骨转移数目≤5 个的患者(89 名接受 ADT+ 外照射治疗,71 名仅接受 ADT)可能受益于外照射治疗(HR: 0.68, 95% CI 0.42~1.10, P>0.05),不过差异没有显著性。

STAMPEDE 试验入组了 117 个中心共 2 061 例初诊 mHSPC 患者,对比外照射治疗与标准内分泌治疗的预后差异,标准内分泌治疗定义为 ADT 联合或不联合多西他赛化疗。结果显示外照射治疗可显著提高 FFS(HR=0.76, 95% CI 0.68~0.84),但在 OS、PFS 和 CSS 方面无显著差异。作者进一步按转移负荷对患者进行分类,高转移负荷组指存在 4 个及以上转移灶且至少有 1 个转移灶位于脊柱或盆腔外,或存在内脏转移。亚组分析显示在低转移负荷组患者中,外照射治疗能显著改善 OS(HR=0.68, 95% CI 0.52~0.90)、PFS(HR=0.78, 95% CI 0.63~0.98)和 CSS(HR=0.56, 95% CI 0.47~0.90)。

HORRAD 和 STAMPEDE 研究的结果表明,在初诊转移性前列腺癌患者中,存在低转移负荷的患者可能从放疗中获益。目前正在进行的前瞻性临床试验有 SWOG、S1802 和 PEACE1。

第五节 寡复发前列腺癌局灶治疗

一、转移灶放疗

在大多数研究中,转移灶定向治疗多指针对寡转移病灶的 SBRT。也有文献报道了转移灶切除术,但手术并不常见。多项Ⅱ期临床试验证实了 SBRT 在寡复发前列腺癌患者中的价值(表 18-3)。

表 18-3　寡复发前列腺癌局灶治疗相关研究

研究	试验设计	寡转移性前列腺癌类型	病例数	影像学	局灶治疗	预后
STOMP(2017)	随机对照	寡复发 HSPC	62	胆碱 PET/CT	SBRT+ 转移灶切除术	MDT vs 主动监测:ADT-FS:21 个月 vs 13 个月,P=0.11
ORIOLE(2020)	随机对照	寡复发 HSPC	54	骨扫描 +CT+MRI+PSMA-PET/CT	SBRT	MDT vs 主动监测:PFS:61% vs 19%,P=0.001
SABR-COMET(2019)	随机对照	寡复发 HSPC	99	骨扫描 +CT+MRI+PET/CT	SBRT	MDT vs 姑息性治疗:PFS:12 个月 vs 6 个月,P<0.001

续表

研究	试验设计	寡转移性前列腺癌类型	病例数	影像学	局灶治疗	预后
Forres et al.（2017）	回顾性	寡复发 HSPC	87	^{18}FEC PSMA-PET/CT	sLND	3 年 BCR-free：69.3%；3 年无系统治疗率：77.0%；3 年无临床复发率：75%
Fossati et al.（2018）	回顾性	寡复发 HSPC	654	^{11}C- 胆碱 +^{68}Ga-PSMA-PET/CT	sLND	1 年无临床复发率：75%
Steuber et al.（2018）	回顾性	寡复发 HSPC	2 076	^{11}C- 胆碱 PET/CT	sLND	MDT vs ADT：5 年 CSS：98.6% vs 95.7%，P=0.005
Bravi et al.（2020）	回顾性研究	寡复发 HSPC	189	^{11}C- 胆碱 +PSMA-PET/CT	sLND	10 年 CSS：66%；10 年 OS：64%
POPSTAR（2018）	前瞻性	寡复发 HSPC	33	NaF PET/CT+ 骨扫描 +CT	SBRT	2 年 ADT-FS：48%；2 年 PFS：39%

　　sLND. 挽救性淋巴结清扫术；MDT. 转移灶定向治疗；ADT-FS. 无 ADT 生存；BCR-free. 无生化复发生存。

　　SABR-COMET 是一项Ⅱ期临床试验，招募了 99 例存在 5 个及以下转移灶的寡复发前列腺癌患者，随机分配至姑息治疗组或 SBRT 组。与姑息治疗相比，SBRT 可显著改善 PFS（中位 PFS：12 个月 vs 6 个月，P<0.001）和 OS（41 个月 vs 28 个月，P<0.001）。

　　STOMP Ⅱ期临床试验招募了 62 例寡复发前列腺癌患者。寡复发定义为基于胆碱 PET/CT 检测的具有 3 个及以下颅外转移灶的生化复发前列腺癌患者。受试者随机分配到转移灶定向治疗组（25 名接受 SBRT，6 名接受手术）和主动监测组，主要研究终点是无 ADT 生存。结果发现，与主动监测相比，转移灶定向治疗组的无 ADT 生存更长（21 个月 vs 13 个月；HR=0.60，P=0.11），无生化复发生存期也显著延长（HR=0.53，P=0.03）。

　　ORIOLE 是一项多中心、Ⅱ期、随机对照临床试验，共纳入 54 名寡复发 HSPC 患者。转移灶检测主要依靠 CT、MRI 或放射性核素骨扫描。受试者随机分配到转移灶定向治疗组和监测组，主要研究终点是 6 个月时的疾病进展，包括 PSA 进展、症状进展、影像学进展及因任何原因开始 ADT 治疗或死亡。随访 6 个月后发现，转移灶定向治疗组疾病进展率低于监测组（19% vs 61%；P=0.005）。

　　POPSTAR 是一项单臂、前瞻性试验，纳入了 22 例激素敏感和 11 例去势抵抗性寡转移前列腺癌患者，转移灶数目≤3 个，所有患者均接受 SBRT 治疗。在 22 名激素敏感性寡转移前列腺癌患者中，2 年无 ADT 生存率为 48%；1 年和 2 年的无进展生存率为 58% 和 39%。

　　综上所述，寡复发前列腺癌患者可能从转移灶放疗中获益。然而，在明确建议使用转移灶放疗治疗寡复发前列腺癌之前，还需要进行更大样本量和更长随访时间的前瞻性临床研究。正在进行的临床试验有 RAVENS 试验（NCT03361735）、STORM 试验（NCT03569241）等。

二、转移灶手术切除

　　通过手术切除转移病灶已在其他类型肿瘤如肾癌和结直肠癌中被证实具有临床获益。但目前关于前列腺癌转移灶切除的文献较少，故该治疗仍是一种具有争议的处于探索阶段的治疗手段。

对于根治性治疗后出现淋巴结复发的前列腺癌患者,多项回顾性研究证实挽救性淋巴结清扫是一个有效的治疗选择(表 18-3)。Porres 等回顾性分析了 87 例初次治疗后出现淋巴结复发的患者,影像学检查是 ^{18}FEC PET/CT 和 PSMA-PET/CT,中位随访时间是 21 个月,挽救性淋巴结清扫术后 3 年无生化复发率、无系统治疗率、无临床复发率分别是 69.3%、77.0% 和 75%。Fossati 等在一项多中心回顾性研究中纳入了 654 例根治性前列腺切除术后出现淋巴结复发的患者,影像学检查是胆碱 PET/CT 和 PSMA-PET/CT,中位随访时间是 30 个月,结果发现约 25% 的患者在挽救性淋巴结清扫术后 1 年出现早期临床复发。Steuber 等回顾性分析了 2 076 例根治性前列腺切除术后出现淋巴结复发的患者,影像学检查是胆碱 PET/CT,其中 1 816 例接受 ADT 治疗,263 例接受转移灶定向治疗(166 例接受挽救性淋巴结清扫治疗,97 例接受放疗),中位随访时间是 70 个月,结果发现挽救性淋巴结清扫或放疗可显著提高 CSS,ADT 治疗患者和转移灶定向治疗患者的 5 年 CSS 分别是 95.7% 和 98.6%(P=0.005)。

Ploussard 等在一篇系统综述中纳入了 27 项研究共 1 370 例行挽救性淋巴结清扫的前列腺癌患者,影像学检查主要是胆碱 PET/CT 和 PSMA-PET/CT,中位随访时间是 29.4 个月。研究发现约 13%~79.5% 的患者在挽救性淋巴结清扫术后出现 PSA 下降,2 年和 5 年无生化复发生存率分别是 23%~64% 和 6%~31%,5 年总生存率约 84%。

上述回顾性研究不足之处在于随访时间较短,不能证实挽救性淋巴结清扫术对远期生存的获益。在一项长期随访研究中,Bravi 等分析了 189 例根治性前列腺切除术后出现淋巴结复发的患者,影像学检查是胆碱 PET/CT 和 PSMA-PET/CT,挽救性淋巴结清扫术后 10 年的无临床复发率和无生化复发生存率分别是 31% 和 11%,10 年 CSS 和 OS 分别是 66% 和 64%。此外,挽救性淋巴结清扫后 6 个月内接受 ADT 的患者前列腺癌死亡风险较低(HR:0.51; P=0.010)。这个结果表明淋巴结复发患者在挽救性淋巴结清扫术后的长期生存仍较差,而挽救性淋巴结清扫应作为多模式治疗中的一部分,不应该排除 ADT 及其他系统治疗。

一些研究也报道了前列腺癌内脏或骨转移灶切除的病例。Battaglia 等在一项研究中共纳入 17 例孤立性内脏或骨骼转移的寡转移前列腺癌患者,所有患者都接受了转移灶切除术(7 例肺、2 例骨骼、2 例直肠、1 例肝、1 例睾丸、1 例膀胱、1 例阴茎、1 例纵隔淋巴结和 1 例腹壁转移)。研究目的是评估转移灶切除在骨骼或内脏转移患者中的可行性和肿瘤学结果。结果显示在挽救性转移灶切除术后,16 名患者出现临床复发,其中 10 名患者接受了进一步的转移灶定向治疗(5 例手术和 5 例 SBRT);4 年总生存率为 66%(中位随访时间为 44 个月)。

对于寡复发前列腺癌患者,转移灶切除仍然是一个正在探索阶段的试验性治疗手段。正在进行的临床试验有 ProSTone(NCT04271579),STORM(NCT03569241)和 NCT02974075 等。

第六节　寡进展前列腺癌局灶治疗

目前尚缺乏高级别临床证据证实局灶治疗在寡进展 CRPC 中的效果,但一些回顾性研究提示了局灶治疗在寡进展 CRPC 患者中的可行性及延长 PFS 的潜在价值(表 18-4)。Triggiani 等的回顾性研究纳入了 41 名接受 SBRT 的寡进展 CRPC 患者,中位随访时间为

24 个月,1 年和 2 年 PFS 分别为 43.2% 和 21.6%,中位 PFS 为 11 个月,开始下一线治疗的中位时间(Time to next intervention,TTNI)为 22 个月。Berghen 等报道了 30 例寡进展 CRPC 患者在局灶治疗的同时继续接受相同的系统治疗的研究,结果显示中位随访时间为 18 个月,中位 TTNI 和 PFS 分别为 16 个月和 10 个月。Yoshida 等报道了 23 例寡进展 CRPC 患者,局灶治疗后的中位 PSA 进展时间为 8.7 个月。Cem Onal 等回顾性分析了 67 例寡进展 CRPC 患者,所有患者接受基于 ^{68}Ga-PSMA-PET/CT 的 SBRT 治疗,2 年的 OS 和 PFS 率分别为 86.9% 和 34.4%,中位 PFS 为 16.6 个月。Lohaus 等回顾性分析了 15 例接受局部放疗的寡进展 CRPC 患者,在 11 例患者(73%)中观察到 PSA 应答,至 PSA 进展的平均时间为 17.9 个月。

表 18-4 寡进展前列腺癌相关研究

研究	试验设计	寡转移性前列腺癌类型	病例数	影像学	局灶治疗	预后
Triggiani et al.(2017)	回顾性	寡进展 CRPC	41	胆碱 PET/CT+ 骨扫描 +CT	SBRT	中位 PFS:11 个月 2 年 PFS:21.6%
Cem Onal et al.(2021)	回顾性	寡进展 CRPC	67	^{68}Ga-PSMA-PET/CT	SBRT	2 年 OS:86.9% 2 年 PFS:34.4% 中位 PFS:16.6 个月
Lohaus et al.(2019)	回顾性	寡进展 CRPC	15	^{68}Ga-PSMA-PET/CT	局部消融放射治疗	中位至 PSA 进展时间:17.9 个月
Pan et al.(2022)	前瞻性	寡进展 CRPC	74	^{68}Ga-PSMA-PET/CT+FDG PET/CT	SBRT	SBRT vs ADT:中位 rPFS:未达到 vs 11.0 个月,$P<0.001$
Yoshida et al.(2019)	回顾性	寡进展 CRPC	23	全身 MRI	区域放射治疗	中位至 PSA 进展时间:8.7 个月
Berghen et al.(2019)	回顾性	寡进展 CRPC	30	骨扫描 +CT+MRI+ 胆碱 PET/CT+PSMA PET/CT	SBRT+ 转移灶切除术	中位 TTNI:16 个月 中位 PFS:10 个月
Deek et al.(2021)	回顾性	寡进展 CRPC	68	骨扫描 +CT+MRI	SBRT	中位至 PSA 进展时间:9.7 个月 中位 TTNI:15.6 个月 中位 DMFS:10.8 个月 2 年局部失败:13.80%

Deek 等在一项病例对照研究中对比了 68 例接受局灶治疗和 52 例仅接受系统治疗的寡进展 CRPC 患者,发现局灶治疗患者中位 PSA 进展时间、TTNI 和 DMFS 时间分别为 9.7、15.6 和 10.8 个月,并且局灶治疗组的中位 PSA 进展时间、TTNI 和 DMFS 显著优于仅接受系统治疗组。

Kwan 等在一项 Ⅱ 期临床试验中纳入 31 例经 SBRT 联合阿维鲁单抗治疗的转移性 CRPC 患者,结果显示疾病控制率为 48%,客观缓解率为 31%,中位 rPFS 为 8.4 个月,中位

OS 为 14.1 个月。

Pan 等在一项单中心前瞻性研究中纳入了 74 例使用双扫描 PET/CT（^{68}Ga PSMA-PET/CT 和 FDG PET/CT）检测的早期 PSA 升高的 CRPC 患者，所有患者初诊时均已行根治性手术或放疗。研究者将患者分为 3 个组，分别为寡转移 +SBRT 组（接受针对转移灶的 SBRT 治疗）、寡转移 +ADT 组（仅接受 ADT 治疗）和无转移组（仅接受 ADT 治疗）；结果显示寡转移 +SBRT 组的 MFS 显著优于寡转移 +ADT 组（$P<0.001$），并且寡转移 +SBRT 组和无转移组的 MFS 无显著差异（$P=0.261$）。

在 2022 年 ASCO-GU 会议上，一项多中心 Ⅱ 临床试验 ARTO（NCT03449719）报道了 31 例寡进展 CRPC 患者局灶治疗的初步研究结果。结果显示局灶治疗组（SBRT+ 阿比特龙）和对照组（单独使用阿比特龙）的完全生化应答率分别为 46.7% 和 28.3%（$P=0.06$）。尽管差异没有统计学意义，但 SBRT+ 阿比特龙的治疗方案在寡进展 CRPC 患者中有获益趋势。

上述回顾性研究表明局灶治疗在寡进展 CRPC 患者中的可行性及延长 PFS 的潜在价值。关于局灶治疗在寡进展 CRPC 患者中治疗效果的回顾性证据正在积累。正在进行的前瞻性研究包括 FORCE 试验（NCT03556904）、ARTO 试验（NCT03449719）、NCT03503344 等。

第七节　寡转移前列腺癌局灶治疗效果的影响因素分析

一、影 像 技 术

研究发现，新一代影像技术如 PSMA-PET/CT 对于转移灶的灵敏度高于传统影像学。而目前已报道的研究大多存在一个弊端，即影像技术的混杂使用，大部分研究都使用了 2 种或 2 种以上影像检测手段，这导致了各个研究之间缺乏可比性。使用不同影像检测方法是否会对局灶治疗效果产生影响，仍然是一个存在争议的话题。

在一项多中心、随机、Ⅱ期临床试验（ORIOLE）中，共纳入 54 名寡复发 HSPC 患者。转移灶检测主要依靠 CT、MRI 或放射性核素骨扫描。受试者随机分配到转移灶定向治疗组和监测组，主要研究终点是 6 个月时的疾病进展，包括 PSA 进展、症状进展、影像学进展及因任何原因开始 ADT 治疗或死亡。转移灶定向治疗组中有 35 名患者接受了 PSMA-PET/CT 检测，而肿瘤放射专家对此是不知情的，导致 19 名患者接受了覆盖所有病灶的 SBRT 治疗，而 16 名患者接受了未覆盖所有病灶的 SBRT 治疗。结果显示，与未覆盖所有病灶的 SBRT 相比，覆盖所有病灶的 SBRT 可显著改善患者的 PFS（$HR=0.26$，$P=0.006$）和 DMFS（$HR=0.19$，$P<0.001$）。这一结果表明，PSMA-PET/CT 能检测到传统影像学检测不到的微小病灶，从而实现对所有病灶的全覆盖治疗，最大程度地改善预后。

在另一项研究中，Mazzola 等分析了 88 例寡复发 HSPC 患者，其中 44 例患者基于胆碱 PET/CT 行 SBRT 治疗，另外 44 例基于 PSMA-PET/CT 行 SBRT 治疗。结果发现基于 PSMA-PET/CT 行 SBRT 的患者的 1 年无 ADT 生存率更高（73.2% vs 87.8%，$P=0.01$）。此外，尽管差异没有统计学意义，但 PSMA-PET/CT 组患者的 PFS 有临界优势（$P=0.06$）。

既往研究展现了新一代影像技术可提高局灶治疗效果的趋势。但鉴于目前证据等级较低，这一结论应谨慎讨论，仍需更多的前瞻性随机对照试验进一步探究。

二、是否全覆盖治疗

受限于影像技术或手术、放疗技术，部分患者不能实现对所有病灶的全覆盖治疗。上文中提到，在 ORIOLE 试验中，与未覆盖所有病灶的患者相比，覆盖所有病灶的局灶治疗可显著提高患者的 PFS 和 DMFS。在另一项单中心回顾性研究中共纳入了 35 名寡进展 CRPC 患者，其中 22 名接受了覆盖所有病灶的 SBRT 治疗，另外 13 名患者接受了未覆盖所有病灶的 SBRT 治疗。中位随访 17.2 个月后，结果发现与覆盖所有病灶的患者相比，未覆盖所有病灶的患者的 PFS 更差（$HR=4.21$；$P<0.01$），提示在寡转移前列腺癌患者中，若局灶治疗未覆盖所有病灶，患者的预后较差。

三、生物标志物

基于基因组学的分子分型在指导转移性前列腺癌的治疗中愈发重要。在转移性 CRPC 患者中，PROfound 研究发现，携带 BRCA1、BRCA2 或 ATM 等 15 个 HRR 基因突变的患者对奥拉帕利治疗更敏感，生存获益更好。Graf 等对 180 例接受新型内分泌治疗和 179 例接受多西他赛化疗的转移性 CRPC 患者进行基因测序，发现在新型内分泌治疗的患者中，具有 AR 扩增、PTEN、RB1 变异的患者的 PSA 应答率低，OS 较差，而在多西他赛化疗患者中未观察到类似现象。董柏君团队对 292 例中国转移性 CRPC 患者进行二代测序，发现 AR 扩增和 TP53/RB1 突变与阿比特龙或多西他赛耐药相关，并且 CDK12 突变患者易对阿比特龙耐药，治疗后快速出现进展。这些研究展现了基因组学检测在指导临床治疗方面的可行性。

分子分型在指导寡转移前列腺癌患者局灶治疗中也有相关报道。DEEK 等对 294 例 mHSPC 患者进行基因图谱分析，发现在寡转移 HSPC 患者中，TP53 突变患者的 rPFS 更差，进展到转移性 CRPC 的时间更短。在 ORIOLE Ⅱ期临床试验中，研究者发现转移灶定向治疗可有效改善寡复发前列腺癌患者的预后，进一步对基因检测结果进行分析，发现具有高危基因突变（TP53、ATM、BRCA2、BRCA1、RB1）的患者不能从转移灶定向治疗中获益。在此基础上，近期一项研究对 STOMP 和 ORIOLE 两项Ⅱ期临床试验进行综合分析，研究者取患者的肿瘤组织或血液标本进行二代测序，并将具有 TP53、ATM、BRCA2、BRCA1 和 / 或 RB1 突变的患者定义为高危基因突变患者，分析后发现无论患者是否存在高危基因突变，转移灶定向治疗均能显著延长患者的 PFS，但存在高危基因突变的患者获益更多。此外，在转移灶定向治疗队列中，无高危基因突变患者的 PFS 优于有高危基因突变患者。这项研究进一步证明基因分型在寡转移前列腺癌患者局灶治疗中的指导作用，具有高危基因突变的患者可能需要强化系统治疗。

液态活检在转移性 CRPC 患者预后预测中扮演重要角色。CTCs 已被证实可用于预测转移性 CRPC 患者的治疗反应和预后。此外，AR-V7 在 CTCs 中的高表达也可用于预测转移性 CRPC 患者对新型内分泌治疗药物的治疗反应。在寡转移前列腺癌局灶治疗中，CTCs 也具有一定的预后预测价值。Mandel 等在一项前瞻性研究中纳入 33 例行减瘤性根治性前列腺切除术的寡转移 HSPC 患者，通过检测术前及术后 CTCs 发现，CTCs≥2 的患者的 OS 更差，进展到转移性 CRPC 的时间更短。上海市第十人民医院前列腺癌研究团队通过对 54 例行减瘤性根治性前列腺切除术的寡转移 HSPC 患者进行分析，发现总 CTCs≥5 的患者预后更差。此外作者进一步对 CTCs 进行分型，发现上皮型 CTCs 和混合型 CTCs 与预后无显著相关性,而间质型 CTCs 是预后的独立预测因子,且间质型 CTCs≥5 的患者 CSS 更差,进展到转移性 CRPC 的时间更短。

在寡转移前列腺癌局灶治疗领域,目前仍缺乏可靠而有效的预后标志物,仍需进一步研究探索。正在进行的 ARTO 临床试验(NCT03449719)中,评估了 CTCs、AR-V7、AR-FL、PSA 和 PSMA 的预测价值,期待其结果公布。

第八节　总结与展望

综上所述,对寡转移前列腺癌患者进行局灶治疗似乎是可行的、安全的,其肿瘤学获益也得到证实——可以延缓肿瘤进展、延迟启动新一轮系统治疗的时间,甚至改善长期生存。虽然已在该领域积累了大量的知识,但仍有许多问题有待进一步研究。

首先是影像技术问题。PSMA-PET/CT 的使用提高了病灶的检出率,增加了精准局灶治疗的可行性。可 PSMA-PET/CT 依赖于肿瘤细胞表面 PSMA 的表达,但 PSMA 的表达具有异质性,尤其是在转移性 CRPC 患者中异质性更高。如何克服 PSMA-PET/CT 的异质性是接下来需要解决的重要问题之一,例如采用 PSMA-PET/CT 和 FDG PET/CT 双扫描影像模式,可提高转移灶的检出率。其他成像技术如全身 MRI,也是评估前列腺癌转移灶的有效选择。

其次是局灶治疗方案选择。目前已知的治疗方式包括原发灶减瘤手术、原发灶放疗、挽救性淋巴结清扫、转移灶切除和消融等。如何针对不同个体选择最佳局灶治疗方案仍需进一步探索。

再其次是关于预后标志物的研究。寡转移前列腺癌具有独特的生物学行为,PSA 不足以评估其恶性程度,需要发现能有效预测寡转移性前列腺癌患者局灶治疗预后的生物标志物,从而选择最佳治疗方案。目前具有潜在价值的预后标志物包括 CTCs、ctDNA、miRNA 和基于基因检测的分子分型等。

最后,局灶治疗不是单一治疗方式,未来需要探索如何将局灶治疗整合到全身系统治疗中去,如 SBRT 联合免疫治疗等。随着对寡转移前列腺癌生物学行为认识的加深,以及诸多临床试验(表 18-5)的开展,将有望回答并解决这些问题,实现改善寡转移前列腺癌患者预后的目标。

表 18-5　正在进行的寡转移前列腺癌局灶治疗相关临床试验

试验名称	试验设计	寡转移性前列腺癌类型	比较队列	预后指标
STORM（NCT03569241）	Ⅱ期、随机	寡复发 HSPC	（sLND or SBRT+ADT）vs（sLND or SBRT+全盆腔放疗+ADT）	PFS;无生化复发生存时间
ProsTone（NCT04271579）	不适用	寡复发 HSPC	单侧 sLND vs 双侧 sLND	完全生化应答率;CSS
FORCE（NCT03556904）	Ⅱ期、开放标签、随机	寡进展 CRPC	SOC vs SOC+局部消融放射治疗	中位缓解持续时间
ARTO（NCT03449719）	Ⅱ期、随机	寡进展 CRPC	阿比特龙 vs 阿比特龙+局部消融放射治疗	PSA 应答

续表

试验名称	试验设计	寡转移性前列腺癌类型	比较队列	预后指标
RAVENS（NCT04037358）	Ⅱ期、非盲、随机对照	寡复发 HSPC	²²³Ra+SABR vs SABR	局部控制；局部进展时间，远处进展时间，无 ADT 生存
TroMbone（ISRCTN15704862）	Ⅱ期、随机	初发寡转移	SOC vs SOC + RP	生活质量
g-RAMMP（NCT02454543）	Ⅲ期、开放标签、随机	初发寡转移	RP + BST vs BST	肿瘤特异性生存率
PEACE1（NCT01957436）	Ⅲ期、开放标签、随机	寡复发 HSPC	Arm A：ADT+ Doc；Arm B：ADT+ Doc + 阿比特龙；Arm C：Arm A + 放疗；Arm D：Arm B + 放疗	OS and rPFS
SWOG S1802（NCT03678025）	Ⅲ期、开放标签、随机	寡复发 HSPC	SST vs SST + RP or RT	OS

RP. 根治性前列腺切除术；Doc. 多西他赛；BST. 最佳标准治疗；SST. 标准系统治疗；RT. 放疗。

（杨　斌　刘　冰　王保军　杨官杰）

参 考 文 献

［1］郭亚东,杨斌,毛士玉,等.减瘤手术在寡转移前列腺癌的临床应用及研究进展［J］.临床泌尿外科杂志,2018,33（4）:280-284.

［2］王瑞良,沈立亮,杨斌,等.前列腺癌内分泌治疗敏感性相关指标的分析判断［J］.上海医学,2021,44（5）:311-315.

［3］姚旭东 同.局部晚期前列腺癌手术治疗策略及疗效［J］.山东大学学报（医学版）,2019,57（01）:21-25.

［4］BERGHEN C, JONIAU S, OST P, et al. Progression-directed therapy for oligoprogression in castration-refractory prostate cancer［J］. Eur Urol Oncol, 2021, 4（2）:305-309.

［5］BOEVé L M S, HULSHOF M, VIS A N, et al. Effect on survival of androgen deprivation therapy alone compared to androgen deprivation therapy combined with concurrent radiation therapy to the prostate in patients with primary bone metastatic prostate cancer in a prospective randomised clinical trial: data from the HORRAD trial［J］. Eur Urol, 2019, 75（3）:410-418.

［6］DEEK M P, TAPARRA K, PHILLIPS R, et al. Metastasis-directed therapy prolongs efficacy of systemic therapy and improves clinical outcomes in oligoprogressive castration-resistant prostate cancer［J］. Eur Urol Oncol, 2021, 4（3）:447-455.

［7］DEEK M P, VAN DER EECKEN K, PHILLIPS R, et al. The mutational landscape of metastatic castration-sensitive prostate cancer: the spectrum theory revisited［J］. Eur Urol, 2021, 80（5）:632-640.

［8］FENDLER W P, WEBER M, IRAVANI A, et al. Prostate-specific membrane antigen ligand positron emission tomography in men with nonmetastatic castration-resistant prostate cancer［J］. Clin Cancer Res, 2019, 25（24）:7448-7454.

［9］FOSSATI N, SUARDI N, GANDAGLIA G, et al. Identifying the optimal candidate for salvage lymph node dissection for nodal recurrence of prostate cancer: results from a large, multi-institutional analysis [J]. Eur Urol, 2019, 75 (1): 176-183.

[10] FOSTER C C, WEICHSELBAUM R R, PITRODA S P. Oligometastatic prostate cancer: reality or figment of imagination? [J]. Cancer, 2019, 125 (3): 340-352.

[11] GILLESSEN S, ATTARD G, BEER T M, et al. Management of patients with advanced prostate cancer: report of the Advanced Prostate Cancer Consensus Conference 2019 [J]. Eur Urol, 2020, 77 (4): 508-547.

[12] GRAF R P, FISHER V, MATEO J, et al. Predictive genomic biomarkers of hormonal therapy versus chemotherapy benefit in metastatic castration-resistant prostate cancer [J]. Eur Urol, 2022, 81 (1): 37-47.

[13] GUCKENBERGER M, LIEVENS Y, BOUMA A B, et al. Characterisation and classification of oligometastatic disease: a European Society for Radiotherapy and Oncology and European Organisation for Research and Treatment of Cancer consensus recommendation [J]. Lancet Oncol, 2020, 21 (1): e18-e28.

[14] JONCAS F H, LUCIEN F, ROULEAU M, et al. Plasma extracellular vesicles as phenotypic biomarkers in prostate cancer patients [J]. The Prostate, 2019, 79 (15): 1767-1776.

[15] KWAN E M, SPAIN L, ANTON A, et al. Avelumab combined with stereotactic ablative body radiotherapy in metastatic castration-resistant prostate cancer: the phase 2 ICE-PAC clinical trial [J]. Eur Urol, 2022, 81 (3): 253-262.

[16] PALMA D A, OLSON R, HARROW S, et al. Stereotactic ablative radiotherapy versus standard of care palliative treatment in patients with oligometastatic cancers (SABR-COMET): a randomised, phase 2, open-label trial [J]. Lancet, 2019, 393 (10185): 2051-2058.

[17] PHILLIPS R, SHI W Y, DEEK M, et al. Outcomes of observation vs stereotactic ablative radiation for oligometastatic prostate cancer: the ORIOLE phase 2 randomized clinical trial [J]. JAMA Oncol, 2020, 6 (5): 650-659.

[18] PLOUSSARD G, GANDAGLIA G, BORGMANN H, et al. Salvage lymph node dissection for nodal recurrent prostate cancer: a systematic review [J]. Eur Urol, 2019, 76 (4): 493-504.

[19] SIVA S, BRESSEL M, MURPHY D G, et al. Stereotactic abative body radiotherapy (SABR) for oligometastatic prostate cancer: a prospective clinical trial [J]. Eur Urol, 2018, 74 (4): 455-462.

第十九章　去势抵抗性前列腺癌治疗若干问题探索

第一节　定义及流行病学

CRPC 指前列腺癌患者经过初始持续 ADT（包括手术去势或药物治疗）治疗后，血清睾酮达到去势水平（<50ng/dl 或 <1.7nmol/L），但是前列腺癌继续发展，意味着患者的前列腺癌细胞不再对去势治疗敏感，无法通过该治疗来抑制癌细胞生长和转移。

我国的前列腺癌患者在初诊时多数已属中晚期。内分泌治疗是晚期前列腺癌患者的基础治疗，但经过中位时间 18~24 个月的内分泌治疗后，几乎所有患者都进展为 CRPC。常规内分泌治疗无效后的患者将面临疾病进展、生活质量下降、生存期缩短等问题。2003 年的一项前瞻性研究发现，CRPC 发病率占前列腺癌的 53%。当时对 CRPC 的认知以及治疗还较浅，近些年，CRPC 成为了泌尿外科研究的重点和热门。

第二节　发生发展的相关机制

CRPC 的致病机制十分复杂，目前对于 CRPC 发生发展的分子机制主要涉及雄激素受体相关机制和非雄激素受体相关机制两大方面。了解这些机制及其相互作用对于开发针对各种途径的靶向治疗药物以及制订个性化的治疗方案与临床决策至关重要。

一、雄激素受体相关机制

AR 是一种配体激活的核转录因子，其基因定位于染色体 Xq11-12，主要由 NTD、DNA 结合域（DNA binding domain，DBD）、铰链区（hinge region，HR）以及配体结合结构域（ligand binding domain，LBD）4 个结构域组成。在 CRPC 的形成与进展中，AR 相关机制发挥着举足轻重的作用。该机制主要包括：AR 基因的扩增和过表达、AR 剪接变异体表达（AR variants，AR-Vs）、AR 基因突变、AR 翻译后异常修饰、AR 共调节因子异常表达和功能异常、肾上腺雄激素和肿瘤内雄激素的合成和 AR 信号通路旁路激活等。

1. AR 基因的扩增和过表达　基因扩增的定义为基因拷贝数增加超过正常二倍体拷贝数。研究显示良性前列腺增生患者中通常无 AR 基因扩增，约有 2% 的原发性前列腺癌患者中存在 AR 基因扩增，然而约有 20%~31% 的 CRPC 患者存在 AR 基因的异常扩增。AR 基因的异常扩增和 AR 蛋白的过表达是 CRPC 最常见 AR 改变。对同一样本的研究表明，AR 基因扩增仅发生在前列腺肿瘤进入去势抵抗状态时。最近的研究显示，位于 AR 基因上游的增强子、转录因子的失调和共调节因子的异常表达可能是参与 AR 基因扩增和过表达的潜在机制。AR 基因表达水平升高的最终结果是增强前列腺癌肿瘤细胞对低水平雄激素的敏感性，使其在雄激素缺乏的环境中恢复雄激素介导的肿瘤生长，从而促进疾病的进展。

2. AR 剪接变异体的表达　AR-Vs 是一系列 AR 剪接过程中产生的不完整形式的 AR 蛋白。其主要特点表现为 LBD 的缺失，NTD 的完整及 DBD 在功能上仍然能够与 DNA 和 AR 受体相互作用。因此，尽管其无法与配体结合，但仍然会促进并激活下游 AR 信号通路的靶基因表达。目前已报道至少 22 种 AR-Vs。其中，AR-V7 是 CRPC 中最常见的剪接变异体。AR-V7 蛋白具有组成型活性，即在无配体结合的情况下就能移位到前列腺癌肿瘤细胞核并产生活性。研究显示，阿比特龙和恩扎卢胺可诱导前列腺癌肿瘤细胞中 AR-V7 的表达。由于 AR-V7 的过表达与前列腺癌患者根治性前列腺切除术后生化复发以及 CRPC 患者的生存期密切相关。因此，AR-V7 也被视为一种具有潜力的预后标志物。此外，AR-Vs 缺乏 LBD，而恩扎卢胺和阿比特龙等传统及新型的抗雄激素类药物均是通过与 LBD 结合从而发挥作用。因此，AR-Vs 的表达提示了一种潜在的耐药机制。目前正在研究通过增强 AR-Vs 的降解和抑制 AR-Vs 的合成等多种途径靶向 AR-Vs 的治疗药物。

3. _AR_ 基因的突变　研究显示，CRPC 患者中发现了 10%~30% 的 _AR_ 基因点突变，并且大多数 _AR_ 基因突变会导致单个氨基酸替换的点突变。与 AR-Vs 类似，CRPC 细胞中 _AR_ 基因突变点多数位于 LBD 区域，但也存在 NTD 和 DBD 区域的基因突变。_AR_ 基因突变多数由抗雄激素类药物治疗诱导，且不同抗雄激素类药物导致的 _AR_ 基因突变位点有所差异。_AR_ 基因突变不仅会诱导前列腺癌肿瘤细胞对低水平雄激素的敏感性增加，同时也会导致 AR 对配体的选择特异性下降。甚至有些 _AR_ 基因突变会导致拮抗剂 - 激动剂转换，进而允许 AR 被其拮抗剂所激活。研究显示 F877L 变突有助于将恩扎卢胺或阿帕他胺转化为激动剂。这也提示了 _AR_ 基因在前列腺癌患者长期接受 ADT 治疗过程中产生去势抵抗性的潜在价值。

4. AR 翻译后异常修饰　AR 蛋白在翻译后尚需要通过各种修饰才能发挥功能，而 AR 的翻译后修饰是增强 AR 信号转导的重要分子机制。常见的 AR 翻译后修饰主要包括磷酸化、乙酰化、甲基化、泛素化和类泛素化等。这些翻译后修饰过程的功能主要包括调节 AR 蛋白的稳定性和降解、胞浆内 AR 的定位、控制 AR 的转录功能和调节 AR 靶基因表达的增加。磷酸化、甲基化和乙酰化的作用通常是增强 AR 的转录功能，而 AR 蛋白的磷酸化位点中只有小部分会抑制其转录活性。总之，AR 翻译后异常的修饰使 AR 对于低浓度的雄激素敏感性增加，从而导致 CRPC 的进展。而靶向 AR 翻译后修饰的途径可能是治疗 CRPC 的一种具有潜力的研究方向与治疗策略。

5. AR 共调节因子异常　作为一种转录因子，AR 与许多控制其转录活性的调节因子共同作用。目前已知有超过 180 个分子会影响 AR 的转录活性。这些共调节因子通过磷酸化和表观遗传改变调节蛋白质，并且作为一种分子驱动器干扰 RNA 剪接并刺激转录途径。AR 共调节因子分别通过不同信号促进 AR 的转录活性，在激活 AR 介导的转录中发挥着辅助作用，从而对 AR 活性具有重要的调节作用。即使在雄激素缺乏的环境下，这些共调节因子也会促进 AR 的转录功能，因此与 CRPC 的发展密切相关。

6. 肾上腺雄激素和肿瘤内雄激素的合成　正常生理状态下，睾丸合成的睾酮是男性雄激素的主要来源。另外约 5%~10% 的雄激素由肾上腺合成。其中雄激素前体通过肾上腺细胞色素 P450 途径转化为睾酮。前列腺癌肿瘤细胞包含所有雄激素生物合成所必需的成分，并且多种合成雄激素途径的关键酶在复发性前列腺癌中水平均增加。当前 ADT 治疗主要通过手术去势以及通过下丘脑 - 垂体 - 性腺轴抑制雄激素的产生来进行药物去势。而 ADT 治疗后前列腺组织中的雄激素来源主要涉及肿瘤内雄激素的合成与分泌，以及将肾上腺雄激素转化为双氢睾酮。因此,肾上腺及肿瘤细胞自身产生的雄激素可以促进 CRPC 的发生发展。

7. AR 信号通路旁路激活　　AR 信号通路的旁路激活机制主要涉及多种生长因子、细胞因子、多条信号通路和 GR。在低雄激素条件下,表皮生长因子和 IGF-1 等生长因子可以通过多种信号通路激活 AR 信号通路,并诱导 AR 靶基因的转录。同样,细胞因子 IL-6 也可以激活 AR 信号通路并增强 AR 靶基因的转录与表达。而多条信号通路也与 AR 信号通路的旁路激活密切相关。研究证实,抑制 PI3K/AKT 信号通路会抑制 CRPC 细胞的生长并增强前列腺癌细胞对多西他赛的敏感性。除此之外,Wnt/β-catenin 信号通路途径也被认为与 CRPC 的发展过程相关。β-catenin 不仅作为 Wnt 信号通路的主要下游效应物,也是重要的 AR 共调节因子参与并激活了 AR 介导的靶基因转录。而 Wnt/β-catenin 信号通路的异常激活是导致恩扎卢胺耐药的主要机制之一。因此,Wnt/β-catenin 信号通路是促进 CRPC 的另一个重要机制。GR 与 AR 同属核类固醇受体家族,具有共同的应答元件。GR 的表达和活性增加已被证明有助于前列腺癌肿瘤细胞的生存。体内 AR 和 GR 的表达处于动态平衡,ADT 治疗后 GR 的表达量升高,进而激活 AR 的下游基因。总之,多种生长因子、细胞因子、多条信号通路和 GR 介导的 AR 信号通路旁路激活与 CRPC 的进展密切相关。

二、非雄激素受体相关机制

1. 肿瘤干细胞机制　　肿瘤干细胞是一类分化程度低、具有自我更新能力及分化潜能的细胞群,已被证实在多种恶性肿瘤复发和转移中发挥重要价值。前列腺癌肿瘤干细胞可能来源于正常前列腺干细胞的异常突变。而包括 Notch、Wnt 和 Hedgehog 信号通路在内的多种途径在前列腺癌肿瘤干细胞自我更新、维持和分化中发挥着重要作用。研究表明,一些不具有干细胞特征的肿瘤细胞会在 ADT 治疗的诱导下获得干细胞特性从而重编程为肿瘤干细胞,表现出较强的侵袭性促进肿瘤的进展与远处转移。此外,目前的治疗方式主要针对快速生长的分化细胞,无法有效破坏休眠以及生长相对缓慢的肿瘤干细胞,这也导致肿瘤干细胞在雄激素剥夺环境下依然能够维持生长。因此,前列腺癌肿瘤干细胞与 CRPC 的发生发展也密切相关。

2. 神经内分泌分化　　神经内分泌分化被认为是前列腺癌进展和耐药的重要机制之一。研究显示,约 20%~25% 接受 ADT 治疗的前列腺癌患者发展为神经内分泌表型,被定义为 NEPC。NEPC 较为罕见,仅有约 2% 的前列腺癌患者在初诊时被诊断为 NEPC。但因其临床特征多表现为内分泌治疗无效、疾病进展迅速、内脏转移、早期转移而 PSA 水平没有相应升高,因而与患者激素治疗耐药性、临床预后不良以及生存期较短密切相关。神经内分泌性 CRPC（neuroendocrine castration resistant prostate cancer, NeCRPC）在组织学上主要表现为 NSE、CgA 和 CD56 等神经内分泌标记物的表达阳性以及 AR 的丢失,因此也导致了其对 ADT 治疗的抵抗性。NeCRPC 的起源及机制尚不明确,抑癌基因的失活、原癌基因的扩增和上调、多种转录因子的失调以及表观遗传学改变可能是其潜在分子机制。作为 CRPC 最致命的亚型之一,NeCRPC 多为治疗诱导性 NeCRPC 并且该类患者往往具有血清 PSA 水平较低的特征,这也为临床中早发现和早诊断 NeCRPC 带来困难。此外,由于可供 NeCRPC 患者选择的治疗方式除铂类化疗外十分有限。因此,确定 NeCRPC 的发生发展机制将有助于改善该类患者的预后。

3. 非编码 RNA 机制　　随着高通量测序技术的发展,越来越多的研究提示 lncRNA 和

miRNA 在 CRPC 的发生发展过程中同样发挥着重要作用。在前列腺癌中,miRNA 可以通过参与调节细胞周期、细胞增殖、细胞凋亡及上皮细胞间充质转化等环节影响 CRPC 的发生发展。如前所述,AR-V7 的表达提示了一种潜在的耐药机制,研究表明 miR-361-3p 可以抑制 AR-V7 的表达,从而提高对恩扎卢胺的敏感性。此外,miRNA 可能会通过调节 CRPC 细胞系对多西他赛和卡巴他赛的敏感性,从而发挥潜在的治疗价值。更重要的是,血浆外泌体中的 miR-1290 和 miR-375 与 CRPC 患者的生存率显著相关,为以无创性的方式预测 CRPC 患者的预后提供了新的思路与见解。lncRNA 指长度大于 200 个核苷酸的非编码 RNA。近年来,LINC01213、KDM4A-AS1 和 GAS5 等 lncRNA 也被报道通过不同的机制和途径参与调控 CRPC 的进展。一项研究显示,LINC01213 在雄激素非依赖性前列腺癌细胞系的外泌体中显著上调,并且可以通过激活 Wnt/β-catenin 信号通路促进前列腺癌肿瘤细胞向去势抵抗性转化。而 Zhang 等的研究结果显示 KDM4A-AS1 在 CRPC 细胞系和癌组织中显著上调,进一步机制研究表明 KDM4A-AS1 可以促进 AR/AR-Vs 去泛素化以保护其免受 MDM2 介导的泛素 - 蛋白酶体途径降解并增强 CRPC 对恩扎卢胺的耐药性。此外,Shan 等的研究结果证实在前列腺癌细胞系和 CRPC 患者中,较低水平的 GAS5 与多西他赛耐药密切相关,可以作为 CRPC 中多西他赛治疗反应的潜在预测标志物。

第三节　诊断及管理

一、诊　断

CRPC 指睾酮达到去势水平后(<50ng/dl 或者 1.7nmol/L)但是疾病依然进展的前列腺癌阶段,需要满足以下条件中的 1 种。

1. PSA 进展　即每间隔 1 周监测血清 PSA 水平,连续 3 次,血清 PSA 持续升高,且较基础值升高 50% 以上。同时,PSA 绝对值达 2ng/ml 以上。(最新的前列腺癌临床试验工作组标准对诊断 CRPC 的 PSA 绝对值提出了新标准为 1ng/ml)。

2. 影像学进展　影像学检查发现新发病灶,包括骨扫描提示至少 2 处新发骨转移病灶,或者应用 RECIST 标准评价的新发软组织病灶。单纯症状进展不足以诊断为 CRPC,需进一步评估。

二、管　理

根据国内多项研究显示,仅有 1/3 的初诊前列腺癌患者为局限性病变,明显低于欧美国家。而大部分前列腺癌患者在诊断时已处于中晚期,虽然内分泌治疗可以使大多数病情得到控制和改善,但在经过中位时间 18~24 个月的缓解期后,绝大多数患者会进展为 CRPC。进展为 CRPC 的前列腺癌患者中位生存期约为 15~30 个月,但随着近年来新的治疗理念与治疗方法的介入,这一时间有所延长。除了 PSA 以外,CRPC 患者的预后还与许多因素有关,包括患者体力状态、是否存在内脏转移、是否存在骨痛、骨扫描呈现出的疾病程度、LDH 和 ALP 等。骨转移存在于 90% 的 CRPC 患者,可以导致多种临床病症,包括疼痛、病理性骨折、脊髓压迫、骨髓衰竭。除此之外,副肿瘤综合征亦相当常见,包括贫血、体重下降、易疲劳、血液高凝状态、易感染等。

CRPC 患者治疗期间随访管理的主要目的是随时了解抗肿瘤效果和不良反应,建议成立 MDT 团队为 CRPC 患者进行综合治疗,并选择能有效延长患者生命的治疗方式来治疗。治疗方式需考虑患者在 HSPC 阶段的一线治疗情况进行个体化分析,包括症状并发症、疾病的局部进展情况、药物的耐受性等因素。如合并骨转移可给予骨改良药预防骨相关事件,必要时行镇痛等其他对症姑息性治疗。

CRPC 患者的基本检查项目应包括病史、体格检查、PSA、睾酮、血常规、肝肾功能及影像学检查,单独使用 PSA 来监测晚期 CRPC 的病情变化是不可靠的。由于同时要监测药物的不良反应,即使没有新的临床症状出现,也建议 3 个月左右重复一次血液检查,每 6 个月进行 1 次 CT 及骨扫描,如出现疾病进展,可考虑停止或更换治疗方案。另外,PSMA PET/CT 扫描对 CRPC 进展情况的评估尚不能判断,与实际治疗效果的评估也存在差异,目前暂不作为常规检查推荐给患者。

第四节　临床特征及预后因素

一、临床特征

主要分为转移性 CRPC 和非转移性 CRPC。非转移性 CRPC 是由 HSPC 向转移性 CRPC 过渡的一个阶段,是一个客观存在的、独立的临床疾病状态,预后差,高危转移风险患者尤甚,故早期识别很关键。但过去临床上对其认识和重视不足,认为患者被确诊为前列腺癌后,首先处于激素敏感期,随后发生转移、去势抵抗,成为转移性 CRPC。实际上,治疗时无转移的患者在进入转移性 CRPC 状态前,会有一个短暂的、未发生转移的去势抵抗阶段,即非转移性 CRPC。SPARTAN 研究显示,从非转移性 CRPC 发展为转移性 CRPC 有 16.2 个月间隔。研究提示非转移性 CRPC 是前列腺癌发展的独立、特殊阶段,其进展及死亡风险位居第二,仅次于转移性 CRPC。及早识别出非转移性 CRPC,特别是具有高危转移风险的患者,及时予以有效治疗,是避免或延缓转移出现、延长患者生命的关键。

中国非转移性 CRPC 患者的主要来源包括如下三个方面:①局限性前列腺癌患者接受根治性前列腺切除术或根治性放射治疗后出现生化复发,接受持续 ADT 治疗后 PSA 进展;②局限性前列腺癌患者接受根治性前列腺切除术或放疗后,接受持续 ADT 治疗后 PSA 进展;③未进行根治性前列腺切除术或放疗的患者,接受持续 ADT 治疗后 PSA 进展。

非转移性 CRPC 患者一般经过 24~36 个月的内分泌治疗后,几乎都转变为转移性 CRPC。患者将出现多器官转移,生存质量下降,生存期缩短和面临死亡的巨大风险。

二、预后影响因素

影响非转移性 CRPC 患者预后的因素是多方面的,大量研究显示这些影响因素包括患者一般情况、肿瘤分期、肿瘤分级、诊断时 PSA 水平、年龄、血清 ALP 含量、血红蛋白含量、血清睾酮水平、雌二醇水平和骨扫描情况等,其中肿瘤分期、分级及 PSA 水平是公认的重要的影响因素。临床分期越晚或出现远处转移越早,患者的预后越差,早期患者的生存率明显高于晚期患者,表明前列腺癌的早期发现、早期诊断是提高前列腺癌疗效的关键。但对于转移性 CRPC 患者,转移的位置影响生存,不同的转移器官也影响其预后。一项研究显示近 73% 的患者存在骨转移,其中位生存期超过 21 个月;淋巴结转移的患者只占较小的部分(6.4%),但其平均生存时间最长,约为 32 个月;肝转移患者占 8.6%,其中位生存期为 14 个月,是生存时间最短的;肺部转移患者的平均生存时间为 19 个月。该研究结果说明淋巴结转移患者的生存期最长,而那些有肝脏转移的患者生存期较短,肺和骨转移的患者介于两者之间。

三、治疗的意义及评价

非转移性 CRPC 的绝大部分患者最终会进展到去势抵抗阶段。研究显示,接受去势治疗的肿瘤微环境存在自分泌和 / 或旁分泌雄激素合成的增强。非性腺来源的雄激素信号纠正了既往关于 CRPC 接受其余内分泌治疗也无效的观点。近些年,新型内分泌治疗药物的研发也极大改善了这一阶段疾病治疗的现状。

非转移性 CRPC 指去势治疗后已出现去势抵抗的同时没有常规影像学检查可探及的远处转移灶的前列腺癌。目前,仍没有针对这组患者的标准治疗,然而如何阻止转移发生是延缓疾病进展、降低并发症发生率以及延长生存的关键,尤其是那些 PSA 倍增时间 <10 个月的患者(即高危非转移性 CRPC)。目前这一阶段患者经常继续或交替使用之前的药物直至可检测到转移灶,然后按照转移性 CRPC 的指南进行进一步治疗。2018 年两种新型雄激素受体抑制剂恩扎卢胺和阿帕他胺被批准用于高危非转移性 CRPC。最近达罗他胺也被美国 FDA 批准用于这类患者。PROSPER 试验纳入高危非转移性 CRPC 患者(PSA 倍增时间 ≤10 个月),比较恩扎卢胺联合去势治疗和单纯去势治疗,发现增加恩扎卢胺可有效延长无转移生存期 21.9 个月(36.6 个月 vs 14.7 个月)。与 PROSPER 试验类似,SPARTAN 研究在高危非转移性 CRPC 中发现,增加阿帕他胺较单纯去势治疗可延长无转移生存期 24.3 个月(40.5 个月 vs 16.2 个月)。最新的 ARAMIS 研究数据显示,达罗他胺可有效延长无转移生存期 22 个月(40.4 个月 vs 18.4 个月)。3 项研究(SPARTAN、PROSPER 和 ARAMIS)几乎一致的结果显示出这类药物的临床有效性和安全性。但是,现有的试验均是与安慰剂进行比较,尚没有互相比较的头对头研究,所以目前认为这 3 种新型内分泌药物在这类患者的作用基本相同。

在上述新药已经逐步应用于中国临床的条件下,新型内分泌治疗已成为广泛共识,但既往口服的第一代抗雄激素类药物如比卡鲁胺或氟他胺,也可作为 CRPC 的初始用药。

虽然截至目前,国际公认的非转移性 CRPC 临床诊断标准依然是利用传统影像学(CT或骨扫描)检测来判断是否远处转移,可随着影像学技术的发展,如 PSMA PET/CT 等方法能够发现一些传统影像学检查没有检测到的转移灶。对于 PSMA PET/CT 检查显示阳性,但传统影像学阴性的非转移性 CRPC 患者,应积极地进行临床治疗。

转移性 CRPC 患者的病死率最高,也是以往治疗的难点。与非转移性 CRPC 一样,去势治疗仍须继续作为基础治疗以维持去势状态(血清睾酮 <50ng/dl)。

传统二线内分泌治疗方式包括第一代抗雄激素类药物(比卡鲁胺和氟他胺)、抗雄激素类药物撤退、酮康唑(肾上腺酶抑制剂)、氢化可的松、肾上腺皮质激素(如地塞米松和泼尼松)、已烯雌酚和其他雌激素(如炔雌醇等)。尽管这些方法能够在一定时间内产生和维持 PSA 反应,但是否可延长生存均未在随机临床试验中得到证实。

阿比特龙联合泼尼松的应用,于 2011 年 4 月首次获批用于既往化疗失败的转移性 CRPC 患者,可延长中位生存期 4.6 个月(15.8 个月 vs 11.2 个月)。2012 年 12 月,FDA 再次批准该药用于未化疗的转移性 CRPC 患者,可延长中位生存期 4.4 个月(34.7 个月 vs 30.3 个月)。

　　恩扎卢胺于 2012 年获批用于既往化疗失败的转移性 CRPC 患者。AFFIRM 研究显示，恩扎卢胺可延长中位生存 4.8 个月（18.4 个月 vs 13.6 个月）。PREVAIL 试验研究恩扎卢胺在未化疗的转移性 CRPC 患者中的应用，结果显示可延长总体生存期 4.0 个月（35.3 个月 vs 31.3 个月）。此外，另有 2 项研究（TERRAIN 研究和 STRIVE 试验）比较恩扎卢胺和比卡鲁胺在转移性 CRPC 的效果，均显示恩扎卢胺相对于比卡鲁胺更降低疾病进展风险（HR 分别为 0.44 和 0.24）。与阿比特龙不同，服用恩扎卢胺时并不要求必须同时服用泼尼松，且没有进食限制。

　　基于 2 项发表于 2004 年的Ⅲ期临床试验，多西他赛化疗被较早证明可有效治疗转移性 CRPC 的药物。TAX327 研究比较多西他赛 + 泼尼松与米托蒽醌 + 泼尼松，发现多西他赛可延长转移性 CRPC 患者的总体生存期 2.4 个月（18.9 个月 vs 16.5 个月）。SWOG9916 研究显示，多西他赛联合雌二醇氮芥较米托蒽醌 + 泼尼松可有效延长转移性 CRPC 患者生存时间。

　　卡巴他赛于 2010 年被 FDA 批准用于多西他赛治疗过的转移性 CRPC。TROPIC 研究发现，卡巴他赛较米托蒽醌可延长进展性转移性 CRPC 的总体生存期 2.4 个月。此后的 PROSELICA 研究优化卡巴他赛在转移性 CRPC 中的使用剂量发现，低剂量（20mg/m^2）组总体生存并未劣于高剂量（25mg/m^2）组。最近，FIRSTANA 研究比较卡巴他赛和多西他赛在未化疗转移性 CRPC 的使用，并发现两组患者总体生存相似，但是卡巴他赛组外周感觉神经病变发生率更低（12% vs 25%）。

　　2010 年 4 月，Sipuleucel-T 成为首个获批用于转移性 CRPC 的免疫治疗药物。这是一种肿瘤疫苗，由自体树突状细胞与融合蛋白 PA2024 在体外共孵化获得，其中 PA2024 是 1 种由前列腺酸性磷酸酶和粒细胞巨噬细胞集落刺激因子构建的融合蛋白。Ⅲ期临床试验（D9902B）显示，Sipuleucel-T 较安慰剂可延长症状较轻或无症状转移性 CRPC 患者的生存期 4.1 个月（25.8 个月 vs 21.7 个月）。

　　2017 年 5 月，帕博利珠单抗被 FDA 批准用于既往治疗后进展且无满意替代治疗方式的不可切除或转移性微卫星高度不稳定或错配修复缺陷的实体肿瘤，前列腺癌也是其中之一。目前相关临床试验数据较有限，主要显示仅在一部分患者中有效，而有效的患者多为转移性微卫星高度不稳定的疾病。Ⅰb 期临床试验 KEYNOTE-028 显示其有效率为 17.4%。

　　早期研究显示，检测到胚系和体系同源重组修复基因（如 BRCA1、BRCA2、ATM、PALB2、FANCA、RAD51D 和 CHEK2）突变是临床可能获益于 PARP 抑制剂的预测指标。Ⅱ期临床试验显示奥拉帕利在具有 DNA 修复基因突变的患者中产生临床获益，可延长疾病无进展生存时间（13.8 个月 vs 8.2 个月）。目前，奥拉帕利、卢卡帕利等是被正式批准用于前列腺癌的 PARP 抑制剂。

　　其他治疗选择还包括 ^{223}Ra 和铂类化疗。^{223}Ra 主要释放具有高能量、高线性能量传递和低组织穿透性的 α 粒子。ALSYMPCA 试验显示，其可有效治疗有症状的转移性 CRPC 骨转移，缓解骨痛，并延长生存。对于去势抵抗性前列腺小细胞癌，首选顺铂 / 依托泊苷方案，也可选取多西他赛 / 卡铂方案作为首选方案无效的后续治疗。

　　二线及后线治疗的选择目前仍没有高等级证据的推荐，因为不同药物的注册研究都是同时开展的。一些试验显示，阿比特龙、恩扎卢胺和 Sipuleucel-T（仅在美国可及）在无症状转移性 CRPC 患者，多西他赛在无症状和有症状转移性 CRPC，以及 ^{223}Ra 在有症状的骨转移 CRPC 患者的一线治疗中均取得总体生存获益。但关于二线治疗的选择，目前只有一些多西他赛一线化疗后的前瞻性随机研究数据，阿比特龙、恩扎卢胺和 ^{223}Ra 都显示在这部分患者中可取得总体生存获益。现在已有越来越多患者接受阿比特龙或恩扎卢胺作为一线治疗，关于这部分患者后续治疗的数据尚不多。目前多数学者会选择多西他赛作为阿比特龙或恩扎卢胺失败后的二线治疗。关于三线治疗，目前没有前瞻性随机对照研究的数据。对于接受阿比特龙或恩扎卢胺一线治疗、多西他赛二线治疗的患者，圣加仑共识会议中的研究者多数选择卡巴他赛，第二是 ^{223}Ra，接着是恩扎卢胺或阿比特龙，最后是以铂类为基础的化疗。在国内，目前认为仍可考虑前文提到的传统二线内分泌治疗药物，如雌激素等。有一些关于阿比特龙和恩扎卢胺或其他新型内分泌药物联合治疗的Ⅲ期试验，但是目前尚没有相对单药治疗总体生存获益的证据。阿比特龙或恩扎卢胺和 ^{223}Ra 联合治疗的临床试验正在进行中，如 EORTC 1333/PEACE Ⅲ，但在 ERA223 试验中报告了阿比特龙与 ^{223}Ra 联合治疗后骨折发生率显著增加，在 McDermott 等人开展的一项Ⅱ期研究中也显示在联合治疗后患者骨折的发生率更高，提示在使用 ^{223}Ra 和恩扎卢胺治疗时应密切监测骨骼状态。

第五节 非转移性去势抵抗性前列腺癌治疗方案的选择

非转移性 CRPC 是介于非转移性 HSPC 和转移性 CRPC 的一种疾病发展状态，它具有最终向转移性 CRPC 发展的能力。其诊断需要满足以下几个条件。①睾酮持续在去势水平以下：血清睾酮水平 <50ng/dl 或 1.7nmol/L；②PSA 进展：血清 PSA 值 >2ng/ml，间隔 1 周监测，连续 3 次比基础值升高超过 50%；③传统影像学检查（CT、MRI 及骨扫描等）未发现转移。新型 ^{18}F-FDG PET/CT 和 ^{68}Ga-PSMA 等影像学检查，能够发现传统影像学检查无法发现的转移，有助于更早地发现非转移性 CRPC 患者淋巴结或远处转移病灶。但对于新型影像检查阳性，而传统影像学阴性的非转移性 CRPC 患者，仍须积极治疗及随访。转移风险较高（PSA 倍增时间≤10 个月）的非转移性 CRPC 患者，在疾病发展过程中极易出现转移和死亡，而通过积极的治疗可以延缓这部分患者的病情进展并保证生活质量。

一、局灶治疗

目前，非转移性 CRPC 的局灶治疗尚没有统一的标准。既往研究显示放疗可能对改善非转移性 CRPC 患者的预后具有可观的治疗前景。比如一项来自意大利的回顾性研究报道了在 2003 年 6 月至 2011 年期间，对 42 位持续使用 ADT 治疗后进展为非转移性 CRPC 的患者使用放疗（平均剂量 78Gy），并比较他们的预后指数（包括 5 年的无生化复发生存率、无远处转移率和癌症特异生存率）。该研究的结果显示外照射治疗可帮助 60% 的患者在5 年内达到良好的全身控制率，特别是在 Gleason 评分越低、T 分期越低以及 PSA 值越低的患者中越明显，提示外照射治疗可能是非转移性 CRPC 患者局灶治疗的一种选择。另一项来自日本的回顾性研究观察了 31 位高龄非转移性 CRPC 患者放疗后的长期预后（开始放疗的平均年龄 74 岁），结果显示局部外照射治疗在 1/3 的非转移性 CRPC 患者中达到了长期无瘤生存，而在近半数的非转移性 CRPC 患者中达到了临床无失败状态。然而，近期有研究随访了 367 位接受过调强放疗联合 6 个月内分泌治疗的非转移性前列腺癌患者（平均随访时间 8.8 年）的预后情况，结果显示非转移性前列腺癌的年轻患者在经历了高量调强放疗后，具有更高的生化失败率和进展为 CRPC 的风险。综合目前的资料，非转移性 CRPC 是否对局部放疗联合 ADT 长期获益，尚存在一定争议，有待大型、多中心、前瞻性临床研究来加以验证，故应谨慎地在临床开展应用。

前列腺局部手术治疗是否可使非转移性 CRPC 患者获益,目前尚无标准推荐。一项回顾性研究对 1 582 名接受过根治性前列腺切除术的 T_{1a}~T_{3b} 期无淋巴结及远处转移的患者进行了报道,该研究发现最终发展为非转移性 CRPC 患者的 5 年 CSS 高达 100%,而发展为转移性 CRPC 患者的 CSS 只有 53.8%,提示根治性前列腺切除术可能是非转移性 CRPC 患者预后偏好的因素之一。CRPC 原发灶引起的严重并发症会影响患者的生活质量,甚至生命安全,包括下尿路梗阻、反复肉眼血尿、直肠膀胱瘘等。尽管有回顾性报道显示手术切除晚期前列腺癌原发灶安全可行,但是需要综合评估手术适应证、患者身体状态及手术难度等。此外,局部手术切除原发灶是否对非转移性 CRPC 患者最终获益,需要进一步前瞻性大型临床试验验证,同时需要考虑到患者原发灶治疗可能引起的泌尿系统或肠道系统的并发症,需要与患者充分交流和沟通并谨慎进行。

二、雄激素剥夺治疗

ADT 不仅是 CRPC 治疗的基石,更是新型联合方案治疗的基础,常在 CRPC 患者的治疗中贯穿始终。Huggins 和 Hodges 在 1941 年首次发现双侧睾丸切除术可延缓转移性前列腺癌的进展,验证了雄激素的去除对于治疗前列腺癌的重要性,并奠定了 ADT 是 CRPC 治疗的基础。传统意义上去除雄激素或抑制雄激素活性的治疗统称为 ADT,或前列腺癌内分泌治疗。

目前 ADT 治疗包括多种方案,其中以单纯去势(外科手术或药物去势)作为最认可的核心治疗方式。近年来,随着新型内分泌药物的问世,在单纯 ADT 治疗基础上,出现了多种联合治疗方案,使得众多 CRPC 患者获益,并成为目前治疗的主要方式及未来的研究趋势。

(一)单纯去势治疗

1. 手术去势　双侧睾丸切除术可使血清睾酮水平通常在 12 小时内迅速下降,是一种简单易行、副作用小、经济的手术方式,可以通过局麻或全麻完成。不足之处主要在于会给患者带来身心负担。目前通过改进的睾丸切除术,包括植入睾丸假体等,可以在一定程度上减轻对患者的心理影响。

2. 药物去势　近年来的研究进展发现药物去势可以通过影响患者的下丘脑 - 垂体 - 性腺轴,减少睾丸的雄激素产生。常用去势药物包括促性腺激素释放激素激动剂(GnRH agonist)及促性腺激素释放激素拮抗剂(GnRH antagonist)。

(1)促性腺激素释放激素激动剂:GnRH 在下丘脑中合成后,能够促进垂体分泌卵泡刺激素(follicle stimulating hormone, FSH)和黄体生成素(luteinizing hormone, LH)。GnRH 激动剂治疗 1 周后,GnRH 的受体水平会出现下调,进而导致垂体分泌的 FSH 和 LH 也相应下降,在应用 3~4 周后,血清睾酮水平降低至去势水平。临床常用的 GnRH 激动剂包括亮丙瑞林、戈舍瑞林、布舍瑞林等,它们具有不同的剂型(1、3、6、12 个月剂型等)。GnRH 激动剂的不良反应包括:初始阶段与受体的迅速结合能够引起 FSH 和 LH 的释放,使得睾酮水平突然升高出现闪烁现象,从而刺激前列腺癌的生长并引起相应症状(如骨痛等)加重。因此在应用初期,需要联合使用经典非甾体抗雄激素药物 1~4 周。既往的研究显示 GnRH 激动剂去势和手术去势,在前列腺癌患者的预后上没有明显差异。

(2)促性腺激素释放激素拮抗剂:GnRH 拮抗剂能够通过与 GnRH 的受体结合,迅速降低 FSH 和 LH 释放,最终抑制睾酮水平。GnRH 拮抗剂能够避免初始阶段睾酮水平突然上升引起的闪烁现象,但其皮肤注射反应的发生率比较高。GnRH 拮抗剂如地加瑞克,能够迅速降低睾酮水平至去势标准,并在持续给药阶段维持去势水平,但缺乏长效剂型。因此,GnRH 激动剂和 GnRH 拮抗剂在去势效果上是否存在差异,目前尚不明确,有待进一步的临床研究验证。

（二）传统抗雄激素类药物

1. 甾体抗雄激素类药物　该类药物主要包括羟基孕酮的人工合成衍生物,如醋酸丙环孕酮、醋酸甲羟孕酮等。其作用机制在于阻断 AR 和抑制雄激素的合成。一项前瞻性研究比较了醋酸丙环孕酮和传统非甾体抗雄药物氟他胺治疗生化复发的前列腺癌的效果,结果显示醋酸丙环孕酮与氟他胺在中位生存上的差异没有统计学意义。然而甾体抗雄激素类药物具有心脏毒性和肝毒性,临床使用时需要严密监测相应器官指标。

2. 非甾体抗雄激素类药物　该类药物的作用机制在于可结合 AR,但不会抑制雄激素的分泌。目前临床的该类药物包括氟他胺、尼鲁米特、比卡鲁胺、恩扎卢胺和阿帕他胺等。

（1）氟他胺：该药是一种前体药物,半衰期 5~6 小时,推荐应用剂量 750mg/d,其不良反应包括恶心、呕吐等消化道相关副作用,也可能会引起肝毒性,应用时需检测肝功能。

（2）尼鲁米特：尚缺乏尼鲁米特单药治疗 CRPC 的临床证据,故而单药方案未在各大指南中推荐,临床应用较少。其副作用包括恶心、肝毒性或间质性肺炎等。

（3）比卡鲁胺：相对于氟他胺和尼鲁米特,比卡鲁胺与 AR 的亲和能力明显提高,起到更好地与 AR 竞争抑制的作用,并且在安全性和耐药性方面存在明显优势,同时在骨骼的保护上比 GnRH 激动剂和 GnRH 拮抗剂具有优势。比卡鲁胺的单药方案为 150mg/d,但与ADT 联合治疗的给药剂量为 50mg/d。

（三）新型抗雄激素类药物治疗

近 20 年来,非转移性 CRPC 患者的诊疗进展来源于 SPARTAN、PROSPER 和 ARAMIS 这三项双盲、随机对照的Ⅲ期临床研究,它们都推荐转移风险较高的非转移性 CRPC 患者在ADT 治疗基础上分别联合新型的抗雄激素类药物,即阿帕他胺、恩扎卢胺或达罗他胺。

1. 恩扎卢胺　是一种新型的非甾体抗雄激素类药物,发挥抑制 AR 信号转导的作用,通过抑制 AR 的易位、转录、结合和招募辅助活化因子等作用来调控前列腺癌细胞的功能。在一项双盲、Ⅲ期、随机对照的临床研究（PROSPER）中,将 PSA 倍增时间≤10 个月的非转移性 CRPC 患者随机分为并恩扎卢胺治疗组和安慰剂治疗组,结果显示恩扎卢胺（相对于安慰剂）不仅可显著延长中位无转移生存时间（36.6 个月 vs 14.7 个月, $HR=0.29$, $P<0.001$）,而且能显著降低转移或死亡风险,并显著延长总生存时间（67.0 个月 vs 56.3 个月）。该研究还显示非转移性 CRPC 患者接受恩扎卢胺后,至首次接受后续抗肿瘤治疗时间、PSA 进展时间、疼痛进展时间,以及生活质量等多方面具有明显优势。此外,STRIVE 研究显示相比于比卡鲁胺,恩扎卢胺在 CRPC（包括非转移性 CRPC）患者中显示出治疗优势,包括明显降低死亡进展的风险、延长中位 PFS。恩扎卢胺常见的不良反应包括：疲劳、高血压、头痛及癫痫等。

2. 阿帕他胺　阿帕他胺是全球首个获批用于治疗非转移性 CRPC 患者的新型抗雄激素类药物,其化学结构与恩扎卢胺类似,但与 AR 的结合力是传统抗雄激素类药物的 7~10 倍,不仅可以显著抑制 AR 的功能,而且明显减低其核转位及与 DNA 序列的结合能力,从而抑制前列腺癌细胞的生物学功能。在双盲、随机对照、Ⅲ期的 SPATRAN 临床研究中,对 PSA 倍增时间≤10 个月的非转移性 CRPC 患者进行随机分组接受阿帕他胺或安慰剂治疗,结果显示阿帕他胺（相对于安慰剂）不仅明显延长中位无转移生存时间（40.5 个月 vs 16.2 个月, $HR=0.28$, $P<0.001$）,而且显著降低远处转移或死亡风险；在中位随访 52.0 个月后,阿帕他胺

显著延长非转移性 CRPC 患者的总生存率（73.9 个月 vs 59.9 个月，*HR*=0.78，*P*=0.016），而且在中位无进展生存期（*HR*=0.29，*P* <0.001）、发现转移时间（*HR*=0.27，*P* <0.001）及无症状进展时间（*HR*=0.45，*P*<0.001）也显著延长。相对于安慰剂，阿帕他胺的副作用主要为皮疹、甲状腺功能减退、乏力等。

3. 达罗他胺　达罗他胺是一种新型非甾体雄激素受体拮抗剂，被获批用于治疗非转移性 CRPC 患者。在双盲、随机对照的Ⅲ期临床研究（ARAMIS）中，将 PSA 倍增时间≤10 个月的非转移性 CRPC 患者随机分为接受 ADT 联合达罗他胺和 ADT 联合安慰剂治疗两组，结果显示达罗他胺联合 ADT（相对于安慰剂组联合 ADT）可显著改善无转移生存期（40.4 个月 vs 18.4 个月，*HR*=0.41，*P*<0.001），并且显著延长至疼痛进展时间（40.3 个月 vs 25.4 个月，*HR*=0.65，*P*<0.001）。此外，研究发现达罗他胺组对比安慰剂组 3 年 OS 率为 83% vs 77%，并且达罗他胺组显著降低了 31% 的死亡风险（*HR*=0.69，*P*=0.003）。在次要的终点方面，达罗他胺疗效也明显优于对照组，包括至首次发生症状性骨骼事件时间、首次使用细胞毒性化疗时间及至疼痛进展时间等。此外，达罗他胺组能够缓解患者尿路和肠道症状发生，但两组的疲劳、高血压、跌倒等副作用发生率相当。

4. 其他治疗手段

（1）阿比特龙：阿比特龙目前主要用于转移性 CRPC 患者，而未被纳入非转移性 CRPC 的标准治疗方案。一项单臂、多中心、Ⅱ期临床研究（IMMAGEN）招募了 131 位高转移风险的非转移性 CRPC 患者（PSA≥10ng/ml，或 PSA 倍增时间≤10 个月），每日接受 1 000mg 阿比特龙 +5mg 泼尼松治疗，结果显示 86.9% 的患者 PSA 下降率超过 50%，59.8% 患者 PSA 下降超过 90%，而中位疾病进展期还未达到，提示阿比特龙可能对高风险的非转移性 CRPC 患者具有一定的疗效。但目前尚缺乏大型的Ⅲ期临床研究来进一步验证阿比特龙对非转移性 CRPC 患者的长期疗效。

（2）内皮素受体抑制剂：内皮素受体抑制剂目前也被用于非转移性 CRPC 的临床研究中。一项随机对照的Ⅲ期临床研究招募 941 位非转移性 CRPC 患者，其中 467 位接受口服 Atrasentan（一种内皮素受体抑制剂），而 474 位接受安慰剂，该研究显示内皮素受体抑制剂组没有明显延缓疾病进展，而且两组在中位生存率没有明显差异。因此，内皮素受体抑制剂是否需要联合其他方案治疗非转移性 CRPC，目前尚不清楚。

（3）地舒单抗和唑来膦酸：地舒单抗和唑来膦酸目前主要用于转移性 CRPC 骨转移相关并发症的治疗，尚不清楚它们是否可使非转移性 CRPC 患者获益。一项Ⅲ期临床试验研究了 1 432 位非转移性 CRPC 患者，将他们随机分组接受地舒单抗或安慰剂，并比较生存预后指数，结果显示地舒单抗组可显著增加患者无骨转移生存率（29.5 个月 vs 24.2 个月，*P*=0.028），但两组在总生存率上没有明显差异。

第六节　转移性去势抵抗性前列腺癌治疗方案的选择

一、内分泌治疗

（一）阿比特龙

阿比特龙是一种 CYP17 酶抑制剂，具有高效、选择性、不可逆的特点，其作用机制在于能够阻断肾上腺组织、睾丸及前列腺癌组织中雄激素的合成。在一项随机、双盲的Ⅲ期临床研究中（COU-AA-302），纳入未接受过化学治疗的转移性 CRPC 患者，随机 1∶1 接受阿比特龙（1 000mg，每日 1 次）联合泼尼松（5mg，每日 2 次）或安慰剂联合泼尼松，研究结果显示阿比特龙（相对于安慰剂）可显著延长中位 rPFS（16.5 个月 vs 8.2 个月，$HR=0.52$，$P<0.001$）及中位 OS（34.7 个月 vs 30.3 个月，$HR=0.81$，$P=0.003\,3$）。另外，阿比特龙组在延迟化疗和阿片类药物使用、延长 PSA 生化进展，以及减轻疼痛等方面具有优势。该临床研究奠定了阿比特龙在既往未经化疗的转移性 CRPC 患者中的治疗地位。

对于多西他赛治疗失败的转移性 CRPC 患者，COU-AA-301 临床研究的结果显示阿比特龙联合泼尼松组（相对于安慰剂组）能明显延长中位 OS（15.8 个月 vs 11.2 个月，$HR=0.74$，$P<0.001$），并且可以延长 rPFS（5.6 个月 vs 3.6 个月）及中位至 PSA 进展时间（8.5 个月 vs 6.6 个月），提高 PSA 缓解率（29% vs 5.5%）。因此，该临床研究奠定了阿比特龙在既往多西他赛治疗失败的转移性 CRPC 患者中的治疗地位。

阿比特龙最常见的副作用包括心血管疾病或肝脏毒性。研究显示阿比特龙可能引起低钾血症、体液潴留和高血压，故而在治疗合并心血管基础疾病（如高血压、心肌梗死、心力衰竭、室性心律失常等）的转移性 CRPC 患者时，须严密监测相关毒副作用，并定期监测肝功能、血钾以及血压的水平，以及对心脏疾病进行对症评估。阿比特龙的推荐剂量：1 000mg/ 天，并联合泼尼松（5mg，每日 2 次）。近期研究显示更换肾上腺皮质激素为地塞米松，可使部分阿比特龙联合泼尼松治疗后出现进展的转移性 CRPC 患者持续获益，而 AKR1C3 可能成为预测更换激素疗法是否获益的生物标志物。

（二）恩扎卢胺

一项双盲、随机对照、Ⅲ期的临床研究（PREVAIL）纳入无症状或轻微症状，既往未接受过化疗或其他新型内分泌药物（如阿比特龙）的转移性 CRPC 患者，该研究显示，相对于对照组，恩扎卢胺明显提高转移性 CRPC 患者的中位 OS（35.3 个月 vs 31.3 个月）、降低死亡风险（$HR=0.71$，$P<0.001$）、显著延长中位 PFS（20.0 个月 vs 5.4 个月，$P<0.000\,1$）。此外，相对于对照组，恩扎卢胺在推迟使用化疗和骨相关不良事件的发生、提高 PSA 缓解率及软组织病灶反应率、延长 PSA 进展时间、缓解疼痛的进展、推迟阿片类药物首次应用及改善体能状况等诸多方面有明显优势。因此，PREVAIL 研究奠定了恩扎卢胺在既往未接受化疗的转移性 CRPC 患者治疗中的作用。

对既往接受过化疗的转移性 CRPC 患者，一项双盲、随机对照的Ⅲ期临床研究（AFFIRM）结果显示恩扎卢胺（相对于对照组）可显著延长中位 OS（18.4 个月 vs 13.6 个月，$HR=0.63$，$P<0.001$），并且在缓解疼痛进展、提高 PSA 缓解率、延长至首次骨相关事件时间及 rPFS 等方面有显著优势。为此 AFFIRM 研究的结果奠定了恩扎卢胺在治疗既往接受过化疗的转移性 CRPC 患者的治疗地位。转移性 CRPC 患者接受恩扎卢胺的推荐剂量为 160mg（每日 1 次），无须联合泼尼松使用。

（三）双极雄激素治疗（bipolar androgen therapy，BAT）

近期研究显示转移性 CRPC 的肿瘤细胞在内分泌治疗后可能通过 AR 的过表达来适应低水平雄激素的环境，从而引起治疗耐药。采用 BAT，可改变雄激素的水平使睾酮在高低水平之间快速循环，进而破坏 CRPC 细胞的自适应调节，最终逆转耐药。在一项Ⅱ期临床研究中（TRANSFORMER），转移性 CRPC 受试者随机接受环戊丙酸睾酮或口服恩扎卢胺，研究结果显示接受过 BAT 的转移性 CRPC 患者交叉进入恩扎卢胺组后 PSA 下降 50% 的比例为 77.8%，PSA 进展时间为 10.9 个月，而恩扎卢胺组的 PSA 下降 50% 的比例及 PSA 进展时间分别为 25.3% 和 3.8 个月。此外,治疗顺序对至第二次疾病进展时间的影响较大,接受 BAT 后交叉进入恩扎卢胺组的至第二次疾病进展时间达到 28.2 个月,OS 超过 37 个月。而接受恩扎卢胺组再进入 BAT 组的至第二次疾病进展时间仅 19.6 个月。另外一项开放的 II 期临床研究(RESTORE)纳入既往接受过恩扎卢胺或阿比特龙后进展的转移性 CRPC 患者,并接受 BAT 单独治疗,该结果显示恩扎卢胺后接受 BAT 的 PSA 下降 50% 的比例高于阿比特龙后接受 BAT 的患者(68% vs 16%,$P=0.001$),而且恩扎卢胺后接受 BAT 的至第二次疾病进展时间更长,同时发现,AR-V7 阳性患者的中位至第二次疾病进展时间要短于 AR-V7 阴性的患者。以上结果均提示 BAT 具有治疗转移性 CRPC 的前景,但仍需大型 III 期临床研究来加以验证。

二、化　疗

(一)多西他赛

多西他赛又名多西紫杉醇,是一种紫杉烷类抗肿瘤药物,其作用机制在于通过加强微管蛋白的聚合作用和抑制微管的解聚作用,从而形成稳定的非功能性微管束,进而阻碍肿瘤细胞的有丝分裂,并最终诱导其凋亡,以达到抗肿瘤的效果。在 SWOG-9916 的临床研究中,招募转移性 CRPC 患者,随机分组并接受多西他赛联合雌二醇氮芥或米托蒽醌联合泼尼松(对照组)的治疗,研究显示与米托蒽醌联合泼尼松相比,多西他赛联合雌二醇氮芥组可明显改善转移性 CRPC 的中位 OS(17.5 个月 vs 15.6 个月,$P=0.02$),并显著提高 PSA 的缓解率(50% vs 27%,$P<0.01$)及延长中位 PFS(6.3 个月 vs 3.2 个月,$P<0.01$)。但多西他赛联合雌二醇氮芥组具有较高的白细胞减少的发生率(5% vs 2%)、恶心和呕吐发生率($P<0.001$),以及心血管事件发生率($P=0.001$)。而在另外一项 TAX-327 的临床研究中,与接受米托蒽醌治疗组相比,多西他赛($75mg/m^2$,每 3 周 1 次)可明显延长转移性 CRPC 患者的中位总生存期(18.9 个月 vs 16.5 个月,$P=0.009$),并且多西他赛组可明显缓解疼痛(45% vs 32%,$P=0.01$),并提高 PSA 缓解率(45% vs 32%,$P=0.001$)及转移性 CRPC 患者的生活质量。以上临床研究的结果,奠定了多西他赛联合泼尼松成为转移性 CRPC 患者的标准治疗方案。

多西他赛常见的副作用包括:骨髓抑制、脱发、过敏、疲劳、腹泻、神经病变和血管神经性水肿等。既往 TAX-327 临床研究显示患者最多接受 10 个周期的多西他赛治疗。如患者在临床实践中对标准的三周方案耐受不佳,也可考虑调整为双周方案($50mg/m^2$,每 2 周一次)。另外,通过 TAX-327 临床研究的亚组分析发现,影响多西他赛疗效的危险因素包括:贫血、内脏转移、疼痛及骨病灶进展等。因此,临床医师需要综合评估转移性 CRPC 患者的身体状态及对多西他赛化疗的敏感性及不良反应等多种因素,针对多西他赛治疗有效、身体状态良好的转移性 CRPC 患者,在完成 10 个周期标准化疗后,可考虑继续重复多西他赛的治疗周期并维持更长时间,直至疾病进展。

(二)卡巴他赛

卡巴他赛是一种第三代半合成紫杉烷类药物,其作用机制在于通过与微管蛋白的结合从而抑制肿瘤细胞进入有丝分裂期,达到抑制细胞增殖的作用,其半衰期较长,较多西他赛作用更持久。一项 III 期的临床研究(TROPIC)纳入既往接受多西他赛治疗后出现疾病进展的转移性 CRPC 患者,随机分组并接受米托蒽醌联合泼尼松或卡巴他赛联合泼尼松治疗,研究结果显示与米托蒽醌组相比,卡巴他赛组显著延长中位 OS(15.1 个月 vs 12.7 个月,$HR=0.70$,$P<0.000\,1$),并显著增加 PSA 缓解率(39.2% vs 17.8%)、延长中位 PFS(2.8 个月

vs 1.4 个月，*HR*=0.74，*P*<0.000 1）及降低了 30% 的死亡风险（*HR*=0.70，*P*<0.000 1）。进一步的临床研究（PROSELICA）对比了卡巴他赛 C20（20mg/m²）和 C25（25mg/m²）方案在既往接受过多西他赛治疗后进展的转移性 CRPC 患者的疗效与安全性，结果显示 C20 和 C25 治疗组在中位生存期（13.4 个月 vs 14.5 个月，*HR*=1.024）、PSA 进展时间（5.7 个月 vs 6.8 个月，*HR*=1.195）、健康相关生活质量等方面均无明显差异，而 C20 方案的不良反应相对更少。此外，近期的 CARD 临床研究评估了卡巴他赛在既往接受过一线和二线治疗失败的转移性 CRPC 的疗效，该研究结果显示，与阿比特龙及恩扎卢胺相比，卡巴他赛可显著延长转移性 CRPC 患者的中位 OS（13.6 个月 vs 11.0 个月，*P*=0.008）及 rPFS（8.0 个月 vs 3.7 个月，*P*<0.001），并且在改善疼痛症状、疼痛时间、症状性骨骼事件的发生时间等方面具有优势。故卡巴他赛可作为多西他赛治疗失败后标准后线治疗选择之一。

卡巴他赛常见的副作用包括：骨髓抑制、疲劳、腹泻和恶心呕吐等。特别是卡巴他赛联合泼尼松化疗方案容易引起中性粒细胞减少症，因此在用药前应预防性使用集落刺激因子。

（三）米托蒽醌

米托蒽醌属于蒽环类细胞周期非特异性抗肿瘤药物，作用机制是通过与细胞 DNA 结合，从而抑制核酸合成导致细胞死亡。早在 20 世纪 90 年代，米托蒽醌被用于治疗 CRPC，并且可以明显改善转移性 CRPC 患者的生活质量和疼痛状况，但对总体生存时间没有改善。随着新的药物获批及临床广泛使用，米托蒽醌已不作为转移性 CRPC 患者的常规治疗选项。

（四）铂类药物

近期一项采用卡巴他赛联合卡铂治疗转移性 CRPC 患者的 I/II 期临床研究发现，与单独卡巴他赛组相比，卡巴他赛（20mg/m²）联合卡铂（AUC 4mg/ml）可显著延长中位 PFS（7.3 个月 vs 4.5 个月，*HR*=0.69，*P*=0.018）。此外，铂类化疗可能是针对同源重组修复基因突变的转移性 CRPC 患者的有效治疗药物之一。

三、免疫治疗

（一）sipuleucel-T

sipuleucel-T 是一种自体源性细胞免疫制剂，其作用机制在于能够刺激 T 细胞，从而提高对前列腺酸性磷酸酶（大多数前列腺癌组织特异性表达的抗原）的免疫应答，并调动患者自身的免疫系统识别和杀灭前列腺肿瘤细胞。一项双盲、随机对照、多中心的 III 期临床研究（IMPACT），将转移性 CRPC 患者随机分组接受 sipuleucel-T 或安慰剂治疗，并比较两组的疗效，结果显示相对于安慰剂对照组，sipuleucel-T 治疗组延长了 4.1 个月的中位 OS（25.8 个月 vs 21.7 个月），并且显著降低了 22% 的死亡风险，在 3 年生存率方面，sipuleucel-T 治疗组明显高于安慰剂对照组（31.7% vs 23%）。sipuleucel-T 常见的副作用包括畏寒、发热和头疼等。sipuleucel-T 目前获批用于治疗轻微症状或无症状的转移性 CRPC 患者。

（二）免疫检查点抑制剂

PD-1/PD-L1 抑制剂等免疫检查点抑制剂可阻断 PD-L1 与活化 T 细胞上的 PD-1 结合，激活免疫系统攻击癌细胞，是转移性 CRPC 治疗的新手段。目前认为多数前列腺癌是免疫检查点抑制剂治疗的相对"冷肿瘤"。目前相关临床研究显示基于二代基因测序显示微卫星高度不稳定或错配修复缺陷或肿瘤突变负荷≥10mut/MB 的患者人群可能对 PD-1/PD-L1 抑制剂获益。虽然该人群占比率低（仅 3%），但接受 PD-1 抑制剂后接近半数患者可能获得治疗效果。既往研究分析了中国 316 例前列腺癌患者，发现携带 *MSH6*、*MSH2* 基因胚系致病变异的患者比例约 0.63%，而未发现携带 *MLH1*、*PMS2* 基因胚系致病变异患者。

1. 帕博利珠单抗（pembrolizumab）　帕博利珠单抗于 2017 年被美国 FDA 批准用于治疗具有微卫星高度不稳定和 / 或错配修复缺陷的转移性 CRPC 患者。近期 KEYNOTE-028 临床研究显示，在接受帕博利珠单抗治疗的 23 名转移性 CRPC 患者中，4 名患者有部分缓解，8 名患者病情稳定，而中位应答时间为 13.5 个月，中位 PFS 和 OS 分别为 3.5 个月和 7.9 个月。KEYNOTE-199 临床研究纳入了具有可以测量病灶的 PD-L1 阳性（队列 1）、PD-L1 阴性（队列 2）和不考虑 PD-L1 状态仅骨转移（队列 3）的转移性 CRPC 患者，该研究显示三组队列的疾病控制率分别为 10%、9% 和 22%，而中位 OS 分别为 9.5 个月、7.9 个月和 14.1 个月。这些结果提示帕博利珠单抗具有一定的疾病控制率和抗肿瘤活性。此外，一项 KEYNOTE-365 的 Ib/II 期临床研究显示帕博利珠单抗联合多西他赛对于多线治疗失败后的转移性 CRPC 患者具有较好的耐受性和肿瘤应答率。免疫检查点抑制剂常见的不良反应为体内激活的 T 细胞引起的炎性组织损伤，包括：皮疹、甲状腺炎、腹泻、结肠炎等。

2. 纳武利尤单抗（nivolumab）　一项采用纳武利尤单抗联合伊匹木单抗治疗转移性 CRPC 的 II 期临床试验（CheckMate650）对未使用多西他赛而直接使用该双免疫治疗方案的患者与使用化疗后再用该双免疫治疗方案的患者平均随访了 11.9 个月和 13.5 个月，结果显示它们的 ORR 分别为 25% 和 10%，中位 OS 分别为 19.0 个月和 15.0 个月，而且在高肿瘤突变负荷、PD-L1≥1% 及存在同源重组修复缺陷的患者中 ORR 较高。近期的 CheckMate9KD 临床研究结果显示，纳武利尤单抗联合多西他赛治疗转移性 CRPC 患者后的 ORR 为 40%、PSA 下降 50% 的应答率为 46.9%，中位 rPFS 和中位 OS 分别为 9.0 个月和 18.2 个月。这些结果提示纳武利尤单抗可能具有治疗转移性 CRPC 的前景，但仍待进一步的大型 III 期临床研究来验证。

3. 伊匹木单抗（ipilimumab）　伊匹木单抗是针对 CTLA-4 的单克隆抗体。一项多中心、双盲的 III 期临床研究纳入无症状或症状轻微的转移性 CRPC 患者，分别接受伊匹木单抗或安慰剂，研究结果显示伊匹木单抗组和安慰剂对照组的中位 OS 相当（28.7 个月 vs 29.7 个月）。提示转移性 CRPC 患者在接受伊匹木单抗单独应用后并未显示生存优势，因此联合不同的免疫治疗方案可能更具有治疗意义。

四、多腺苷二磷酸核糖聚合酶抑制剂

（一）单药治疗

在含有 DNA 修复缺失的肿瘤细胞中，抑制 PARP 可以起到抗肿瘤效果。约 30% 的转移性 CRPC 患者可检测到 DNA 修复基因的失活，包括 *ATM* 和 *BRCA1/2* 的改变，MMR 途径基因（*MLH1* 或 *MSH2*）的致病突变等。其中，*BRCA1/2* 及 *ATM* 等 HRR 基因的缺陷往往与预后不良密切相关。一项 I 期临床研究显示 PARP 抑制剂奥拉帕利能够对具有 *BRCA1/2* 突变的实体瘤患者产生良好的治疗效果。

1. 奥拉帕利（olaparib）　II 期临床研究 TOPARP-A 和 TOPARP-B 分别显示奥拉帕利单药对于具有 DNA 修复基因改变的转移性 CRPC 患者有一定的抗肿瘤效果。近期一项 III 期临床研究（PROfound）纳入 387 例携带 HRR 基因突变且既往接受过内分泌治疗（阿比特龙 / 恩扎卢胺）的转移性 CRPC 患者，根据基因突变类型分为队列 A（*BRCA1*、*BRCA2* 或 *ATM* 突变）和队列 B（*BARD1*，*BRIP1*，*CDK12*，*CHEK1*，*CHEK2*，*FANCL*，*PALB2*，*PPP2R2A*，*RAD51B*，*RAD51C*，*RAD51D*，*RAD54L* 等 12 个基因的任何一种突变），比较奥拉帕利单药联合医师选择的新型内分泌治疗药物（恩扎卢胺或阿比特龙）的疗效差异。该研究结果显示奥拉帕利明显延长队列 A 和队列 A+B 患者的 rPFS 和中位 OS（rPFS：19.1 个月 vs 14.7 个月，*HR*=0.69，*P*=0.02；中位 OS：17.3 个月 vs 14.0 个月，*HR*=0.79）。此外，奥拉帕利还可以改善 ORR、至疼痛进展时间、患者报告的生存治疗评分等多项研究指标，并显著降低死亡风险和影像学进展。目前美国 FDA 已经批准奥拉帕利单药用于既往经恩扎卢胺或阿比特龙治疗后进展，且携带致病或疑似致病胚系或体系同源重组修复基因突变的转移性 CRPC 的标准治疗方案。奥拉帕利治疗常见的副作用（>30%）包括贫血、疲乏或乏力、恶心、食欲下降等，而这些不良反应通常发生在治疗的前 3 个月内，并可通过支持治疗、中断给药或降低剂量进行管理。

2. 卢卡帕利（rucaparib）　近期一项 Ⅱ 期临床研究（TRITON2）发现卢卡帕利用于具有 *BRCA1/2* 突变的转移性 CRPC 能够获得 43.5% 的 ORR，以及 54.8% 的 PSA 反应率，而对具有非 *BRCA* 突变的其他 DNA 损伤修复基因突变的转移性 CRPC 患者，卢卡帕利的疗效有限。因此，美国 FDA 批准卢卡帕利用于具有 *BRCA1/2* 突变的转移性 CPRC 患者的临床治疗。

3. 尼拉帕利（niraparib）　一项 Ⅱ 期的 GALAHAD 临床研究纳入 165 例既往接受过紫杉烷类化疗和新型内分泌治疗后进展且携带 DNA 修复基因突变的转移性 CRPC 患者，其中 81 例为 *BRCA1/2* 双等位基因突变。研究显示尼拉帕利在 *BRCA1/2* 突变和非 *BRCA1/2* 突变患者分别取得 41% 和 9% 的 ORR，而尼拉帕利对 *BRCA1/2* 基因突变组治疗后的中位 rPFS 为 8.2 个月。因此，美国 FDA 批准尼拉帕利治疗携带 *BRCA1/2* 基因突变的转移性 CRPC 患者。

4. 他拉唑帕利（talazoparib）　一项 Ⅱ 期临床研究（TALAPRO-1）纳入 128 例既往接受过化疗和或新型内分泌治疗且携带 11 个 HRR 基因突变（*ATM*，*ATR*，*BRCA1*，*BRCA2*，*CHEK2*，*FANCA*，*MLH1*，*MRE11A*，*NBN*，*PALB2*，*RAD51C*）的转移性 CRPC 患者，其中 104 例患者合并可测量软组织病灶，平均随访 16.4 个月后，患者对他拉唑帕利治疗的 ORR 达 29.8%，显示了他拉唑帕利对该类患者良好的治疗前景。

（二）联合治疗

PARP 抑制剂和新型内分泌治疗药物具有协同的抗肿瘤作用。一项国际多中心 Ⅲ 期随机对照的临床研究（PROPEL）纳入既往未接受新型内分泌治疗且未经基因筛选的转移性 CRPC 一线患者 796 例，比较奥拉帕利（300mg，每日 2 次）联合阿比特龙（1 000mg，每日 1 次）对比阿比特龙（1 000mg，每日 1 次）联合安慰剂的疗效差异。该研究结果显示奥拉帕利联合阿比特龙组相对阿比特龙单药组可以明显延长所有患者的 rPFS（24.8 个月 vs 16.6 个月，*HR*=0.66，*P*<0.000 1），而亚组分析显示联合治疗可以使 HRR 突变患者和非 HRR 突变患者均获益（HRR 突变：*HR*=0.50，95% *CI* 0.34~0.73；非 HRR 突变：*HR*=0.76，95% *CI* 0.60~0.97）。此外，联合治疗可以明显改善至首次后续治疗时间（*HR*=0.74，*P*=0.004）、至第二次进展时间（*HR*=0.69，*P*=0.018 4）和 ORR（*P*=0.040 9）等多项研究指标。目前总生存期数据仍在随访中，而联合治疗组和单药组治疗的总体不良事件发生率分别为 97.2% 和 94.9%，而 Ⅲ 级及以上不良事件发生率分别为 47.2% 和 38.4%。常见的不良事件（>20%）包括贫血（46%）、疲劳乏力（37.2%）和恶心（28.1%）。

另外一项国际多中心 Ⅲ 期临床研究（MAGNITUDE）纳入 656 例转移性 CRPC 一线患者（允许既往接受时长不超过 4 个月的阿比特龙治疗），并根据基因筛选分为 HRR 突变阳性患者队列 423 例和 HRR 突变阴性患者队列 233 例,以比较尼拉帕利(200mg,每日 1 次)联合阿比特龙(1 000mg,每日 1 次)对比安慰剂联合阿比特龙(1 000mg,每日 1 次)的疗效差异。研究结果显示联合治疗组(相对于对照组)可显著延长 HRR 突变阳性队列中 *BRCA* 突变患者的 rPFS(16.6 个月 vs 10.9 个月,*HR*=0.53,*P*=0.001 4)和所有 HRR 基因突变患者的 rPFS(16.5 个月 vs 13.7 个月,*HR*=0.73,*P*=0.021 7);但联合治疗组没有使 HRR 阴性患者获益(*HR*=1.09,95% *CI* 0.75~1.59)。此外,两个队列的总体不良事件发生率分别为 99.1% 和 94.3%,而 3 级及以上不良事件发生率分别为 67% 和 46.4%。常见的不良事件(>20%)包括:贫血(46.2%)、高血压(31.6%)、便秘(30.7%)、疲劳乏力(26.4%)、恶心(23.6%)和血小板减少(21.2%)等。

五、^{223}Ra

^{223}Ra 是一种发射 α 粒子的放射性药物,相比于 β 粒子,α 粒子杀伤能力更强,但射程更短(<100μm),在保证对肿瘤细胞杀伤作用的同时,对周围正常组织特别是骨髓的影响更小。一项随机对照、双盲的Ⅲ期临床研究(ALSYMPCA)比较了 ^{223}Ra 与对照组对转移性 CRPC 患者的疗效,结果显示 ^{223}Ra(与对照组相比)显著延长了中位 OS(14.9 个月 vs 11.3 个月,*HR*=0.70,95% *CI* 0.58~0.83,*P*<0.001)。亚组分析显示,无论之前是否使用过化疗,患者均有获益。与对照组相比,^{223}Ra 组患者发生的 3 级或 4 级不良事件(56% vs 62%)、严重不良事件(47% vs 60%)和因不良事件停药的比例(16% vs 21%)更少。另外一项Ⅲ期临床研究发现 ^{223}Ra 对亚洲的转移性 CRPC 患者疗效和 ALSYMPCA 研究结果相当,经过 ^{223}Ra 治疗的亚洲转移性 CRPC 患者中位 OS 为 14 个月,而中位无骨相关事件生存期为 26 个月。与药物有关的骨髓抑制不良反应常见为贫血和血小板减少,3 级或 4 级不良反应分别为 15.0% 和 4.4%。因此,目前 ^{223}Ra 用于治疗有症状的骨转移且无内脏转移的转移性 CRPC 患者。

六、靶向前列腺特异性膜抗原的核素治疗

PSMA 是一种在前列腺癌细胞表面高度表达的细胞膜蛋白。随着 PSMA PET/CT 在临床诊断前列腺癌中的广泛应用,以 PSMA 为靶点的核素诊疗一体化在转移性 CRPC 中的价值初显。临床使用时,通过 ^{68}Ga-PSMA PET/CT 定位活性病灶,并使用治疗性核素(如 ^{177}Lu、^{90}Y、^{225}Ac 等)标记 PSMA 进行核素内放疗。一项开放标记的Ⅱ期临床研究(TheraP)纳入 200 例转移性 CRPC 患者并对比 ^{177}Lu-PSMA-617 和卡巴他赛的治疗效果,治疗前患者不仅行 ^{68}Ga-PSMA PET/CT,同时还加做 ^{18}F-FDG PET/CT。研究结果显示 PSA 下降大于 50% 患者的比例在 ^{177}Lu-PSMA-617 治疗组(相对于卡巴他赛组)明显提高(66% vs 37%),而且Ⅲ~Ⅳ级的不良反应也少于卡巴他赛组。因此,筛选合适的患者对核素治疗至关重要。近期一项国际多中心、开放标签的Ⅲ期临床研究(VISION)纳入 831 例既往接受过至少 1 种 AR 信号转导抑制剂或 1~2 种紫杉烷类化疗且 PSMA 阳性的转移性 CRPC 患者,并比较 ^{177}Lu-PSMA-617 联合标准治疗与单独标准治疗的疗效,此研究通过中位 20.9 个月的随访发现 ^{177}Lu-PSMA-617 联合治疗组(相对于对照组)可显著改善 rPFS(8.7 个月 vs 3.4 个月,*HR*=0.40,*P*<0.001)及中位 OS(15.3 个月 vs 11.3 个月,*HR*=0.62,*P*<0.001),并且提高客观缓解率(30% vs 2%)。尽管骨髓抑制等不良反应(3 级或 4 级)在联合治疗组较高,但并未影响患者的生活质量。因此,美国 FDA 已批准 ^{177}Lu-PSMA-617 用于既往接受过标准治疗后进展且 PSMA 阳性的转移性 CRPC 患者。

七、其他潜在的信号通路治疗

基于全外显子组和转录组测序发现：与局限性前列腺癌相比，转移性 CRPC 组织中多种信号通路调节异常，包括 AR、PI3K/AKT、TP53、Wnt、细胞周期通路、MAPK 及染色体重塑等。一项多中心、随机对照、双盲的Ⅲ期临床研究（IPATential150）评估了 AKT 抑制剂 ipatasertib 联合阿比特龙治疗无症状或症状轻微的转移性 CRPC 疗效和安全性，研究入组 1 101 例患者，其中 547 例接受 ipatasertib 联合阿比特龙治疗，而 554 例接受安慰剂联合阿比特龙治疗，中位随访 19 个月。结果显示经免疫组化鉴定的 PTEN 缺失的患者接受联合治疗后中位 rPFS 显著延长（相对于对照组）（18.5 个月 vs 16.5 个月，$HR=0.77$，$P=0.034$），但在随机人群中，两组的 OS 并无显著性差异，且联合治疗组的 3~4 级不良事件发生率也较高。因此，AKT 抑制剂联合内分泌治疗的方案用于治疗转移性 CRPC 尚需要进一步探索。

目前针对转移性 CRPC 的分型治疗仍处于临床研究阶段，重点探索 CRPC 的治疗方式选择与预测预后标志物，如 AR 信号调节因子、AR 剪接变异体、AR 信号通路的旁路激活、AR 翻译后修饰的异常、干细胞分化及神经内分泌转化在 CRPC 诊治中的作用等。近年来，研究显示 AR-V7 阳性的转移性 CRPC 患者对阿比特龙及恩扎卢胺的治疗效果不佳，而 CRPC 患者合并前列腺导管内癌的情况下，接受多西他赛治疗的效果不佳。随着研究的深入及更多大型临床研究的广泛开展，将为 CRPC 患者的个体化精准治疗提供更多的理论和循证依据。

八、针对转移病灶的治疗

大多数转移性 CRPC 患者常伴有骨转移。骨相关事件是指骨转移患者出现一系列并发症，包括疼痛、骨折、硬膜外脊髓压迫症等。疼痛是骨转移疾病最常见的症状。针对骨转移疼痛的常见姑息治疗方法多种多样，包括放疗、化疗、手术、双膦酸盐类药物、分子靶向药物、非甾体抗炎药物、阿片类镇痛药物等。中轴骨是晚期前列腺癌最常转移的部位，而骨转移患者姑息治疗的目标包括缓解疼痛、改善活动能力、预防病理性骨折及解除脊髓压迫症等。

（一）全身抗肿瘤治疗

对于转移性 CRPC 的患者，全身抗肿瘤治疗是整体治疗策略的重要组成部分，包括化疗（多西他赛、卡巴他赛等）、新型内分泌治疗（阿比特龙、恩扎卢胺）、^{223}Ra 等，均可以减少转移性 CRPC 引起的骨相关事件、缓解骨痛并改善患者的生活质量。

（二）局灶治疗

针对并发难治性骨痛的转移性 CRPC 患者，如果病灶局限于 1 个或少数几个部位，外照射治疗可以显著缓解疼痛。对于疼痛无法耐受的患者，可建议单次小剂量放疗。对于因骨转移引起的椎体塌陷或畸形、病理性骨折或脊髓压迫症的转移性 CRPC 患者，减压手术或骨水泥填充可缓解疼痛和改善患者生活质量。术前需要充分向患者告知脊髓压迫危险性，建议启动多学科会诊考虑是否手术解除压迫症状或放射治疗。

（三）双膦酸盐药物治疗

骨改良药物可以有效治疗骨破坏，缓解骨痛，推迟和预防骨相关事件的发生，但不能延长生存时间。唑来膦酸能够被吸收到骨骼表面，并通过影响破骨细胞生成、细胞存活和细胞骨架动力学来抑制破骨细胞活性，从而减低骨相关事件的发生风险。唑来膦酸是转移性 CRPC 患者一线药物，适合与放疗、化疗、手术、内分泌治疗等治疗联合使用，也可与阿片类镇痛药联合应用。虽然唑来膦酸不能取代常规抗肿瘤治疗及镇痛治疗,但依然是转移性 CRPC 患者骨转移综合治疗的基础用药。双膦酸盐类药物不良反应包括肾功能不全、低钙血症和低磷血症等代谢异常,因此可在治疗时补充钙剂和维生素 D,并积极检测电解质。此外,具有创伤史、牙科手术、牙科感染或长期使用双膦酸盐类药物治疗的患者需要预防下颌骨坏死。

（四）分子靶向药物治疗

地舒单抗是一种特异性靶向因子 κB 受体活化因子配体（RANKL）的单克隆抗体。其作用机制为抑制破骨细胞活性和发展、减少骨吸收和增加骨密度。一项Ⅲ期临床研究纳入 1 432 例既往接受过双侧睾丸切除术或至少持续 6 个月的 GnRH 激动剂或拮抗剂的连续治疗的非转移性 CRPC 患者,随机分为地舒单抗组或安慰剂组,以评估地舒单抗预防骨转移的作用。研究结果显示相对于安慰剂组,地舒单抗组可以延长无骨转移生存期（29.5 个月 vs 25.2 个月, $HR=0.85$, $P=0.028$）,但总生存率没有获益。另外一项Ⅲ期、双盲、随机对照临床研究显示,地舒单抗（相对于唑来膦酸）在延迟或预防转移性 CRPC 患者的骨相关事件等方面更有优势。地舒单抗的不良反应包括下颌骨坏死、低钙血症等,因此患者在开始骨保护剂之前需要进行全面的牙科检查。

（五）镇痛药物

镇痛药物是转移性 CRPC 患者骨转移疼痛治疗的关键及基础性治疗,具有不可取代的作用。镇痛药物的治疗需要严格遵循 WHO 癌症疼痛治疗的基本原则,根据疼痛程度选择不同"阶梯"的镇痛药物。WHO 的癌症三阶梯镇痛治疗的五项基本原则包括:口服及无创途径给药;按阶梯给药;按时给药;个体化给药;注意具体细节。

常用镇痛药物包括非甾体抗炎药、阿片类镇痛药及辅助用药三大类,其中前两类是缓解骨转移疼痛的主要药物。辅助用药包括抗抑郁药、抗惊厥药、糖皮质激素类等,可与非甾体抗炎药和阿片类镇痛药联合使用,进一步缓解神经病理性疼痛。

根据疼痛程度选择药物:

（1）轻度疼痛:非甾体抗炎药或阿片类镇痛药及非甾体抗炎药复方制剂;

（2）中度疼痛:阿片类镇痛药,如可待因等,同时给予非甾体抗炎镇痛药,或阿片类及非甾体抗炎药复方制剂,酌情联合辅助用药;

（3）重度疼痛:强阿片类镇痛药,如吗啡缓释片,羟考酮缓释片,芬太尼透皮贴剂。同时给予非甾体抗炎药,或阿片类及非甾体抗炎药复方制剂。根据病情将阿片类镇痛药剂量调整至最佳镇痛的安全用药剂量。

疼痛控制强调个体化的综合治疗,针对不同程度和不同病程的患者,制订和实施个体化治疗方案是决定预后的重要因素。同时应采取多学科会诊制订,给予序贯治疗,及时评估疗效和安全性,调整最佳治疗方案,以达到最佳治疗效果。

第七节　去势抵抗性前列腺癌的个体化治疗和未来进展

CRPC 的发病机制仍不确切,其治疗仍然是当前泌尿外科学研究的重大难题。目前我们根据患者的临床症状、体能状态和有无转移等推荐相应的治疗方案,包括化疗、新型内分泌治疗、免疫治疗和核素治疗等综合治疗应用于 CRPC,使得 CRPC 的治疗效果有一定的改善,但是仅有部分患者获益。这就需要我们寻找和制订新的治疗策略来指导 CRPC 的治疗。

精准医疗是 CRPC 未来的发展方向,通过整合每个个体的分子信息和临床数据,为精确的疾病分子分类提供支撑,以提高疾病诊断与治疗的效益,最终实现对特定患者的个体化治疗。其核心是基于个体基因组信息的个体化治疗。

由于肿瘤异质性的存在,同为 CRPC 的不同患者的基因组序列和表观遗传学等分子水平存在差异,要从大量的测序信息中寻找和挖掘具有靶向治疗意义的突变基因是研究面临的难题。目前的研究已发现 CRPC 组织中存在多种信号通路的异常,包括 AR、TP53、PI3K/AKT、Wnt、MAPK、DNA 损伤修复通路、细胞周期通路及染色体重塑等。基于这些潜在的信号通路,使得 CRPC 靶向精准医疗成为可能。

一、雄激素受体通路

CRPC 的发生发展主要依赖于 AR 通路,如 AR 基因扩增和过表达、AR 基因突变、AR-Vs 表达、AR 共调节因子表达异常、AR 信号通路交叉活化等。AR 基因扩增和过表达是 CRPC 最常见的 AR 改变,通过增强前列腺癌肿瘤细胞对低水平雄激素的敏感性,使其在雄激素缺乏的环境中恢复雄激素介导的肿瘤生长,从而促进疾病的进展。

Beltran 等对 25 例 CRPC 石蜡标本进行全基因组测序发现 CRPC 的主要基因突变包括 44% 的 AR 基因异常(其中包括 24% 的 AR 拷贝数增加和 20% 的 AR 点突变)、44% 的 *TMPRSS2:ERG* 融合基因、44% 的 *PTEN* 基因缺失、40% 的 *TP53* 基因突变、28% 的 *RB* 基因缺失、12% 的 *C-MYC* 基因扩增、4% 的 *PIK3CA* 基因突变以及涉及 DNA 修复关键基因的改变,包括 12% 的 *BRCA2* 基因缺失和 8% 的 *ATM* 基因突变。Grasso 等对 50 例经过治疗的 CRPC 标本进行了全基因外显子组测序分析发现 CRPC 中总体基因突变率较低,9 个基因存在显著突变,其中 6 个(*TP53*、*AR*、*ZFHX3*、*RB1*、*PTEN* 和 *APC*)为已知前列腺癌相关基因、3 个(*MLL2*、*OR5L1* 和 *CDK12*)为未知新基因。Robinson 等报道了一项前瞻性多中心队列研究,对 150 例转移性 CRPC 的肿瘤标本进行了全基因外显子组和转录组测序,其中 40%~60% 的患者存在 AR、ETS、TP53 和 PTEN 基因的频发突变,与初期前列腺癌相比,CRPC 患者 *BRCA2*、*BRCA1* 和 *ATM* 基因突变频率更高,综合分析显示 89% 的 CRPC 患者均携带着至少一种基因突变,为 CRPC 的个体治疗和筛选治疗靶点提供了有力的支持。

二、DNA 损伤修复通路

DNA 损伤修复包括碱基切除修复、核苷酸切除修复、错配切除修复和双链断裂修复 4 种基本形式。双链断裂修复又包括 HRR 和非同源末端链接修复。HRR 基因突变分为体系突变和胚系突变,包括 *BRCA1/2*、*ATM*、*CDK12*、*GEN1*、*CHEK1*、*CHEK2*、*FANCL* 和 *PALB2* 等基因突变,其中 *BRCA1/2*、*ATM* 基因突变是治疗 CRPC 患者的主要潜在标志物。Pritchard 等对 692 例转移性前列腺癌进行 20 个 DNA 修复基因突变分析,发现 82 例患者存在 16 个 DNA 修复基因突变、共 84 个突变位点的胚系突变,其中 *BRCA2* 是最常见的突变位点(占 5.3%),还包括其他突变位点如 *ATM*(1.6%)、*CHEK2*(1.9%)、*BRCA1*(0.9%)、*RAD51D*(0.4%)和 *PALB2*(0.4%)。对中国前列腺癌患者人群的基因检测结果显示,9.8%(31/316)的患者携带 DNA 损伤修复基因胚系突变,包括 *BRCA2*(6.3%)、*BRCA1*(0.63%)、*ATM*(0.63%)和 2.5% 其他 DNA 损伤修复基因突变。Fan 等对 396 例中国人群前列腺癌患者进行 ctDNA 二代测序,结果显示 CRPC 患者中 66.7% 出现 DNA 损伤修复基因体系突变,HSPC 患者中 41.5% 出现 DNA 损伤修复基因体系突变。

PARP 是一种 DNA 修复酶,在 DNA 的损伤修复和细胞凋亡发挥着重要作用,是 DNA 损伤修复缺陷细胞的备用修复途径,在本身存在 DNA 修复缺陷的情况下,PARP 抑制剂可抑制 PARP 的 DNA 修复功能,使双链 DNA 断裂不断积累,最终导致细胞死亡,即合成致死现象。近年来的研究结果相继证实了 PARP 抑制剂在前列腺癌患者的疗效。TOPAPR-A 研究结果首次表明 PARP 抑制剂(奥拉帕利)对存在 HRR 基因突变的 CRPC 患者有抗肿瘤作用。随后有多项研究 TOPAPR-B、TRITON2、PROfound 等进一步证实了 PARP 抑制剂在前列腺癌患者中的抗肿瘤作用。

有研究表明雄激素受体调节 DNA 损伤修复基因的转录,ADT 可以下调 DNA 损伤修复基因的表达,ADT 治疗后,AR 通路受到抑制,而 PARP 介导的修复途径被上调,此时 ADT 和 PARP 抑制剂具有联合作用,ADT 联合 PARP 抑制剂治疗转移性 CRPC 可能会使患者获益。PARP 抑制剂联合新型内分泌治疗药物(PROPEL、NCT01972217、TPITON3、NCT02975934、NCT02854436、NCT03148795 研究)或联合免疫检查点抑制剂治疗(NCT02484404、KETNOTE365、NCT02861573、KEYLYNK-010、KEYNOTE-991、NCT02893917 研究)的相关研究正在进行中,未来有望成为治疗晚期前列腺癌个体化治疗的方向。

三、其他信号转导通路

Wnt 信号通路异常在 CRPC 患者中的发生率约为 17%,有研究表明 Wnt 信号通路参与了前列腺癌神经内分泌转化。MAPK 信号通路在 CRPC 患者中的突变频率仅为 2%~3%。Wnt、MARK、PI3K 等其他信号转导通路基因靶向药物在前列腺癌临床应用方面的证据有限,仍需更多的临床数据进行进一步确认。

四、基于基因测序指导去势抵抗性前列腺癌的分子分型治疗

目前针对 CRPC 的分子分型治疗仍处于临床研究阶段。有研究提出在 CRPC 临床分期的基础上,将 CRPC 从病因学角度进行分型,将 CRPC 分为 I 型(AR 依赖性)、II 型(肿瘤干细胞型)和 III 型(神经内分泌型),并结合二代测序技术,针对相应患者进行个体化精准医疗,取得了满意的疗效。Beltran 等对 97 例转移性肿瘤患者行全基因外显子组测序,有 16 个突变是靶向药物治疗靶点,98 个突变与肿瘤分子机制相关,1 474 个突变是功能未知突变。综合分析显示,有 94% 患者通过基因测序分析获得了有用的信息。但由于新药临床试验的困难和超注册使用用药的原因,仅有 5 例患者是基于基因测序指导下的精准治疗。Wang 等开展了亚洲第一项针对 CRPC 多个靶向基因的"篮子试验",对标准内分泌治疗失败的 CRPC 患者分析耐药前后的组织病理和分子表型改变情况,研究结果初步表明 CRPC 常见突变位点主要包括 AR 扩增、TP53 突变、PTEN 缺失、MYCN 扩增、RB 缺失、PIK3CA 突变、BRCA 突变等,找到潜在有效靶向药物的概率可达 60%,其中 PARP 抑制剂的潜在有效率可达 39.5%。随着研究的深入将为 CRPC 患者的分子分型治疗提供更多的理论和循证依据。

五、去势抵抗性前列腺癌精准医疗的挑战

目前,将精准医疗转化为有效的临床治疗仍存在一定困难。一方面,临床标本重复获取困难,基因测序的标本大多数来源于初次穿刺活检的标本;另一方面,基因测序结果难度大,寻找和发现具有靶向药物治疗靶点的突变基因尤为重要。此外,目前针对某特定靶点的靶向药物超注册使用也限制了精准医疗的发展。

总之,个体化精准医疗为 CRPC 的治疗带来了新的理念和方向。在新一代基因测序和生物医学分析技术的指导下,为患者选择准确的靶向或免疫治疗药物成为一种可能。尽管完全实现不同患者的个体化精准医疗仍存在一定的困难,但随着精准医疗理念的推广和更深入的研究,必将为肿瘤的治疗开辟新的途径!

(王　勇　陈　歆　魏　卓)

参 考 文 献

[1] 曾浩,种铁,贺大林,等.去势抵抗性前列腺癌最新指南解读:暨中国西部专家共识[J].现代泌尿外科杂志,2017,22(2):85-94.

[2] 王准,温思萌,朱识淼,等.去势抵抗性前列腺癌的病因学分型研究和临床精准医疗实践探索[J].临床外科杂志,2017,25(7):551-555.

[3] 周忠涵,张桂铭.DNA 损伤修复基因突变的转移性 CRPC 患者对 PARP 抑制剂和铂类药物敏感性的研究进展[J].中华泌尿外科杂志,2022,43(2):147-151.

[4] AGGARWAL R, WEI X, KIM W, et al. Heterogeneous flare in prostate-specific membrane antigen positron emission tomography tracer uptake with initiation of androgen pathway blockade in metastatic prostate cancer [J]. Eur Urol Oncol, 2018, 1(1):78-82.

[5] AIZAWA R, TAKAYAMA K, NAKAMURA K, et al. Long-term outcomes of definitive external-beam radiotherapy for non-metastatic castration-resistant prostate cancer [J]. Int J Clin Oncol, 2018, 23(4):749-756.

[6] BELTRAN H, PRANDI D, MOSQUERA J M, et al. Divergent clonal evolution of castration-resistant neuroendocrine prostate cancer [J]. Nat Med, 2016, 22(3):298-305.

[7] DENMEADE S R, WANG H, AGARWAL N, et al. TRANSFORMER: a randomized phase II study comparing bipolar androgen therapy versus enzalutamide in asymptomatic men with castration-resistant metastatic prostate cancer [J]. J Clin Oncol, 2021, 39(12):1371-1382.

[8] FAN L, FEI X, ZHU Y, et al. Comparative analysis of genomic alterations across castration sensitive and castration resistant prostate cancer via circulating tumor DNA sequencing [J]. J Urol, 2021, 205(2):461-469.

[9] GOODALL J, MATEO J, YUAN W, et al. Circulating cell-free dna to guide prostate cancer treatment with parp inhibition [J]. Cancer Discov, 2017, 7(9):1006-1017.

[10] KU S Y, GLEAVE M E, BELTRAN H. Towards precision oncology in advanced prostate cancer [J]. Nat Rev Urol, 2019, 16(11):645-654.

[11] LIU B, SUN Y, TANG M, et al. The miR-361-3p increases enzalutamide (Enz) sensitivity via targeting the ARv7 and MKNK2 to better suppress the Enz-resistant prostate cancer [J]. Cell Death Dis, 2020, 11(9):807.

[12] LOKESHWAR S D, KLAASSEN Z, SAAD F. Treatment and trials in non-metastatic castration-resistant prostate cancer [J]. Nat Rev Urol, 2021, 18(7):433-442.

[13] QUIGLEY D A, DANG H X, ZHAO S G, et al. Genomic hallmarks and structural variation in metastatic prostate cancer [J]. Cell, 2018, 175(3):889.

[14] SAAD F, CELLA D, BASCH E, et al. Effect of apalutamide on health-related quality of life in patients with non-metastatic castration-resistant prostate cancer: an analysis of the SPARTAN randomised, placebo-controlled, phase 3 trial [J]. Lancet Oncol, 2018, 19(10):1404-1416.

[15] SHARP A, COLEMAN I, YUAN W, et al. Androgen receptor splice variant-7 expression emerges with castration resistance in prostate cancer [J]. J Clin Invest, 2019, 129(1):192-208.

[16] VISWANATHAN S R, HA G, HOFF A M, et al. Structural alterations driving castration-resistant prostate cancer revealed by linked-read genome sequencing [J]. Cell, 2018, 174(2):433-447.

[17] YANG Z, NI Y, ZHAO D, et al. Corticosteroid switch from prednisone to dexamethasone in metastatic castration-resistant prostate cancer patients with biochemical progression on abiraterone acetate plus prednisone [J]. BMC Cancer, 2021, 21(1):919.

第二十章　前列腺癌相关基础研究进展

第一节　前列腺癌分子机制的研究进展

一、分　子　亚　型

前列腺癌是全球男性第二大常见的癌症,在男性癌症相关死亡率排第五位,是我国增速最快的男性肿瘤。全球每年约有 160 万男性被诊断为前列腺癌,36.6 万男性死于前列腺癌;据估计,目前世界范围内约有 1 000 万男性被诊断为前列腺癌,其中很大一部分是转移性前列腺癌。转移性前列腺癌每年造成 40 多万男性死亡,预计到 2040 年,死亡人数将增加一倍以上。前列腺癌的患病率与年龄、家族史、种族和遗传易感性密切相关。

前列腺肿瘤被认为起源于癌前病变,称为高级别前列腺上皮内瘤变(high-grade prostatic intraepithelial neoplasia, HG-PIN)。HG-PIN 指前列腺腺体或导管中上皮细胞形态特征出现异常。HG-PIN 与前列腺癌具有不同的细胞和组织形态学及基因组特征,并且是良性前列腺上皮和浸润性肿瘤之间的过渡病理期。这一过渡始于局限性前列腺癌,并作为一个疾病阶段存在。

在当前 PSA 筛查的时代,近 90% 的前列腺癌患者确诊时处于临床局限性,然而其临床表现却差异明显。一部分男性患有侵袭性癌症导致转移和死亡,而更多人是患有初始治疗治愈或可以安全观察到的惰性癌症。多项研究结合目前可用的最佳临床和病理参数(如 Gleason 评分、PSA 水平等)已经开发了多种风险分层体系,但这些工具仍然不能充分预测结果。利用分子特征进一步进行风险分层可能有助于区分惰性和侵袭性前列腺癌。

分子和遗传图谱越来越多地被用于癌症的亚型分类,并指导临床选择更精准的靶向治疗。为了进一步深入探索原发性前列腺癌的分子遗传异质性并建立前列腺癌的分子亚型,TCGA 对 333 例原发性前列腺癌的体细胞突变、基因融合、体细胞基因组拷贝数改变、基因表达和 DNA 甲基化数据进行了综合表征,该研究综合揭示了新的分子特征,从而有利于更好地理解该疾病,并提出潜在的精准治疗策略。现将具体分子分型总结如下(图 20-1)。

大部分前列腺癌根据不同的致癌驱动因素可以分为 4 类分子亚型:①*ETS* 融合;②*SPOP*;③*FOXA1*;④*IDH1*。*ETS* 基因融合发生在前列腺癌的早期阶段,其中 *TMPRSS2*:*ERG* 融合是最常见的分子改变。*ETS* 基因除了与 *TMPRSS2* 融合外,已有研究还发现了 *ETV1*、*ETV4* 与 *SLC5A3*、*HNRPA2B1*、*KLK2*、*CANT1* 等融合的亚型。*FOXA1* 突变位点在中西方患者中差异明显。西方队列中 *FOXA1* 突变位点覆盖了整个蛋白编码框,而中国队列中的所有突变位点都发生在叉头结构域后的热点区域内。*SPOP* 突变多为错义杂合突变,在所有错义突变中,F133 发生频率最高,其次是 Y87、W131、F102、F125、K129、F104 等等。*IDH1* 突变是错义突变,主要发生在 R132 残基。

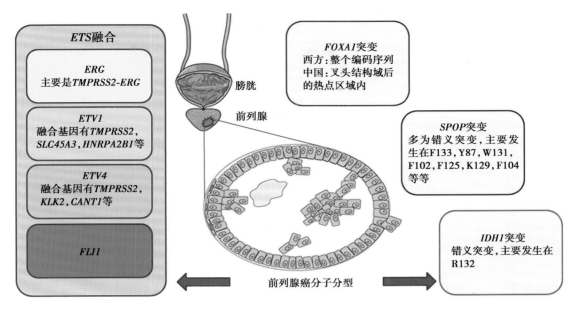

图 20-1　前列腺癌的分子分型

（一）*ETS* 基因融合

ETS 家族基因与雄激素受体调控的前列腺特异性基因融合是前列腺癌中最常见的基因组结构性重排，可以在 HG-PIN 中检测到，表明 *ETS* 基因融合发生在前列腺癌的早期阶段。*TMPRSS2∶ERG* 融合是最常见的分子改变，在 50% 以上的前列腺癌患者中都有发生。该染色体重排事件属于染色体内基因融合，通常由于两个基因之间的基因组区域缺失导致重排发生，进而导致 *TMPRSS2* 响应雄激素调节元件与 N 端截断的 *ERG* 融合。因而，这种融合产生的转录物略小于正常 *ERG* 表达产物。另一类常见融合 *TMPRSS2∶ETV1* 发生在 5%~10% 的病例中，属于染色体间重排，也会产生短转录物。*ETS* 转录因子家族的其他成员，包括 *ETV4*（17q21）和 *ETV5*（3q27），也被发现与 *TMPRSS2* 调控区融合，这些融合类型大约在 1%~5% 的病例中被发现。

ETS 基因除了与 *TMPRSS2* 融合外，已有研究还发现了 *ETV1*、*ETV4* 和 *ETV5* 的 5′ 端与 *SLC5A3*、*HERV-K22q11.23*、*C15orf21*、*HNRPA2B1*、*KLK2*、*CANT1* 等融合的亚型。另外，在 1%~5% 的病例中还发现了不涉及任何基因融合的全长 *ETS* 转录物（*ETV1*、*ETV4* 和 *FLI*）的高表达，推测可能是由于表观遗传学失调。

多项研究发现，*TMPRSS2∶ETS* 融合基因的增强表达依赖雄激素刺激。*TMPRSS2* 是一种雄激素调节的跨膜丝氨酸蛋白酶，在前列腺上皮中呈特异性高表达。*ETS* 家族的转录因子在发育、分化、增殖、迁移、侵袭、血管生成中普遍发挥作用，然而 *ERG* 和 *ETV1* 在正常前列腺癌细胞中是不表达的，只有 *TMPRSS2* 与 *ETS* 家族基因的融合才会导致 *ETS* 家族的转录因子在前列腺癌细胞中的表达增加。例如，在雄激素诱导下，*TMPRSS2∶ERG* 融合导致 *ERG* 表达量增加 6 000 倍；*TMPRSS2* 与 *ETV1* 的融合将 *ETV1* 的稳定性提高了 50 倍。另外，通过与 *TMPRSS2* 的融合，*ETV4* 和 *ETV5* 的促癌功能也得到了加强。在特定遗传背景下，这些融合基因可导致前列腺肿瘤的发生，或者促进局限性前列腺癌的进展。相关研究陆续揭示了基因融合导致癌症的分子机制，例如，有研究发现 TMPRSS2∶ERG 融合蛋白与前列腺癌主调控转录因子 HOXB13 和 FOXA1 结合于超级增强子区,进而促使 NOTCH 信号通路的激活发挥协同作用;而在 *ETV1* 阳性肿瘤中,AR 转录调控活性得到增强,可能是由于肿瘤内雄激素的自主产生。另外有报道显示 ETV4 在 PTEN 失活的情况下促进前列腺癌进展,在前列腺癌患者标本中,ETV4 的表达或激活与 Ras 和 PI3K 信号通路的激活高度相关。与此相一致的是,*ERG* 融合基因阳性肿瘤中,PI3K 信号通路也是普遍性激活,尤其是在 PTEN 缺失的前列腺肿瘤中。

综合研究表明,*ETS* 融合阳性前列腺肿瘤具有很大的种族差异性。比如,在东亚各国包括中国、韩国和日本,只有 13%~22% 的前列腺癌患者是 *ERG* 融合阳性,而在欧美国家患者中,*ERG* 融合阳性前列腺癌高达 43%~53%。而非洲血统男性前列腺肿瘤的 *ERG* 染色体结构重排频率(27.6%)远低于欧美国家高加索人种男性(42.5%)。前列腺癌发病率低于高加索人种的亚洲男性和发病率普遍很高的非洲血统男性的 *ETS* 融合率都很低:这似乎是矛盾的,但也进一步说明了前列腺癌发生的复杂性,可能是由于其他的遗传因素或基因组改变,提示我们需要对不同种族的前列腺癌患者进行更多的比较研究,以建立全面的基因组图谱。总之,前列腺癌在不同种族中 *ERG* 基因融合频率的差异性提示我们在研究其致癌机制时须考虑人群遗传背景因素。

(二)*SPINK1*、*SPOP* 和 *CHD1* 基因特征

SPINK1 高表达、*SPOP* 高频突变和 *CHD1* 常见缺失在 *ETS* 融合阴性前列腺癌中很普遍。*SPINK1* 编码一种丝氨酸蛋白酶抑制因子,能够促进肿瘤细胞生长和前列腺癌进展。研究表明,*SPINK1* 在 5%~10% 的前列腺癌中高表达,其高表达与前列腺癌侵袭性或复发相关。有研究发现,*SPINK1* 在前列腺癌 EMT 中发挥作用,主要通过激活 EGFR-MAPK 信号通路诱导细胞侵袭性和肿瘤转移,因此,抑制 EGFR-MAPK 信号通路可作为 *SPINK1* 高表达肿瘤的一种新治疗策略。

SPOP 通常在前列腺癌中发挥肿瘤抑制作用,靶向并降解多种癌蛋白,包括 AR、CDC20、MYC、*ERG*、SRC3、PDL1 和 BRD4。*SPOP* 突变在中国男性局限性前列腺癌患者中发生率为 14.1%,而在美国和英国男性局限性和转移性 CRPC 中发生率分别为 7.0% 和 9.3%。*SPOP* 突变多为错义杂合突变,发生在 6%~15% 的病例中;在所有错义突变中,F133 发生频率最高(约 50%),其次是 Y87、*W131* 和 F102、F125、K129、F104、K135 和 S119。与 *ETS* 基因家族中的基因组重排类似,*SPOP* 突变也是前列腺癌发生的早期事件,但是与 *ETS* 融合阳性亚类互斥。SPOP 是泛素化介导的蛋白质降解所必需的,具有两个结构域:BTB 和 MATH。SPOP 的 BTB 结构域与 CULLIN3 E3 泛素连接酶相互作用,而 MATH 结构域与泛素连接酶底物结合。大多数错义突变发生在 MATH 结构域中,能够降低 SPOP 与其底物结合的亲和力,进而导致其底物稳定性增加。有研究发现 *SPOP* 突变消除了与 SRC3(AR 辅因子)的直接相互作用,进而抑制了 SRC3 的泛素化,因此间接激活了 AR 通路。相关研究发现 AR 本身也是 SPOP 的底物,*SPOP* 的突变导致 AR 活性升高并影响 AR 转录重编程。除 AR 外,溴代蛋白家族 BRD2、BRD3 和 BRD4 也是 SPOP 的底物。在 *SPOP* 突变情况下,溴代多糖家族蛋白(特别是 BRD4)的表达增加,导致 *SPOP* 突变亚型中 AKT-mTORC1 信号的激活以及对 BET 抑制剂产生耐药性。*SPOP* 的另一个功能是通过调节双链断裂(double strand break,DSB)修复来维持基因组稳定性,而 *SPOP* 突变损害同源性定向修复或 DSB,并使细胞对 DNA 损伤剂(如 PARP 抑制剂)敏感。

CHD1(5q21)的纯合缺失是最常见的前列腺癌基因组高频改变,通常发生在 *SPOP* 突

变亚类中。*CHD1* 缺失发生在 5%~10% 的西方前列腺癌患者中,其中 80% 属于 *SPOP* 突变亚类。相关研究表明,*CHD1* 缺失是 *SPOP* 突变亚类中的后期事件。另外,*CHD1* 缺失频率具有种族差异性,有研究显示,在 65 例中国原发性前列腺癌患者中,*CHD1* 缺失率高达 31%,大约是 TCGA 队列报告(16%)的两倍。最新研究发现,中国男性局限性前列腺癌患者的 *CHD1* 突变率为 17.8%,远高于美国男性的 4.4%。生物学功能研究表明,CHD1 是一种染色质重塑蛋白,通过影响 AR 与前列腺谱系特异性增强子的结合,进而调节 AR 介导的基因调控网络,发挥抑制前列腺肿瘤进展的作用。*CHD1* 缺失可导致 DNA 修复缺陷,类似于 DNA 损伤修复基因改变。*CHD1* 在 DSB 修复中发挥作用,并且 *CHD1* 缺失增加了 DSB 修复中易错非同源末端连接,进一步增加了细胞对 DNA 损伤治疗的敏感性。

(三)FOXA1

FOXA1 是一种先锋转录因子,在 AR 介导的基因调控和信号传递中发挥关键作用。近期两项研究报道了前列腺癌相关 *FOXA1* 突变的致癌机制,并描述了不同类型 *FOXA1* 突变的表型效应。一项中国前列腺癌联盟研究报道了 208 例中国原发性前列腺癌患者的肿瘤和癌旁组织的全基因组、全转录组和 DNA 甲基化数据,发现中国男性局限性前列腺癌组织中 *FOXA1* 的突变率高达 41%,远高于美国 TCGA 数据中局限性肿瘤组织 3.5% 和转移性 CRPC 组织 15.3% 的突变率。

值得注意的是,*FOXA1* 在我国和西方患者中的突变位点迥异。在美国队列中,突变覆盖了整个蛋白编码框,而在中国队列中,所有突变都发生在叉头结构域之后的热点区域内。叉头结构域直接介导与 DNA 的结合,以及与其他蛋白如 AR 的相互作用。此外,在中国男性前列腺癌患者中,26 个 *FOXA1* 突变为错义,63 个为插入缺失。大多数错义或编码框内插入缺失突变属于激活突变类型,能够增强染色质的可接近性和结合频率。在美国患者中观察到的另外两种 *FOXA1* 突变类型(C 端结构域截断和基因组重排),能够促进前列腺癌的转移和进展。中国男性前列腺癌患者中 FOXA1 高表达均发生在具有 *FOXA1* 突变的肿瘤,而不是在 *FOXA1* 野生型的肿瘤中,并且 FOXA1 高表达的前列腺肿瘤中伴有 AR 的信号增加。中国男性前列腺癌患者的 *FOXA1* 突变与 ETS 融合相互排斥,但是与 *CHD1* 缺失或 *CECR7-IL17RA* 基因融合显著相关。烟酸代谢通路和雄激素代谢相关酶(如 HSD17B6)在 *FOXA1* 错义突变的前列腺癌中表达上调。这些数据表明,*FOXA1* 突变通过雄激素途径在前列腺癌进展中发挥重要作用。

(四)IDH1

IDH1 是异柠檬酸转化为 2- 酮戊二酸所需的细胞质代谢酶。*IDH1* 突变在急性髓系白血病和胶质瘤中很常见,但在原发性前列腺癌中仅有 1% 的突变率。虽然罕见,但这些突变与发病年龄较早有关,并定义了前列腺癌的一个新亚类。*IDH1* 突变是错义突变,主要发生在 R132 残基,与其他癌症类型的热点突变位置一致。*IDH1* 突变增加了 HIF-1α 的稳定性,进而影响细胞中的 DNA 甲基化水平和血管生成活性,因此,该亚类患者可以用抗血管生成的药物进行治疗。

步入精准医学的时代,前列腺癌分子分型显得尤为重要。分子分型可以解释不同的肿瘤特征,使我们对前列腺癌的发生发展过程有更深入的认识,并且能够针对分型特征的不同选择最佳治疗策略,从而避免"一刀切"治疗方案带来的副作用。

二、雄激素受体信号通路的调控机制

雄激素信号轴在前列腺癌进展中起着关键作用。雄激素的合成受下丘脑-垂体-性腺轴的精确调控。当 AR 与睾酮或 DHT 结合后，便从热休克蛋白复合物中释放，易位进入细胞核，促进肿瘤进展相关基因转录，并维持正常前列腺细胞功能。自从 1941 年，Huggins 和 Hodges 报道睾丸切除术能够显著抑制肿瘤进展，表明雄激素信号传导轴在前列腺癌发生发展中的关键作用，ADT 进而成为前列腺癌治疗的基石。手术或药物去势的目的是抑制血清睾酮水平，从而阻止 AR 的激活。迄今为止，治疗前列腺癌最有效的策略仍然是靶向雄激素受体的信号通路，例如靶向 GnRH 以防止黄体生成素释放、靶向细胞色素 CYP17A1 以抑制雄激素合成或直接靶向 AR 以抑制 AR 转录活性。

AR 在前列腺癌的发病机制中起重要作用，在大多数原发性和转移性前列腺癌中均有表达，AR 信号的激活是维持前列腺癌细胞的存活和生长所必需的。作用机制方面，AR 是配体依赖激活型转录因子，在缺乏 DHT 或睾酮等配体的情况下，AR 定位在细胞质中，并与 HSP90 等伴侣蛋白形成复合体。当配体与 AR 的 LBD 结合后，移位到细胞核形成同源二聚体，AR 二聚体与其共调节蛋白相互作用，识别位于雄激素靶基因近端或远端基因内和基因间的同源 DNA 反应元件，从而调节基因表达（如 KLK3、NKX3.1、FKBP5、TMPRSS2：ERG）。

雄激素受体拮抗剂（比卡鲁胺、氟他胺和尼鲁米特）与 AR 的 LBD 结合，进而抑制了雄激素与 LBD 的结合，从而降低血清 PSA 水平（由 KLK3 基因编码），并缓解前列腺癌患者的症状。几种新型雄激素受体拮抗剂近年来已被用于临床，其中恩扎卢胺（又称 MDV3100）是 FDA 于 2012 年批准的第二代雄激素受体拮抗剂，对 AR 的 LBD 具有很高的亲和力。多项临床试验证实，恩扎卢胺可显著延长转移性或非转移性 CRPC 患者的总体生存时间。阿帕他胺（也称为 ARN-509）比恩扎卢胺具有更强的疗效，并在 2018 年被 FDA 批准用于治疗非转移性 CRPC。阿帕他胺抑制前列腺癌细胞中 AR 的核定位，进而阻断其与染色质 DNA 的结合。临床研究显示，阿帕他胺治疗显著延长了非转移性 CRPC 患者的无转移生存期。

值得注意的是，约有 60% 转移性 CRPC 发生 AR 基因突变和扩增。AR 突变主要发生在 LBD 区域，减弱了雄激素受体拮抗剂与之结合的亲和力。达罗他胺（也称为 ODM-201）于 2019 年被 FDA 批准用于治疗非转移性 CRPC，是一种新型的雄激素受体拮抗剂，可拮抗对恩扎卢胺和阿帕他胺耐药的突变 AR（如 F877L 和 T878A）。临床试验研究表明，达罗他胺显著延长了高危非转移性 CRPC 的无转移生存期。此外，最新的 AR 蛋白降解剂 ARV-110 是一种蛋白降解靶向嵌合体（PROTAC），可特异性降解 95% 以上的 AR 并克服异种移植模型中的恩扎卢胺抗性，ARV-110 目前正在进行临床试验评估。

三、雄激素受体剪接变异体 7 与去势抵抗性前列腺癌

AR 是由 919 个氨基酸组成的类固醇受体转录因子，由位于 X 染色体（Xq11-12）上的基因编码。人类 AR 基因包含 8 个外显子，全长 AR（AR-FL）蛋白质包含四个功能域：NTD（由外显子 1 编码）、DBD（由外显子 2 和 3 编码）、铰链区和 LBD（由外显子 4~8 编码）。而 AR-V7 只有 3 个外显子，是 AR 外显子 1、2、3 的异常剪接，外显子 4~8 的缺失及 AR 基因中的隐形外显子 3 的出现所造成的，且这些外显子在蛋白翻译过程中会引起移码突变，最终导致蛋白质产物的改变。

多个研究表明，AR-V7 对于 CRPC 的发生发展至关重要。De Laere 等人的研究表明

CRPC 患者外周血中的 AR-V7 高表达。Sharp 等人的研究发现，当去势敏感性前列腺癌转变为 CRPC 时，AR-V7 表达显著增加。对于前列腺癌患者而言，CRPC 的早期发现至关重要，因而 AR-V7 的检测对于 CRPC 的早期发现有着重要意义，常用的检测方法主要有 RNA 原位杂交、免疫组化和免疫荧光染色等等。

当前的 AR 靶向治疗主要针对 LBD 结构域，然而 AR-V7 由于缺失了 LBD 区域，在没有雄激素的情况下，可自由进入细胞核并形成二聚体导致 AR 通路被异常激活，这也就是 CRPC 出现的潜在机制。有研究表明，虽然 AR 抑制剂对 AR-V7 阳性患者的疗效有限，但 AR-V7 阳性患者对紫杉烷药物保持了一定的敏感性。

四、表观遗传修饰改变与前列腺癌

表观遗传性状指归因于染色质变化或 DNA 修饰而不改变 DNA 序列的可遗传表型。除基因组改变外，表观遗传学改变（如组蛋白修饰和 DNA 甲基化）已被报道与前列腺癌进展相关。表观遗传修饰包括乙酰化、甲基化、泛素化和磷酸化，在转录、DNA 修复和复制中发挥关键作用。表观遗传调控是一个动态的可逆过程，表观遗传 writers 在组蛋白或 DNA 上添加表观遗传标记，表观遗传 readers 识别或招募表观遗传标记，并通过表观遗传 erasers 去除表观遗传标记。组蛋白甲基化 / 乙酰化和 DNA 甲基化在调控基因表达方面起到关键作用，能够促进前列腺癌进展和转移。

（一）组蛋白甲基化

组蛋白通过从 S- 腺苷甲硫氨酸向精氨酸、赖氨酸和组氨酸残基的侧链添加一个、两个或三个甲基来实现甲基化。据报道，与正常组织相比，前列腺癌组织中的组蛋白甲基化水平如 H3K4me1、H3K9me2 和 H3K9me3 相对减少；然而，相比于局限性前列腺癌和正常前列腺组织，在转移性前列腺癌中，肿瘤抑制基因启动子区的 H3K27me3 标记高度富集。组蛋白甲基转移酶 EZH2 的过度表达是转移性前列腺癌中 H3K27me3 基因组分布增加的主要原因。EZH2 在促进谱系可塑性和分化变化中发挥重要作用，且与 NEPC 高度相关。越来越多的证据表明，EZH2 是一个有价值的研究靶点，许多 EZH2 抑制剂（利雷美妥司他、他泽司他、伐美妥司他、PF-06821497 和 SHR2554）已经被用于早期临床研究中。EZH2 抑制剂单独或与 AR 抑制剂联合或与免疫疗法联合治疗前列腺癌的有效性目前也在接受临床试验评估。

组蛋白去甲基化酶催化组蛋白中甲基修饰的去除。多种组蛋白去甲基化酶，如 LSD1（也称为 KDM1A）可促使 H3K4me1 和 H3K4me2 去甲基化，在晚期前列腺癌患者中高表达。LSD1 与 AR 协同作用，激活 AR 依赖性转录或部分细胞周期基因的表达，近期有一项关于新型 LSD1 抑制剂 CC-90011 的临床试验已经启动。

（二）组蛋白乙酰化

组蛋白乙酰化是通过向组蛋白的赖氨酸残基中添加乙酰基来实现的，与染色质的开放和活跃度相关。组蛋白乙酰化通常与转录激活有关，而组蛋白去乙酰化会导致基因沉默。超级增强子是以高水平 H3K27ac 为表观标记的增强子簇，在癌细胞中作为致癌驱动因子发挥关键作用。组蛋白乙酰转移酶的激活，如 p300 和 CBP（CREB 结合蛋白），与 H3K27ac 的修饰水平增加相关。此外，p300 和 CBP 在调节前列腺癌的关键基因，包括 AR 靶基因方面起着至关重要的作用。最近，p300 和 CBP 的抑制剂（如 CCS1477、FT-7051）已经被筛选出来并正在进行临床试验。

组蛋白乙酰化是可逆的，组蛋白脱乙酰酶（histone deacetylase，HDAC）可以行使乙酰化去除的功能。人类中已鉴定出 18 种不同类型的 HDAC,常在不同的恶性肿瘤中高表达,包括前列腺癌。HDAC1 和 HDAC2 的表达与前列腺癌高 Gleason 评分呈正相关,而 HDAC1、HDAC2和 HDAC3 的表达与细胞增殖标志物 Ki67 呈正相关。鉴于 HDAC 的表达与较差的临床预后相关,HDAC 抑制剂已用于临床治疗。目前已开发五类 HDAC 抑制剂,包括羟肟酸、环四肽、短链羧酸、苯甲酰胺和酮衍生物。尽管已有几种 HDAC 抑制剂,包括伏林司他、帕比司他和罗米地辛,进入了前列腺癌 II 期临床试验,然而大多数患者对这些药物反应不佳。可能是由于口服生物利用度差以及药物的非选择性,HDAC 抑制剂的临床试验尚未取得显著成功。

(三)BET 蛋白

乙酰化赖氨酸可被一类含有溴结构域的蛋白质识别,如 BET 蛋白 BRD2、BRD3、BRD4和 BDRT。组蛋白中的乙酰化赖氨酸残基可以通过 BD1 和 BD2 溴结构域与 BET 蛋白结合,这是调节转录的关键步骤。重要的是,BRD4 的表达与较差的临床预后显著相关,并且与 SPOP 突变前列腺癌的 AR 信号激活和耐药性密切相关。许多 BET 抑制剂,包括泛 BET 溴结构域抑制剂(如 JQ1、I-BET151、比拉瑞塞、米维布塞和 ZEN-3694)和选择性抑制剂(如 ABBV-744 和 PLX2853),已被证明在临床前模型中有抗肿瘤作用。比拉瑞塞(MK-8628)和米维布塞(ABBV075)在包括 CRPC 在内的实体瘤患者中进行了测试,但两药均未在 CRPC患者中表现出明显的抗肿瘤活性。然而,一项 I/II 期临床试验表明,恩扎卢胺联合 ZEN-3694延长了对恩扎卢胺或阿比特龙耐药的部分转移性 CRPC 患者的无进展生存期。最近,ZEN-3694 和 PLX2853 与雄激素受体拮抗剂(恩扎卢胺或阿比特龙)联合治疗 CRPC 患者的 I/II期临床试验已经启动。关于 BET 抑制剂的临床研究还将持续进行以证明其安全性及 AR 信号在患者体内的药效调节作用。

(四)DNA 甲基化

DNA 甲基化是在胞嘧啶 - 磷酸 - 鸟嘌呤(CpG)二核苷酸中胞嘧啶残基的 5 号碳位上添加一个甲基,参与表观调控基因沉默。DNA 甲基化酶催化 DNA 中的 5- 甲基胞嘧啶(5mC),而这些标记可由 DNA 去甲基化酶 TET(甲基胞嘧啶双加氧酶)家族去除。大约60% 的基因启动子与 CpG 岛存在共定位,而 CpG 岛异常高甲基化可导致基因沉默,如肿瘤抑制基因的失活。有研究表明,22% 的前列腺癌患者与 DNA 高甲基化有关。DNA 甲基化酶抑制剂氮胞苷(5-Aza)和地西他滨已被开发用于靶向异常的 DNA 超甲基化。阿扎胞苷与多西紫杉醇联合应用于转移性 CRPC 的 I/II 期临床试验表明,52%(10/19)的患者表现出PSA 水平降低,说明治疗效果很好,并且没有出现剂量依赖性毒性。

第二节　前列腺癌非编码 RNA 的研究进展

人类基因组计划的研究结果显示,仅有 2.5 万 ~3 万个蛋白质编码基因,占总基因组序列不到 3%,其他基因组序列转录产生的 RNA 都是非编码 RNA(non-coding RNA,ncRNA)。越来越多的证据表明,ncRNA 是包括癌症在内的很多疾病进展中的重要调节因子。ncRNA分为短 ncRNA 和 lncRNA,短 ncRNA 包括 miRNA 和小干扰 RNA(small interfering RNA,siRNA)。lncRNA 可以根据其基因组定位和进化谱系进一步分为基因间区长非编码 RNA(long intergenic noncoding RNA,lincRNA)、反义 RNA、正义内含子 RNA、增强子 RNA(enhancer RNA,eRNA)和假基因。最近,circRNA 被认为是一类新的具有调节潜力的 RNA。虽然有证据表明一些 lncRNA 和 circRNA 可以翻译成蛋白多肽,但这些 RNA 中的绝大多数是不具有编码功能的。

许多 ncRNA 在肿瘤中异常表达,并且在肿瘤发生发展中扮演着重要的角色,其中 miRNA 在多个癌症类型中得到了广泛研究,包括前列腺癌。最近有报道称,许多 miRNA 是由缺氧诱导的,缺氧抑制的 miR-133a-3p 可以在前列腺癌中发挥肿瘤抑制作用。此外, miRNA 可作为前列腺癌进展的生物标志物,被用于血液和尿液样本的无创液体活检。除了 miRNA 外, circRNA 是该领域中相对发现较新的 ncRNA,其在疾病中的功能作用以及潜在的临床应用价值正受到广泛关注。

一、环状 RNA 与前列腺癌

circRNA 是一种经历反向剪接并形成共价闭合环的 RNA。circRNA 曾经被认为是偶发事件和错误剪接副产物,但现在被认为是一类调节性 RNA。与 miRNA 和 lncRNA 不同的是,circRNA 没有 5′ 帽子和 3′ poly(A)尾,依靠共价键形成单链环状结构,稳定性更高。最近的技术进步在一定程度上克服了其环状构象,以及与同源 mRNAs 序列重叠的问题,从而可以更好地理解它们的功能。circRNA 可以调节转录和剪接、调节细胞质 mRNA 的稳定性和翻译、干扰信号通路,并在不同类生物和病理生理环境中作为翻译模板。此外,许多研究表明 circRNA 在包括前列腺癌在内的多种疾病中发挥重要作用。

2019 年的一项研究对 144 例有详细临床资料的局限性前列腺癌标本进行了深度 RNA-seq 分析,共鉴定到 76 311 个 circRNA 分子,其中包括 62 个融合基因来源的 circRNA。有趣的是,研究者发现 circRNA 与其对应的线形 RNA 产物的表达丰度相关性并不高,仅 3% 的 circRNA 与其对应的线性 RNA 产物丰度高度相关,大部分 circRNA 的丰度低于对应的线性 RNA 产物。作者通过高通量短发卡 RNA 文库筛选,发现 11.3% 的高丰度 circRNA 在前列腺癌细胞增殖中发挥重要作用,其中 90% 与线性转录物并不相关。为了进一步证明这个结果,研究者在四种前列腺癌细胞中对 circCSNK1G3 进行了功能验证,实验结果表明 circCSNK1G3 通过与 miR-181 相互作用促进肿瘤细胞增殖,而它的线性基因则没有。同样的,同期发表的其他研究也发现 circRNA 的表达量与所对应的线性 RNA 产物的表达量并不完全对应,并且肿瘤中 circRNA 的表达量普遍低于正常对照组织。

目前已确定出正常组织、原发性前列腺癌、转移性 CRPC 和 NEPC 中差异表达的数百种 circRNA。RNA 循环的整体水平与前列腺癌的侵袭性密切相关,单个 circRNA 的预后信息通常不同于其线性 RNA。与线性 RNA 相比,circRNA 具有更高的稳定性,在人血浆和尿液外泌体中能检测到数千个 circRNA,使其成为潜在的临床生物标志物和治疗靶标。

此外,探索 circRNA 的独特性质是一个新的热点。例如,使用人工 circRNA 实现了高质量蛋白质翻译,而且半衰期延长了 3 倍。另外还开发了一种龙卷风系统,可有效实现高水平的细胞 circRNA 适体和生物传感器表达。circRNA 作为生物治疗剂显示出诱人的前景,虽然其在前列腺癌中的应用可以借鉴其他疾病模型的研究进展,但是最终还需要解决组织特异性的问题。

二、增强子 RNA 与前列腺癌

长期以来,ADT 一直是晚期前列腺癌的主要治疗方法,但肿瘤不可避免地会对去势产生抵抗。越来越多的证据表明,持续性 AR 信号在内分泌治疗抵抗的发展中起着至关重要的作用。已经确定了许多以 AR 为中心的机制,包括 AR 基因扩增、AR 配体结合域突变、上游信号通路对 AR 功能的调节以及 AR 剪接变体的表达。CRPC 依赖 AR 信号的发现促进了第二代内分泌疗法的发展,如阿比特龙和恩扎卢胺。尽管这些疗法提高了总体生存率,大多数患者在产生初始反应后仍会形成耐药,很难达到治愈。

发育或组织特异性基因表达主要通过增强子转录调节机制来完成。增强子是一种远端调节性 DNA,通过与靶基因启动子相互作用从而增强靶基因的转录。近年来发现增强子也能转录成 ncRNA,称为 eRNA。eRNA 在多种细胞类型中表达,人类细胞中已经鉴定出数以万计的 eRNA,其中许多在 RNA 转录调控中发挥重要作用,介导靶基因的激活。此外,相关研究表明 eRNA 在肿瘤发生中发挥重要作用,癌基因或致癌信号通路的激活通常会伴随着增强子的激活或 eRNA 的产生。

有研究表明 AR 调控的 eRNA(例如 PSA eRNA)在 CRPC 细胞、患者来源的移植瘤和患者组织中上调。PSA eRNA 结合 CYCLIN T1,激活 P-TEFb,通过提高 Pol II-Ser2 磷酸化促进了顺式与反式靶基因转录。研究人员确定了 PSA eRNA 中的一个 HIV-1 TAR RNA 样基序是 CYCLIN T1 结合的必要条件。利用 TALEN 介导的基因编辑,证实这一基序对于提高 Pol II-Ser2 磷酸化染色质结合水平和 CRPC 细胞生长至关重要。该研究揭示出了一个 P-TEFb 激活机制,发现了与异常 AR 功能相关的 eRNA 表达改变,提示这可能成为 CRPC 的一个潜在治疗靶标。

三、内源性竞争 RNA 与前列腺癌

竞争性内源 RNA(competing endogenous RNA, ceRNA)假说是于 2011 年由 Pier Paolo Pandolfi 研究小组提出的一种基因表达调控模式,指 mRNA 之间可以通过 miRNA 反应原件达到相互调控的目的。ceRNA 包括 mRNA、假基因、lncRNA 和 circRNA 等。已有研究表明 ceRNA 在实体瘤和血液系统恶性肿瘤的发病机制中起重要作用,能够影响关键癌基因或抑癌基因的表达,这意味着 ceRNA 可成为癌症治疗的潜在靶标。

Laura Poliseno 等人发表在 *Nature* 的研究表明抑癌基因 *PTEN* 与其假基因 *PTENP1* 高度同源,整个编码序列只有 18 个碱基错配;两者有很多共同的 miRNA 反应原件,可与相关的 miRNA 形成 ceRNA 调控网络。他们发现 *PTENP1* 位点在人类癌症中选择性丢失,并且 *PTENP1* 具有生物学活性,可以调节 PTEN 的表达水平并发挥生长抑制作用。同样的,癌基因 *KRAS* 和假基因 *KRAS1P* 有一定的序列同源性。在前列腺癌中,KRAS1P 可与 KRAS 竞争性结合 miR-143 和 miRNA-let-7 家族的 miRNAs 反应原件来调控 KRAS 的表达水平,进而影响前列腺癌的生物学进程。由此可知,假基因能够影响其同源基因的表达并可能参与疾病的发病机制。因此,需要系统地分析肿瘤发生过程中假基因的表达水平及其基因组状态,进一步了解疾病进展情况,从而为肿瘤治疗提供新的思路。目前,ceRNA 在前列腺癌中的相关研究还处于起步阶段,但相信在不远的将来,随着调控网络的日渐丰富,ceRNA 必定能在肿瘤等疾病的预测、诊疗及预后等方面有所贡献。

第三节　前列腺癌肿瘤免疫的研究进展

近年来,免疫治疗在很多肿瘤中取得显著进展,特别是在肺癌、黑色素瘤等肿瘤患者中取得很好的疗效。然而对于前列腺癌,大多数患者在免疫治疗中获益甚少。导致前列腺癌免疫治疗效果较差的原因主要包括两个方面:一是前列腺癌免疫抑制性细胞和免疫抑制因子形成的微环境导致其成为免疫"冷肿瘤";另一方面,免疫检查点受体和配体的相互作用导致效应 T 细胞功能受损(图 20-2)。因此,深入了解前列腺癌免疫微环境的细胞亚群和

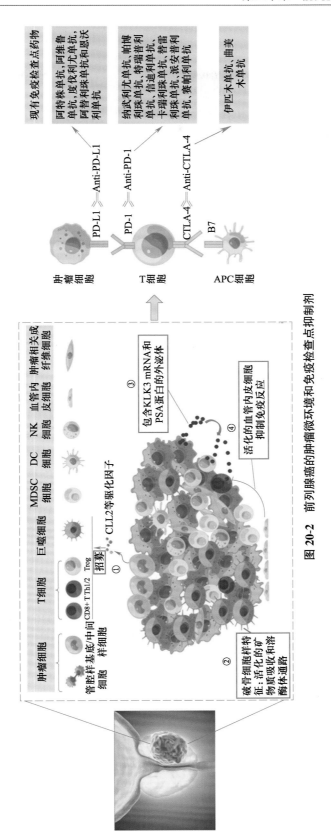

图 20-2　前列腺癌的肿瘤微环境和免疫检查点抑制剂

免疫检查点状态,对恢复机体响应肿瘤的免疫应答,提高前列腺癌免疫治疗效果具有重要意义。

一、前列腺癌免疫微环境

前列腺癌的肿瘤微环境存在大量的免疫抑制性细胞,包括肿瘤相关巨噬细胞、调节性T淋巴细胞(regulatory T cells, Treg)和骨髓来源的抑制性细胞(myeloid-derivedsuppressor cells, MDSCs)等,也存在大量免疫抑制因子,使得前列腺癌患者的免疫微环境处于抑制状态,造成机体对肿瘤的免疫应答受损。最近,来自中国学者的工作首次从单细胞水平揭示了前列腺癌肿瘤微环境中的各种组分及其功能。他们的研究发现:①基底/中间层细胞通过分泌CCL2等重要趋化因子导致巨噬细胞和T细胞在肿瘤微环境中的浸润;②巨噬细胞是前列腺癌微环境中重要组分,前列腺癌中肿瘤相关巨噬细胞表现出破骨细胞样特征;③前列腺癌中T细胞包括CD8$^+$效应T细胞、幼稚CD8$^+$T细胞、传统CD4细胞和Treg细胞等,其中CD8$^+$效应T细胞能够接受肿瘤细胞来源的外泌体进而表达高水平的KLK3,与肿瘤的微转移密切相关;④活化的血管内皮细胞调控胞外基质进而下调免疫活化,与前列腺癌的去势治疗抵抗和肿瘤侵袭密切相关。另外一个中国团队的工作也证实了前列腺癌微环境中内皮细胞、T细胞、巨噬细胞和成纤维细胞是主要的通信枢纽。这些研究从单细胞水平揭示了前列腺癌微环境中的各种细胞组分,如图20-2所示,下面对前列腺癌微环境中免疫细胞进行分述。

(一)T淋巴细胞

1. CD8$^+$T细胞　CD8$^+$T细胞是机体中主要负责杀灭肿瘤细胞的效应细胞之一。幼稚的CD8$^+$T细胞接受抗原呈递细胞对肿瘤抗原的提呈后,被特异性激活成为CD8$^+$效应T细胞,从而对肿瘤细胞起到特异性杀伤作用。既往报道,在黑色素瘤和肺癌等肿瘤中,CD8$^+$T细胞的浸润数量和激活状态,与肿瘤患者疾病进展、复发、转移呈负相关,与预后呈正相关。在前列腺癌中,CD8$^+$T细胞的浸润与良好预后呈正相关,与转移性CRPC患者对免疫检查点治疗反应性正相关。然而在大部分前列腺癌患者中,相较于癌旁组织和上皮内瘤变,癌组织中的CD8$^+$T细胞浸润的数目明显减少,并且在免疫微环境中抑制性细胞(M2、Treg、MDSCs细胞等)和一些免疫抑制的细胞因子的作用下,肿瘤内浸润的CD8$^+$T细胞的活化往往受到抑制,或者表达了高水平的PD-1和Tim-3及CD38,从而呈现出功能耗竭的状态。Chen等人首次从单细胞水平发现CD8$^+$效应T细胞中会高表达KLK3,但是AR通路中的其他靶基因并不明显上调,进一步分析发现T细胞中高表达的KLK3是来源于肿瘤细胞分泌的外泌体。并且他们也证实了在头颈部鳞癌、非小细胞肺癌、结直肠癌和肝癌中浸润的T细胞都存在表达肿瘤相关标志物的情况。

2. CD4$^+$T细胞　CD4$^+$T细胞在肿瘤发生发展中发挥不同的作用。Th1细胞是CD4$^+$T细胞中的一个亚组。Th1在抗肿瘤免疫中具有积极的作用,通过分泌IFN-γ和TNF-α等细胞因子,Th1细胞可以激活CD8$^+$T细胞和NK细胞,从而促进它们对肿瘤细胞的杀伤作用。研究表明前列腺癌在诊断时高水平的Th1细胞因子和低Gleason评分相关,而高风险的患者中Th1浸润明显减少。CRPC患者肿瘤中增加的Th1的浸润与预后良好相关。Th2与Th1细胞的功能是有所不同的。Th2能分泌IL-4、IL-5、IL-13等,刺激B细胞产生IgE,并激活肥大细胞和嗜酸性粒细胞,最终通过体液免疫应答来保护机体。在肿瘤的免疫微环境中,Th2细胞能够抑制INF-γ的产生,从而抑制了肿瘤相关的特异性免疫。前列腺癌中Th2

细胞的浸润与前列腺癌的复发有显著的相关性。Th2 和 Th1 细胞之间比例的失衡会促进前列腺癌的进展。此外，Treg 细胞是 CD4$^+$ T 细胞中以 FOXP3 为主要转录因子的一个亚群，其生理功能是避免 T 细胞的过度活化和维持自身耐受。在肿瘤微环境中，Treg 细胞通过分泌 IL-10 和 TGF-β，抑制宿主的肿瘤免疫应答，促进肿瘤的发展。在前列腺癌中，Treg 细胞的数目和肿瘤的病理分期、Gleason 评分和患者的预后有显著性关系。另外，有文章报道，在前列腺癌的骨转移病灶，CD4$^+$ CD25$^+$ 的 Treg 细胞明显上升，提示 Treg 细胞可能具有促进前列腺癌骨转移的作用；而在耐药方面，Treg 细胞水平的升高与 ADT 治疗抵抗呈正相关。ADT 治疗后的前列腺癌病灶中，Treg 细胞数目显著提高；而 ADT 治疗联合 Treg 细胞的清除能够有效延缓疾病进展和药物耐药。最新研究发现 Treg 细胞是高表达 KLK3 的重要 T 细胞群体。

（二）肿瘤相关巨噬细胞

从单细胞测序数据中可以看出巨噬细胞是前列腺癌微环境中重要细胞群体。巨噬细胞根据功能的不同，可以分为两个表型，Ⅰ型巨噬细胞（经典激活巨噬细胞，M1）和Ⅱ型巨噬细胞（交替激活巨噬细胞，M2）。正常生理中，Ⅰ型巨噬细胞由 LPS 和 INF-γ 激活，通过分泌细胞因子 IL-2，起着促进炎症、杀伤和吞噬的作用。而Ⅱ型巨噬细胞则由 IL-4 等激活，分泌 IL-10 抗炎因子，发挥抑制炎症，促进损伤修复的作用。在肿瘤中，M1 细胞可以通过抗原呈递激活 CD8$^+$ T 细胞，促进杀伤肿瘤细胞。然而在肿瘤微环境中巨噬细胞往往呈现出免疫抑制的 M2 表型。M2 巨噬细胞可以通过多种方式影响免疫微环境，可以通过分泌 IL-10 和 TGF-β 抑制 CD8$^+$ T 细胞的激活；也可以分泌抗炎因子精氨酸酶 -1 和表达免疫检查点配体 PD-L1/2 抑制 CD8$^+$ T 细胞的活化。另外，在肿瘤微环境中，单核细胞和 M1 巨噬细胞在微环境中的细胞因子等因素影响下，会转变为 M2 巨噬细胞。M2 比例上调，导致炎症抑制、新生血管的产生和肿瘤的耐药转移。在前列腺癌中，M2 巨噬细胞大量聚集在肿瘤标本中，并且在转移的前列腺癌患者中，M2 的数量显著增多，提示 M2 巨噬细胞和前列腺癌的发生和转移密切相关。另外有文章报道 M2 巨噬细胞分泌的 IL-6 可以促进前列腺癌肿瘤细胞向神经内分泌分化，从而导致 ADT 治疗抵抗的发生。Liu 等人的研究结果也证实 M2 巨噬细胞与 TRAMP 小鼠前列腺癌发生密切相关，比卡鲁胺治疗后可导致 M2 巨噬细胞增多，而二甲双胍可通过抑制 M2 巨噬细胞募集，增加比卡鲁胺治疗效果。Chen 等人单细胞水平的研究发现前列腺癌微环境中 M2 和 M1 巨噬细胞的表达特征不仅是正相关的，而且更重要的是这些巨噬细胞表现为破骨细胞样特征，矿物质吸收和溶酶体通路明显活化。

（三）骨髓来源的抑制性细胞

除了巨噬细胞，其他髓系来源细胞如 MDSCs 在前列腺癌发生发展中也有重要作用。MDSCs 细胞是一群具有免疫抑制作用的细胞，分为多核态 MDSCs 和单核态 MDSCs。据报道，MDSCs 细胞的浸润与多个肿瘤的不良预后密切相关。在前列腺癌中，MDSCs 受肿瘤细胞的招募进入肿瘤微环境，发挥其免疫抑制的功能。MDSCs 可以释放 IL-10 和损害 DC 细胞的抗原呈递功能来抑制 CD8$^+$ T 细胞的活化。另外 MDSCs 细胞可促进肿瘤相关巨噬细胞向 M2 表型分化，进一步对肿瘤微环境进行免疫抑制。在前列腺癌中 MDSCs 的浸润与疾病的进展、转移、耐药呈正相关，与预后呈负相关。

（四）其他免疫细胞

最后，NK 细胞和 B 细胞在肿瘤免疫中也有一定作用。

NK 细胞是杀伤肿瘤细胞的重要免疫细胞类型之一，具有细胞毒性和免疫调节的双重功能。一方面,NK 细胞可以不依赖于抗原呈递细胞,通过结合靶细胞表面的配体,起到直接杀伤的作用。另一方面,它可以分泌一些重要的细胞因子,如 IFN-γ,来促进 DC 细胞的成熟,抗原呈递,产生适应性免疫反应。在前列腺癌中,高浸润水平的 NK 细胞与肿瘤的复发、远处转移、耐药呈负相关,和前列腺癌患者的预后呈正相关。然而,前列腺癌的免疫微环境中,NK 细胞的功能处于抑制状态。相较于正常组织,肿瘤中浸润的 NK 细胞表面激活性受体 NKp46 和 NKG2D 表达往往下调而抑制性受体 ILT2 上调,导致其细胞毒性功能损害。当 NK 细胞的功能受损时,前列腺癌患者的预后往往较差。

在肿瘤免疫中,B 细胞的作用也越来越受关注。正常情况下,肿瘤浸润的 B 细胞可以通过呈递抗原,提供共刺激和分泌细胞因子来参与抗肿瘤免疫。值得注意的是,B 细胞在肿瘤内可以形成肿瘤相关的三级淋巴结构。该结构有利于肿瘤特异性 B 细胞的增殖克隆,分化为能产生高滴度肿瘤特异性抗体的浆细胞,从而促进抗体介导的免疫应答。然而,很多文献报道,肿瘤浸润的 B 细胞也可表现出促肿瘤的作用。在乳腺癌中,通过产生病理性的 IgG 抗体,肿瘤中浸润的 B 细胞可以促进乳腺癌的淋巴结转移。对于前列腺癌患者,相较于癌旁组织,B 细胞在肿瘤组织中的浸润程度更高,且高浸润的 B 细胞和前列腺癌的复发,耐药有关。

二、程序性死亡受体 1/ 程序性死亡受体配体 1 与前列腺癌

尽管目前免疫检查点相关的治疗在前列腺癌中效果欠佳,但鉴于前列腺癌疫苗 Sipuleucel-T 是首个被 FDA 批准的治疗性癌症疫苗,且对于无症状或症状轻微的转移性 CRPC 患者可降低 22% 死亡风险、延长中位生存期 4.1 个月,说明对于特定患者或对免疫系统进行合适的调控,可使前列腺癌患者从免疫治疗中获益。

PD-1 通路包括 PD-1 和它的配体 PD-L1（B7-H1）和 PD-L2（B7-DC）。该通路通过阻断效应细胞功能,降低 T 细胞杀伤能力,从而抑制抗肿瘤免疫,是免疫耐受的重要通路。

(一) PD-L1 与前列腺癌

PD-L1/2 是 PD-1 的两个配体,主要表达在肿瘤细胞表面,也可表达于抗原呈递细胞中。PD-L1/2 与 T 细胞表面的 PD-1 相互作用,抑制 T 细胞的活性,导致免疫反应被阻断,肿瘤逃避免疫杀伤。既往研究发现肿瘤细胞的 PD-L1 的表达与很多肿瘤的 PD-1 抑制剂治疗效果密切相关。在前列腺癌中,研究表明 PD-L1 的高表达与肿瘤的高增殖、高 Gleason 评分、高 AR 的表达及较短的无生化复发时间密切相关。且前列腺癌患者 DC 细胞中 PD-L1 的表达是随治疗动态变化,恩扎卢胺治疗后 PD-L1/2 阳性细胞明显增加,PD-L1/2 阳性细胞越多的患者,恩扎卢胺治疗效果越差。

目前获美国 FDA 批准的 PD-L1 抑制剂包括阿替利珠单抗,阿维鲁单抗和度伐利尤单抗,主要用于尿路上皮癌,非小细胞肺癌等。第一个用于前列腺癌研究的 PD-L1 抑制剂是阿维鲁单抗,但该研究并未发现阿维鲁单抗可改善 PSA 应答率。阿维鲁单抗联合恩扎卢胺治疗的 5 例患者中,4 例疾病稳定,1 例发生了进展;12 例阿维鲁单抗单药治疗的患者,11 例发生影像学缓解,但并未达到客观缓解。NCT04052204 临床试验评估阿维鲁单抗联合 NKTR214（Bempegaldesleukin）及恩扎卢胺或他拉唑帕利,发现该治疗方案对转移性 CRPC 患者并未起到明显的临床获益。另外一个 PD-L1 抑制剂度伐利尤单抗,在一项Ⅱ期临床研究中被证实联合 PARP 抑制剂奥拉帕利能使患者（有 83% 存在 BRCA2 突变）PSA 下降 50% 的客观缓解率达 44%（7/16）,6 个月和 9 个月无进展生存率分别是 87% 和 58%。度伐利尤单抗联合曲美木单抗治疗未经过化疗的转移性 CRPC 患者的研究发现,该治疗方式是

安全的,PSA 下降超过 50% 的患者达 12%,24% 的患者疾病稳定时间超过 6 个月,平均影像学无进展时间为 3.7 个月,平均整体存活时间 28.1 个月。目前在研的评估度伐利尤单抗在前列腺癌中治疗效果的临床试验还有 NCT02788773 研究,该研究评估度伐利尤单抗单药或联合曲美木单抗在转移性 CRPC 患者中疗效。一项全球Ⅲ期随机、多中心临床试验评估阿替利珠单抗联合恩扎卢胺对比恩扎卢胺单药治疗在阿比特龙用药后人群中的反应情况,该研究发现阿替利珠单抗联合恩扎卢胺治疗组患者的平均 OS 时间为 15.2 个月,并不优于恩扎卢胺单药治疗的 16.6 个月;但是在达到最大 PSA 下降的人数上要优于恩扎卢胺单药,提示阿替利珠单抗可能仅对特定人群有效。此外,阿替利珠单抗联合 ^{223}Ra 治疗转移性 CRPC 患者的Ⅰb 期临床研究发现该治疗客观缓解率为 6.8%,平均影像学无进展时间和 PSA 无进展时间均为 3 个月,平均 OS 时间为 16.3 个月。阿替利珠单抗联合 sipuleucel-T 治疗转移性 CRPC 患者的Ⅰb 期临床研究发现该治疗客观缓解率为 4.3%,疾病控制率为 21.7%。目前仍有较多临床试验探讨阿替利珠单抗在前列腺癌中的治疗效果,包括 NCT03821246 研究评估阿替利珠单抗作为前列腺癌新辅助治疗方案的疗效、NCT04751929 研究评估阿替利珠单抗联合阿贝西利在转移性 CRPC 患者中的疗效、NCT05168618 研究评估阿替利珠单抗联合卡博替尼在转移性 CRPC 患者的中疗效等。目前国内的 PD-L1 抗体包括阿替利珠单抗和恩沃利单抗,但仍没有应用在前列腺癌治疗中的相关临床研究。

（二）PD-1 与前列腺癌

PD-1 又称为 CD279,属于 CD28 家族成员,由 *PDCD-1* 基因编码。PD-1 是Ⅰ型跨膜糖化蛋白,由 288 个氨基酸组成。PD-1 主要表达在细胞毒性 T 细胞,也可表达在其他细胞如 B 细胞、活化的单核细胞如 DC 细胞、NK 细胞、NKT 细胞及巨噬细胞等。

纳武利尤单抗为 PD-1 抑制剂。尽管在黑色素瘤、肾癌和非小细胞肺癌中,纳武利尤单抗均取得较好的客观缓解率,但在既往接受过各种治疗的 25 例转移性 CRPC 患者中,纳武利尤单抗并未获得明显的客观缓解率。因此目前在研的临床试验对患者进行了更严格的筛选,如 NCT03637543 试验纳入人群为高危、生化复发的前列腺癌患者,NCT03040791 试验纳入的是 DNA 修复缺陷的前列腺癌患者,NCT04019964 试验招募的是 dMMR 的前列腺癌患者。CheckMate 9KD 研究发现纳武利尤单抗联合多西他赛对于未接受化疗的转移性 CRPC 有一定的临床效果,客观缓解率达 40%,PSA 下降达 50% 的客观缓解率达 46.9%。因此目前在研的很多临床试验将纳武利尤单抗与其他的治疗方式联合,例如 NCT02933255 试验探讨纳武利尤单抗联合 PROSTVAC 疫苗在前列腺癌中的疗效、NCT03061539 研究探讨纳武利尤单抗联合伊匹木单抗在携带免疫特征的前列腺癌中的疗效、NCT03600350 试验探讨纳武利尤单抗联合 pTVG-HP 在非转移性生化复发前列腺癌患者中的疗效、NCT04109729 研究探讨纳武利尤单抗联合 ^{223}Ra 在转移性 CRPC 患者中的疗效。

另外一个 PD-1 抑制剂帕博利珠单抗的研究发现,针对恩扎卢胺耐药且未行化疗的患者,帕博利珠单抗联合治疗可使 20%（4/20）的患者出现 PSA 的再缓解（PSA 下降超过 50%）,且 PSA 最低值可小于 0.1ng/ml,明显延长患者无进展生存。在 KEYNOTE-028 研究中,有 23 例 PD-L1 表达≥1% 的转移性 CRPC 患者单独接受帕博利珠单抗治疗,结果发现客观缓解率达 17.4%（4/23）,中位缓解时间达 3.5 个月,整体存活时间 7.9 个月。在 NCT02861573 临床试验中,帕博利珠单抗联合多西他赛在未经化疗的转移性 CRPC 患者中 PSA 应答率为 34%,客观缓解率为 23%。帕博利珠单抗联合前列腺癌冷冻治疗和去势治疗可使 42% 的患者 1 年内保持 PSA<0.6ng/ml,平均无进展生存时间为 14 个月。目前在

研的 KEYNOTE-199 试验,在 5 个不同的前列腺癌人群中评估帕博利珠单抗单药或联合恩扎卢胺用药效果。也有很多其他研究将帕博利珠单抗联合其他药物,如联合 Guadecitabine(SGI-110)(NCT02998567)、联合 Navarixin(MK-7123)(NCT03473925)、联合 pTVG-HP(NCT02499835),以及联合奥拉帕尼(NCT03834519)等。

目前国内 PD-1 抗体包括特瑞普利单抗、信迪利单抗、卡瑞利珠单抗、替雷利珠单抗、派安普利单抗、赛帕利单抗等。目前在研的相关临床试验主要有以下 3 项:中山大学孙逸仙纪念医院进行的观察卡瑞利珠单抗联合 SBRT 在转移性 CRPC 中疗效(ChiCTR2100044583)的研究,中国人民解放军总医院张旭院士牵头的观察卡瑞利珠单抗联合甲磺酸阿帕替尼及氟唑帕利治疗转移性 CRPC 的 II 期临床研究(ChiCTR2000035134),以及中山大学肿瘤防治中心的观察替雷利珠单抗联合铂类在转移性 CRPC 患者中疗效(ChiCTR2100046039)的研究。这些项目的研究结果都值得我们期待。

三、细胞毒性 T 淋巴细胞相关抗原 4 与前列腺癌

CTLA-4/B7 是另一个免疫检查点通路。CTLA-4 是 T 细胞表面的蛋白受体,也属于免疫检查点。CTLA-4 和 CD28 是高度同源的,CD28 是将刺激信号传递给 T 细胞的重要中介,在 T 细胞的免疫杀伤功能中发挥重要作用。CTLA-4 与 CD28 竞争性结合于抗原呈递细胞的 B7 配体,而 CTLA-4 的亲和力和活力均高于 CD28;因此当 CTLA-4 明显高表达时,可通过下调 T 细胞活化,减弱抗肿瘤免疫,最终促进肿瘤细胞存活。CTLA-4 的单克隆抗体通过降低 CTLA-4 与 B7 的结合,从而增强抗肿瘤免疫。

伊匹木单抗是首个针对 CTLA-4 的抗体。2007 年,研究发现伊匹木单抗可使 2 例转移性 CRPC 患者 PSA 下降超过 50%,提示它有潜在的抗前列腺癌作用。之后伊匹木单抗联合 ADT 治疗的 II 期临床研究发现,相比于单独 ADT 治疗,伊匹木单抗可明显提高 PSA 应答率。针对多西他赛化疗后进展的转移性 CRPC 患者,一项 III 期临床研究发现伊匹木单抗可明显提高骨病灶放疗后无进展生存和 PSA 应答率,虽然对于所有患者的整体存活无明显获益,但对于碱性磷酸酶浓度低于 1.5 倍的正常上限,血红蛋白≥110g/L 且无内脏转移患者可提高整体生存(尽管很少但仍有部分患者在治疗后出现长时间的完全缓解)。另一项针对无症状或轻微症状转移性 CRPC 患者的 III 期临床研究也发现伊匹木单抗可明显提高无进展生存,但是在整体存活上并无明显优势。虽然上述各项研究结果均提示针对 CTLA-4 的伊匹木单抗对前列腺癌尤其是 CRPC 患者有一定疗效,但是对患者进行严格筛选至关重要。找到合适的标志物能够很好区分哪些患者能够从伊匹木单抗治疗中获益是将来研究中重点。另外一个针对 CTLA-4 的抗体是曲美木单抗,目前大部分临床试验将其与其他药物联用,如上面提到的与度伐利尤单抗联用。

为增强伊匹木单抗治疗效果,将其与其他治疗方式联合的研究层出不穷。考虑到针对 PD-1 和 CTLA-4 单抗的治疗效果,目前也有研究联合这两种药物。Karim Boudadi 等人研究针对 AR-V7 阳性的转移性 CRPC 患者,发现伊匹木单抗联合纳武利尤单抗的治疗是安全的,且可明显提升 DNA 修复基因突变患者的抗肿瘤效果。I 期临床研究采用伊匹木单抗联合巨噬细胞集落刺激因子的治疗,发现该治疗方式是安全的,可增强循环 CD8$^+$ T 细胞的活化,诱导 25% 的患者出现 PSA 应答。伊匹木单抗联合 GVAX 疫苗时可使 25% 的患者获得 50% 以上的 PSA 下降,进一步对患者进行分层分析发现活化的 CTLA-4 阳性或 PD-1 阳性的 Th 细胞越多、治疗诱导的传统 DC 细胞活化越多、MDSCs 和 Treg 细胞越少的情况下,患者对

该组合治疗方式的应答越好。另一个Ⅰ期临床研究发现,伊匹木单抗联合PROSTVAC(PSA-TRICOM)治疗方式可使25%(6/24)的患者出现PSA大于50%的下降,平均生存期达31.6个月。目前前列腺癌中在研的伊匹木单抗联合治疗方式的研究仍较多。有三项研究探讨伊匹木单抗作为新辅助治疗策略的研究(NCT02113657,NCT01194271,NCT02506114),6项联合ADT治疗策略的研究(NCT01377389,NCT01498978,NCT00170157,NCT01688492,NCT02020070,NCT02703623),3项联合PD-1抑制剂的研究(NCT03061539,NCT02985957,NCT02601014),2项联合Sipuleucel-T的研究(NCT01832870,NCT01804465),1项联合PROSTVAC(NCT00113984),1项联合GM-CSF(NCT00064129)和1项联合DC疫苗(NCT02423928)。期待这些联合治疗的研究能够让更多患者能够从CTLA-4单抗治疗中获益。

前列腺癌作为免疫"冷"肿瘤,其微环境中更多富集免疫抑制性细胞。根据单细胞测序的结果:①基底/中间细胞通过分泌CCL2等驱化因子招募T细胞和巨噬细胞等;②前列腺癌微环境中巨噬细胞表现为破骨细胞样特征,矿物质吸收和溶酶体通路明显活化;③前列腺癌肿瘤细胞通过外泌体方式分泌KLK3 mRNA和PSA,T细胞和Treg细胞可以吸收这些外泌体,高表达PSA;④活化的血管内皮细胞抑制免疫反应。当前主要的抗PD-1、PD-L1和CTLA-4的抗体见上图20-2。

针对前列腺癌免疫治疗,临床面临的主要问题有两个方面。一方面是筛选出哪些患者可能从免疫治疗中获益:既往研究发现高肿瘤突变负荷的患者更可能从免疫检查点治疗中获益;前期也有很多研究发现同源重组缺陷、错配修复缺陷,以及在一些特定病理改变如导管内癌和Gleason 5的情况下突变负荷明显更高,因此这些患者更可能从免疫治疗获益。在转移性CRPC患者中有上述特点的患者约占1/3,因此对于转移性CRPC患者免疫检查点可能更多获益。另一方面是如何增加前列腺癌的免疫治疗效果,通过与各种其他治疗方式联合有望对免疫治疗增敏,包括ADT、放疗、靶向细胞因子治疗、癌症疫苗、PARP抑制剂等多种治疗。

(董丹丹　卫功宏　刘秋礼)

参 考 文 献

[1] SUNG H, FERLAY J, SIEGEL R L, et al. Global cancer statistics 2020: GLOBOCAN estimates of incidence and mortality worldwide for 36 cancers in 185 countries[J]. CA Cancer J Clin, 2021, 71(3): 209-249.

[2] AUGELLO M A, LIU D, DEONARINE L D, et al. CHD1 loss alters AR binding at lineage-specific enhancers and modulates distinct transcriptional programs to drive prostate tumorigenesis[J]. Cancer Cell, 2019, 35(5): 817-819.

[3] STATHIS A, BERTONI F. BET proteins as targets for anticancer treatment[J]. Cancer Discov, 2018, 8(1): 24-36.

[4] LIANG Y, AHMED M, GUO H, et al. LSD1-Mediated epigenetic reprogramming drives CENPE expression and prostate cancer progression[J]. Cancer Res, 2017, 77(20): 5479-5490.

[5] LIU C X, LI X, NAN F, et al. Structure and degradation of circular RNAs regulate PKR activation in innate immunity[J]. Cell, 2019, 177(4): 865-880.

[6] VO J N, CIESLIK M, ZHANG Y, et al. The landscape of circular RNA in cancer[J]. Cell, 2019, 176(4): 869-881.

［7］AGGARWAL R R, SCHWEIZER M T, NANUS D M, et al. A phase Ⅰb/Ⅱa study of the Pan-BET inhibitor ZEN-3694 in combination with enzalutamide in patients with metastatic castration-resistant prostate cancer［J］. Clin Cancer Res, 2020, 26（20）: 5338-5547.

［8］KARI V, MANSOUR W Y, RAUL S K, et al. Loss of CHD1 causes DNA repair defects and enhances prostate cancer therapeutic responsiveness［J］. EMBO Rep, 2016, 17（11）: 1609-1623.

［9］BORGMANN H, LALLOUS N, OZISTANBULLU D, et al. Moving towards precision urologic oncology: targeting enzalutamide-resistant prostate cancer and mutated forms of the androgen receptor using the novel inhibitor Darolutamide（ODM-201）［J］. Eur Urol, 2018, 73（1）: 4-8.

［10］SHARP A, COLEMAN I, YUAN W, et al. Androgen receptor splice variant-7 expression emerges with castration resistance in prostate cancer［J］. J Clin Invest, 2019, 129（1）: 192-208.

［11］YANG L, ZHANG Y. Tumor-associated macrophages: from basic research to clinical application［J］. J Hematol Oncol, 2017, 10（1）: 58.

［12］DORFF T, HIRASAWA Y, ACOBA J, et al. Phase Ⅰb study of patients with metastatic castrate-resistant prostate cancer treated with different sequencing regimens of atezolizumab and sipuleucel-T［J］. J Immunother Cancer, 2021, 9（8）: e002931.

［13］PAMUDURTI N R, BARTOK O, JENS M, et al. Translation of circRNAs［J］. Mol Cell, 2017, 66（1）: 9-21.

［14］RECK M, RODRIGUEZ-ABREU D, ROBINSON A G, et al. Pembrolizumab versus chemotherapy for PD-L1-positive non-small-cell lung cancer［J］. N Engl J Med, 2016, 375（19）: 1823-1833.

［15］ZHANG M, ZHAO K, XU X, et al. A peptide encoded by circular form of LINC-PINT suppresses oncogenic transcriptional elongation in glioblastoma［J］. Nat Commun, 2018, 9（1）: 4475.

［16］DAI X, GAN W, LI X, et al. Prostate cancer-associated SPOP mutations confer resistance to BET inhibitors through stabilization of BRD4［J］. Nat Med, 2017, 23（9）: 1063-1071.

［17］VAN DER LEUN A M, THOMMEN D S, SCHUMACHER T N. CD8[+] T cell states in human cancer: insights from single-cell analysis［J］. Nat Rev Cancer, 2020, 20（4）: 218-232.

［18］PAROLIA A, CIESLIK M, CHU S C, et al. Distinct structural classes of activating FOXA1 alterations in advanced prostate cancer［J］. Nature, 2019, 571（7765）: 413-418.

［19］WATANABE M, KANAO K, SUZUKI S, et al. Increased infiltration of CCR4-positive regulatory T cells in prostate cancer tissue is associated with a poor prognosis［J］. Prostate, 2019, 79（14）: 1658-1665.

［20］NELSON B R, MAKAREWICH C A, ANDERSON D M, et al. A peptide encoded by a transcript annotated as long noncoding RNA enhances SERCA activity in muscle［J］. Science, 2016, 351（6270）: 271-275.

第二十一章 基因检测在前列腺癌诊断治疗中的应用进展

随着科学技术的进步,尤其是高通量测序技术的发展,基因检测在肿瘤的精准治疗中日益重要。科学技术的进步也同样革新着肿瘤生物学研究领域,正是对于肿瘤分子机制、调控网络的不断深入研究,使肿瘤的治疗进入精准治疗的时代。

第一节 基因检测发展历史

1953 年,Watson 和 Crick 鉴定出人类的生命物质——DNA。1977 年,Frederick Sanger 首次报道了一种双脱氧链终止法测序的技术,并里程碑式解密了首个噬菌体 X174 基因组,Sanger 测序预示着第一代基因测序的诞生,但该技术自身的低通量和高成本限制了其在复杂遗传病诊断及大规模基因组测序项目中的广泛应用。1983 年,Kary Mullis 发明了一种简单、链式、可靠的方法复制 DNA 片段——聚合酶链反应(polymerase chain reaction,PCR),并在 1993 年获得了诺贝尔化学奖。随后,许多研究人员将 PCR 及 Sanger 测序投入到生物基因组的解析。1995 年,第一次完成了流感嗜血杆菌的全基因组序列测序,拉开了基因序列鉴定、分析的研究序幕。

生物芯片技术是 20 世纪末生命科学领域取得的最大科学技术进展之一,是将各种生物信息分子如寡核苷酸、基因片段、cDNA 片段或多肽、蛋白质等按预先设置排列在高密度固定在固相支持介质上形成微阵列,利用生物信息分子的特异性亲和反应,如核酸杂交反应、抗原抗体反应等进行各种定性、定量分析的一种技术。生物芯片可分为基因芯片、蛋白芯片、细胞芯片和组织芯片等。世界上第一块生物芯片是基因芯片,于 1992 年由研发人员运用半导体照相平板技术,对原位合成制备的 DNA 芯片进行了首次报道。随着化学染料、微电子技术、激光、数据分析技术的更新,基因芯片技术得到了迅猛的发展,其应用范围逐渐扩大。基于基因芯片的比较基因组杂交技术在保留了原技术样本量要求低、全基因组快速扫描等优点的同时,解决了其敏感性差、自动化程度低、操作复杂等技术问题,成为支持研究人员探索与疾病有关的染色体变化的崭新平台。

1990—2001 年的人类基因组计划是肿瘤基因检测中里程碑式的工作,并催生出了第二代测序技术。2004 年,在焦磷酸测序方法的应用下出现了第一台二代测序仪;2006 年,出现了 Solexa 测序平台。目前,已经研发出多种型号的测序平台,如 MiSeq、HiSeq、NextSeq 等,其中 MiSeq 系列适合于小型基因组测序,HiSeq 系列适用于大型基因组测序。第三代测序仪通过纳米孔技术记录单个聚合酶在不受干扰情况下连续合成,其中 PacBio RS Ⅱ 每次运行能够产生 60 000×16 条序列,每条序列的平均长度达 8 500bp。而人类基因组计划的完成也使得科学工作者全面、完整地研究肿瘤基因组成为可能。在人类基因组计划完成后第五年,John Hopkins 团队首创了靶向基因捕获的方法,对 11 个乳腺癌、11 个结肠癌标本中的 13 023 个基因进行了高通量测序,完成了肿瘤基因组学发展的第一步。2008 年,Richard Wilson 等人首次报道了急性粒细胞白血病的全基因组测序研究,肿瘤的测序深度为 32.7×,以患者的正常皮肤作为对照,测序深度为 13.9×,在临床白血病诊治体系中的诊断、靶向药物的选择、预后分层及微小残留病变监测中发挥重要作用,成为精准医疗的基本组成。第一个被测序的癌症全基因组是由 Ley 等人于 2008 年 11 月从细胞遗传正常的急性髓系白血病中测得的。第一个乳腺癌肿瘤的全基因组由 Shah 等人于 2009 年 10 月测序,第一个肺和皮肤肿瘤的全基因组由 Pleasance 等人于 2010 年 1 月测序。前列腺癌的全基因组测序在乳腺癌、肺癌和黑色素瘤之后,由 Berger 等人于 2011 年 2 月对 7 例原发性前列腺癌进行,深度为 30×。在接下来的两年里,全外显子组测序的分析工作扩大到了 100 多例原发性前列腺癌。2015 年,《癌症基因组图谱》(TCGA)前列腺癌分支数据的发表是一个里程碑式的研究,公布了 333 个原发性前列腺肿瘤的分子特征(基因组、表观基因组和蛋白质组)。

　　时至今日,人类已经开发出了多种用于基因组学研究的技术工具,实现了包括 Sanger 测序、等位基因特异性聚合酶链反应(allele specific polymerase chain reaction,AS-PCR)、荧光原位杂交、DNA 印迹杂交等技术在内的多种手段,对人类基因组、转录组、外显子组等进行了全面、综合的分析。

第二节　前列腺癌相关基因检测研究进展

　　测序技术的发展,为从基因角度剖析前列腺癌铺平了道路。自二代测序技术得到普及的短短十年间,前列腺癌的基因组学研究如雨后春笋,使人类对前列腺癌的研究不再滞留在现象层面,而是深入其生物学行为本质。

　　2010 年,Sawyers C L 等人对 181 例原发性前列腺癌、37 例转移性前列腺癌、7 例前列腺癌细胞株和 5 例细胞株异种移植物进行癌症基因组学的多层次整合分析,发现转移性前列腺癌出现 PTEN(42% vs 4%)、PIK3CA(16% vs 6%)、KRAS(32% vs 10%)、BRAF(16% vs 2%)基因的突变比例显著高于原发性前列腺癌。

　　2012 年,Garraway L A 等人对 112 例局限性前列腺癌标本进行了全外显子组测序,鉴定了肿瘤组织中包含的 5 764 个体细胞突变。其中,997 个突变出现在一个具有错配修复基因 MSH6 移码突变的高度突变样本中,其余样本突变中位数为 10 个沉默突变和 30 个非沉默突变,最常见的突变是 SPOP(13%)。

　　2012 年,Tomlins S A 等人对 50 例 CRPC 和 11 例局限性原发前列腺癌的活检样本进行外显子组测序,整合拷贝数变异分析发现 CHD1 基因缺失,定义了 ETS 基因融合阴性前列腺癌的一种亚型。同时在大约 1/3 的 CRPC 中,ETS2 由于 TMPRSS2:ERG 融合而缺失,或因突变而产生功能失调。

　　2013 年,Demichelis Francesca 等人对 55 例原发性前列腺癌样本和 2 例去势治疗后进展为神经内分泌肿瘤的转移灶样本进行了全基因组测序。他们通过 ChainFinder 算法分析绘制前列腺癌进展过程中的 DNA 重排和拷贝数变异,发现平均每个原发肿瘤有 33 个非沉默外显子突变,并观察到 5 596 个基因重排现象,推断出在前列腺癌进展过程中可通过离散事件累积导致染色质不稳定现象的发生。

　　2012 年,Sawyers C L 在 168 例原发性前列腺癌患者中发现了肿瘤复发与 DNA 拷贝数改变（copy number alteration, CNA）之间的关联性，并于 2014 年利用 104 例原发性前列腺癌标本绘制了基因组 CNA-Burden 图谱，将 CNA-Burden 定义为受 CNA 影响的基因片段在肿瘤基因组中的占比。在这两个队列中发现 CNA 与术后复发和转移相关，是独立于 PSA 和 Gleason 分级的一个新的前列腺癌组织病理学预后参数。进一步开发在细针穿刺活检样本中检测 CNA 负担的方法，能够拓展低起始量全基因组测序在疾病预后评估中的应用。

2015 年 Sawyers C L 对 150 名转移性 CRPC 患者的骨转移灶或软肿瘤组织活检样本进行全外显子组和转录组测序。转移性前列腺癌的 TP53、ERG 和 AR 的突变相较于原发性前列腺癌更为明显。平均每个肿瘤发生 15 个基因融合事件，56% 是常见 ETS 融合，其中大多数是 ERG 融合。AR 通路以 AR、FOXA1 与 NCOR1/2 和 SPOP 的突变为主，PI3K 通路的改变主要包括 PTEN 的双等位基因缺失，以及 PIK3CA 的热点突变、扩增、基因融合和 p.E17K 激活 AKT1 突变。这项研究为携带突变的肿瘤患者揭示了新的治疗靶点，也反映出转移性 CRPC 的临床测序对于个体精准化临床治疗决策有着重要指导作用。

2015 年 TCGA 的队列研究将 333 例原发性前列腺癌的肿瘤样本进行了全外显子组测序，整合来自体细胞突变、基因融合、体细胞拷贝数变异、基因表达和 DNA 甲基化的结果，对有相关突变特征的样本进一步行 miRNA 测序和反相蛋白质微阵列测序，经多层次组学分析，将原发性前列腺癌划分为 7 种分型，包括 ERG 融合型、ETV1 融合型、ETV4 融合型、FLI1 融合型、SPOP 突变型、FOXA1 突变型和 IDH1 突变型。基于突变的分子分型对临床治疗、预后的评价有指导作用。

2016 年，Nelson P S 等人通过全外显子组测序分析了来自转移性前列腺癌的多个病灶样本。利用阵列比较基因组杂交和 RNA 转录谱分析对比了前列腺癌肿瘤内与个体间的基因组多样性，发现不同转移灶中体细胞突变的数量、已知致癌驱动因子中基因组拷贝数改变、肿瘤突变负荷、AR 活性和细胞周期活性的指标都是高度一致的。AR 活性与细胞增殖能力成反比，而范科尼贫血复合物的表达则与细胞增殖成正比。在范科尼贫血复合物或丝氨酸/苏氨酸激酶中存在体细胞突变的前列腺癌患者对卡铂的治疗反应时间明显长于没有编码基因缺陷的患者。评估单个转移灶有助于鉴定弥散性肿瘤的主要致癌驱动因素，从而根据预测的肿瘤分子脆性选择治疗方案。

2017 年，Boutros P C 和 R Bristow 等人对 200 例局灶性前列腺癌进行了全基因组测序并对 277 例肿瘤进行了全外显子测序，观察到在所有肿瘤中，每百万碱基对的体细胞单核苷酸变异中位数为 0.53，且与 Gleason 评分呈正相关，只有 6 个基因在 2% 以上的肿瘤中通过编码单核苷酸变异发生突变：SPOP（8.0%；38/477），TTN（4.4%；21/477），TP53（3.4%；16/477），MUC16（2.5%；12/477），MED12（2.3%；11/477）和 FOXA1（2.3%；11/477）。计算 CNA 改变的百分比评价基因组不稳定性，Gleason 评分为 3+3 的肿瘤是 2.2%，3+4 分的是 5.5%，4+3 分的是 8.8%，4+4 分的是 10.1%，4+5 分的是 12.3%：提示基因组不稳定性与 Gleason 评分的升高呈正相关。转录因子结合位点的突变主要集中在 H3K27 三甲基化位点、H3K9 三甲基化位点和 H3K4 单甲基化位点和三甲基化位点。21 号染色体上的基因重排现象中出现率最高的是 TMPRSS2：ERG 融合，占比 38%。其他常见的改变包括：MMS22L（chr6q16.1）和 ARHGAP10（chr4q31.23）易位，占比 6%；chr17p11.1 和 chr1q21.2 易位，占比 3.5%。同时还将测序数据与转移性 CRPC 进行对比研究，发现约 50% 的 CRPC 携带 AR、ETS、TP53 和 PTEN 基因突变，约 20% 的转移性 CRPC 携带 DNA 损伤反应基因（如

BRCA1、*BRCA2* 和 *ATM*)，提示转移性 CRPC 对 PARP 抑制剂的敏感性。

同样在 2017 年，纪念斯隆凯特琳癌症中心的 Scher H I 等人利用 MSK-IMPACT 成功测序了 451 例前列腺癌患者的 504 个肿瘤，其中 77% 为转移性前列腺癌、12% 有生化复发、11% 为局限性前列腺癌，并在 DNA 损伤修复、PI3K/AKT 中发现了潜在的可干预性。24% 患者的 PI3K/AKT 通路存在体细胞改变，包括 *PTEN*（19%），*PIK3CA*（4%），*PIK3CB*（1%）和 *PIK3R1*（4%）。对 221 例入组患者进行了胚系突变分析，其中 42 例（19%）在 *BRCA2*（9%）、*CHEK2*（4%）、*ATM*（2%）、*BRCA1*（1%）、*FH*（1%）和 *PMS2*、*NBN*、*PALB2*、*BRIP1*（<1%）上具有已知或未知的致病性胚系突变。在体细胞突变方面，451 例患者中有 22% 的患者存在一个或以上的 DNA 同源重组修复基因体细胞突变，包括 *BRCA2*（7%），*BRCA1*（1%），*ATM*（5%），*FANCA*（3%），*RAD50*（1%），*PALB2*（2%）和 *CDK1217*（7%）。总的来说，27% 的患者有胚系突变或 DNA 损伤修复基因体细胞突变，可以预测其对 PARP 抑制剂的反应。从个体患者匹配的肿瘤分析显示，体细胞 *TP53* 和 *BRCA2* 的改变出现在最终发展为转移性疾病的患者的肿瘤早期。相反，不同疾病状态的比较分析显示，转移性肿瘤中常见 *APC* 改变，而在 CRPC 中 *ATM* 存在特异性改变。

2017 年，Ren S C 等人选取 65 例原发性前列腺癌样本进行全基因组及转录组测序，发现在中国患者中，*CHD1* 的高频率缺失与 *TMPRSS2*：*ERG* 融合率低，以及 AR 上游驱动因子基因突变比例相对较高相关。研究确认了 5 个存在抑癌基因缺失的分子亚群，其中抑癌基因 *PCDH9* 在约 23% 的肿瘤中缺失，具备潜在的预后潜力。轴突导向通路基因失控方面，发现在约 17% 的肿瘤中存在 *PLXNA1* 基因扩增，而 *PLXNA1* 高表达可促进前列腺癌细胞生长增殖，并独立预测前列腺癌的生化复发、转移和生存率。

2018 年，PCF/SU2C 项目分析了 1 013 例前列腺癌全外显子测序数据和胚系测序数据，包括 680 例原发性前列腺癌和 333 例转移性前列腺癌。基于表观调控基因突变和部分通路的改变，鉴定并验证了一类新的 ETS 融合阴性肿瘤，并发现显著突变基因的发生率遵循长尾分布，许多基因在不到 3% 的病例中发生突变。该项研究总共确定了 97 个显著突变基因，其中 70 个在过去被认为与前列腺癌无关，例如 *CUL3*（1.3%）和 *SPEN*（3.5%）。25% 的肿瘤样本存在 PI3K 通路改变，主要包括 *PTEN*（16%）纯合子丢失和截断突变。10% 的肿瘤样本中发现 Wnt/CTNNB1 通路的改变，16% 的肿瘤样本中出现 DNA 错配修复基因功能缺失。

2019 年，Li Jing 等人对 208 对中国原发性前列腺癌患者的肿瘤组织样本和配对的正常组织进行了全基因组测序、全基因组亚硫酸氢盐测序、RNA 测序和 miRNA 测序，整合了总共 1 268 个数据集进行特征分析，与已发表的 2 554 例前列腺肿瘤的数据进行系统比较，发现中国患者的基因组改变特征与西方队列的明显不同：41% 的肿瘤具有 *FOXA1* 突变，并且 *ZNF292* 和 *CHD1* 各有 18% 的缺失。最显著的突变基因 *FOXA1* 中有 26 个错义突变，63 个插入或缺失突变，其中 13 个导致移码突变。研究者整合中国队列的 208 对数据集与来自 13 个西方队列的 2 554 例前列腺癌患者的现有数据集，绘制了第一个中国前列腺癌基因组和表观基因组图谱，关联基因组和表观基因组的改变，帮助预测中国前列腺癌的表型和进展。时至今日，分子诊断与精准化决策已经应用到了肿瘤诊疗的各个时期：早筛早检、精准治疗、实时进展监测等。

第三节　基因检测与早筛早检

一、单核苷酸多态性检测

亚洲男性前列腺癌的发病率远低于非洲裔美国人和欧洲白种人,表明遗传背景是该病病因和发展的一个重要风险因素。随着 GWAS 的推广,在过去 10 年中对原发性前列腺癌遗传易感性的理解有了很大的进步。迄今为止,已经发现了超过 150 个与前列腺癌风险相关的单核苷酸多态性(single-nucleotide polymorphism, SNP)位点,对其中部分位点的生物学效应和致病机制也有了深入的阐述。例如 rs7968403,位于 RASSF3 的第一个内含子内。RASSF 家族的成员是已知的肿瘤抑制因子,在各类组织中表达,可在 G1 期阻滞细胞周期并通过 p53 途径诱导细胞凋亡。rs7968403 被确定为是前列腺癌易感基因 RASSF 的风险位点,同时也是编码 Wnt 抑制因子 1(wnt inhibitory factor 1, WIF1)的关联位点。Wnt 信号传导的异常激活在许多实体瘤中常见,WIF1 可抑制 Wnt 信号传导,但其在前列腺癌组织中的表达下调。因此,RASSF3 和 WIF1 都是受 rs7968403 位点调控的影响前列腺癌易感风险的潜在机制。

除此之外,在功能性 HOXB13 结合位点中也发现了前列腺癌风险相关的 SNP 位点 rs339331(6q22)。rs339331 上的风险相关等位基因,能够增强 HOXB13 与一个转录增强子的结合,使 rs339331 相关基因 RFX6 出现等位基因特异性上调。临床数据表明,RFX6 基因在人类前列腺癌中的上调,与肿瘤进展、转移和生化复发风险有关。

相比之下,对于侵袭性前列腺癌的遗传风险因素了解甚少,目前 GWAS 仅确定了几个侵袭性前列腺癌易感位点,包括 19q13 位点的 rs11672691。最近的 GWAS 报道,位于 lncRNA 的前列腺癌相关转录因子 19(prostate cancer associated transcript 19, PCAT19)第二内含子内的 rs11672691 不仅与前列腺癌易感性有关,而且与其侵袭性显著相关。在另一项大型队列研究(10 487 例患者,随访时间平均 8.3 年)中观察到 rs11672691 与前列腺癌死亡风险增加相关。rs11672691 存在于增强子区,位于新发现的肿瘤相关转录因子 HOXA2 的 DNA 结合基序,促进 HOXA2 和该增强子区的结合并形成染色质环,上调 PCAT19 和癌胚抗原相关细胞黏附分子 21(carcinoembryonic antigen-related cell adhesion molecule, CEACAM21)的转录表达,PCAT19 与 RNA 结合蛋白 HNRNPAB 相结合,上调了一系列细胞周期相关基因的表达,最终促进了前列腺癌的进展。在 CRPC 中,3β- 羟基类固醇脱氢酶 -1(3β-hydroxysteroid dehydrogenase-1, 3β-HSD1)的编码基因 HSD3B1 发生了更大频率的 1245A>C 突变事件,它不仅可以从纯野生型等位基因患者在 CRPC 的肿瘤中发生体细胞突变而获得,也能通过单核苷酸多态性(rs1047303)的形式遗传。HSD3B1 中的 N367T(A>C, rs1047303)多态性在白种人人群中出现频率最高(31%),在非裔美国人中次之(11.7%),在亚洲男性中最低(8.5%)。而 HSD3B1 中的种系变异体 HSD3B1(1245A>C)是由于 HSD3B1 的 1245 位点的 A 转化为 C,致使最终编码的 3β-HSD1 氨基酸 367 位点处的天冬酰胺被苏氨酸所替换,导致 3β-HSD1 对多泛素化和随后的蛋白酶体降解具有抗性,从而显著延长了 3β-HSD1 的半衰期,导致性腺外前体类固醇激素向 DHT 的合成增加,最终使这类患者对 ADT 治疗的反应不良。

SNP 主要通过测序法进行鉴定,在临床上可以整合 PSA、肿瘤分期和 Gleason 评分等临床特征进行综合分析,以评估遗传变异对前列腺癌易感性的影响。除此之外,还可以通过设置分类方案(低侵袭性,中等侵袭性等)以更好地评估遗传受累的范围。

二、Prolaris

常用的前列腺癌恶化风险的评估包括临床检查和 PSA 检测。这些传统的检测方法只能准确描述肿瘤当前的状态,难以预判肿瘤进展的风险。Prolaris 检测通过测量前列腺癌组织中与肿瘤细胞生长相关的 46 种基因的 RNA 表达水平来评估肿瘤细胞的生长特性,从而更精确地评估肿瘤进展风险。Prolaris 检测能够将肿瘤恶化风险定量,测试结果数值越高,患者的肿瘤进展风险越大。

美国新奥尔良 Ochsner 医疗中心对 767 名局限性前列腺癌患者进行了 Prolaris 检测,并且将 Prolaris 检测结果和 CAPRA(一种根据前列腺癌临床特征预测复发风险的方法)相结合,得出患者确诊后 10 年内出现肿瘤转移的风险预测值。这些患者中大约 40% 为非裔美国人,767 名患者中有 39 人(5.1%)最后出现肿瘤转移,接受过明确治疗(手术、放疗或激素疗法)的 646 名患者中有 28 人(4.3%)最后出现肿瘤转移。

研究结果表明,Prolaris 基因检测可以显著提高前列腺癌转移风险预测的准确性。Prolaris 检测数值每增长 1 个单位,前列腺癌的转移风险会提高接近 3 倍。重要的是,Prolaris 基因检测预测的准确性不受患者种族或者是否接受治疗的影响。Prolaris 基因检测与 CAPRA 临床检测方法结合能够更准确地预测前列腺癌转移的风险。

三、PCA3

20 世纪 90 年代初,约翰霍普金斯大学的 Marion Bussemakers 在染色体 9q21-22 中发现了一种长链非编码信使 RNA,名为 DD3,是前列腺癌的高度特异性标志物。此后,它被开发成了尿液检测前列腺癌的标志物,命名为 PCA3。2006 年,基于尿液中 PCA3 和 PSA 比值的商业化检测方法被开发,即使用转录介导的扩增法来扩增两个基因的 mRNA 后再进行化学发光检测的方法,被命名为杂交保护分析法。

PCA3 检测是一种基于尿液的检测方法,该方法于 2012 年获得 FDA 的批准,在 NCCN 指南中被列为前列腺癌诊断标记物,可作为既往前列腺活检阴性情况下的检测方案。PCA3 在超过 95% 的前列腺癌患者的尿液中显著升高,但在正常前列腺或良性前列腺肥大中升高不显著,它有助于决定何时进行再活检或避免再次活检,并增加从 PSA 检测获得的诊断信息。前列腺癌活检阳性或非典型小腺泡增殖和 / 或高级别前列腺上皮内瘤变患者的 PCA3 平均水平显著高于活检阴性群体。PCA3 检测的缺点在于无法协助诊断肿瘤转移倾向。

PCA3 对前列腺癌诊断的有效性通过不同的 meta 分析得到证实,其在前列腺癌中的灵敏度为 62%,特异度为 75%。同时,PCA3 与 PSA 的组合检测可以有效提高灵敏度与特异性。

四、OncoType DX-GPS

OncoType DX-GPS 检测是一种基于活检的基因组检测,它测量 17 个与前列腺癌细胞生长和存活相关的基因的 mRNA 表达。采用了基于逆转录聚合酶链反应(RT-PCR)的检测方法和甲醛固定、石蜡包埋根治性前列腺切除术标本,将 17 个基因的预后表达特征定义为 GPS。OncoType DX-GPS 检测能够预测立即进行手术的低风险前列腺癌患者的不良病理,在中低危患者治疗中具有一定预后价值。一项多中心临床试验对前列腺癌主动监测群体评估了 GPS 测试作为治疗结果预测因子的情况。队列中共有 432 名男性获得了 GPS 结果(平均随访时间 4.6 年),101 名在监测后进行根治性手术,52 名具有不良病理结果,167 名男性(39%)在随后的活检中病情进展。当调整了 Gleason 评分等级后,GPS 与不良病理存在显著相关性(*HR*, 1.18;95% *CI* 1.04~1.44;*P*=0.030)。

五、Decipher

Decipher Prostate(Decipher Prostate Biopsy 和 Decipher Prostate RP)是一种包含了 22 种基因,基于全转录组测序开发的基因组检测,旨在为初始诊断和手术切除后提示局限性前列腺癌的男性患者提供治疗决策。检测结果以 Decipher 评分表示,它可以预测患者在五年内发生转移的风险,并提供前列腺癌特定结果的风险估计。

检测根据患者的全转录组分析得出分数,该分数可为患者提供前列腺癌临床预后的风险评估。此前的临床验证研究中,在超过 6 900 名患者中 Decipher biopsy 联合 NCCN 风险分组预测转移的准确率为 84%,相较于单用 NCCN 风险分组的准确率(68%)有着显著提升。在 2020 年的 NCCN 前列腺癌指南中,Decipher 检测已被推荐使用以提供治疗决策。目前有约 3 200 名泌尿外科医师、放射科医师和共计 28 个 NCCN 中心使用过该检测。Decipher 前列腺基因组分类检测目前正在 7 项国家癌症研究所赞助的Ⅲ期前瞻性随机对照临床试验、13 项Ⅱ/Ⅲ期前瞻性试验,以及 20 多项Ⅲ期随机对照试验的回顾性研究中进行研究。许多临床试验使用 Decipher 前列腺检测作为患者的生物标志物筛选,以期帮助确立 Decipher Prostate 在今后诊断、治疗局部和转移性前列腺癌中的标准。

六、ConfirmMDx

ConfirmMDx 是一种基于前列腺组织活检的 DNA 甲基化分析方法,2020 年 NCCN 指南中包含了该项测试。ConfirmMDx 可用于评估前列腺癌活检阴性的男性发生隐匿性恶性肿瘤的风险。该检测建立在 DNA 甲基化特异性多重定量 PCR 技术的基础上,对来自前列腺中心活检组织 DNA 中的三个基因 *GSTP1*, *RASSF1* 和 *APC* 的甲基化状态进行评估。MATLOC 研究对上述生物标志物的临床实用性进行了验证,选取 498 个组织病理为阴性的前列腺穿刺活检冻存组织,然后在 30 个月内进行复查。通过对复检为阳性或阴性的患者前期数据的分析,证明该检测的灵敏度为 68%(95% *CI* 57~77),特异度为 64%(95% *CI* 59~69)。在 211 名非洲裔美国人患者中进一步验证(NCT03082274),对活检阴性患者在 30 个月内进行 12 芯经直肠超声引导的复检。结果显示,ConfirmMDx 在复检中对前列腺癌检测的灵敏度为 74.1%(95% *CI* 63.1~83.1),特异度为 60.0%(95% *CI* 51.1~68.5),恶性前列腺癌的灵敏度为 77.8%(95% *CI* 57.7~91.4),特异度为 52.7%(95% *CI* 45.2~60.1)。

NCCN 前列腺癌诊疗指南(2017 年版)建议为所有高风险、极高风险、局部或转移性前列腺癌的男性进行生殖细胞基因检测和咨询,继续将 Decipher, Oncotype DX, Prolaris 等列为可用于前列腺癌预测的分子检测工具(表 21-1)。

表 21-1　NCCN 推荐的基因早筛工具

应用阶段	名称	样本	研究队列	检测原理	研究结果
活检阴性	PCA3	DRE 后尿液	859 例多中心研究	lncRNA	首次活检 PPV 为 80%，重复活检 NPV 为 88%
	Confirm MDx	活检	483 例活检阴性患者	DNA 甲基化检测	表观评分的 AUC 为 0.762；高危肿瘤 NPV 为 96%
确诊后（低 / 中风险）	Oncotype DX	活检 / 切除术样本	402 例低 / 中风险队列	12 基因（基质基因、雄激素、细胞增殖、细胞排列及 5 个参考基因）	不良病理的 AUC=0.69；OR=3.3（20 GPS）
	Prolaris	活检 / 切除术样本	336 例根治性切除术后患者	31 基因（细胞周期及 15 个管家基因）	高评分与前列腺癌生化复发（HR=1.77）、转移和死亡风险相关
初治后	Decipher	切除术样本	1 010 例根治性切除术后高危患者	22 个基因（细胞分化、增殖、骨架、黏附、迁移、免疫调控、细胞周期和雄激素信号通路）	结合临床指标评价的 10 年转移发生率的 AUC=0.81

第四节　基因检测与靶向治疗

随着前列腺癌早筛早诊工作的开展，越来越多的前列腺癌患者于肿瘤早期被发现并接受合理的一线临床治疗。但由于前列腺癌的高度异质性，以及不同患者携带的基因突变造成的叠加影响，使得很大一部分患者对常规一线治疗容易产生远期耐药的状况，并很大程度上影响了其预后结局。因此，个体化治疗方案的制订尤为重要，而基因检测在精准治疗的过程中承担着无法替代的作用。

2022 年更新的 NCCN 前列腺癌临床实践指南指出，通过基因检测 *BRCA1*、*BRCA2*、*ATM*、*PALB2* 及 *FANCA* 等 HRR 基因的胚系与体细胞基因突变，可以指导早期的铂类化疗药物使用，以及参与 PARP 抑制剂等临床试验。HRR 和 PARP 酶是 DNA 损伤修复的两种重要机制，其中 HRR 参与 DNA 双链损伤修复，而 PARP 酶则存在于 DNA 单链损伤修复的过程中。除 HRR 基因及 DNA 错配修复通路相关基因，研究发现前列腺癌患者中还会出现包括 *AR*、*PTEN*、*TP53*、PI3K 信号通路（*PIK3CA*、*PIK3R1*、*AKT1* 及 *AKT3*）、Wnt 信号通路（*APC*、*CTNNB1* 及 *RNF43*）、细胞周期通路（*RB1*、*CCND1*、*CDKN2A/B*、*CDKN1B* 及 *CDK4*）、MAPK 信号通路（*BRAF*、*HRAS* 及 *KRAS*），以及染色体重塑信号通路（*KMT2A*、*KMT2C*、*KMT2D* 及 *KDM6A*）等基因突变，但是相关药物研发及靶向药物在前列腺癌临床应用中的证据有限，对上述基因突变检测的重要性有待进一步验证。

一、多腺苷二磷酸核糖聚合酶抑制剂

2020 年 5 月，FDA 批准奥拉帕利用于接受过恩扎卢胺或阿比特龙治疗后出现进展的携带致病或非致病性胚系或体细胞 HRR 基因突变的转移性 CRPC 成年患者。这是 PARP

抑制剂首次获批用于泛 HRR 基因突变,将适应证范围从 *BRCA1/2* 突变扩展到 14 个 HRR 基因。奥拉帕利获批主要是基于 PROfound Ⅲ期临床试验结果,研究分为 A 组(245 例,*BRCA1*、*BRCA2* 或 *ATM* 中至少有一个基因突变)和 B 组(142 例患者,其他 12 个 HRR 基因中存在突变)。患者被随机分配(2∶1 的比例)接受奥拉帕利及恩扎卢胺或阿比特龙治疗。对于 A 组的患者,奥拉帕利显著延长了中位 OS(18.5 个月 vs 15.1 个月,*P*=0.02)。

PARP 抑制剂是一种靶向聚 ADP 核糖聚合酶的癌症疗法。它的原理不难理解,携带 *BRCA1* 或 *BRCA2* 胚系突变的癌症患者体内的肿瘤携带着特定的 DNA 修复缺陷,因此对同样能阻碍 DNA 修复的 PARP 抑制剂尤其敏感。由于这一特性,PARP 抑制剂的疗效有望拓展到其他携带着同样 DNA 修复缺陷的肿瘤。PBRCA1、BRCA2 和其他称为"类 BRCA"的蛋白在同源重组修复中起到重要作用,当这些蛋白功能受损导致 HRR 功能失常时,细胞运用其他 DNA 修复方法通常会引入大规模的基因组重组,从而导致细胞死亡。最初开发 PARP 抑制剂的目的是将 PARP 与其他造成癌细胞 DNA 损伤的疗法(如放疗和化疗)协同作用,通过削弱癌细胞修复 DNA 损伤的能力来增强其他疗法的疗效。但是在 2005 年,研究人员发现携带 *BRCA* 突变的肿瘤细胞对 PARP 抑制剂的敏感性是野生型的将近 1 000 倍,这一重大发现大幅度推进了 PARP 抑制剂作为单一疗法在临床上的应用。

最初进入临床试验的 PARP 抑制剂是与化疗药物替莫唑胺构成组合疗法的卢卡帕利。随着临床前研究发现 PARP 抑制与 *BRCA* 基因突变之间的合成致死关系,奥拉帕利被推进Ⅰ期临床试验,治疗携带 *BRCA1* 或 *BRCA2* 种系基因突变的乳腺癌患者。试验结果显示 63% 的患者能够从中获益,支持了合成致死的假说。随后纳入携带 *BRCA* 种系基因突变的乳腺癌、卵巢癌、胰腺癌和前列腺癌患者的Ⅱ期临床试验进一步验证了奥拉帕利的疗效。FDA 因此批准奥拉帕利用于治疗已经接受过三种疗法治疗,携带 *BRCA* 种系基因突变的晚期卵巢癌患者。

因此,通过基因检测可以帮助寻找最适用于 PARP 抑制剂疗法的患者。通过进一步分析 PARP 抑制剂杀伤肿瘤的机制,可以找出更精准的生物标志物来对癌症患者实现细分。虽然前列腺癌可能通过多种机制对 PARP 抑制剂产生耐药性,譬如 *BRCA* 次级突变修复 HRR 缺陷或者其他基因突变导致 HRR 功能修复,以及 PARP 突变导致蛋白功能缺失等等。对耐药性进行机制研究可以发现预测肿瘤耐药性产生的生物标志物,并且帮助发现新的临床治疗手段来延缓或者阻止耐药性的产生。

二、雄激素受体通路靶向药

晚期前列腺癌患者经中位 12 个月的内分泌治疗后,几乎所有患者都会进展为 CRPC。*AR* 基因是转移性 CRPC 中变异富集最显著的基因之一,通过调节其下游基因的表达,促进前列腺癌的进展和转移。AR 通路常见的变异有 3 种:点突变、剪接变异体和扩增 / 过表达。常见的 *AR* 点突变类型有 W742C、H875Y、T878A 和 L702H。不同点突变对不同新型内分泌药物影响不尽相同,临床前模型表明不同雄激素受体拮抗剂与 T877A 突变 AR 结合时亲和力排序为:恩扎卢胺 > 阿帕他胺 > 达罗他胺。

目前研究表明,阿比特龙和恩扎卢胺的耐药机制主要是由于 *AR* 基因发生变异,包括扩增、突变、剪接变异体等。AR-Vs 是 AR 截断的变异体,目前已经报道 20 余种 AR-Vs,其中,AR-V7 是 CRPC 中检出频率最高,最被广泛研究的剪接变异体之一。AR-V7 在 CRPC 的发展及耐药产生过程中发挥着重要作用,可作为指导 CRPC 患者药物选择的分子标志物。Antonarakis 等研究者纳入 62 例接受初始恩扎卢胺和阿比特龙治疗的转移性 CRPC 患者,采用 RT-PCR 测定来评估这些患者 AR-V7 在循环肿瘤细胞中的表达情况。研究主要终点是 PSA 应答率,同时探究 AR-V7 状态和 PSA 无进展生存期、临床或影像学无进展生存期及总体生存期之间的关系。结果显示,在 31 例接受恩扎卢胺和阿比特龙治疗的患者中,循环肿瘤细胞中 AR-V7 阳性患者所占比例分别为 39% 和 19%。在接受恩扎卢胺治疗的患者中,与 *AR* 野生型受试者相比,AR-V7 的受试者 PSA 应答率更低(53% vs 0),无进展生存期更短(6.0 个月 vs 1.4 个月),临床或影像学无进展生存期更短(6.1 个月 vs 2.1 个月),同时总体生存期也更短(5.5 个月 vs NR),差异都具有统计学意义。相似的结果也出现在接受阿比特龙治疗的受试者中。这些数据表明,AR-V7 可能与恩扎卢胺和阿比特龙的耐药性相关。2018 年 *JAMA Oncology* 发表一篇文章探索了外周血循环肿瘤细胞中的 AR-V7 表达情况与患者接受雄激素受体拮抗剂和紫杉烷类药物治疗后 OS 的关系。在 AR-V7 的患者中,接受紫杉烷类化疗的中位 OS 远高于接受雄激素受体拮抗剂治疗的群体(14.3 个月 vs 7.3 个月;*HR*=0.62;95% *CI* 0.28~1.39;*P*=0.25)。相反,对于 *AR* 野生型患者,接受雄激素受体拮抗剂治疗的疗效要优于化疗。因此,在临床上进行 AR 通路突变的基因检测,有助于制订更适合患者的药物治疗方案,达到最好疗效的同时,也降低了耐药性的发生。

第五节　基因检测与病程监测

前列腺癌具有高度可变性的自然病程,早期远处转移和高度侵袭性、异质性的特点,这为其监测、诊断和治疗带来了巨大挑战。前列腺癌的管理决策关键在于过度治疗和治疗不足之间的平衡。目前的生物标志物,如 PSA 或某些病理指标(Gleason 评分)在诊断前列腺癌和评估治疗进展方面具有滞后性的缺点,PSA 对于前列腺良 / 恶性疾病的辨别更有特异性方面的不足,所以前列腺癌病程监测的生物标志物一直是颇具争议。在临床上可以观察到很多被诊断为前列腺癌的患者受限于年龄和合并症,导致治疗的机会窗口关闭。现有多项临床队列研究的证据表明,前列腺癌的 PSA 早筛对死亡率的降低没有影响。相比之下,过度诊断和过度治疗的风险,如尿失禁和勃起功能障碍,将可能对生活质量产生重大影响。这一观察结果促使美国预防服务工作组建议在 55~69 岁的男性中选择性使用 PSA 筛查(C 级,在讨论风险和益处后根据临床判断和患者偏好决定),并建议不要在 70 岁或以上的男性中使用 PSA 筛查(D 级)。因此,生物标志物的选择,要充分考虑到它背后的预后功能和治疗风险。要求它不仅能在疾病早期阶段被检测到,更应该与特异性发病率或死亡率的降低显著相关。

另一层复杂性来自于对克隆进化驱动前列腺癌进展的认识。在现代药物治疗的选择压力下,某些恶性亚克隆获得生存优势并优先增殖,导致治疗耐药性和更具侵袭性的病程。从常规前列腺活检获得的传统外科病理学标本仅代表疾病动态过程中某一横截面的快照,这些标本不足以监测克隆进化,更无法提供必要的信息来指导晚期疾病环境中的临床决策。例如,对标准治疗的雄激素受体靶向药物的二次耐药通常涉及多克隆方式的基因组变化,可能与后续治疗路线的选择息息相关。事实上,原发性前列腺癌是最具空间异质性和克隆亚群复杂性的癌症类型之一。单个肿瘤活检,无论是原发性还是转移性病变,其捕获空间异质性的能力都是有限的。因此,开发可以实时监测的生物标志物,对克服前列腺癌时空异质性具有重要价值。

　　基于此,疾病管理与临床决策对于定期进行分子监测的需求日益增加。考虑到传统活检的有创性,以及当转移性病灶仅局限于骨骼时缺乏可用于高通量测序分析的组织,并且部分患者有侵入性操作的禁忌证或拒绝重复活检,所以开发一些体液肿瘤生物标志物成为当下的热点。

　　液体活检能够分析血液或尿液中的循环肿瘤物质,这种物质以 ctDNA、CTCs 或 EVs 的形式存在。这种方式使得研究可以用微创方式研究肿瘤分子景观,并对整个肿瘤的突变负荷进行实时监测,已成为一种监测前列腺癌长期病程的有效工具。

一、基于循环肿瘤 DNA 的液体活检

　　ctDNA 指肿瘤细胞释放的、携带肿瘤基因信息的 DNA 片段(包括突变、缺失、插入、重排、拷贝数异常、甲基化等),在肿瘤诊疗中研究最为广泛。ctDNA 可以通过高通量测序获得全基因组分析的数据,进而通过基因检测指导靶向药物临床应用。晚期前列腺癌患者血浆中 ctDNA 的水平较高,研究也相对较多,早期前列腺癌中的研究则受限于 ctDNA 水平。近年来,ctNDA 的相关研究取得了突破性进展,随着多种检测技术的升级,ctDNA 检测的灵敏度和特异度均得到大幅度提高。ctDNA 在前列腺癌的精准治疗中具有重要作用,可以替代组织标本进行基因检测,特别是对于无法获得组织标本的患者,ctDNA 提供了新的检测途径。同时,ctDNA 解决了前列腺癌组织活检中肿瘤异质性的问题,可以准确反映前列腺癌的基因改变。

　　ctDNA 水平随着疾病负担的增加而增加。几项前瞻性试验和一项 meta 分析已经证明,基线 ctDNA 含量的预后价值以及治疗诱导的含量变化在评估治疗反应方面的价值。在转移性去势敏感性前列腺癌中,ADT 导致治疗最初几周 ctDNA 水平迅速下降。在转移性 CRPC 患者中进行Ⅲ期试验,当患者接受基于紫杉烷类的方案或 PARP 抑制剂奥拉帕利时,ctDNA 的基线水平与 PFS 和 OS 相关。接受奥拉帕利治疗的患者 PFS 和 OS 改善与 ctDNA 清除率有关,并且即使调整了其他临床因素,如年龄、肿瘤转移负荷,ctDNA 清除率 >30% 的预后价值仍然突显。

　　此外,ctDNA 在转移性去势敏感性前列腺癌和转移性 CRPC 患者中均与不良预后相关,可作为预后判断的标志物。同时,ctDNA 与治疗反应相关,可以对系统治疗反应进行评估。研究发现,与基线水平相比,患者接受雄激素受体拮抗剂(如醋酸阿比特龙和恩扎卢胺)治疗后 ctDNA 水平明显降低。而一项试验发现,对标准治疗无效且 DNA 损伤修复基因缺失的前列腺癌患者使用 PARP 抑制剂奥拉帕利治疗 4 周后,患者血浆 ctDNA 清除率超过 50% 且与 PFS 相关,表明 ctDNA 具有预后指导意义。

　　在原发局灶性前列腺癌中,液体活检可以区分低级别和高级别肿瘤,并可以指导临床医师选择是否进行或推迟进一步组织活检的临床决策。在 2018 年 ASCO-GU 大会上公布的一项研究结果分析了液体活检结果与组织活检结果是否具有一致性。该研究是迄今为止最大的晚期前列腺癌液体活检研究,共采集了 3 334 名前列腺癌患者的血浆,其中大部分样本来自 TRITON2/3(研究对象主要为经过新型内分泌治疗和紫杉醇化疗且存在 DNA 损伤修复基因缺失的转移性 CRPC 患者,所有患者均接受卢卡帕利 600mg,每日 2 次,主要终点是客观缓解率与 PSA 缓解率)。研究评估了 ctDNA 中检测到的基因组变异情况,并评估了与基于组织的综合基因组图谱的一致性。结果表明,3 129 名患者(94%)的 ctDNA 可被检测到;295 名(8.8%)患者的 *BRCA1/2* 发生了突变。在一致性分析中,72/837 名患者在组织中检

测到 *BRCA1/2* 突变,其中 67 名(93%)也可同时通过 ctDNA 鉴定得到相应的胚系突变。另外,ctDNA 中包含一些组织检测未发现的 *BRCA1/2* 改变,这些改变可能与治疗耐药性相关,甚至诱导克隆进化的相关基因组改变。在 940/2 213 名患者(42%)中,研究人员检测到潜在的 *AR* 耐药性突变,包括扩增、多克隆和复杂突变、重排等形式。所以 ctDNA 在一定程度上契合并补充了原发肿瘤灶的测序分析结果,给予患者更全面的肿瘤异质性观察。

大量研究表明,50%~70% 的晚期前列腺癌患者存在 *AR* 畸变(如扩增、点突变、重排和剪接变异导致信号传导再激活),并且与雄激素受体拮抗剂治疗的转移性 CRPC 的不良结局相关。其中最常见的基因组畸变是 *AR* 拷贝数改变,特别是 *AR* 扩增和 *AR* 点突变。一项 meta 分析纳入了 16 项研究,涉及 1 000 多名患者,发现 *AR* 拷贝数扩增可能导致接受雄激素受体拮抗剂治疗的患者 PFS 和 OS 减少,但对接受一线多西他赛或二/三线卡巴他赛治疗的患者没有影响。除 *AR* 拷贝数扩增外,*AR* 基因上游增强子区域的扩增更为普遍(存在于高达 80% 的转移性 CRPC 中),并且在预后能力方面优于 AR-V7 表达。某项对转移性激素敏感性前列腺癌患者使用 ADT 治疗和转移性 CRPC 患者中使用多西他赛化疗的研究对 ctDNA 进行了全基因组测序,以确定肿瘤相关的拷贝数变化,结果显示拷贝数分析能够检测到常见的组织样本来源的基因组异常,并在 50% 的 CRPC 患者中检测到 *AR* 扩增,这与组织样本来源的测序结果相吻合。重要的是,*AR* 扩增和点突变可通过市售 ctDNA 检测,并已被证明与匹配转移组织中的畸变一致。由于治疗带来的选择压力导致可检测到的基因组和转录组畸变率增加,ctDNA 将可能影响转移性 CRPC 状态下二线和后线治疗药物的选择。一线多西紫杉醇治疗发生疾病进展后,临床医师可能会选择卡巴他赛、阿比特龙和恩扎卢胺。如果通过 ctDNA 等液体活检方式证明个体 *AR* 突变(雄激素受体拮抗剂耐药性的标志物),可能会引导医师采用基于紫杉烷类化疗的后续治疗方案。

另外,累及内脏的转移导致了一个新的诊断困境,即前列腺腺癌可能转化为小细胞表型。这一过程称为神经内分泌转化,发生在高达 17% 的治疗耐药的转移性 CRPC 中。神经内分泌转化具有重要的预后和治疗意义,但目前需要手术活检进行诊断,而液体活检在这个困境下提供了神经内分泌转化非侵入性检测策略的希望,如鉴定神经内分泌 CTCs 表型(使用免疫荧光染色进行 DAPI、CK、CD45 和 AR,以及细胞质和细胞核特征检测)、单循环肿瘤细胞测序分析显示肿瘤抑制因子 RB1、TP53 和 PTEN 的组合损失或 AR-V567es 的表达,以及 ctDNA 分析证明基因组(*TP53*,*RB1*,*CYLD*,*AR*)和表观基因组(20 个差异位点的低甲基化和高甲基化)同时改变。

二、基于循环肿瘤细胞的液体活检

在临床上,采用前列腺癌患者的肿瘤组织(包括转移灶)进行全基因组检测是当前较为常用的基因检测手段,而采用二代测序技术对转移性 CRPC 患者的血浆进行 CTCs 检测,是一种重要的无创性的基因检测手段。CTCs 是自发或因诊疗操作脱离实体瘤原发灶或转移灶进入外周血循环的肿瘤细胞,是原发灶肿瘤细胞转移的重要方式,也是复发和导致致死性病理生理过程的重要因素。随着实体肿瘤的生长,周围微环境发生了特定变化,有一部分肿瘤细胞会获得异常的活动能力。CTCs 不仅包含肿瘤的 DNA 信息,同时还包含基因组、蛋白质组等信息,是研究肿瘤组织信息的重要来源。

为了评估治疗选择压力下不断演变的前列腺癌的潜在异质性,CTCs 可作为一种无创的方式来研究前列腺癌的分子特征。CTCs 的富集方法可以分为生物化学特性富集法和物理特性富集法。其中,生物化学特性富集法主要通过细胞表面特异性表达的蛋白标志物分离靶细胞。物理特性富集法主要根据 CTCs 的大小、密度、力学和介电性能等物理特性将 CTCs 筛选出来。在前列腺癌的发生发展过程中,不仅 CTCs 的数目在动态变化,CTCs 所携带的分子标志物也在变化。因此,CTCs 表面标志物能够反映肿瘤发生发展的动态变化,是研究肿瘤发生发展机制的有效策略,并能很好地指导临床治疗。

与局限性前列腺癌相比,转移性疾病中 CTCs 的灵敏度增加 4 倍以上。在转移性 CRPC 中,基线 CTCs 计数的主要局限性仍然是检测≥5 个 CTCs/7.5ml 血液的灵敏度较低(48%~57%)。经由 FDA 批准的 CellSearch 平台进行的 CTCs 计数已在多项前瞻性试验中得到验证,可作为预后标志物和早期反应衡量标准。在大多数临床队列研究中,每 7.5ml 血液中发现大于 5 个 CTCs 与显著变差的中位总生存期相关,并且 CTCs 作为预后生物标志物的检验效能优于 PSA。作为反应指标,CTCs 的衍生物测量值,如 CTCs 0(即基线 CTCs 非 0,13 周时为 0)、CTCs 转化(即基线时≥5 个 CTCs,13 周时≤4 个 CTCs)或 CTCs 和乳酸脱氢酶联合生物标志物,在评估生化反应方面也显示出优于传统 PSA 测定的优势,并且有助于区分早期 PSA 发作和治疗抵抗。CTCs 计数也被证明可能有助于改善疾病进展的检测,作为影像学评估的辅助手段。

CTCs 检测可以预测前列腺癌患者的治疗反应,指导前列腺癌的治疗。通过对前列腺癌患者内分泌治疗反应的预测,特别是对进展到 CRPC 阶段患者治疗反应的预测,可以有针对性地选择化疗或者新型内分泌治疗。使用 CTC AdnaTest 前列腺癌平台从 7.5ml 血液中捕获 CTCs,进行 CTCs 分离和富集后,采用实时荧光定量聚合酶链反应技术检测细胞中雄激素受体全长和 AR-V7 的表达。结果显示,可通过基于 CTCs 的 AR-V7 的检测与 PSA 相结合评估前列腺癌患者对内分泌治疗的反应。另一项使用相同平台对 202 例应用阿比特龙或恩扎卢胺治疗的转移性 CRPC 患者进行的大规模前瞻性研究中,采用基于 CTCs 的 AR-V7 mRNA 检测评估了 CTCs 检测和 AR-V7 检测的预后价值,结果显示,CTCs 阴性患者效果最好,CTCs 阳性/AR-V7 阴性患者效果稍差,CTCs 阳性/AR-V7 阳性患者效果较差。另外,CTCs 检测可以对治疗反应进行预测,在该研究中有 26% 的转移性 CRPC 患者没有检测到 CTCs,有 75.5% 的 CTCs 阴性患者对阿比特龙或恩扎卢胺治疗有反应。CTCs 检测具有无创和可重复的特点,通过检测 CTCs 特异性表达的蛋白标志物水平,可以评估前列腺癌患者的预后。

三、基于细胞外囊泡的液体活检

细胞外囊泡(extracellular vesicle,EV)是由细胞释放的各种具有膜结构的囊泡统称。由于其直径和发生方式的不同分为 4 个亚群:外泌体(exosomes,直径 30~150nm)、微泡(microvesicles,直径 100~1 000nm)、凋亡小体(apoptotic body,直径 100~5 000nm)和癌小体(oncosomes,直径 1~10μm)。其中外泌体在前列腺癌诊疗方面的研究最为深入。外泌体携带了参与细胞内信号转导的蛋白、miRNA、lncRNA、circRNA、mRNA 及其降解片段,参与细胞重要活动的调控,是细胞间信息交流的重要组成部分。

液体活检在早期前列腺癌诊断中使用的 ExoDx™ Prostate IntelliScore 是一种高通量、基于尿液的外泌体测定,可检测三个基因(*ERG*,*PC3* 和 *SPDEF*)的 mRNA 转录物的存在,可以区分高级别(≥2 级)、低级别(1 级)肿瘤和良性组织。该测定法已经过前瞻性试验验证,对于 PSA 升高处于临界值(2~10ng/ml)的 50 岁以上男性,切点为 15.6,并且在原始研究中显示,26% 为不必要活检,NPV 为 89%(总体而言,7% 的 ≥2 等级组将被遗漏)。采用该策略,超过 1/4 的良性疾病或临床上不重要的癌症患者可能能够避免 TRUS 引导下的活检及其各自的并发症(直肠出血、血尿、排尿困难、感染和短暂性功能障碍)。该测定法与前列腺健康指数、4Kscore 和 mpMRI 一起得到 NCCN 指南的认可。

外泌体中包含的 RNA 在前列腺癌诊断方面也可起到重要作用。*TMPRSS2:ERG* 融合基因是一种受雄激素调控的基因,可在 50% 的前列腺癌患者中检测到。研究发现 VCaP 细胞分泌的外泌体中可检测出 TMPRSS2:ERG 的 RNA,且人体尿液中分离出的以 CD63 标记的外泌体中可检测到 TMPRSS2:ERG 与 PCA-3 的 mRNA,表明包含 mRNA 的外泌体是前列腺癌具有潜在价值的生物学标志物。

从患者的角度来看,液体活检的优势主要是便利性和低风险性;从临床医师的角度来看,液体活检结果可以增加对疾病预后的见解,并可能指导治疗决策。此外,液体活检可以捕获跨位点转移过程中随机发生的基因组改变或由于治疗压力而发生的基因组改变。因此,它可以记录肿瘤进展的过程,并为临床医师提供预防或应对治疗耐药性的机会。

(高　旭　李　晶)

参 考 文 献

[1] AKOTO T, SAINI S. Role of exosomes in prostate cancer metastasis[J]. Int J Mol Sci, 2021, 22(7):3528.

[2] ANNALA M, TAAVITSAINEN S, KHALAF D J, et al. Evolution of castration-resistant prostate cancer in ctDNA during sequential androgen receptor pathway inhibition[J]. Clin Cancer Res, 2021, 27(16):4610-4623.

[3] ARDUI S, AMEUR A, VERMEESCH J R, et al. Single molecule real-time(SMRT)sequencing comes of age: applications and utilities for medical diagnostics[J]. Nucleic Acids Res, 2018, 46(5):2159-2168.

[4] ARMENIA J, WANKOWICZ S A M, LIU D, et al. The long tail of oncogenic drivers in prostate cancer[J]. Nat Genet, 2018, 50(5):645-651.

[5] CANTER D J, REID J, LATSIS M, et al. Comparison of the prognostic utility of the cell cycle progression score for predicting clinical outcomes in african american and non-african american men with localized prostate cancer[J]. Eur Urol, 2019, 75(3):515-522.

[6] DE BONO J, MATEO J, FIZAZI K, et al. Olaparib for metastatic castration-resistant prostate cancer[J]. N Engl J Med, 2020, 382(22):2091-2102.

[7] FENG Y, RAMNARINE V R, BELL R, et al. Metagenomic and metatranscriptomic analysis of human prostate microbiota from patients with prostate cancer[J]. BMC Genomics, 2019, 20(1):146.

[8] FRASER M, SABELNYKOVA V Y, YAMAGUCHI T N, et al. Genomic hallmarks of localized, non-indolent prostate cancer[J]. Nature, 2017, 541(7637):359-364.

[9] GUNELLI R, FRAGALà E, FIORI M.PCA3 in prostate cancer[J]. Methods Mol Biol, 2021, 2292:105-113.

[10] HUA J T, AHMED M, GUO H, et al. Risk SNP-mediated promoter-enhancer switching drives prostate cancer through lncRNA PCAT19[J]. Cell, 2018, 174(3):564-575.

[11] LI J, XU C, LEE H J, et al. A genomic and epigenomic atlas of prostate cancer in Asian populations[J]. Nature, 2020, 580(7801):93-99.

[12] MURILLO-GARZóN V, KYPTA R.WNT signalling in prostate cancer[J]. Nat Rev Urol, 2017, 14(11):683-696.

[13] MURPHY A B, CARBUNARU S, NETTEY O S, et al. A 17-gene panel genomic prostate score has similar predictive accuracy for adverse pathology at radical prostatectomy in African American and European American men[J]. Urology, 2020, 142:166-173.

[14] SCHAEFFER E, SRINIVAS S, ANTONARAKIS E S, et al. NCCN guidelines insights：prostate cancer, version 1.2021［J］. J Natl Compr Canc Netw, 2021, 19（2）: 134-143.

[15] SCHER H I, GRAF R P, SCHREIBER N A, et al. Assessment of the validity of nuclear-localized androgen receptor splice variant 7 in circulating tumor cells as a predictive biomarker for castration-resistant prostate cancer［J］. JAMA Oncol, 2018, 4（9）: 1179-1186.

[16] SPRATT D E, YOUSEFI K, DEHESHI S, et al. Individual patient-level meta-analysis of the performance of the decipher genomic classifier in high-risk men after prostatectomy to predict development of metastatic disease［J］. J Clin Oncol, 2017, 35（18）: 1991-1998.

[17] VINCE R A, JIANG R, QI J, et al. Impact of Decipher Biopsy testing on clinical outcomes in localized prostate cancer in a prospective statewide collaborative［J］. Prostate Cancer Prostatic Dis, 2021, 25（4）: 677-683.

[18] WOO J, SANTASUSAGNA S, BANKS J, et al. Urine extracellular vesicle GATA2 mRNA discriminates biopsy result in men with suspicion of prostate cancer［J］. J Urol, 2020, 204（4）: 691-700.

第二十二章　人工智能与智慧医学在前列腺癌诊治中的应用

第一节　医疗人工智能的发展

一、人工智能的核心技术

人工智能（artificial intelligence，AI）的概念最早是由 Alan Turing 在 20 世纪 50 年代提出，在发表的《计算机与智能》（Computing Machinery and Intelligence）一文中正式提出了 AI 的早期概念——机器可以拥有类似人类智能的算法，并且通过模拟训练后甚至可以超越人脑。AI 概念诞生后便迎来了第一次热潮（1956—1966 年），这一时期在 AI 定理证明、计算机算法语言设计方面取得了较多突破。AI 技术的第二次热潮是在 1975—1990 年，这段时期提出了建立 AI 专家系统和知识工程的研究方向，研究热点逐步聚焦在机器学习方面。然而受限于当时的计算机硬件、数据库规模和算法算力等条件，机器学习技术一直未能很好实现，整个 AI 领域的发展也一度进入寒冬。随着计算机领域新技术的不断发展，AI 也走出了寒冬，重新回归人们的视野，受到重视和发展，并俨然已经成为当下最热门的技术之一，在众多领域发挥重要作用，为我们的社会创造出重要的价值。

AI 被定义为研究、开发用于模拟、延伸和扩展人的智能的理论、方法、技术及应用系统的一门新的技术科学。AI 是计算机科学的一个分支，它企图了解智能的实质，并生产出一种新的能以人类智能相似的方式做出反应的智能机器，该领域的研究包括机器人、语言识别、图像识别、自然语言处理和专家系统等。机器学习是 AI 的一个分支技术，即通过统计学、概率学及各种优化技术使计算机可以从既往的样本中学习，并识别大型、复杂的数据。简言之，就是处理数据、形成模型、使用数据进行训练并形成输出结果，是赋予计算机智能的根本。机器学习的主要任务是利用大规模数据集训练并建立一个算法或统计学模型，使其在不需要特定指令的条件下自主运行，完成相应任务。机器学习可以分为两类模式：监督学习和无监督学习。前者的任务是预测一个已知的结论或目标，后者则是预测数据中内在的模式或分组，而非预测特定的输出。在监督学习中，输入的训练数据是由特征和标签两部分组成，机器通过分析得到两者之间的关系，当输入有特征而无标签的数据后，即可得到数据标签，常用于图像的自动识别和风险评估。在医学应用中，监督学习的典型代表有心电图的自动报告和胸部影像对肺结节的自动识别等。而在无监督学习中，输入的样本没有标签，机器发掘数据的隐藏特征并进行聚类分析，从而揭示人不易察觉的新机制，在探究疾病的潜在发生发展机制中具有良好的应用前景。

（一）人工神经网络与深度学习

近年来，随着计算机技术和信息技术的更新迭代，人工神经网络（artificial neural network，ANN）与深度学习成为机器学习领域中一个新的研究方向。受人类神经系统的启发，人工神经元作为 ANN 运行的微观单元,每个"神经元"都可以对输入信号进行运算处理,并将其传递至与其连接的一个或数个"神经元",诸多"神经元"共同构成了 ANN,类似于生命体的神经元构成的神经系统。由 ANN 构成并叠加起来的处理层,对输入信号进行分析处理,不断提取更高级别的信息特征,最终输出合理结论。深度学习是机器学习中最先进的一种方法,它使机器学习更接近于最初的目标——AI,其算法的运行模式依赖于 ANN。深度学习是学习样本数据的内在规律和表示层次,这些学习过程中获得的信息对诸如文字、图像和声音等数据的解释有很大的帮助。它的最终目标是让机器能够像人一样具有分析学习能力,能够识别文字、图像和声音等数据。深度学习是一个复杂的机器学习算法,在语音和图像识别方面取得的效果,远远超过先前相关技术。它在搜索技术、数据挖掘、机器学习、机器翻译、自然语言处理、多媒体学习、语音、推荐和个性化技术,以及其他相关领域都取得了众多成果。深度学习使机器模仿视听和思考等人类活动,解决了很多复杂的模式识别难题,使得 AI 相关技术取得了很大进步。目前 AI 技术已经形成了以计算机视觉、自然语言图像识别、大数据统计分析、专家决策系统及智能机器人为主的多元化技术发展方向。

(二)卷积神经网络

卷积神经网络(convolutional neural network,CNN)是深度学习的代表性算法。CNN 模型在处理自然语言理解、图像识别及分析等含高度抽象特征的数据方面非常有效。CNN 模型十分擅长处理图像数据,在不影响输出结果的基础上,CNN 模型可以将大数据量的图像信息降维成小数据量信息,而且能够有效地保存原始图像数据的特征。CNN 模型采用端到端多任务学习网络架构,通常由卷积层、池化层和全连接层组成。通过卷积层提取图像特征,池化层降维,全连接层输出结果。卷积层是由诸多大小固定的过滤器组成的结构,容纳许多复杂的函数,过滤器在输入的图像上滑动的同时进行函数运算,对输入图像进行特征提取。池化层对卷积层提取的特征信息进行总结概括,缩小特征信息量,其优点在于删去无用信息并提取最具代表性的特征。经过卷积层和池化层的处理后,输入的图像特征转变为二维向量,作为全连接层的输入信息,在构成全连接层的数层神经网络中,每一个人工神经元都与前一层网络中的所有"神经元"建立联系,经过全连接层的处理,二维向量转变为一维向量,最终作为输出信号。由最开始的 7 层神经网络逐渐发展为上千层的稠密卷积神经网络,CNN 对数据特征分类的能力得到了大幅提升。

(三)循环神经网络

循环神经网络(recurrent neural network,RNN)是另一种深度学习算法模型。与传统的计算机神经网络相比,RNN 模型最大的不同在于将上一次的输出结果一起带到下一个隐藏层进行训练,从而使得 RNN 模型具有记忆功能,但只是短期记忆,不适用于处理长序列数据。随后又发展出长短期记忆网络和门控循环单元网络等算法,实现了对长期信息的保留,并能够保留重要信息,选择性遗忘不重要信息。RNN 模型则适用于处理序列数据,如自然语言处理、计算机视觉以及生物序列等。不同的神经网络类型各有优势,可以相互引用借鉴,如在 RNN 模型中引入 CNN 可用于处理包含序列输入的计算机视觉问题。

而今,随着信息技术和计算机技术的不断进步,AI 研究在专家系统、定理证明、机器学习以及人工智能语言等方面都取得了令人瞩目的成就。这些技术方向在医学领域中应用,使医疗行业迎来了巨大变革,在 AI 技术的辅助下,传统的医疗模式也在发生改变,形成了一系列新型诊疗思路。

二、人工智能在疾病诊疗中的应用和前景

医疗领域最早的人工智能的探索尝试可以追溯到 20 世纪 60 年代。1966 年,美国麻省理工学院人工智能实验室的德裔计算机专家 Joseph Weizenbaum 开发出了最早的自然语言聊天机器人 ELIZA(艾丽莎),能够模仿临床治疗中的心理医师,与患者进行人机对话。医疗领域最早报道的人工智能系统是 1972 年由英国利兹大学研发的 AAPHelp 系统,能根据症状推断出可能导致患者腹部剧痛的原因。1974 年,美国匹兹堡大学研发推出 INTERNIST-I 系统,主要用于辅助诊断内科复杂疾病;1976 年,美国斯坦福大学研发的 MYCIN 系统,用于判断识别患者所感染的细菌类别并提供相应的抗生素处方建议,协助医师诊断、治疗细菌感染性血液病。我国人工智能领域的开发研究开始于 20 世纪 80 年代初,起步晚于欧美国家,但近年来发展迅猛。进入 21 世纪以来,AI 技术在医学领域内的研究得到了蓬勃发展,影像学、病理学、神经科学、心血管疾病等诸多医学分支领域都涌现出大量 AI 辅助诊断和治疗模式,我国的医疗人工智能在众多领域也都取得了长足发展。基于深度学习的 AI 辅助系统可以提高诊断准确性、提高生产效率、改善临床工作流程、降低人力资源成本和改善治疗选择。

在临床诊疗工作中,一家大型综合医院每天都会产生大量的 CT、MRI、超声、病理、内镜、眼底镜以及检验等数据,用以辅助临床诊断,对这些数据的充分利用和正确判读尤为重要。目前,医学影像的诊断主要是依靠影像科医师人工阅片诊断,基因检测等复杂检验也需要人工分析,面对海量数据,在当前高负荷临床工作下医师常有漏诊、误诊可能。此外,我国相关领域依然存在总体医疗资源不足、高年资医师匮乏且区域分布差异较大、专业人员临床经验参差不齐等问题,加之患者个体间差异大、疾病表现和检查检验结果不典型等问题,因此不同的医师可能根据自己的主观印象及经验对同一患者的疾病诊断和治疗给出完全不同的方案。尤其是对于微小病灶,即使是经验丰富的医师也有很大可能出现漏诊,这些情况对患者的临床诊断和后续治疗十分不利。因此,亟需更加客观的方式对大量的检验和检查结果进行有效判读。

AI 技术利用现代计算机系统的强大运算能力,在图像识别中表现出色。近年来,计算机辅助检测(computer-aided detection,CAD)在医学图像识别领域发展迅速。通过对医疗大数据的学习,CAD 能够发现图像中的异常区域,做出智能诊断,给临床医师提供参考,辅助医师快速准确地定位病灶位置与大小,尤其是微小病灶,提高病变检出率,降低假阴性率,主要用于良恶性病变的鉴别以及病灶的识别,同时可以提高工作效率,避免延误诊断造成不良后果。下面将对 AI 在医学影像、内镜、病理及精准治疗四个方面的应用进行一一分述。

(一)医学影像

当前绝大多数疾病的临床诊断都需要借助医学影像来实现,常见检查如 X 线、CT、MRI 和 B 超等每天产生的海量的影像资料需要经验丰富的专科医师花费大量精力进行判读。而庞大的影像数据为 AI 技术在该领域的发展创造了良好条件。目前,国内外专家团队针对不同疾病已经开发了各种成像技术的 CAD 模型,主要涉及肺、骨骼、乳腺、心脏、颅脑、肝脏、前列腺等部位。

以肺部结节性病变诊断为例,在胸部 X 线中,由于肺纹理、锁骨及肋骨对病灶的遮挡,容易漏诊小结节,因此可以利用算法消除骨性结构干扰以提高肺结节检出率。CT 具有良好的密度分辨力,通过断层作用消除解剖结构重叠,能够清晰显示病灶及其毗邻结构,但 CT

影像中肺小结节与血管横断面的形态特征及灰度分布十分相似,而 AI 算法可以高效准确地鉴别两者,滤除假阳性结节。同样,AI 技术在肺非实性结节、肺间质性病变、肺部炎症等病变的鉴别诊断中也都表现出色。

在骨骼疾病的诊断中,相关研究主要涉及复杂骨骼关节的隐匿性骨折、骨关节炎、骨质疏松、脊柱椎体定位排序、骨龄预测及骨肉瘤自动分割等。AI 技术在复杂骨骼隐匿性骨折的识别中显示出与骨科专家相似的判读性能,已优于普通临床一线医师水平,一定程度上弥补了临床上隐匿性骨折难识别、易漏诊等问题。

AI 技术通过训练在良恶性甲状腺结节的鉴别、乳腺癌的超声筛查、通过超声心动图估算左心室射血分数等方面表现优异,其准确性与超声科专家水平相当,可以为低年资医师提供有效指导。此外,在乳腺癌的精准早期筛查(钼靶 X 线)、肝脏占位的增强 CT 鉴别诊断、肾肿瘤、鼻咽肿物良恶性鉴别等方面,AI 技术也展现出初步优势。AI 技术在保证判读准确率的同时,大幅降低了影像科医师的工作负荷,有效加快了影像判读的工作流程,节约医疗资源。

(二)内镜检查

在内镜检查中,现行方法过度依赖操作者的个人经验,容易出现误诊和漏诊情况。内镜检查常用于胃肠道、膀胱等器官病变的诊断。胶囊内镜为胃肠道疾病的诊断提供了便利,但平均长达 10h 的检查视频的判读工作给专科医师带来了沉重的压力,精力消耗极大。AI 模型可以大幅缩短每个病例的判读时间(5.90min ± 2.23min vs 96.60min ± 22.53min),而且识别异常病灶灵敏度更高(99.88%),显著降低了人力资源成本,可以帮助胃肠病专家更有效、更准确地分析胃肠道疾病胶囊内镜结果。

在泌尿系统疾病中,膀胱癌的诊断主要依赖膀胱镜检查,但其敏感性有待提高。中山大学孙逸仙医院林天歆团队使用来自 6 家医院 10 729 名患者的膀胱镜检查图像开发了膀胱镜人工智能诊断系统(cystoscopy artificial intelligence diagnostic system, CAIDS),CAIDS 的诊断准确率在内部验证集中达到 97.7%,外部验证集中达到 97.8%~99.1%。CAIDS 作出诊断的耗时少,只有 12s,还可以提高膀胱原位癌的检出率,避免误诊,缩短膀胱镜检查的时间。此外,AI 技术辅助膀胱镜检查可以减少或避免不必要的组织活检。AI 技术的辅助为内镜检查的诊断工作带来了巨大便利,AI 技术使得以往耗时耗力的诊断工作更加快速、准确,为患者的健康提供有力保障。

病理是疾病诊断的金标准,患者活检或手术标本的病理学诊断是临床治疗决策的关键,一旦出现漏诊、误诊将延误最佳治疗时机,影响患者预后。目前,我国病理医师的缺口高达 9 万,每天大量的病理组织切片及各类免疫组化染色的读片工作给病理科医师带来了巨大的工作负担,尤其是非典型的恶性病变需要高年资医师花费大量时间和精力完成判读。随着数字病理技术的普及,AI 技术辅助病理诊断也迅猛发展,目前已在有丝分裂检测和计数、上皮和基质分割、肿瘤区域识别和分割、淋巴结转移检测、肿瘤病理分级、病理图像分割等方面显示出优势。此外,在乳腺癌前哨淋巴结转移检测、胃癌、结直肠癌、肺肿瘤、宫颈细胞学、尿液细胞学检查等领域,AI 技术都具有重要的辅助价值,可协助病理医师阅片,提高诊断速度和准确率。另外,还有研究尝试将 AI 算法植入智能手机,仅需要使用智能手机对准显微镜目镜拍照上传,即可迅速获得准确的病理诊断结果,应用更加便捷。有了 AI 技术的辅助,病理科的读片、诊断工作更加便捷,有效减轻了病理科医师的工作负荷,减少人为错误,病理结果产出更加高效、准确、可重复,也是迈向精准病理诊断的新一步。

（三）展望

AI技术在医学影像数据、内镜检查和病理结果判读中展现出了优秀的独立或辅助诊断作用，在保证准确率的同时大幅提升了阅片速度，减轻专科医师的工作负荷，有效减少人为错误，在一定程度上可以弥补当前优质医疗资源不足和区域分布不均衡的困境，应用前景十分广阔。但必须要注意的是，现阶段的AI算法大多还处于探索阶段，精确的AI算法必须以有效的医疗大数据为基础，而医疗数据资源目前还没有充分共享，各领域专家尚未达成相关共识，还需要不断完善。现有的AI技术依然有可能因错误识别而导致疾病误诊、漏诊，在可预见的时间段内，AI技术在医学诊断中仍主要发挥辅助作用，最后诊断仍然需要医学专家的终审核定。相信在不久的将来，AI技术必将改变现有的影像及病理诊断模式，与专科医师携手迈向精准影像/病理诊断时代。

个体化精准治疗是当代医学发展的目标和方向，也是现代化诊疗的需求。精准医学离不开信息化、智能化的分析，AI技术在智能化分析中发挥着重要作用。治疗方案的选择是保障治疗效果的关键，然而在临床诊疗过程中不同医师的治疗建议常有不同，如何选择合适的治疗方案困扰着广大临床医师和患者。理想的AI模型能够通过大数据分析和模型训练在实际应用中全面分析患者的病情和检验检查数据，经过规划决策，为治疗方案选择提供科学参考，尽可能采取最佳临床决策。AI技术在急诊患者评估、危重症预警、治疗方案选择和结果预测、手术导航、麻醉管理、护理和康复治疗、预后预测及专家系统自动门诊等领域也大有作为，将更好地辅助临床诊疗工作。此外，AI技术利用大数据优势在遗传学和基因组学分析、药理研究、医药研发、预防医学、健康管理、医院管理、医学教学等方面也都有不错的发展，在此不一一详述。

第二节　人工智能在前列腺癌诊断中的应用

诊断是前列腺癌诊治过程的第一步，也是关键步骤之一，需要由各个科室医师基于多维度的数据进行精细决策。目前，前列腺癌的影像学和病理学诊断主要依赖于影像科医师和病理科医师的视觉评估，容易受医师自身主观性、视觉感知差异性等因素影响，可能会导致临床诊断水平不甚一致。近年来，AI诊疗成为前列腺癌领域热点之一。AI技术可以通过高维计算模型分析对从"视觉"到"决策"的过程进行补充，提高临床决策的准确度、可重复性和效率。AI技术正逐渐在前列腺癌诊断领域中进行实践，并且展现出良好的应用优势和发展前景。下面将从影像和病理两个方面对AI在前列腺癌诊断中的应用进行详细阐述。

一、人工智能在前列腺癌影像诊断中的应用

MRI是前列腺癌术前诊断的主要工具，已在临床实践中显示出对前列腺癌诊断的重要价值。然而不同医疗机构在成像设备、检查方法和诊断水平上存在显著差异，MRI在前列腺癌诊疗中的潜在价值未能得到充分发挥，亟需更先进的量化分析方法进一步扩大MRI在前列腺癌精准诊断中的应用。AI技术应用于前列腺癌MRI分析，将有助于提高其量化分析的质量与评估水平，在前列腺癌精准分级问题上具有巨大潜力。超声检查可以方便快捷地获取高分辨率的前列腺影像，是前列腺癌检查常用的方法之一，其临床应用价值主要体现在引导经直肠或经会阴前列腺穿刺活检和前列腺癌早期诊断两个方面。在前列腺癌影像中，AI技术的实用价值主要体现在三个方面，即前列腺癌的检测、表征（肿瘤和器官的分割、诊断

和分期、预后和结果预测等）和监视。

（一）检测

检测是指在影像中识别和定位感兴趣的对象或区域。利用 CAD 可以突出显示需要进一步评估的可疑影像特征的区域给临床医师，而无须提供诊断，可减少观察性疏忽，防止遗漏误诊。AI 辅助系统可以缩短影像科医师的判读时间，同时改善检测异常的灵敏度。近年来，研究者们针对在 mpMRI 上自动检测前列腺癌的 AI 算法开展了多项研究。尽管提取的特征、MRI 成像参数，以及用于分类和多模态融合的方法存在差异，但研究表明，AI 辅助检测工具可以避免医师在阅片时仅依据单一指标判断或过度依赖个人经验，从而减少漏诊及误诊，使诊断结果更加客观，还能缩短诊断时间，提高工作效率。2019 年，EAU 会议上 Aydin 等汇报了所开发的机器学习平台（Jiva.AI）的初步数据，该算法仅需经过 6min 扫描分析 mpMRI，检测出前列腺癌的灵敏度为 87%、特异度为 67%，优于传统人工评估方法。同年，德国 Schelb 等通过 250 名患者的 T_2 加权和弥散 MRI 图像训练生成 U-Net 模型，在 62 名男性组成的测试集中，PI-RADS≥3 分与≥4 分诊断前列腺癌的灵敏度分别为 96% 和 88%，特异度为 22% 与 50%。U-Net 概率阈值≥0.22 与≥0.33 的灵敏度为 96% 和 92%、特异度为 31% 与 47%，与 PI-RADS 没有统计学差异。U-Net 概率阈值≥0.33 的 PPV 为 67%，高于 PI-RADS≥4 分（48%），而 NPV 保持不变［83%（25/30）vs 83%（43/52）］，该算法与 PI-RADS 评估前列腺癌的性能相似。浙江大学谢立平团队回顾性分析了 64 例确诊前列腺癌患者的 mpMRI 图像，并与组织病理切片对应训练，最终线性判别法、逻辑回归分析、支持向量机模型都获得了较高的准确率，分别为 75.9%、75.4%、74.9%，AUC 分别为 0.83、0.82、0.82。这些结果虽然还有待进一步优化和验证，但已经展现出其独特优势和发展前景。

（二）表征

表征指的是呈现前列腺癌及前列腺的测量和分割、诊断、分期、疾病预后及特定治疗结果的预测。前列腺癌及前列腺的范围表征从二维测量到三维体积分割，用以评估整个肿瘤及周围组织情况。这类信息可被用于肿瘤的诊断及放射治疗的剂量计算。目前临床工作中，肿瘤的边界通常是由手工勾画获得的，这种方式存在很多问题，包括不可重复性（由评估者自身的差异及评估者间的差异产生）、耗时长、精力消耗大。AI 自动分割功能在显著提高前列腺癌测量效率、可重复性和质量方面具备巨大潜力。华中科技大学同济医学院附属同济医院王良团队开发了一种能够自动分辨前列腺多序列 MRI 图像的 AI 工具，对 7 个序列（横断面 DWI、冠状面 T_2WI、横断面灌注成像、矢状面 T_2WI、横断面 ADC、横断面 T_1WI 和横断面 T_2WI）图像测试准确率分别为 100.0%（44/44）、77.5%（31/40）、96.7%（116/120）、100.0%（44/44）、100.0%（44/44）、100.0%（52/52）和 100.0%（44/44）。美国埃默里大学 Ling Ma 等使用三维 CT 图像进行前列腺分割，以两名临床经验丰富的影像科医师独立手动分割 3 次的结果作为评估标准。结果显示，AI 分割的 Dice 相似系数为 87.18%±2.99%。南昌大学李凌昊等利用 CNN 和残差网络，基于 DWI 和 ADC 图像构建分割模型，结果 CNN 的 ADC 与 DWI 准确度分别为 61.34% 和 57.35%，残差网络的 ADC 与 DWI 准确度分别为 60.05% 和 63.08%。残差网络定性诊断的 AUC 为 0.782，准确度、灵敏度和特异度分别为 69.39%、54.50%、73.68%。现阶段前列腺 AI 自动分割研究尚处于起步阶段，分割精度远不能满足临床应用需求，有待进一步优化。未来的 AI 算法还可以直接评估前列腺癌患者的全身成像数据，包括对直肠、骨骼等评估。前列腺癌的早期诊断是 AI 技术最重要的目标之一。超声检查是最便捷的前列腺影像检查，目前的超声设备可以获取高分辨率高质量的前列腺图像。传统灰阶超声可用于评价位于外周带的前列腺癌,其典型征象为低回声结节,但仅17%~57%的低回声结节最终诊断为前列腺癌。AI技术在评估超声图像中的可疑区域并指导前列腺穿刺方面展现出不俗的实力。1990年,德国基尔大学Tillmann Loch创新性地使用ANN技术训练分析前列腺病理大切片与经直肠前列腺超声图像,用于前列腺癌的早期诊断。使用该技术辅助的前列腺癌靶向穿刺系统具有准确度高、穿刺针数及并发症少等优势。先后于德国、法国、瑞典、挪威等多国进行技术推广,在国际泌尿外科界引起了强烈的反响。浙江大学谢立平教授于2013年将该技术引入中国,并对该技术进行了优化和发展,同时结合国人发病特点将其命名为人工智能超声CT(AI-US-CT),后更新为AI前列腺超声,其团队最新研究数据显示,AI前列腺超声引导下的前列腺靶向穿刺活检总阳性率为49.6%,高于系统穿刺(34.6%,$P=0.036$)和MRI融合穿刺(35.8%,$P=0.052$);AI前列腺超声组csPCa的检出率为32.3%,单针阳性率为22.7%,提示该方法有效减少了需要的穿刺针数,未来有望用作系统活检的替代方法。2017年,德国Kaufmann等报道了机器人辅助的经会阴mpMRI-US弹性融合靶向前列腺活检结果,62%(34/55)的受试者诊断为前列腺癌,其中85%为csPCa(Gleason评分≥7),平均手术持续时间为43min±6min,随访1个月,仅出现少数的轻微并发症。2022年4月,国产前列腺穿刺机器人Mona Lisa完成国内多中心临床试验,用于辅助经会阴MRI-US融合靶向前列腺活检。试验采用饱和活检,穿刺针数中位数为21针(范围9~48针),所有患者术后即刻疼痛评分均为0分。结果显示,96.7%(29/30)的患者在手术后24小时内出院,前列腺癌检出率为63.3%(19/30),说明该方法安全准确。

现代成像硬件和软件的进步提高了AI技术辨别组织特性细微差别的能力,未来的AI或许可以分析人类视觉无法察觉的病理组织结构。相比于影像科医师依赖视觉和经验解释前列腺影像、区分可疑病变的良性或恶性,AI系统则可以定量分析前列腺病灶特征,具有更高的可重复性。近年来,很多研究使用机器学习和深度学习算法对前列腺病变进行分类,其任务是对手工标注的感兴趣区域进行二分类或多分类,例如恶性与良性、临床显著性与非显著性及病变侵袭性(组织病理学分级)等。AI提取的图像特征,包括可疑区域的尺寸、形状、血管分布等语义特征和通过定量描述感兴趣区域异质性的不可知特征,还可以通过PSA或PSA密度等临床变量进行扩展。2013年,美国芝加哥大学Peng等发现前列腺mpMRI中ADC及Tofts模型的容积转移常数K^{trans}与Gleason评分有一定的相关性。2014年,丹麦哥本哈根大学赫列夫医院Boesen等发现前列腺mpMRI的ADC与肿瘤Gleason评分相关,在鉴别Gleason评分≤7(3+4)和Gleason评分≥7(4+3)时,肿瘤组织ADC与ADC比值的AUC分别为0.72和0.90。在鉴别Gleason评分6分与≥7分时,肿瘤组织ADC与ADC比值的AUC分别为0.73和0.80。Abdollahi等的研究结果进一步证实了前述发现,该算法模型中ADC对Gleason评分和临床分期预测结果的平均AUC分别为0.700、0.675,而T_2WI放射组学模型对Gleason评分的预测性则更高一些(平均AUC为0.739)。2020年,意大利Brunese等通过分析MRI影像特征(包括一阶、形状、灰度共现矩阵、灰度游程长度矩阵和灰度大小区域矩阵),预测前列腺癌Gleason评分3+3、3+4、4+3和4+4的准确度分别为98.473%、96.667%、98.780%和97.561%。该算法具有极高的准确度,有望应用于临床。2018年,美国路易斯维尔大学Reda等利用前列腺MRI中的DWI序列图像信息和PSA开发出一种用于前列腺癌早期诊断的CAD,初步研究结果显示,该系统在18例验证集中的诊断准确率为94.4%,灵敏度和特异度分别为88.9%和100%。这是一次重要的尝试。此外,表征还包括前列腺癌分期,AI技术可以通过评估MRI图像中的肿瘤范围、多灶性及前列腺周边的情况（包括对直肠、前列腺周围骨骼、股骨头等的检测）来进行肿瘤分期,这些信息也可用于评价疾病治疗效果和评估预后。研究者还开发了通过分析 mpMRI 数据无创地定量估计前列腺细胞密度的 AI 预测模型,结果均方根误差模型的预测结果为（1.06 ± 0.06）$\times 10^3$ 个 /mm^2,相对偏差为 13.3% ± 0.8%,这些细胞密度预测可用于组织分类、治疗反应评估和个性化放射治疗。

监视即监测前列腺癌随时间的变化情况,包括前列腺癌的自然发展过程和前列腺癌治疗过程的监测。AI 技术可以捕获图像中的大量特征,而这些特征往往超出影像科医师肉眼所能识别的最大限度,因此,AI 将在前列腺癌监测中发挥越来越大的作用。

尽管 AI 技术在前列腺癌影像中已经取得了巨大成功,但距离广泛的临床应用还有很长的路,还必须克服一些限制和障碍。首先是现有算法模型的性能问题。大多数 AI 模型的探索还处于初级阶段,这些初始工作多受限于单一中心、单一算法分析和小数据集,缺乏广泛的多中心试验和验证,还需要更多的专业技术人员团队协作开发,以进一步提高算法的准确度、灵敏度和特异度。其次是需要建立统一的 AI 开发流程和产品临床验证、评价规范。AI 开发所需的大量影像数据通常由不同的影像科医师完成标签、注释、勾画,数据的质量和均一性很难得到保证。因此在影像数据集准备、模型构建和模型评估的各个阶段仍需进行统一和规范。评价 AI 产品的临床试验也多是各个公司自己设计展开,在设计和技术水平上有很大差异,导致结果可信度差距较大。因此,需要建立统一的 AI 产品临床验证和评价规范,以帮助开发团队又快又好地完成产品验证和获批注册,真正应用于临床实践,造福广大患者。

二、人工智能在前列腺癌病理诊断中的应用

前列腺癌的病理分期和分级直接影响治疗方案的选择和患者预后。Gleason 评分系统是现行最常用的前列腺癌病理分级方法,Gleason 评分越高,表明前列腺癌恶性程度越高,患者预后越差。因此,在诊断早期对患者进行准确的 Gleason 评分风险分组和预后评估,并据此选择相应的治疗方案十分重要。在临床实践中,病理科医师主要通过分析前列腺穿刺活检或根治手术获得的病理组织在显微镜下的特征得出 Gleason 评分,不仅耗时较长,需要经验丰富的病理学专家,而且受试者之间的可重复性有限。AI 技术凭借强大的数据处理分析能力在该领域表现出色,前景广阔。

2016 年,荷兰奈梅亨大学医学院 Litjens 等使用 CNN 分析处理 225 个数字化前列腺癌活检组织切片,结果在 75 例测试集中 AI 的 AUC 为 0.99。并发现该算法可以在不使用任何额外的免疫组化标记或人工干预的情况下排除约 30%~40% 的含有良性和正常组织的玻片。2017 年,Kwak 和 Hewitt 在美国国立卫生研究院的组织微阵列研究计划中采用了5 种组织芯片,使用基于强度和纹理的特征对组织样本图像进行分割,应用多视图增强算法,整合不同分辨率的数字病理图像特征,经训练及验证,测试结果中 AUC 为 0.98（95% *CI* 0.97~0.99）,提高了前列腺癌诊断的精准度,表明多视图增强算法在改进数字病理学工具和研究方面具有巨大潜力。

很多学者尝试探索前列腺影像表现或生物标志物与病理间的联系。2018 年,Donovan 等为了提高 Gleason 评分评估的准确性,利用机器学习,通过图像分析技术提取病理组织镜下特征并结合生物标志物（AR、Ki-67 等）特征,开发了前列腺癌术后临床复发预测模型。训练队列（*n*=306）的结果显示,该模型预测前列腺癌临床复发的一致性指数为 0.82

（95% *CI* 0.76~0.86），*HR*=6.7（95% *CI* 3.59~12.45），*P*<0.001；验证队列（*n*=284）的结果显示，一致性指数为 0.77（95% *CI* 0.72~0.81），*HR*=5.4（95% *CI* 2.74~10.52），*P*<0.001。该方法提示结合分析生物标志物可以增强传统 Gleason 分级对临床预后的评估效果。

2020 年 7 月，匹兹堡大学医学中心的 Pantanowitz 等研究的 AI 算法在识别和鉴定前列腺癌方面取得了当时最高的准确度。该研究从 549 个活检标本中提取了 130 多万份 HE 染色切片的图像。每幅图像都由病理学专家进行标记，用以训练 AI 区分健康和异常组织。在内部验证集（2 501 张 HE 切片）中癌症检测的 AUC 为 0.997，在 100 个连续病例（1 627 张 HE 切片）的外部验证集中 AUC 达到了 0.991。区分低级别（Gleason 评分 =6 或非典型小腺泡增生）与高级别（Gleason 评分≥7）的 AUC 为 0.941（0.905~0.977）。该 AI 算法检测前列腺癌的灵敏度为 98%，特异度为 97%，远高于之前报道的同类 AI 算法。此外，该算法判断周围神经侵犯的 AUC 达到了 0.957。在临床实践中，该算法评估了 941 例病例的 11 429 张 HE 切片，发现 560 例前列腺癌（其中 90 例 Gleason 评分≥7），还检测到了第 1 例漏诊病例。这是首次在常规病理实践中使用 AI 算法的实例。

2021 年 9 月，AI 前列腺癌诊断系统 Paige Prostate 获美国 FDA 批准上市。Paige Prostate 是第一个获得 FDA 从头批准的基于 AI 的病理学产品，允许其进行体外诊断。该研究的临床试验数据表明，Paige Prostate 软件诊断前列腺癌的 AUC 达到 0.991；在 AI 系统的辅助下，病理科医师诊断前列腺癌的灵敏度增加了 7.3%，从 89.5% 增加到 96.8%，假阴性率降低 70%，假阳性率降低 24%。而这种改进与病理专家的经验多少、远程还是现场分析无关。在保持灵敏度 100% 的情况下，该软件可以排除 65%~75% 的阴性切片，大幅减少了病理科医师的阅片数量。最新的研究数据显示，Paige Prostate 诊断前列腺癌的灵敏度为 97.7%，PPV 为 97.9%，特异度为 99.3%，NPV 为 99.2%。在美国以外，Paige Prostate 已经获得 CE 标志，可用于欧洲经济区、瑞士和英国的实验室和医院。Paige Prostate 作为一种新型 AI 癌症诊断解决方案，可协助病理科医师识别可疑的癌症病灶，尤其是微小病灶，提高诊断效率，有助于改善未来病理科医师数量严重不足的困境。

竞赛模式可以加速医学成像创新。2020 年 4 月至 7 月，迄今为止最大的组织病理学竞赛——前列腺癌等级评估（prostate cancer grade assessment，PANDA）挑战赛吸引了来自 65 个国家的 1 290 名参与者。PANDA 挑战赛的目标是使用 10 616 份数字化前列腺活检结果开发可重复的 Gleason 分级 AI 算法。最后验证了一组在独立跨国队列中达到病理学专家级别的算法，且对算法开发人员完全设盲。在竞赛过程中对算法不断优化，在美国和欧洲的外部验证集上，该算法与泌尿病理学专家的一致率达到 0.862（二次加权 κ，95% *CI* 0.840~0.884）和 0.868（95% *CI* 0.835~0.900），且成功将多种算法在不同的患者群体、实验室和参考标准中得到验证，确保未来能在前瞻性临床试验中评估和验证基于 AI 的 Gleason 分级。这组算法所展示的性能为 AI 的成熟度提供了证据，并为在前瞻性临床试验中评估 AI 在前列腺癌诊断和分级中的作用提供了依据。

除了常见的影像学和病理学检查，血液、尿液等体液检测也常用于前列腺癌的早期筛查。2021 年，韩国科学技术研究院的研究介绍了一种多标志物尿液生物传感器，采用两种常用的机器学习算法分析临床状态与尿液多指标检测信号的相关性。在生物标志物的最佳组合下，机器学习算法使用 76 份尿液样本筛查前列腺癌患者的准确率超过 99%。提示使用体液筛查可能成为癌症筛查的重要策略。对于最新的 AI 尿检技术，还需要更多的临床试验验证其诊断前列腺的准确性和特异性。同样，其他体液检测也可以引入 AI 算法，以提高检测的准确度和效率。

　　总而言之，AI技术通过机械学习、深度学习、CNN、循环神经网络等方法，完成对肿瘤影像学、病理学数据图像的识别分割、目标检测和分类等工作，对大量数字化信息进行挖掘，并与肿瘤的生物学行为相关联。AI技术在前列腺穿刺活检样本中检测和分级癌症，减少病理工作量，提高前列腺癌高危人群的筛查灵敏度和穿刺诊断率，从而改善和简化前列腺癌的诊断、风险分层和分期，将有助于临床医师更精准地完成前列腺癌的诊断和治疗。

第三节　人工智能在前列腺癌治疗中的应用

一、手术治疗

　　前列腺癌的治疗方法有很多，包括放射治疗、手术治疗、激素治疗、化学治疗等。外科手术治疗是目前局限性前列腺癌的首选治疗方法，可达到临床治愈。在微创手术过程中，基于三维影像重建的术中导航系统可以让外科医师在术中实时掌握手术器械相对患者解剖结构的三维位置，避开重要的组织器官，提供实时导航。该方法通过术前采集病灶和周围器官的二维超声或磁共振图像，并使用AI技术对其进行分割，再利用可视化和三维重建技术将分割之后的图像进行重建，最后获得病灶和周围器官的三维虚拟模型。医师根据三维虚拟模型中病灶的形状大小、神经血管走形等制订精细的个体化手术方案，有助于提高手术的精确度和安全性，缩短手术时间，减少术中和术后并发症的发生。除此以外，在复杂手术开始前，外科医师还可以使用手术导航系统进行术前模拟练习，制订最佳手术方案，有效应对术中可能发生的意外情况，减少术中失误，提高手术成功率，并可以为青年医师培训和复杂手术操作练习提供良好的平台。在根治性前列腺切除术中可以降低切缘阳性率，更好地保护神经血管束和尿道括约肌，达到保护性功能和尿控的目的。

　　谈及人工智能与外科手术，大家最熟的应该是手术机器人。

　　手术机器人已经在国内外应用多年，目前使用最多的是达芬奇机器人手术系统，拥有裸眼3D高清视野、多角度灵活机械转动等特点，用于辅助根治性前列腺切除术，能使手术操作更加精细。目前国产机器人手术系统也已投入使用，相信这将造福更多患者。此外，也有利用手术机器人进行远程手术的成功案例。尽管如此，现阶段的外科手术机器人还不能算是AI，需要强调的是，目前手术机器人的工作原理并不具备AI算法的色彩，主要是基于计算机的辅助系统，智能化程度较低，还不能做到依靠智能系统机器人自己做手术。手术机器人在手术中发挥的作用仍然完全依赖于术者的控制，其作用效能也很大程度上取决于术者的水平高低，所以更倾向于是一种高级手术刀，是术者手的延伸，可以通过灵活、精细的切割工具和便捷的控制面板实现传统外科手术中的困难操作，提高手术的灵活性和精准性。现阶段的手术机器人与人工智能还存在差异，但基于计算机系统的外科手术机器人仍然具有实现AI技术的潜在远景，随着AI技术不断发展，手术机器人的最终发展形态一定是与AI技术完美融合，真正创造出自主、智能操作的手术机器人。

二、放射治疗

　　放射治疗是前列腺癌治疗的重要手段之一，安全有效。然而肿瘤细胞的异质性使得不同前列腺癌患者对放疗的敏感性存在差异。如果能在治疗前有效筛选出放疗获益人群可大大减少甚至避免患者的过度治疗。

伊朗 Abdollahi 等利用前列腺 MRI 放射组学特征结合机器学习技术开发了预测前列腺癌对 IMRT 敏感性的预测模型。研究中将病灶治疗前后的 ADC 改变率大于 20% 视为对治疗敏感。结果显示有 45%（15/33）的患者对 IMRT 治疗敏感；基于治疗后的 T_2 组学模型预测放疗敏感性的 AUC 为 0.626，治疗前 ADC 模型和治疗前 T_2 模型的预测效能分别为 0.632 和 0.61；ADC 模型还能预测肿瘤分期，AUC 为 0.675。该方法有助于前列腺癌的个性化诊断和治疗。

前列腺放射性粒子植入术是前列腺癌治疗常用方法之一。与前列腺穿刺活检类似，放射性粒子植入术也是在超声引导下进行的，利用 AI 技术将 MRI 图像与超声相结合，可以更精确地引导手术。在手术过程中，通过导航系统将患者的位置转换成三维虚拟坐标系。并使用三维定位技术，实时采集、定位穿刺针在虚拟坐标系中的位置，使医师可以通过观察虚拟模型确定病灶周围的情况，避开重要的解剖结构、规划进针路径，高效安全地实施手术。此外，还可以结合手术机器人远程操作，提高精确度，并减少对操作者的放射性损害。2017 年，天津大学机械工程学院刘盛等开发了一款用于前列腺癌治疗的超声图像导航微创手术机器人系统，该系统可以在术前进行肿瘤靶区位置的三维重建和剂量规划，术中通过超声波图像导航，实时引导手术机器人的运动和模板的准确定位。测试显示该系统的误差小于 1mm，提高了放射性粒子植入的准确度。同样的原理，基于三维重建的导航系统也可以用于辅助前列腺癌的热消融术和冷冻消融术等局灶治疗手段。

此外，AI 技术还可以用于评估前列腺外组织器官的影像数据。Abdollahi 等还利用 MRI 放射组学信息预测 IMRT 相关的直肠毒性，其中治疗前后 T_2 放射组学模型的 AUC 分别为 0.68 ± 0.086 和 0.61 ± 0.065，说明 IMRT 前 MRI 图像的放射组学特征可以用来预测患者的直肠毒性。该团队同时也评估了 IMRT 相关的股骨头改变，发现放疗前后 T_1 和 T_2 加权放射组学特征发生了显著变化，而 ADC 特征在放疗后没有显著变化。研究结果提示，分析这些放射组学特征的早期变化有助于预测前列腺癌患者的放疗后骨折发生情况。

三、内分泌治疗

内分泌治疗是前列腺癌最具特征的治疗方法。利用 AI 技术对基因组、转录组、临床数据、MRI 影像等进行集成分析，建立更复杂的个性化患者档案，改善患者分层，可用于指导选择适当的治疗策略。这是疾病治疗的一个新领域，有望给医师的治疗决策带来新的突破，但其效能尚未被有效利用。

2022 年 ASCO-GU 大会上，研究者报道了两项基于五项 NRG Oncology Ⅲ期试验（RTOG 9202、9408、9413、9910 和 0126）开发的多模式人工智能（multi-modal AI，MMAI）模型。对于接受放疗的中高危局限性前列腺癌患者，联合 ADT 是目前的标准治疗方法。然而对于是否采用 ADT 治疗以及 ADT 治疗的使用时长，目前尚无可靠的预测方法。研究者纳入了 7 957 例患者的临床和组织病理数据，其中 5 654 例患者的数据可用，从 16 204 张预处理活检样本的组织病理切片中获得高达 16.1TB 的海量数据，开发了一种基于 AI 的新型数字病理学的生物标志物，用于预测中高危局限性前列腺癌中放疗联合 ADT 治疗的获益情况。训练集包括 3 935 例患者，中位随访时间 13.6 年；验证集采用 NRG/RTOG 9408 队列（1 719 例），中位随访时间 17.6 年。结果显示，ADT 治疗可以显著降低远处转移风险，改善患者 5 年远处转移率（HR=0.62，95% CI 0.44~0.87，P=0.006）。值得注意的是，该 MMAI 模型可以用作预测治疗效果的 AI 生物标志物,与治疗效果显著相关(P=0.002 1)。在 AI 生物标志物阳性患者中(n=673, 39%),放疗 +ADT 治疗比单纯放疗获益更显著(HR=0.33, 95% CI 0.19~0.57, P≤0.001),两组的 15 年远处转移率差异为 9.4%;而 AI 生物标志物阴性患者放疗 +ADT 治疗没有增加获益(HR=1.00, 95% CI 0.64~1.57, P=0.99),两组 15 年远处转移率差异仅为 0.3%。MMAI 模型可以准确筛选出放疗后需要联合 ADT 治疗的患者。局限性前列腺癌的预后尚无特异性预测方法,常存在过度治疗和 / 或治疗不足。

另一项研究则是使用 MMAI 模型预测局限性前列腺癌的预后情况。结果显示,与传统的 NCCN 预后模型(主要基于 PSA、T 分期和 Gleason 评分)相比,MMAI 预后模型可以更好地判断患者 5 年远处转移率(AUC: 0.84 vs 0.73)、5 年生化复发率(AUC: 0.69 vs 0.58)、10 年前列腺癌特异性生存率(AUC: 0.79 vs 0.66)和 10 年期总生存率(AUC: 0.65 vs 0.58)。在对每个单独试验进行的验证中,MMAI 预后模型在所有临床终点的表现均优于标准风险分层工具(NCCN 模型)。该研究验证了基于数字病理的 AI 预后模型的可行性,有望用于辅助临床前列腺癌患者的个性化管理。

四、治疗方案预测

2019 年, Auffenberg 等报道了一款利用机器学习技术开发的前列腺癌治疗方案在线预测工具——askMUSIC。密歇根泌尿外科手术改进合作组织(Michigan Urological Surgery Improvement Collaborative, MUSIC)负责维护一个前瞻性的前列腺癌男性登记系统,包含密歇根州 45 个泌尿外科机构的 7 543 例前列腺癌患者。登记数据包括临床病理学数据(前列腺穿刺活检时的患者年龄、诊断前 PSA 水平及 Gleason 评分等)、后续诊断、治疗方案及护理等。研究者将这些病例随机分组,其中 2/3 的患者组成推导队列(训练集),另外 1/3 的患者组成验证队列(验证集)。在所有 7 543 例患者中,45% 接受了根治性前列腺切除术,30% 接受主动监测,17% 接受放射治疗,5.6% 使用 ADT 治疗,还有 1.8% 选择观察等待。验证结果显示该系统对前列腺癌患者治疗方案选择的预测具有较高的准确性,AUC 为 0.81。该工具已通过网络和智能手机应用程序免费提供,将患者临床相关信息输入该系统后,通过 AI 算法,系统将依据现有数据库信息输出最优治疗方案。同时,患者可依据自身的疾病现状,了解之前其他类似患者治疗方案的选择及相应治疗结果,更好地选择最优治疗方案并获益。

Wong 等使用三种机器学习算法预测机器人辅助前列腺切除术后的早期生化复发情况,共纳入 338 例患者,结果三种机器学习模型预测患者 1 年生化复发的准确度分别为 0.976、0.953 和 0.976;AUC 分别为 0.903、0.924、0.940,均高于经典 Cox 回归分析(AUC 为 0.865)。该模型可用于识别高复发风险的患者,以提供个性化治疗方案,改善预后,提高生活质量。

值得注意的是,AI 算法的性能可能因种族而异。在大多数前列腺癌数据库中,非高加索男性的代表性不足。2021 年,马萨诸塞州总医院 Nayan 等的研究纳入美国癌症数据库中 68 630 例患者,按种族分为高加索人、非洲裔美国人及非高加索人 - 非非洲裔美国人三个亚组,根据这些数据训练出一个极端梯度提升(XGBoost)算法模型用于预测不同种族亚组根治性前列腺切除术后的存活率。结果发现无论从哪种方式中训练得到的机器学习算法在不同种族亚组中的性能均存在显著差异,而在同一种族亚组,不同机器学习算法的性能相似。该结果强调了在临床决策前应彻底评估种族亚组中的机器学习算法适用性,以避免因差异导致的不良后果。2021 年,复旦大学附属肿瘤医院叶定伟团队研究发现,亚洲(尤其是东亚）人群与西方人群的前列腺癌流行病学特征和基因多态性存在明显差异。因此，考虑到种族差异，这些成熟的 AI 模型在中国应用前仍需要大规模数据验证校正，中国的研究者们也还需要结合国内大规模人群的不同临床病理学和遗传学特征，开发适用于中国人群的前列腺癌筛查、诊断和治疗的 AI 模型，探索 AI 在多学科交叉融合应用中的更多契机。

综合而言，尽管数字影像学、数字病理学和 AI 技术仍然是新兴领域，但现有数据已经展现出其在临床诊疗中的优势。AI 技术在促进个体化诊疗和精准治疗方面优势显著，尤其是在可重复性、降低医疗成本和专家精力消耗、改善患者分层方面，也为预后提供了更大的确定性。规范数据标准，开展大型多中心研究与验证是将 AI 技术由科研推向临床的重要过程，需要医工交叉和多学科的协作及共同努力。随着科技进步及经济发展，AI 在肿瘤影像诊断、病理学分型、手术导航、预测模型及专家系统自动门诊等领域也将更加安全并被逐渐推广。AI 辅助各类疾病的诊治也将成为必然趋势，临床诊疗工作即将进入智能医疗时代。面对机遇与挑战，中国研究团队需要进一步强化技术研发，加强学科交叉的复合型人才培养和队伍建设，增强核心竞争力，开发更加符合我国人群的 AI 模型，全面提高医疗质量。

（郑祥义　马学友　晁　正　王志华）

参 考 文 献

［1］方俊华，QIUBAI L，余成新，等 . 人工智能深度学习对前列腺多序列 MR 图像分类的可行性研究［J］. 中华放射学杂志，2019，53（10）：839-843.

［2］李凌昊，胡怡音，孟广明，等 . 基于深度学习与功能磁共振的人工智能前列腺癌诊断效能［J］. 中国医学影像学杂志，2021，29（4）：385-389.

［3］刘蓬然，霍彤彤，陆林，等 . 人工智能在医学中的应用现状与展望［J］. 中华医学杂志，2021，101（44）：3677-3683.

［4］汤建儿，郑祥义，王潇，等 . 人工智能多参数 MRI 在前列腺癌早期诊断中的应用［J］. 中华男科学杂志，2020，26（9）：783-787.

［5］王良，陈敏，QIUBAI L，等 . 基于人工智能的前列腺癌影像的现状与展望［J］. 中华放射学杂志，2019，53（10）：804-807.

［6］夏瑜潞 . 循环神经网络的发展综述［J］. 电脑知识与技术，2019，15（21）：182-184.

［7］谢立平 . 人工智能超声 CT 在前列腺癌早期诊断中的应用［J］. 中华医学信息导报，2018，33（3）：20.

［8］谢立平，郑祥义，王潇，等 . 人工智能超声 CT 检查在前列腺癌早期诊断中的价值［J］. 中华泌尿外科杂志，2015，36（11）：822-825.

［9］张驰，郭媛，黎明 . 人工神经网络模型发展及应用综述［J］. 计算机工程与应用，2021，57（11）：57-69.

［10］郑闪，孙丰龙，张慧娟，等 . 人工智能在肿瘤组织病理学的研究现状［J］. 中华肿瘤杂志，2018，40（12）：885-889.

［11］邹琪华，张宇辰，蔡君，等 . 人工智能在肿瘤领域的应用——科学研究和教学实践中的进展［J］. 癌症，2022，41（2）：49-56.

［12］ABDOLLAHI H，MAHDAVI S R，SHIRI I，et al. Magnetic resonance imaging radiomic feature analysis of radiation-induced femoral head changes in prostate cancer radiotherapy［J］. J Cancer Res Ther，2019，15（Supplement）：S11-S19.

［13］BULTEN W，KARTASALO K，CHEN P C，et al. Artificial intelligence for diagnosis and Gleason grading of prostate cancer：the PANDA challenge［J］. Nat Med，2022，28（1）：154-163.

［14］CAMPANELLA G，HANNA M G，GENESLAW L，et al. Clinical-grade computational pathology using weakly supervised deep learning on whole slide images［J］. Nat Med，2019，25（8）：1301-1309.

［15］DONOVAN M J，FERNANDEZ G，SCOTT R，et al. Development and validation of a novel automated

Gleason grade and molecular profile that define a highly predictive prostate cancer progression algorithm-based test [J]. Prostate Cancer Prostatic Dis, 2018, 21 (4): 594-603.

[16] ESTEVA A, FENG J, HUANG S C, et al. Development and validation of a prognostic AI biomarker using multi-modal deep learning with digital histopathology in localized prostate cancer on NRG oncology phase Ⅲ clinical trials [J]. J Clin Oncol, 2022, 40 (6 suppl): 222.

[17] LUO H, XU G, LI C, et al. Real-time artificial intelligence for detection of upper gastrointestinal cancer by endoscopy: a multicentre, case-control, diagnostic study [J]. Lancet Oncol, 2019, 20 (12): 1645-1654.

[18] PERINCHERI S, LEVI A W, CELLI R, et al. An independent assessment of an artificial intelligence system for prostate cancer detection shows strong diagnostic accuracy [J]. Mod Pathol, 2021, 34 (8): 1588-1595.

[19] WU S, CHEN X, PAN J, et al. An artificial intelligence system for the detection of bladder cancer via cystoscopy: a multicenter diagnostic study [J]. J Natl Cancer Inst, 2022, 114 (2): 220-227.

[20] YANG X, LEE A Y, LAW Y M, et al. Stereotactic robot-assisted transperineal prostate biopsy under local anaesthesia and sedation: moving robotic biopsy from operating theatre to clinic [J]. J Robot Surg, 2020, 14 (5): 767-772.